证据科学技术译丛/丛书主编：李玉基　郑志祥/丛书主审：魏克强　郭　武

Handbook of Novel Psychoactive Substances
What Clinicians Should Know About NPS

新精神活性物质手册
——临床医生应了解的 NPS 知识

〔英〕O. 科拉扎（Ornella Corazza）

〔英〕A. 罗曼·乌雷斯塔拉苏（Andres Roman-Urrestarazu）　**著**

郑志祥　**主译**

王　炜　**主审**

甘肃省证据科学技术研究与应用重点实验室　**组译**

科 学 出 版 社

北 京

图字：01－2022－6030号

内 容 简 介

译著《新精神活性物质手册》是原著作者 Ornella Corazza 团队十多年的理论和实践结晶。新精神活性物质（NPS）的激增不仅影响了临床实践，还影响了药物滥用的行为模式，多样化新型毒品的扩散已经对临床医学产生了重大影响，给临床医生、医疗保健专业人员、禁戒毒工作人员都带来了新的挑战。本书全面整合了有关 NPS 的研究、临床实践和经验性知识等，填补了现有关于 NPS 临床知识的空白。本书向医疗从业者、禁戒毒工作人员介绍了毒品使用的最新趋势，并更好地了解其急性中毒的临床管理和途径，同时强调此类危险行为背后的动机，并鼓励建立基于非批判性和同情性的公共卫生方法。本书所有章节均由该领域的知名专家撰写，在大多数情况下，他们一直在研究某一种现象，并认为有必要与更广泛的受众分享他们的知识和经验。

该书对禁戒毒工作人员、司法鉴定人员、临床医生等都具有很高的参考价值。

图书在版编目（CIP）数据

新精神活性物质手册：临床医生应了解的 NPS 知识／
（英）O. 科拉扎（Ornella Corazza），（英）A. 罗曼·乌
雷斯塔拉苏（Andres Roman-Urrestarazu）著；郑志祥
主译；甘肃省证据科学技术研究与应用重点实验室组译
. —北京：科学出版社，2023.8
（证据科学技术译丛／李玉基，郑志祥主编）
书名原文：Handbook of Novel Psychoactive
Substances：What Clinicians Should Know About NPS
ISBN 978－7－03－075415－8

Ⅰ. ①新… Ⅱ. ①O… ②A… ③郑… ④甘… Ⅲ. ①
精神活性药物－药物分析－手册 Ⅳ. ①R971－62

中国国家版本馆 CIP 数据核字（2023）第 069374 号

责任编辑：谭宏宇／责任校对：郑金红
责任印制：黄晓鸣／封面设计：殷 靓

科学出版社 出版
北京东黄城根北街 16 号
邮政编码：100717
http://www.sciencep.com

南京展望文化发展有限公司排版
上海锦佳印刷有限公司印刷
科学出版社发行 各地新华书店经销

*

2023 年 8 月第 一 版 开本：B5（720×1000）
2023 年 8 月第一次印刷 印张：29 3/4
字数：495 000
定价：210.00 元
（如有印装质量问题，我社负责调换）

编委会

丛书主编：李玉基　郑志祥

丛书主审：魏克强　郭　武

编　　委：（按姓氏笔画顺序）

丁要军　史玉成　安德智

李玉基　郑志祥　郑永红

郭　武　秦冠英　魏克强

证据科学技术译丛为甘肃省级一流学科——证据科学学科建设特色成果之一。本书的翻译和出版得到了甘肃省科技重大专项项目(21ZD4FA032)、甘肃省高等学校产业支撑计划项目(2020C‑32)、甘肃省重点人才项目(2022RCXM085)及甘肃省教育厅"双一流"科研重点项目(GSSYLXM‑07)的支持。

丛　书　序

　　证据是"以审判为中心的刑事诉讼制度改革"的核心要素。证据科学是研究证据采集、物证鉴定、证据规则、证据解释与评价的一门证据法学与自然科学的交叉学科，其理论体系与应用研究是一个具有创新性和挑战性的世界性课题。证据科学是发现犯罪、证实犯罪的重要手段，是维护司法公正和公平正义的有力武器之一。随着科学技术的迅速发展和我国法治化进程的快速推进，我国证据科学技术研究、学科发展和人才培养取得了长足发展，国内专家也已出版多部证据科学技术领域的著作，并形成了一套相对完善的证据科学理论和方法体系。然而，相对欧美等国家对证据科学研究和应用，我国对于证据科学的研究仍处于起步阶段，对国外证据科学体系了解相对欠缺，在一定程度上限制了我国证据科学技术与国际前沿的有效衔接。为顺应学科交叉融合发展和司法实践需要，甘肃省证据科学技术研究与应用重点实验室以甘肃省级一流学科"证据科学"为依托，历时三年完成《证据科学技术译丛》系列丛书的编译工作，为我国证据科学技术注入了国外血液，有力推动了我国证据科学技术的发展与实践应用。

　　该译丛遴选了国外证据科学技术领域最前沿或影响力较大（多次再版）的经典著作，其内容涵盖了犯罪现场勘查技术、血迹模拟技术、枪伤法庭科学技术、文件检验技术、毒品调查技术、反恐程序与技术、火灾现场证据解读技术、网络及数字取证与调查技术、指纹技术、法医植物学、法医微生物学、法医毒理学、法医病理学、爆炸物识别调查与处理技术、法医影像技术、法医人类学、毒品物证信息解读技术、犯罪现场毛发和纤维、爆炸物和化学武器鉴定技术、法医埋葬学土壤分析技术、环境物证及犯罪心理学技术等多个领域。该译丛是我国第一套证据科学技术领域的译著，是一套物证信息解读技术研究与应用及我国法庭科学/司法鉴定高层次专业人才培养和科学研究工作非常有价值的国外参考资料，对推动我国证据科学学科发展、法学与自然科学的深度交叉融合发展具有十分重要的意义。该译丛汇集了领域多位知名专家学者的集体智慧,可供广大法庭科学/司法鉴定从业人员和相关研究人员借鉴和参考。

中国工程院院士,法医毒物分析学家

2023 年 1 月 16 日

原作者序 | Preface

I welcome this new Chinese edition of our clinical handbook on novel psychoactive substances (NPS). The rapid and constant expansion of NPS in the illicit drug market requires novel multi-faceted approaches, which are clearly presented in the various chapters of this book written by leading experts in the field. Whether you consult chapters of special interest or read the entire book, you can be assured that you will have been exposed to the most comprehensive work available on NPS.

So far, over 1 087 NPS have been identified by the United Nations and European Commission Early Warning Systems between 2009 and 2021 in 133 countries and territories, including China, with an average of a new substance still been detected on the illicit market every week.

The complexity of the situation we experienced during the past decade is inextricably tied up with globalisation, the internet and rapid changes in technology and lifestyles across the planet. The solutions, therefore, cannot be proposed and implemented by a single nation, but will require the will, dedication, and investment of all the countries involved as they join forces to protect the health and security of citizens. In order to facilitate this task, we have recently established the *International Society for the Study of Emerging Drugs* with the goal of sharing information and developing international collaboration on NPS.

I strongly believe, that through cooperation, collaboration, and a global perspective, we can overcome the scourge of drugs in society and safeguard the health and welfare of humanity.

Professor Ornella Corazza, Ph.D

President of the *International Society for the Study of Emerging Drugs*

原作者序（译文）

非常高兴能看到《新精神活性物质手册》被翻译成中文。新精神活性物质在非法毒品市场上的迅速和不断扩大需要我们从多方面来了解它。在这方面，本书各个章节都有领域内的知名专家作介绍。无论您是查阅这本书特别感兴趣的章节还是阅读整本书，您都可以放心，您将接触到的是关于 NPS 最综合性的临床实践和研究成果。

自 2009 年至 2021 年，联合国和欧盟委员会早期预警系统已在 133 个国家和地区确定了超过 1 087 种 NPS，且平均每周仍有一种新物质会在非法市场上被检测到。

我们在过去十年中经历的复杂情况与全球化、互联网以及全球技术和生活方式的快速变化密不可分。因此，解决方案不能由一个国家提出和实施，而是需要所有相关国家的意愿、奉献和投资，因为它们关系到保护公民的健康和安全。为了推进这项工作，我们最近成立了国际新兴毒品研究学会，其目标是共享信息并发展 NPS 方面的国际合作。

我坚信，通过合作、协作和全球化视角，我们可以战胜毒品对社会的危害，并维护人类的健康和福祉。

Ornella Corazza 教授，博士

国际新兴毒品研究学会主席

译者前言

近年来,国际国内毒品形势发生复杂变化。全球范围毒品产量、毒品种类、吸毒人数持续增长,国际毒潮泛滥的局面依然严峻。特别是全球范围新精神活性物质问题来势凶猛,其种类更新换代之快、花样之多,对世界和我国禁毒工作提出了严峻挑战。目前,全球已发现的新精神活性物质超过 1 000 种,远远超过国际管制的麻醉药品和精神药品数量之和,并且仍在以未知的速度出现新的精神活性物质。新精神活性物质较传统毒品和合成毒品具有更强的精神活性作用、成瘾性和未知的作用机制,对社会治理构成严重的威胁。因此,亟需有关新精神活性物质的结构演变、药理学、药理毒理学、精神病理学、流行趋势、临床症状及急性处置等方面的研究和临床经验。

新精神活性物质作为危害极强,管控难度很大的一类管制类物质,受到了国际国内的高度关注。为了探索新精神活性物质治理的中国方案,我国禁毒专家马岩、王优美、徐鹏等于 2019 年 10 月出版了《新精神活性物质办案实用手册》一书,该著作首次详细介绍了在市面上已经出现的新精神活性物质的中英文名称、通用名、化学结构、药理毒理作用、体外药理学评价、药物代谢及依赖性折算等内容,为国际国内禁戒毒实务工作者提供了一本非常实用和有价值的参考书。译者认为同年面世的 *Handbook of Novel Psychoactive Substances — What Clinicians Should Know About NPS* 作为《新精神活性物质办案实用手册》的姊妹篇,补充了新精神活性物质的流行趋势、对应的临床症状及临床应急处理方案建议等方面的内容,进一步提高人们对新精神活性物质危害和危机处理手段的认识,进而全方位促进我们在新精神活性物质管制和临床处理方面工作水平的提高。

本书翻译工作自 2020 年初开始,历时两年。在翻译过程中得到了国家禁毒情报技术中心徐鹏博士、司法鉴定科学研究院沈敏教授等多位专家学者的建议和大力支持,由于时间和水平有限,翻译工作甚是忐忑,译著中难免有翻译不准确、错误及疏漏之处,特别是对于与临床相关的一些表述,恳请各位专家及同仁批评指正和包容。感谢科学出版社,感谢张克辉博士、张媛媛硕士及翻译团队对本书的无私奉献和帮助,感谢宁夏医科大学冯鸿莉博士对翻译工作的帮助。

　　主要翻译团队成员的分工如下：马忱博士翻译第一章至第六章;张园博士翻译第七章至第十二章;马宝龙博士翻译第十三章至第二十章。

译者说明

1. 为了避免对人名翻译出现错误,本书人名一律没有译出。

2. 为方便阅读,我们以"译者注"形式对一些概念、地名、可能有的不同译法等在文中作出了简要注释。

3. 为了方便读者查阅本书引文和案例的英文原文,我们保留了所有引文的作者、文章题目或书名、出版社和所载刊物名称、刊期等英文原文。

4. 本书译文只是译者对原文版的一种理解或者理解之一,并不排斥其他的理解。

译　者

2022 年 8 月 6 日

《新精神活性物质手册》

《新精神活性物质手册》全面概述了临床医生在应对新精神活性物质（NPS）时面临的挑战，并讨论了对应患者概况及其社会人口学特征体系和 NPS 所带来的严重公共卫生问题。《新精神活性物质手册》提供了丰富的 NPS 临床病例，并对 NPS 的临床症状、精神病理学、毒性和整体临床管理等进行了详细介绍。本书各章节分别汇集了该领域优秀专家撰写的独特章节，这些专家认为有必要分享他们在 NPS 领域的知识和经验，以改进 NPS 的临床实践和提高 NPS 患者的福祉。

Ornella Corazza 博士，英国赫特福德郡大学从事物质成瘾和行为研究工作的高级讲师，她带领着一个跨公共卫生和药物政策研究领域的综合性团队。她的研究成果在一百多种刊物和政策报告中发表，并应邀作国际学术报告。

Andres Roman-Urrestarazu，获医学博士和哲学博士学位，专门从事精神病学、药物滥用、卫生经济学和国际卫生政策的交叉研究。现任英国剑桥大学吉林斯全球公共卫生研究所研究员，荷兰马斯特里赫特大学的助理教授。他曾在剑桥大学三一学院和伦敦政治经济学院任职，从事药物滥用和新精神活性物质研究工作。

目　录

作者传记

Dima Abdulrahim,NEPTUNE（Novel Psychoactive Treatment：UK Network）项目的首席研究员和项目负责人。Dima 在药物滥用治疗领域已经工作了 20 多年。她的工作包括制定护理模式、英格兰国家毒品和酒精服务框架、药物滥用和精神健康合并证：精神健康标准、委托标准：药物和酒精。Dima 在 1991 年到 2010 年是药物滥用咨询委员会药物科学委员会成员，也是 *Drink and Drugs Today* 编辑委员会成员。

Neha P. Ainsworth,金斯顿大学生命科学专业博士。她的研究重点是在健身人群中使用兴奋剂(PED)提高成绩的情况。主要是心理需求情况，优先考虑的是使用动机、使用态度以及来自群体内外的毒品。其项目包括英国全科医生和学生对 PED 使用者的态度的定量研究。

Sulaf Assi,伯恩茅斯大学科技学院法医学高级讲师和理学硕士课程主任，从事法医毒理学研究。她的主要研究领域是利用手持光谱技术对假药进行快速无损鉴定和定量分析。她的研究旨在促进医疗防护设施及患者安全系统，减少毒品伤害。

Francesco S. Bersani,医学博士,意大利罗马萨皮恩扎大学人类神经科学系精神病学家，也是美国加州大学旧金山分校博士后访问学者。他擅长于临床精神病学和神经科学，主要研究精神疾病、成瘾、细胞衰老、药物代谢和精神病药物学之间复杂的相互作用。

Giuseppe Bersani,罗马萨皮恩扎大学药学院和医学院医学外科科学和生物技术系的精神病学副教授。他担任罗马翁贝托一世医院临床精神病科主任已有十年，目前是波罗·庞蒂诺/特拉西纳医科大学精神病科主任。他一直活跃在临床精神病学、神经科学和药物精神病学的研究领域。发表论文 150 多篇。他目前的研究兴趣是精神病理学表达的变化和精神疾病病程中的精神药理学治疗以及新旧精神活性物质的使用和滥用的影响。

Owen Bowden-Jones，伦敦帝国理工学院脑科学部成瘾精神病学顾问和名誉高级讲师。国家级角色包括药物滥用咨询委员会（ACMD）主席和英国公共卫生部酒精、毒品和烟草的临床顾问。2010 年，Bowden-Jones 博士创立了 CNWL 俱乐部毒品诊所，这是一项为新精神活性物质等新兴毒品提供治疗的创新服务。此后，该诊所与当地性健康服务提供者构建了联合诊所。Owen 负责的 NEPTUNE 项目对"俱乐部毒品"的临床管理进行了全面评估（www.neptune-clinical-guidance.co.uk），并于 2018 年与人合著了一系列有关 NPS 和俱乐部毒品的网络教学模块（www.neptune clinical guidance.co.uk/e-learning/）。2015 年，Owen 被英国皇家医学院授予年度最佳传播者奖。去年，他撰写了一本获奖著作 *The Drug Conversation*，以帮助父母们与孩子交流毒品问题。

Laura Cazzaniga，医学博士，尼瓜尔达 ASST Grande Ospedale Metropolitano 门诊部和急诊科的精神病医生。她的研究方向包括物质成瘾和 NPS。

Eduardo Cinosi，就职于英国国民医疗服务体系 NHS（National Health Service）赫特福德郡大学合作信托基金会，担任社区心理健康团队的精神病顾问和高度专业化国家医疗服务中心的强迫症及相关障碍治疗服务机构的高级培训师，2016 年为赫特福德郡大学的客座讲师。他是各种关于克拉托姆和其他新型精神活性物质的科普文章、科普书籍部分章节和补充摘要的作者。

Hugh Claridge，自 2012 年以来一直担任伦敦圣乔治大学药物滥用死亡的国家计划数据库管理员和研究员，参与编写毒品相关死亡年度报告和数据分析，撰写关于各种毒品的文章，包括 NPS，如甲氧麻黄酮和甲氧西他明，以及更"传统"的滥用药物，如可卡因和 4 -羟基丁酸盐。他是英国政府滥用药物咨询委员会 NPS 委员会和与毒品有关死亡工作组成员，并为他们提供数据分析，其分析结果已被纳入许多政策文件，并经常向欧洲毒品和毒瘾监测中心的欧盟预警系统提交数据。

Ornella Corazza 博士，物质成瘾和行为方面的高级讲师，赫特福德郡大学临床与健康研究服务中心医学博士项目主任。她的研究主要集中在新精神活性物质以及其他形式的成瘾和性能增强。研究成果已经发表在一百多种科学出版物上，并多次应邀演讲和在媒体上露面。Corazza 博士和她团队的成果获得各种创新与创业国际奖项和奖项提名，包括著名的 2013 年欧洲健康奖。她加入了专家小组，并与欧盟委员会、联合国毒品和犯罪问题办公室、世界反兴奋剂等机构密切合作。她研究的基本主题是寻找改善健康和福祉的新战略策略,同时促进多学科方法和国际合作,并对全球产生重大影响。

John M. Corkery,自 1987 年以来一直参与英国内政部、伦敦圣乔治大学以及赫特福德郡大学毒品相关流行病学数据库的开发、换算和分析。在此之前,他作为一名犯罪学家,曾在内政部的不同的政策领域工作,如移民和国籍、监狱、消防培训和研究,种族和刑事司法系统。Corkery 先生发表了大量文章,包括专业的期刊文章和书籍章节,并应邀在英国和国际上发表演讲和提交会议论文。

Paul I. Dargan,伦敦大学国王学院临床毒理学教授,盖伊和圣托马斯国民医疗服务体系(NHS)基金会咨询医师和临床毒理学家。药物滥用问题咨询委员会(ACMD)和欧洲毒品和毒瘾监测中心科学委员会(EMCDDA)成员及许多其他机构的专家顾问,包括美国食品药品监督管理局(FDA)和世界卫生组织(WHO)。他的研究兴趣和教学内容主要在娱乐性药物的毒性、新精神活性物质、自我毒害和重金属毒性。他与英国、欧洲、北美、非洲和亚洲的合作者一起主持了许多项目。在过去的五年里,他已经获得了超过 160 万英镑的研究基金资助,并且经常在国际会议上发表新的研究成果和作主题报告。他发表了 240 多篇专业学术论文和撰写多本书的部分章节。

Franca Davanzo,医学博士,药理学、临床毒理学、麻醉学和重症监护学等领域专家。她担任尼瓜尔达 ASST Grande Ospedale Metropolitano 中毒控制中心主任,也是国家药物安全监视项目科学主任。

Luke De La Rue,澳大利亚墨尔本急救医学高级实习生。在撰写本书时,为英国盖伊(Guy)和伦敦圣托马斯的英国国家医疗服务体系基金会(National Health Service,NHS)急诊医学和临床毒理学高级研究员。

Zsolt Demetrovics,匈牙利布达佩斯厄特沃斯罗兰大学心理学教授,并拥有临床与健康心理学(成瘾行为)博士学位。在学校任教育学和心理学院院长、心理学研究所所长、临床心理学与成瘾系主任。他是一名临床心理学家(专攻成瘾)和文化人类学家。他发表了大量关于物质消费行为和行为成瘾的流行病学、评估与心理相关性的研究论文,包括赌博、视频游戏、网络成瘾、运动成瘾和强迫性购物。他是匈牙利成瘾问题协会前主席和 *Journal of Behavioural Addictions* 杂志的主编。

Massimo Di Giannantonio,医学博士、精神病学家、精神分析学家,基耶蒂-邓南遮佩斯卡拉大学神经科学、影像学、临床医学系的精神科主任。意大利精神病学协会常务理事,也是双重障碍和法医精神病学领域的国家级专家。他已在药物滥用、神经心理分析、创伤经历和创伤后应激障碍领域发表学术成果。

Adriana Farré,医学博士,精神病专家,精神病研究所双重障碍和成瘾机制的初级顾问。她的主要研究领域集中于双重病理学中的性别差异以及原发性重度抑郁症和药物诱发抑郁症的神经生物学基础。

Magí Farré,博士,临床药理学家,巴塞罗那大学医学院药理学教授。德国巴达洛纳大学医院临床药理学部负责人。主要研究方向侧重于不同滥用物质的滥用倾向和人类药理学,包括酒精、天然和合成大麻素、尼古丁、摇头丸和苯丙胺、合成卡西酮和其他新型精神活性物质。

Francina Fonseca,双博士学位,精神病学家,神经精神病学和成瘾研究所成瘾项目高级顾问,巴塞罗那大学精神病学和法律医学系的助理教授。西班牙精神病学和成瘾相关科学协会成员和西班牙成瘾障碍网络成员(Red de Trastornos Adictivos)。她的研究重点是阿片类药物依赖障碍患者治疗反应的遗传差异。此外,她还参与了药物滥用者的精神共病(双重诊断)研究和新精神活性物质的评估工作。目前,她正积极参与药物诱发抑郁症的神经生物学差异研究。

Riccardo C. Gatt,医学博士,精神病学专家,米兰成瘾领域跨公司服务部主任,也是米兰 ASST Santi Paolo e Carlo 成瘾领域研究组织综合行动组负责人。曾任米兰-比科卡大学(社会学系和精神病学专业学院)教授,目前任教于米兰-卡托利卡大学,米兰和布雷西亚的总部(临床神经科学的评估、诊断和神经心理学以及神经运动学康复)。

Raffaele Giorgetti,意大利马尔凯理工大学法医学教授。国际法医毒理学协会(TIAFT)成员。他在法医毒理学、法医遗传学、法医病理学、专业医疗事故、公共卫生保健、社会援助和专业法规等领域发表论文 150 多篇。Giorgetti 教授研究领域为新精神活性物质和传统毒品、饮酒驾车、酒后驾驶、意识活动表现。

Débora González 在马德里自治大学(UAM)学习心理学。在她硕士研究和博士研究期间,获得了卫生部授予的一项为期 36 个月的人类药理学和临床神经科学以及毒品成瘾研究所(IMIM -德尔马医院医学研究所)博士奖学金。项目名称为"苯乙胺类药物的人类药理学和使用方式:2C - B 作为原型分子"。她是几篇科学论文和书籍章节的合著者。她还对通灵藤和迷幻鼠尾草的主观效果进行了研究,并与圣戴姆通灵藤用户一起参与了巴西长期通灵藤研究项目。在国际民族植物学教育、研究和服务中心(International Center for Ethnobotanical

Education，Research，and Service，ICEERS）的帮助下，目前正在负责一个由贝克利基金会资助的关于通灵藤和悲伤的在线评估的纵向研究项目，研究通灵藤对生活质量、幸福和健康的长期影响。

Christine Goodair，目前是伦敦大学圣乔治分校人口健康研究所的项目负责人（药物滥用）。目前主要职责是（1）管理国家药物滥用方案，其中涉及整理和分析英国由于滥用合法和非法毒品而导致死亡的有关数据。（2）本科医学课程中的药物滥用课程设计，该课程旨在通过提供教学资源来改善本科医学课程中关于毒品、酒精和烟草的教学内容。她参与了一系列欧洲和国际项目，包括欧盟疯狂计划（EU-Madness Project）中对新精神活性物质进行监控、测试和分析。她也是药物滥用咨询委员会 2016 年"减少英国阿片类药物相关死亡"（Reducing Opioid Related Deaths in the UK）工作组的撰稿人，并参与了 2018 年英国皇家精神病学院出版的 *Our Invisible Addicts* 工作。

Claudio Imperatori，博士，意大利罗马欧洲大学临床神经科学、精神生理学和精神病理学助理教授。他擅长临床和实验心理学，研究方向包括冲动-强迫频谱紊乱的神经生理学和精神病理学相关性研究，特别侧重于与物质相关的障碍和行为成瘾。

MátéKapitány-Fövény，临床与健康心理学博士，匈牙利布达佩斯塞梅尔韦斯大学健康科学学院高级讲师，久拉尼罗（Nyírő Gyula）国家精神病学和成瘾研究所的临床心理学家。匈牙利成瘾问题协会主席委员会成员。专门从事成瘾性障碍研究。他的主要研究方向包括新精神活性物质、注意力缺陷多动症（Attention Deficit Hyperactivity Disorder，ADHD）与药物使用之间的关系、创新预防计划的有效性以及精神疾病文化背景研究。

Matthias E. Liechti，巴塞尔大学医院临床药理学和内科学教授。Matthias Liechti 与他在马蒂亚斯·列赫蒂（Matthias Liechti）生物医学和临床研究部的精神药理学研究团队一起研究新精神活性物质在人体内外的药理学作用。该研究小组最著名的研究成果是摇头丸（二亚甲基双氧苯丙胺，MDMA）和迷幻药（麦角酸二乙基酰胺，LSD）对人体的急性影响。该团队采用体外方法描述了不断涌现的新精神活性物质（设计药物）的药理学特征。在实验性临床研究中，该团队描述了摇头丸、迷幻药和精神兴奋剂（哌醋甲酯、右旋苯丙胺、神经增强剂）对社会认知（情绪识别、共情、亲社会行为、性兴奋）的急性影响。该团队还与精神病科室合作开展药物-功能磁共振成像研究。

Dino Lüthi,毕业于瑞士巴塞尔大学,获药学学士学位和毒理学硕士学位。在乌得勒支大学生物分析实验室实习一年后,回到了巴塞尔大学加入了巴塞尔大学生物医学系和巴塞尔大学医院的临床药理学和毒理学研究小组。作为博士学业的一部分,他专注于兴奋剂和致幻剂类新精神活性物质的单胺转运体和受体相互作用研究。

Shanna Marrinan,议会科技办公室独立咨询顾问,赫特福德郡大学精神活性物质研究组客座研究员。在工业研究所讲授比较社会政策。她的研究兴趣包括循证药物政策和减少监狱环境下的毒品伤害。

Giovanni Martinotti,医学博士,神经科学博士,精神病医生,哲学和人类学学士,酒精和毒品依赖研究领域专家。担任意大利精神病学学会(Italian Society of Psychiatry,SIP)青年组主席和 Journal Research and Advances of Psychiatry 杂志主编。他在 SCI 收录期刊上发表了 250 多篇专业文章,高引指数 H 为 37,大多数涉及新精神活性物质、行为成瘾、脑刺激和酒精使用障碍的药物治疗。

Peter D. Maskell,邓迪阿伯泰大学法医毒理学高级讲师,法医毒理学专家。目前是伦敦毒理学团体副主席。是一名拥有理学学士和理学博士学位的注册化学家和特许科学家。Peter 是许多专业协会的活跃成员,包括英国皇家化学学会、特许法医科学学会和法医毒物学家协会,也是英国和爱尔兰法医毒理学家协会(UK and Ireland Association of Forensic Toxicologists,UKIAFT)的创始人之一。作为一名法医毒理学家,他报告了英国 2 000 多起死因不明的案例。他的研究兴趣包括新精神活性物质,特别是"苯二氮卓类设计药物",他发表了该类化合物检测分析及诠释其理化性质的文章。2011 年的研究成果之一就是在苯二氮卓类药物方面,该研究对英国该类物质的使用和滥用情况进行了评估,最终确定该类物质被英国政府管控。

Cristina Merino del Villar,医学博士,精神病医师,曾在瓦尔德西拉侯爵大学医院的萨卢德服务中心工作。从 2006 年到 2010 年,她在英国国家卫生服务局工作,是伯明翰早期干预服务中心成员,该中心是一个具有里程碑意义的精神病早期干预中心,中心由 Max Birchwood 教授协调运作。目前,她是伊维萨岛和福门特拉岛萨鲁德精神病院的协调员,在伊维萨岛医院的急诊住院部开展临床工作,并为精神病初发患者提供护理方案。

Carla Morganti,医学博士,尼瓜尔达大都会医院的精神病学专家,她在门诊部和急诊部的临床科室工作。她的主要研究工作集中于质量管理、循证精神病学、系统评价、药物安全和新精神活性物质。

Attilio Negri，医学博士，米兰大学医学生物技术和转化医学部药理学和临床毒理学注册专家。英国赫特福德大学生命和医学科学学院临床与健康研究服务中心（与剑桥大学公共卫生研究所联合共建）的新精神活性物质中心访问学者。他的临床和研究活动主要集中在成瘾、药物滥用和精神药理学领域，特别是关于新精神活性物质和新成瘾。

Jessica Neicun，社会学家，拥有巴黎大学（University of Paris I-Panthéon-Sorbonne）发展社会学和人类学硕士学位，智利大学社会学学士学位。在过去的十年里，她一直在智利、法国和英国的慈善机构、研究中心和政府机构工作，从事社会研究、公共政策实施与评估。她的专业兴趣和专业领域非常广泛，涉及青年就业、住房、文化、地方发展到移民、公共卫生和政府现代化等。她最近作为一名博士研究生加入了英国赫特福德大学临床与健康研究服务中心的新精神活性物质研究团队。她目前正在进行一项关于全球水平的毒品滥用趋势和政策研究。此外，她还与剑桥大学自闭症研究中心合作开展健康的社会决定因素和健康政策研究。

Laura Orsolini，医学博士，精神病学家，理学硕士，高级研究助理，英国哈特菲尔德赫特福德大学精神病药物学、药物滥用和新精神活性物质研究的博士研究生，主要研究兴趣为新精神活性物质现象、药物安全和毒性预警、成瘾和临床精神药理学、网络犯罪和社会性网络服务（Social Networking Services，SNS）-网络心理学社区。

Duccio Papanti，精神病学家，2009 年毕业于雅斯特大学医学院，研究兴趣集中于新精神活性物质现象、药物安全和毒性监测、成瘾和临床精神药理学。他是英国哈特菲尔赫特福德大学生命与医学科学学院 Fabrizio Schifano 教授药物滥用/精神药理学协调研究小组成员。

Esther Papaseit，拥有双博士学位，临床药理学家，巴塞罗那奥托诺马大学医学院药理学助理教授。巴达洛纳德国大学医院临床药理学组初级顾问。她的研究兴趣主要集中于不同滥用药物（酒精、大麻、尼古丁、苯异丙胺、合成卡西酮、大麻素和其他新精神活性物质）的药理学以及酗酒的药理学基础。

Andrew C. Parrott，从事研究新精神活性药物的心理影响已经超过 40 年。他的研究兴趣在心理药物，如尼古丁、大麻和摇头丸。近几年来，他研究了新精神活性物质，如甲氧麻黄酮。发表期刊论文 200 余篇，提交国际会议论文 250 多篇,合办多次国际专题研讨会和会议。他的研究团队和国际合作者已经调查研究了精神活性药物对人类神经认知、身体健康、神经激素完整性、情绪状态和精神健康的影响。他是摇头丸(MDMA)对人类影响以及在娱乐吸毒者中使用不良后果研究的国际权威专家。在使用摇头丸(MDMA)作为药物辅助的心理治疗方面,在摇头丸对人体的影响以及它在娱乐性毒品使用者中使用摇头丸作为心理治疗的辅助药物之间,他认为需要以一种平衡和科学使用的观点以对其潜在的副作用进行适当承认和实证研究。

Clara Pérez-Mañá,医学博士,临床药理学家,巴塞罗那奥托诺马大学医学院药理学助理教授。德国巴达洛纳大学医院临床药理学部的高级顾问。她的主要研究领域是不同滥用药物(酒精、大麻、尼古丁、苯丙胺、合成卡西酮、大麻素和其他新精神活性物质)的人体药理学以及酒精和能量饮料之间的相互作用。

Andrea Petróczi,伦敦金斯敦大学公共卫生学院教授,兴奋剂和反兴奋剂研究的社会科学国际专家。在北科罗拉多大学接受过体育训练和运用科学研究方法进行工商管理,以及社会心理学和认知学(北科罗拉多大学,博士)方面接受过培训,她的研究集中在对公共健康有影响的行为选择上,即短期收益与未来生活中潜在的健康后果相权衡,以及开发获取可能令人尴尬的行为选择和越轨行为的社会敏感信息的方法研究。她致力于医学和心理学相关的跨学科研究,她的研究探索了各种形式的人性化增强的表现、外观和经验、证明的原因,以及这些行为在人性化增强更广泛背景下的心理表现。

Mariya Prilutskaya,2008 年毕业于阿斯塔纳医科大学,塞米州立医科大学(哈萨克斯坦巴甫洛达尔)医学硕士和博士研究生。她有数十年的精神病医生工作经历。她的职业兴趣范围是药物成瘾研究。在过去五年中,她一直关注哈萨克斯坦医生临床实践中新精神活性物质问题。在由 Ornella Corazza 领导的赫特福德大学研究小组的帮助下,在哈萨克斯坦研究由合成大麻素和卡西酮引起药物成瘾的流行病学和临床表现。她在布达佩斯和维也纳举行的第四和第五届新精神活性物质国际会议上作学术交流发言。她参与制定新精神活性物质导致成瘾管理的国家临床标准。

Andres Roman-Urrestarazu,专攻精神病学(智利圣地亚哥大学医学博士和药学学士,剑桥大学精神病学博士)和卫生经济学与政策(伦敦经济学院硕士)。他的专业知识使他在药物滥用领域作出了独创性贡献,他在新精神活性物质、药物滥用以及药物政策和监管领域开展了越来越多的研究。他是马斯特里赫特大学国际卫生系的助理教授,同时持有剑桥大学公共卫生研究所(IPH)和巴黎路易巴斯德研究所(ILP)全球公共卫生 Gillings 奖学金。他与 Ornella Corazza 博士合著的新书讨论了不同国际组织[如,欧盟委员会、联合国毒品和犯罪问题办公室(UNODC)、药品管理局(DEA)、世界反兴奋剂机构(WADA)、伦敦政治经济学院(LSE Ideas)及毒品政策领域的学者专家]对新精神活性物质的不同政策设置。

Rita Santacroce,医学博士,基蒂安努齐奥大学神经科学、影像和临床科学系成瘾研究小组的精神病学专家。英国赫特福德郡大学药学、药理学和研究生医学系的客座讲师。研究工作主要集中在新精神活性物质和药物滥用/误用,以及其他形式的成瘾和认知增强。她在新精神活性物质和其他药物的培训课程方面有着丰富的经验,并在国内国际会议上介绍她的研究成果。她是 EU-MADNESS 项目的团队成员,该项目由欧盟资助,旨在监测、测试和分析欧洲新精神活性物质的消费情况。她也是 NARCO-MAP 项目的精神病学顾问,专注于新型精神活性物质(NPS)和阿片类药物在非法市场的滥用情况。

Fabrizio Schifano,英国赫特福德郡大学生命与医学科学学院临床药理学与治疗学主席,精神药理学、药物滥用和新精神活性物质研究室负责人。英国药物滥用问题咨询委员会(ACMD)形象和成绩提升药物/IPED 工作组的核心成员和主席,也是欧洲药品管理局(EMA)的专家咨询小组(精神病学)成员。英国赫特福德郡药物和酒精康复中心心理咨询师,伦敦卡姆登和伊斯灵顿国民健康保险信托基金(NHS Trust)名誉心理咨询师。

Jake Shelley,2013 毕业于牛津大学,获分子与细胞生物化学硕士学位,并于2015 在新墨西哥大学获运动科学硕士学位。英国金斯敦大学博士研究生。他主要研究有意义的反兴奋剂教育和兴奋剂控制最佳实践,在 Andrea Petróczi 教授的指导下,开发一种新的循证反兴奋剂模式。在教科书中撰写了关于反兴奋剂的章节内容,目前正服务于欧盟资助的保险箱项目(EU-funded Safe You project)。该项目旨在强化年轻锻炼者和运动员的反兴奋剂斗争意识。除此之外,他还是一名自由撰稿人,为 *Outside magazine*、*Sky news*、*the Guardian* 和英国广播公司(BBC)撰写反兴奋剂主题的文章和谈话。还以国际标准长跑运动员的身份参加比赛并在英国 3 000 米、5 000 米和 10 000 米项目中排名前 15。

Pierluigi Simonato,医学博士,意大利帕多瓦一个双重诊断科室(Clinic Parco dei Tigli)精神科医生,跟踪来自意大利所有地区患有精神障碍和药物滥用的患者,包括更典型的化合物(如可卡因和酒精)和新的成瘾(如 NPS、PIDES、病态赌博和性瘾)。作为访问研究员,与赫特福德大学(生命与医学科学学院)合作研究新型毒品的变化趋势。他经常在国内国际会议、讲座和研讨会上发言,并在杂志上发表争鸣文章。

Darshan Singh,主要研究非法药物滥用或药物成瘾。他的研究兴趣包括固定使用卡痛叶(克拉托姆)的长期效应,确定美沙酮治疗障碍,评估同时使用阿片类和苯丙胺类兴奋剂(苯丙胺/甲基苯丙胺)人群的 HIV 危险行为,确定女性吸毒者(FDU)的治疗需求,以及评估当前针对非法药物使用者的减少危害计划的有效性。此外,Singh 博士进行该国药物滥用趋势监测研究。他的主要工作是与未接受治疗的阿片类、苯丙胺类兴奋剂、氯胺酮和新精神活性物质(NPS)使用者合作。事实上,他还参与了一些针对药物滥用问题对社区困扰的项目。他的研究目的主要是评估判断马来西亚吸毒对吸毒者在社会、健康和经济等方面对其生活质量的影响。

Marco Solmi,2008 毕业于内科和外科专业,2014 年在意大利帕多瓦大学完成了精神治疗科住院医师实习,2017 年获得神经科学博士学位。他是美国康涅狄格州哈特福德市奥林神经精神系统研究中心耶鲁大学戈弗雷・皮尔森(Godfrey Pearlson)指导的研究学者。他曾在门诊的饮食障碍(失调)领域、日间医院和住院部工作。他还曾在国家卫生局(NHS)担任精神病学专家治疗严重精神病患者。现为帕多瓦大学神经科学系研究员,同时也是帕多瓦大学医院精神科急重症病区临床医生。他的兴趣领域包括饮食失调、共病药物滥用、严重精神疾病、药物和行为成瘾以及元认知研究技术。在国际期刊上发表学术论文 100 多篇。

Marta Torrens,双博士学位,精神病学家,巴塞罗那奥托诺马大学神经精神病学研究所和帕洛阿尔托成瘾研究中心成瘾项目负责人,精神病学副教授。她在药物滥用领域从事临床、教学和研究工作。她的主要临床经验是药物(阿片类药物、可卡因、大麻、酒精等)使用障碍的评估和治疗、毒品使用者的精神共病(双重诊断)以及新精神活性物质评估。她参加了许多关于药物滥用临床治疗成功做法的会议。她在成瘾治疗领域与许多国际组织合作,包括欧洲戒毒和发展中心(EMCDDA)、世卫组织(WHO)和联合国毒品和犯罪问题办公室(UNODC)。她在该领域发表论文 200 多篇,并作为专家应邀参加了许多学术会议。

Aviv M. Weinstein,博士,以色列阿里尔大学行为科学学院心理学副教授。他在英国布里斯托尔大学心理学系师从大卫·纳特攻读心理学博士学位。美国马里兰州巴尔的摩市约翰霍普金斯海景区医院国家药物滥用研究所(NIDA)大脑成像中心内部研究计划(IRP)的访问学者,在那里接受埃德斯-伦敦博士关于药物成瘾者脑部正电子发射断层成像(PET)培训。他在特拉维夫苏拉斯基医疗中心的核医学科和以色列耶路撒冷哈达萨医院建立了一个药物成瘾大脑成像实验室。他刊出了70多篇关于药物和行为成瘾的期刊和著作成果。

Nathan E. Wilson,毕业于英国邓迪阿伯泰大学,获得法医学学士学位。在大学期间,加入苏格兰警察特警队,作为特警长达九年多。大学毕业后,在英国邓迪大学法医和法律医学中心担任法医毒理学分析员。他协助常规毒理学分析和医学生教学工作,及相关分析方法的建立,并完成了法医毒理学硕士学位。他后来对医学产生了兴趣,在邓迪大学攻读其职业学位,同时与法医和法律医学中心以及特警队保持联系。在攻读医学学士和内外全科医学士(MBChB)期间作为一名医学学员加入海军,毕业后被任命为外科中尉。目前正在英国普利茅斯的德里福德医院完成第二年的基础培训,于2018年晚些时候加入大不列颠皇家海军学院(BRNC)。

David M. Wood,英国伦敦盖伊和圣托马斯国家卫生局(NHS)基金会和国王健康合作伙伴顾问医师和临床毒理学家,也是英国伦敦国王学院临床毒理学高级讲师。他在与现有娱乐(非法)药物、新精神活性物质和滥用处方药等有关的流行病学和使用模式以及急性/慢性危害方面有临床、研究和学术兴趣,并在该领域发表了200多篇原创论文、综述和著作章节。他建立了一个由欧洲中心专家组成的网络,以监测与使用娱乐性药物/新精神活性物质和滥用处方药有关的急性危害[欧洲药物应急网络(Euro-DEN)强化项目]。他是 *Journal of Medical Toxicology* 编辑委员会成员,滥用药物英国咨询委员会(ACMD)增选成员,也是欧洲毒品和毒瘾监测中心(ECMDDA)、世界卫生组织(世卫组织)(WHO)和联合国毒品和犯罪问题办公室(UNODC)的专家顾问。

Justin C. Yang,在约翰·霍普金斯大学隆伯格博公共卫生学院获得公共卫生硕士学位。现为剑桥大学公共卫生和初级保健系博士研究生。Justin专注于识别和描述人口健康不平等现象,识别和描述不平等的人口健康,重点关注心理健康和药物使用障碍及其与人口、社会经济和健康方面的相关性。此外,他还对决策者和临床从业人员如何共同改善这些不平等以及如何评估解决国际卫生不平等问题的比较方法感兴趣。在他开始剑桥大学求学之旅之前,在美国领先的健康策略咨询公司-阿孚勒保健公司的市场准入和产品商业化部门执业,协助《财富》杂志发布排名前 500 的生命科学公司处理关于编码、覆盖率、报销和患者访问等问题。

引　言

　　从芬太尼的使用到香料(Spice)相关精神病理学问题的系统概述和病例报告,这是一本临床医生应该了解新精神活性物质的力作。作为一名在伦敦贫困地区工作的全科医生,我亲眼目睹了吸毒对患者群体的直接影响。

　　虽然我自认为护理药物滥用患者的知识和技能很熟练,但我所护理过的这些患者使用的是相对现在比较过时的毒品,如可卡因、甲基苯丙胺、海洛因和大麻。当患者来寻求我对俱乐部滥用药物、新精神活性物质与合成毒品方面的建议时,我发现自己对此却无能为力。

　　在这个不断变化的滥用药物环境中,这本书对我们的知识体系来说是一个非常及时有益的补充。本书的编辑为这些章节汇集了一批不同领域、不同专业和具有影响力的作者,每一位都在相应领域作出了宝贵的贡献。无论你是查阅你特别感兴趣的章节还是阅读整本书,请你相信你已经接触到了关于新精神活性物质的最全面的作品。

Clare Gerada 教授,教育硕士(MBE),皇家全科医师学会会员(FRCGP)

皇家精神病学家学会会员(FRCPsych)

国民保健服务从业者保健方案医务主任　全国全科医生健康服务医疗主任

第一章
简介：克服新精神活性物质的挑战

Ornella Corazza and Andres Roman-Urrestarazu

我们很高兴推出第一本关于新精神活性物质（NPS）的临床手册。我们花了十多年的时间，从互联网上搜集到出售 NPS 作为非法药物的"合法"和"更安全"替代品的一些轶事证据，然后由一线研究人员和医疗工作者为临床工作者撰写这前所未有的内容。我们共同努力的成果不仅适用于医疗保健领域的工作者，也适用于有兴趣了解 NPS 是什么以及它们是如何在不同环境（夜总会、急诊室和监狱）中成为常见滥用物质的人群。这本书全面整合了有关 NPS 的研究、临床实践和经验性知识，为所有面临 NPS 的人提供了一个基础。

在这瞬息万变的环境中，即使是编辑或编写一本书的章节也会变得具有挑战性。非常感谢我们的同事为这本手册所作的杰出贡献，他们通常是在工作时间以外的时间或在休息间隙整理文稿。这是我们愿意填补现有关于 NPS 临床知识空白及在当地和全球提供可靠的循证临床应对措施的另一个反映。特别感谢 Clare Gerada 教授撰写前言，感谢 Attilio Negri 博士在编辑过程中为我们提供的无私帮助。很高兴在职业生涯之初与这样一位前途无量的临床研究员密切接触，他加入了我们的团队并进行了高强度的临床毒理学培训。

早在 2007 年，我们发现了第一批"香料"｛Spice［synthetic cannabimimetics（SC）合成大麻素］｝产品作为"合法"和"更安全"的大麻替代品在网上出售。但那时还未发表关于"好评如潮的神秘熏香"的科学论文，我们努力了解其具有精神活性作用的未公开"成分"的性质，但这只是冰山一角。从那时起，欧盟（EU）和联合国毒品和犯罪问题办公室（UNODC）以及我们的 ReDNet 项目已在全球范围内正式确定了 700 多个 NPS，这些 NPS 被发现时不受法律约束，并且对使用者的短期和长期影响未知。

正是在这一系列事件之后，NPS 被定义为不受 1961 年《麻醉品单一公约》

或 1971 年《精神药物公约》管制但可能构成公共健康威胁的纯品形式或制剂形式的物质。大多数 NPS 是为模仿现有"传统"毒品[如可卡因、大麻、麦角酸二乙基酰胺(LSD)和海洛因等]的作用而生产的合成物质。主要包括氨基吲哚、合成大麻素、合成卡西酮、α-吡咯烷并戊酮、氯胺酮和苯环利定类物质;苯乙胺、哌嗪和 1-(3-氯苯基)哌嗪;植物类毒品,例如克拉托姆、死藤水、鼠尾草、阿拉伯茶和色胺以及增强竞技能力和提高肌肉发达程度的药物(PIEDs)有关的其他物质。

在过去的十年里,NPS 的数量不断增加,从根本上改变了非法毒品市场的格局,导致毒品的制造、营销和销售方式发生重大转变,这是由技术和全球化的快速变化所驱动的。我们看到网络销售模式已经将毒品贩卖从街头贩卖模式迅速转变为线上购买模式。吸毒动机和吸毒者的情况也发生了巨大变化,吸毒的人越来越多,包括旨在提高自己表现的大学生或专业人士,以及使用一系列 PIEDs 药物的健身房常客在内的这部分人群,他们甚至常常认为自己不是吸毒者或不经常吸毒。

尽管并非所有 NPS 使用者都需要或希望获得专业帮助,但多样化新型毒品的扩散已经对各医学专业产生了重大影响,给临床医生和医疗保健专业人员带来了新的挑战。他们往往没有做好面对毒品市场上 NPS 突发事件的准备,也缺乏与使用 NPS 的患者交流的必要知识基础和技能,这导致了评估和治疗方面的不科学,急性及长期临床管理策略有时会导致极端后果,如自杀和死亡。

虽然这种现象至少自 2003 年以来就广为人知,但是,现在仍然有必要向开展临床和研究工作的医疗专业人员提供最新最可靠的信息,特别是在应急和急诊部门,在这些部门中,由于使用 NPS 而发生的急性中毒和严重伤害的案例越来越多,有时甚至是大规模的,如合成大麻素的案例。同样重要的是,在这里包括在药物滥用领域和更广泛的精神健康服务领域的专业工作人员,例如在监狱和缓刑环境中的专业工作人员。

NPS 的激增不仅影响了临床实践,还影响了药物滥用的行为模式。有证据表明,某些国家的新精神活性物质正在推动药物注射模式的变化。这在一些新的兴奋剂和新的合成阿片类药物中尤为明显,它们的半衰期比通常的静脉注射物短,因此需要更频繁地给药和注射。在前一种情况下,这些变化与严重的与毒品有关的传染病有关,例如艾滋病和丙型肝炎,以及由于需要更频繁地注射而导致的细菌感染;有时,这些情况甚至会爆发,这会对医疗保健和医疗保健人员提出大量需求。由于缺乏有效的生物样本快速检测技术,使得为 NPS 中毒者提供一线护理的任务变得更加困难。迄今为止,对这类患者的干预措施主要是基于自我报告的病史和基线观察技术，例如心率、血压、体温和意识水平，而不是基于准确的生物分析技术。

鉴于 NPS 种类数量不断增加，本书的首要目标是提高临床医生对 NPS 影响的认识。我们希望向医疗从业者介绍毒品使用的最新趋势，并更好地了解急性毒性引起的临床管理和途径，同时强调此类危险行为背后的动机，并鼓励建立基于非批判性和同情性的公共卫生方法和福祉。

本书介绍的所有章节均由该领域的知名专家撰写，在大多数情况下，他们一直在研究某一种现象，并认为有必要与更广泛的受众分享他们的知识和经验。

为便于查阅，本书分为三个部分和二十个相互关联的章节。

在本书第一部分"新精神活性物质使用者：流行、模式和预防"中，我们的主要目标是让读者熟悉问题的规模，描述受影响的人，并突出驱动市场力量和犯罪模式的力量和消费的不同人群。

第一章，Ornella Corazza 博士和 Andres Roman-Urrestarazu 博士概述了 NPS 挑战、其流行背后的复杂动态，以及这种现象如何同时又新又旧。它分析了与通常的传统毒品不同的使用者的社会人口基础，以及如何利用毒品政策中现有的体制框架处理这种现象。本章还概述了临床管理策略的必要性以及本书如何帮助临床医生实现这一目标。最后，简要总结了各个章节，以及它们如何成为本书的一部分。

第二章，Owen Bowden-Jones 和 Dima Abdulrahim 重点关注 NPS 特定指南的必要性以及为什么现有的物质滥用指南不够充分。本章介绍了 NEPTUNE（新精神活性治疗：英国网络）临床指导模型和随着时间的推移而开发的产品，以及应对英国及其他地区当前在 NPS 管理方面的知识和经验差距。

第三章，Máté Kapitány-Fövény、Zsolt Demetrovics 和 Aviv M. Weinstein 全面概述了青少年和成人使用群体的特征、模式和 NPS 消费背后最隐秘的动机。本章根据使用的毒品，这里指的是使用的毒品亚组，分享了该组在该亚组的研究方法和基于网络的预防策略方面的良好实践。本章目标是描述 NPS 消费背后的使用者及其动机，以及随着一种全新类型使用者数量的急剧上升，这种新趋势可能不会遵循药物滥用的通常渠道。

第四章，Shanna Marinnan、Giuseppe Bersani 和 Ornella Corazza 讨论了 NPS 是如何成为英国监狱系统安全和安保的最严重威胁之一的。据报道，英国发生了 40 000 多起与 NPS 相关的自残案件，其中也包括对监狱工作人员急剧增加的攻击。本章分析了在这种环境中工作的卫生专业人员为什么经常缺乏应对这种情况的必要专业知识。本章还探讨了 NPS 监狱现象是如何在其他国家蔓延以及在监狱中制定教育和预防计划的迫切性。

第五章，Neha Ainsworth、Jake Shelley 和 Andrea Petroczi 着眼于 PIEDs 在健身房爱好者、锻炼者和运动员中的传播。它概述了健身房环境中滥用的主要物质，并强调了这种使用背后的可能动机和最佳干预模式。本章讨论了 NPS 框架中的性能和外表增强药物（PIEDs）以及这两种现象是如何相互关联的。

在本书第二部分"一线卫生专业人员的临床建议和最佳实践"中，我们的主要目标是根据循证方法讨论临床实践。在这里介绍了 NPS 在临床管理方面带来的主要挑战，同时还提供基本临床工具对那些表现出 NPS 滥用的人进行检测和治疗。

第六章，Carla Morganti、Attilio Negri、Laura Cazzaniga、Riccardo Carlo Gatti 和 France 重点介绍临床医生在急诊室处理 NPS 时面临的挑战，并就如何处理因滥用 NPS 而产生的激动或攻击行为提出详细的分类和有用的建议，以及就不同的镇静和临床检查及治疗方法提供指导。此外，他们还讨论了 NPS 副反应的毒理学和临床管理。

第七章，Luke De La Rue、David M. Wood 和 Paul Dargan 探讨了临床医生在处理急性 NPS 中毒患者时面临的挑战，以及在区域、国家和国际层面对医院急诊部门急性药物和 NPS 毒性报告进行系统性数据收集的必要性。本章展示了 EURO-DEN Plus 项目的开创性工作，该项目利用欧洲各地急诊部门的"哨兵（sentinels）"来收集有关 NPS 危害的数据。本章还展示了 EURO-DEN Plus 项目对临床医生的作用以及如何使用和查询 EURODEN 提供的信息。

第八章，Giovanni Martinotti、Cristina Marino del Villar、Raffaele Giogetti、Fabrizio Schifano 和 Massimo di Giannantonio 探讨了巴利阿里群岛和伊维萨岛传统和新型毒品的使用状况，并提供了伊维萨医院精神病科的原始临床入院数据。作者还讨论了夏季记录的不同药物导致的各种中毒案例和 NPS 相关死亡事件。

在本书第三部分"违禁药品、不良反应和临床管理"中，作者讨论了不同种类 NPS 的误用及其临床表现，包括副作用、毒性和临床症状。本部分的目标是向医疗人员介绍可用的不同类型 NPS，以及临床医生在出现误用时应注意的主要问题。作者采取了一种务实的方法使所有章节的内容都集中在临床管理、症状和不同种类 NPS 的介绍上。

第九章，Duccio Papanti、Laura Orsolini、John M. Corkery 和 Fabrizio Schifano 回顾了自 2004 年以来"香料"（Spice）市场的演变，探讨了"合成大麻素"（Spice）

的流行病学及使用概况、药理学和毒副作用、预期和不良影响，以及其他重要的临床表现，同时也对精神分裂症（spiceophrenia）的临床表现和管理给予了关注。

第十章，Mariya Prilutskaya、Justin Yang 和 Andres Roman-Urrestarazu 讨论了合成大麻素、阿片类毒品和多种毒品滥用及其对临床管理的影响。同时还讨论了合成大麻素与其他毒品在患有多种毒品滥用障碍的个体中的相互作用，以及这些是如何成为不同临床环境中越来越普遍的问题的，尤其是在急性戒断期。他们还讨论了治疗方法及治疗的可能性，还详细讨论了这与临床医生提供给多物质滥用障碍的个人治疗内容的不同之处。

第十一章，John M. Corkery、Christine Goodair 和 Hugh Claridge 全面概述了合成卡西酮，包括其使用、发病率和死亡率，同时与其他兴奋剂进行了可能的比较。作者还分享了英国在相当长一段时间内相关死亡人数大量数据。

第十二章，Pierluigi Simonato、Rita Santacroce 和 Attilio Negri 通过两个选定的临床病例"爱丽丝梦游仙境"和"患妄想症的机器人马文"所呈现的深入细致的信息讨论了合成卡西酮。还分享了合成卡西酮的使用情况评估、干预和治疗方面的最佳实践。

第十三章，Dino Lüthi 和 Matthias Liechti 全面概述了哌醋甲酯作为一种认知增强剂的滥用情况，以及与可卡因和其他新型兴奋剂的相似之处。本章目的在于建立 NPS、处方药（如哌醋甲酯）和非法药物（如甲基苯丙胺）间的认知桥梁。本章还对哌醋甲酯进行了毒理学分析，并阐述了其临床表现和症状。本章还很好地综述了哌醋甲酯的临床管理和成瘾可能性。

第十四章，Jessica Neicun、Darshan Singh 和 Eduardo Cinosi 探讨了"草本兴奋（快感）"的热潮兴起以及它们如何在 20 世纪 60 年代的最初高峰后再次复苏。人们已经注意到植物兴奋剂毒品克拉托姆（Kratom）在娱乐和治疗方面的潜力。作者探讨了这些类别物质的临床表现和成瘾成分，同时提供了在阿片类药物流行范围内克拉托姆使用的总体概况。

第十五章，Andrew Parrott 概述了摇头丸（二亚甲基双氧苯丙胺，MDMA）市场多年来的发展概况，随着含有高剂量 MDMA 产品的引入，或虽然被称为 MDMA 但实际上包含一系列不同产品的物质的引入，这使得 MDMA 变得越来越复杂和多面性。本章详细分析了滥用 MDMA 的发生率、风险和提供的有效治疗方法，回顾了使用 MDMA 的死亡原因和预防策略。Andrew Parrott 还为临床医生介绍了 MDMA 毒副作用的临床表现和临床管理策略。

第十六章，Esther Papaseit、Clara Pérez-Mañá、Débora González、Francina Fonseca、Marta Torrens 和 Magí Farré 研究了 2C‑B，它是一种最受欢迎的具有持久迷幻效果的合成苯乙胺类物质。该小组回顾了 2C‑B 的药理学，并详细分析了其包括预期和不良表现在内的急性致幻作用，讨论了报告的急性中毒病例，同时提供包括神经精神和其他医疗并发症在内的治疗建议。本章的重点是介绍苯乙胺以及它们在临床上的常见症状，更重要的是在什么情况下可以推断患者有可能使用过它们。

第十七章，Attilio Negri 和 Sulaf Assi 研究了氯胺酮和最新的苯环己哌啶（"天使粉"）衍生物。本章对娱乐用途和医疗环境中的用途进行了深入分析，包括对其抗抑郁作用的近期研究的回顾。本章还强调了 NMDA 拮抗剂在化学结构、预期和不良反应以及潜在的临床应用方面的类比和差异。

第十八章，Esther Papaseit、Magí Farré、Clara Pérez-Mañá、Adriana Farré、Francina Fonseca 和 Marta Torrens 讨论了新的芬太尼衍生物和相关阿片类药物作为一类非治疗性阿片类药物被归类为新型/新合成类药物的异质组阿片类药物（NSO），这一类药物是已知阿片类药物或具有阿片类药物作用的 NPS。作者回顾了芬太尼和非甾体抗炎药的出现和滥用，以及它们与经典阿片类药物临床药理学的相似性、潜在危害以及中毒/过量的临床管理和预防。

第十九章，Peter D. Maskell 和 Nathan E. Wilson 重点介绍了新的 NPS 苯二氮卓类药物，这些药物最近在美国和英国被发现并造成了一系列死亡事件。本章概述了苯二氮卓类药物滥用，包括预期和副作用，同时与获得许可的苯二氮卓类药物进行比较，以及新的苯二氮卓类药物如何在该滥用框架内出现。本章还探讨了急性住院病例，并为过量和中毒的临床管理提供建议。

第二十章，Francesco S. Bersani 和 Claudio Imperatori 讨论了临床上有效处方药的出现，这些处方药用于治疗疼痛、焦虑、睡眠障碍、麻醉、学习困难、情绪不稳定以及伴随着潜在误用认知问题的各种症状。他们讨论了如何在临床上呈现与酒精或共同摄入的预定药物的使用，以及为什么处方药滥用和与 NPS 相关现象是一个严重的公共卫生问题。我们非常希望您会发现本手册是一个有用且信息丰富的工具，供您在工作期间反复查阅。

Ornella Corazza

Andres Roman-Urrestarazu

第一部分
新精神活性物质使用者：流行、
模式和预防

第二章
NEPTUNE：NPS 临床指南的必要性

Owen Bowden-Jones and Dima Abdulrahim

引言

考虑到不同新精神活性物质（NPS）在各种临床环境中造成的新危害，本章重点关注特定 NPS 指南的必要性以及为什么现有物质滥用指南不够充分，尤其关注 NEPTUNE（新精神活性治疗：英国网络）临床指南和相关产品，以应对英国及其他地区当前在 NPS 管理方面的知识欠缺和经验差距。

目前有大量针对药物滥用问题的循证临床指南和指导。在英国制定了《药物滥用和依赖：英国临床管理指南》，通常称为"橙色"指南（Department of Health，2017），是政府为在药物滥用环境中工作的临床医生制定的办法。"橙色"指南描述了适用于所有滥用药物的药物治疗原则，并且重点关注阿片类药物和阿片类药物滥用，这是英国危害最大的药物组，该指南包括药物相关的死亡以及英国药物治疗服务面临的主要问题。

对于在急诊科室工作的临床医生，TOXBASE（National Poison Information Service，2018 年）是由国家毒物信息服务中心提供的国家资源，可提供有关药物毒性和中毒急性临床管理的最新建议。

临床医生对 NPS 特定信息的需求

在过去十年中，出现了许多新销售的药物，目的是模仿现有滥用药物的效果，这引起了人们越来越多的关注。大多数公认的非法药物可以被描述为主要具有兴奋剂、镇静剂或致幻剂的精神活性作用（三种广泛的精神活性作用），有些药物产生不止一种作用或在不同剂量下产生不同的作用。新出现的精神活性药物试图模仿这三种广泛的精神活性作用，通常，但并不总是利用类似的作用机制。

新精神活性药物的出现已成为一种全球现象。例如,欧洲药物和药物滥用监测中心(EMCDDA)目前正在监测的 600 多种药物,其中大部分是在过去十年中报告的(EMCDDA,2017),世界各地的新兴毒品也出现了类似的增长。为此,联合国毒品和犯罪问题办公室(UNODC)专门设立了一个关于 NPS 的全球预警咨询中心(EWA),旨在国际层面监测新兴的精神药物(UNODC,2017)。

虽然全球对新型毒品的检测、识别和预警作出了广泛而迅速的反应,但这些毒品的临床管理及其与现有毒品的不同之处却更加复杂。要制定基于证据的临床指引或指南,必须有一个强有力的证据基础可供借鉴。确保以最可靠的研究结果为基础提出临床建议。就 NPS 而言,证据基础,尤其是与临床管理相关的证据基础仍不断出现。有太多的新药需要考虑,不可能对每一种都进行严格的研究以确定其最有效的干预措施。这种情况让临床医生不确定是否应该使用现有的药物方案来管理 NPS 问题,或者如何调整这些方案来应对新出现的 NPS 危害带来的临床挑战。

NPS 给临床医生带来了许多具体挑战。其中包括大量新型毒品,目前对它们的危害知之甚少,而且越来越多的毒品不断涌现。在大多数情况下,针对传统毒品建立的干预措施尚未针对 NPS 进行测试。NPS 使用者具有多样化特征,有时与"传统"吸毒者不同,这对参与和保持治疗方面的现有服务提出了挑战。

NEPTUNE：第一份 NPS 临床指南

鉴于这些挑战,英国研究人员决定启动 NEPTUNE 项目,旨在提高临床医生在检测、评估和管理 NPS 相关危害方面的信心和能力,并提高他们的技能。此外,NEPTUNE 项目确定了以下重点领域：(a) 检测/识别,(b) 评估,(c) 管理,(d) 减少危害。

除了 NPS, NEPTUNE 项目还包括一批被称为"俱乐部毒品"的毒品。NEPTUNE 对"俱乐部毒品"的定义是指通常用于舞厅、家庭聚会、音乐节,有时还用于与性有关的精神活性物质。因此,该术语描述了具有不同作用的多种物质。将"俱乐部毒品"划归在 NPS 中的理由是有证据表明使用 NPS 的人群和使用"俱乐部毒品"的人群之间存在显著重叠,以及有着相似的使用模式和背景。为达到该项目目的,制定了以下目标：

- 召集一个多学科的英国专家小组来治疗使用 NPS 和俱乐部毒品造成的伤害,包括有经验的专家(患者)(Abdulrahim, Bowden-Jones, & On Behalf of the NEPTUNE Group, 2015)。

- 审查关于 NPS 和"俱乐部毒品"的国际英语语言的研究证据,尤其是与急性中毒和急性中毒有关的危害和管理危害的证据,以及与长期有害使用和/或依赖有关的证据。
- 根据现有的最佳研究证据制定治疗指南。在缺乏最佳研究证据时,治疗指南是基于专家组的临床共识。
- 专门针对以下临床环境制定指南：(a) 药物治疗服务,(b) 急诊科室,(c) 全科诊所,(d) 性健康诊所。
- 此外,指南的重点如下：
  - 与俱乐部毒品使用及其管理相关的急性和慢性危害。
  - 成人(18 岁及以上)的管理。
  - 该指南不涉及非临床或入院前急救站点中的干预措施,例如夜总会、学校和大学或节日。
  - 与监狱和矫正设施有关的问题也被排除在外,尽管许多临床指导同样适用于监狱服务的临床管理。

目标受众

人们认识到,遭受 NPS 危害的人可能会出现在医疗卫生一线。为了服务最大范围的受众,NEPTUNE 团队决定为在不同环境中工作的一系列临床工作人员制定临床指南,包括药物服务、急性医疗环境、性健康诊所、心理健康和初级保健等。在规划指南时,NEPTUNE 团队开发了一个体系,使临床医生能够轻松地浏览指南的不同部分,根据急性危害及其管理和慢性危害及其管理(或与频繁和长期使用有关的危害),获取与临床环境最相关的信息。

NEPTUNE 提供指导,而不是指导方针。它的开发是为了在国家指导方针的更广泛原则范围内使用包括《药物滥用和依赖：英国临床管理指南》所确定的原则,以及由国家健康与护理卓越研究所负责的药物服务、急诊、初级保健、性健康和精神健康服务的审查、技术评估和标准等。NEPTUNE 还建议读者咨询 TOXBASE,并在必要时致电 NPIS,以获取有关医院急诊科室、初级保健和其他医疗机构内急性毒性临床评估和管理的最新信息。所有 NEPTUNE 活动均由健康基金会提供的捐款资助,健康基金会是一家致力于提高英国医疗保健质量的独立慈善机构(The Health Foundation, 2018),由伦敦西北部中央 NHS 信托基金会主办。

NEPTUNE 临床指导方法

NEPTUNE 临床指导是基于使用系统方法对研究证据的全面回顾。对医学文献在线分析与检索系统（Medline）、医学文献在线分析与检索系统＋（Medline Plus）、考克兰图书馆（Cochrane Library）、护理及相关健康文献累积索引（Cumulative Index to Nursing and Allied Health Literature, CINAHL）、现刊（Current Content）、荷兰医学文摘数据库（Embase）、荷兰医学文摘数据库（PUBMED）、心理学文摘数据库（PsychINFO）、谷歌学术搜索（Google Scholar）和科学文献索引（Science Citation Index）进行了检索。对确定文章的参考文献进行了审查，以了解其他相关研究。

以下是搜索的药物名称列表：

镇静剂 • GHB/GBL、氯胺酮、甲氧塞胺、一氧化二氮

兴奋剂 • 可卡因＊＊、可卡因衍生物和哌嗪、甲基苯丙胺、甲氧麻黄酮、亚甲二氧基吡咯戊酮（MDPV）、丁酮、乙卡西酮、乙酮、3 - 氟甲卡西酮和 4 - 氟甲卡西酮、美甲酮、甲酮、焦戊酮、3 - MeOMC、3 - MMC、4 - MEC、4 - MeO - a - PVP、4 - MeO - PBP、4 - MeO - PV9、4 - MPD、4F - PV8、4FPV9、4F - PVP、a - PBT、a - PHP、a - PVT、二丁酮、DL - 4662、乙酮、MDPPP、MOPPP、NEB、pentedrone、MDMA、MDEA、甲基酮（bk - MDM）、bk - MBDB（β - 酮）MBDB、丁酮 PMA、PMMA、5 - APB、6 - APB、5 - APDB、6 - APDB、5 - MAPB、6 - MAPB、5 - EAPB、5 - APD。

• 哌拉多和哌拉多衍生物

致幻剂 • DMT、'αMT'、'AMT'、5 - MeO - DALT、- DiPT、2CB、2CT、2C - E、2C - I、2C - T - 7 DOM、DOI、DOB、TMA - 2、2C - B - FLY、4 - 溴 - 2,5 - 二甲氧基苯乙胺的邻呋喃类似物。

合成大麻素受体激动剂（SCRAs）

表 2.1　用于系统研究毒品的术语

毒品的名称可以单独或结合此处列出的术语进行检索。

嗜好；不利影响；主观影响；渴望；慢性的；临床表现；认知的；排毒；依赖；危害；摄取；中毒；药理；中毒；心理干预；心理治疗；简短的发言；药物管理；临床表现；危害；毒性；励志；长期使用；退出；渴望；提示曝光；排毒；依赖；成瘾；管理式医疗；药物治疗；中毒；预防；健康状况；临床结果；娱乐用途；毒理学；处方；预防复发；复发管理；励志面试；CBT；行为疗法；提示暴露处理；社区强化方法；动机增强疗

法;预防复发;复发管理;性心理咨询;护理计划;男同性恋;与男性发生性关系的男性;同性恋者;俱乐部成员;派对巡回演出;在俱乐部吸毒;药物促进的性行为;注射;充气;临床;准则;急诊室;物质滥用处理;一般做法;性健康;泌尿外科;牙科;眼科;怀孕;艾滋病病毒;丙型肝炎

** 文件中提到了可卡因的急性危害,但没有提到长期使用的危害。排除慢性可卡因相关危害及其管理的原因是,关于可卡因相关危害的临床管理有着大量的证据,包括 Cochrane 发表的综述。

检索结果与项目标准相对照,相关文章经过 NEPTUNE 核心团队和 NEPTUNE 专家组其他成员的严格审查。对于文献证据强度的关键评估是基于英国精神药理学协会制定的药物滥用管理指南框架进行的(Lingford Hughes et al., 2012)。

系统文献检索结果

本次文献综述共收录了来自同行评审期刊的英文文献 1 871 篇。随着文献检索和文献评读的进行,很明显,NPS 的证据基础相对较小且有限。关于 NPS 毒性、长期使用的危害和依赖性的研究相对较少。这归因于大多数 NPS 出现的时间相对较晚且没有药用价值。

文献质量并不高,缺乏元分析和高质量的随机对照试验以及对照或半实验研究。相反,大多数确定的研究是非实验性的描述性研究,包括前瞻性观察研究、回顾性队列研究、患者记录分析,尤其是病例报告和病例系列。

因此,对综述文献的文献评读提出了新的研究证据,这使得很难得出可靠的结论和建议。尽管如此,NEPTUNE 评论的文献大体上是一致的,并且形成了迄今为止关于与 NPS 和俱乐部毒品使用及管理其有关危害的最佳证据。

本项目一共举行了五次 NEPTUNE 专家组会议。会议的重点是制定指导框架,该框架需要考虑大量毒品,同时在未来对指南进行验证时,将凭借 NPS 的精神活性程度进行考虑。

该专家组还讨论了指南中已完成的部分,并提供了同行评议过程的第一步。

NEPTUNE 临床指南的结构

NEPTUNE 指南采用双管齐下的方法:

一、大量的 NPS 意味着 NEPTUNE 临床指南无法单独处理每一种毒品。新型毒品的不断出现也意味着指南需要面向未来。在大多数情况下,临床医生在进行临床干预时并不知道患者所使用的毒品,因此指导意见的结构主要集中于主要的精神活性作用——兴奋剂、镇静剂和致幻剂。

通过使用这种结构,指南的目的是使临床医师在治疗过程中对药物的主要作用有所认识,并促进临床医师对已建立的具有类似精神活性药物现有规程的使用。例如,使用兴奋剂类 NPS 的患者可以利用与现有兴奋剂有关的规程(如可卡因或苯丙胺)。根据精神活性效应对 NPS 进行分组目的是帮助临床医生确定适当的临床管理原则。

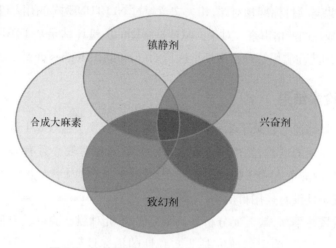

图 2.1　按精神活性效应划分的主要 NPS 类别。

表 2.2　NEPTUNE 临床指南: 章节结构

1. 药物作用的药理学
2. 医疗和其他合法用途
3. 流行和使用模式
4. 摄入和给药途径
5. 期望的和不利的主观效果
6. 死亡率
7. 急性伤害
　　○ 急性伤害特征(例如,急性中毒、急性戒断综合征)
　　○ 急性伤害管理
8. 与长期使用相关的危害
　　○ 识别与长期使用相关的危害(例如,依赖、身体和精神伤害)
　　○ 管理与长期使用相关的危害(例如,阶梯式护理方法、心理社会学和药物干预、病人出院后护理和帮助)
9. 公共卫生和减少危害

合成大麻素是个例外,被视为一个单独的类别,主要是因为其临床管理相关的原因,但也因为它不完全属于这三个类别。

二、NEPTUNE 方法的第二部分包括(在前面描述的类别内)在英国最常用的俱乐部毒品和 NPS 以及那些造成最大伤害的药物。此外,也包括已有证据表明具有某些特定危害的 NPS。

为了帮助临床医生轻松浏览文档,指南的每一章都使用了与表 2.2 中所示相同的结构。

NEPTUNE 核心团队完成初稿后,向 NEPTUNE 专家组征求意见。一旦这些专家的意见被采纳,初稿就会提交给两名外部专家进行同行评审。在外部同行评审之后,初稿再次重新修订并再次提交 NEPTUNE 专家组进行最终评审,然后进行校对和格式化。

指南发布和响应

NEPTUNE 临床指南于 2015 年 3 月在 http://neptune Clinical-guidance.co.uk/上发布。该指南为 PDF 文件且可免费下载。

NEPTUNE 文件是在临床医生反映他们的 NPS 知识不足并要求提供相关信息培训时发布的(Owie, Gosney, Roney, & O'Brien, 2017)。它广受好评并被广泛使用。

自 2015 年 3 月发布以来,该文件被下载超过 55 000 次,引用超过 20 次。它已被翻译成德语(可访问: www.suprat.de),并有翻译成其他语言的计划。

NEPTUNE 指南在国家和国际层面上获得了很高的评价,这加快了它的推广使用。在英国,NEPTUNE 指南被政府的药物战略(Her Majesty's Goverment's Drug Strategy, 2017)和英国滥用药物临床管理指南(Department of Health, 2017)用作最佳实践的示例。在欧洲层面,NEPTUNE 传播得到了 EMCDDA 的支持,在其出版物《对新精神活性物质的治疗反应》(EMCDDA, 2016)中包括了 NEPTUNE。在更广泛的国际层面,包括联合国毒品和犯罪问题办公室在内的一些组织提供了该指南的链接(UNODC, 2015)。

其他资源

在 NEPTUNE 临床指南发布后,NEPTUNE 团队利用相同的搜索方法和内部和外部评审流程,又制作了三份临床指南。这些指导文件解决了与女同性恋,男同性恋,双性恋和变性人(LGBT)人群相关的 NPS 问题,特别是与男男性行为者(MSM)相关的 NPS 健康危害,有时被称为(使用违禁药品的)药物性爱

（chemsex）（Abdulrahim, White ley, Moncrieff, & Bowden-Jones, 2016）。第二份指南调查了合成大麻素受体激动剂（SCRAs）的临床管理（Abdulrahim et al., 2016），第三份指南研究了芬太尼及其类似物相关危害的临床管理（Abdulrahim et al., 2018）。这些指南可在 NEPTUNE 网站上找到，并已广泛传播。

在 NEPTUNE 临床指南和相关文件发布后，NEPTUNE 团队回顾了整个过程和目标。任何指南公认的挑战之一就是繁忙的临床医生在阅读、消化和应用指南所呈现的信息时所花费的时间。

NEPTUNE 指南的目标群体是一线临床医生，尽管可以期望药物滥用工作人员将关于新出现药物的指导视为其核心作用的一部分。因此学习指南涉及的内容是一项优先事项。但对于其他临床小组，包括急性医疗环境、性健康和初级保健，药物滥用是更广泛的临床责任的一部分，可能不是优先事项。尽管临床指南被大量下载，但 NEPTUNE 团队还是希望确保其能有最大的临床影响。

为了进一步鼓励采用临床指南及其内容，NEPTUNE 团队相信在线学习资源的制作将帮助忙碌的一线临床医生获取信息、提高知识并影响临床实践。在线学习资源目的是为在各种环境中工作的临床医生提供易于访问和学习的资源。其理由是，与阅读临床指导文件相比，这群专业人员更有可能也更有能力开始并完成一个在线学习模块，而不是阅读临床指导文件。

关于药物滥用治疗中使用的在线学习资源有限（Calder, Ainscough, Kimergård, Witton, & Dyer, 2017）。然而，总体而言，元分析表明基于互联网的学习（包括在线学习）似乎与传统方法一样有效（Cook et al., 2008）。在线学习有许多优势：它可以"准确和保真"地传播关键学习目标，这是在利用大量培训时难以保证的（Martino, 2010）。个人可以决定何时访问在线学习，这在时间有限的情况下很有用（National Institute of Health and Clinical Excellence, NICE, 2014）。也有证据表明，在线学习方法有可能通过消除临床医生出差负担，以最划算的方式惠及大量临床医生（NICE, 2016）。

NEPTUNE 团队通过竞争性资助程序成功申请了进一步的资助。还获得了进行独立评估的资金，该部分资金由大学质量改进中心管理。

与 NEPTUNE 在线学习模块及其评估相关的所有活动均由健康基金会直接资助。

与 NEPTUNE 临床指南类似，在线学习模块是为各种环境中的临床医生开发的，包括药物服务、急性医疗环境、性健康诊所和初级保健。NEPTUNE 团队仔细考虑了让如此多元化的团队参与进来的最佳方式，并同意制作适合所有临床医生的介绍性模块。随后的模块根据精神作用(兴奋剂、镇静剂、致幻剂和 SCRAs)以及伤害是急性的还是长期使用的结果进行划分。这种方法的目的是方便临床医生轻松导航到与其临床实践最相关的部分,急性护理人员优先处理急性危害,而药物治疗人员和其他人员则专注于长期使用造成的危害。这些模块及其目标受众如表2.3 所示。

表 2.3　在线学习模块标题和主要目标受众

模　式	主要目标受众
NEPTUNE 单元1：介绍俱乐部毒品和新精神活性物质	普通受众 任何临床医生或其他从业人员以及使用俱乐部毒品和 NPS 的人 专员/公共卫生 政策制定者
NEPTUNE 单元2：镇静剂的急性危害和管理	急症和急诊临床医生
NEPTUNE 单元3：兴奋剂的急性危害和管理	急症和急诊临床医生
NEPTUNE 单元4：SCRAs 和致幻剂的急性危害和管理	急症和急诊临床医生
NEPTUNE 单元5：镇静剂的慢性危害和管理	药物滥用治疗人员,包括医生、护士和心理学家 心理健康服务 GPs
NEPTUNE 单元6：兴奋剂的慢性危害和管理	药物滥用治疗人员,包括医生、护士和心理学家 心理健康服务 GPs
NEPTUNE 单元7：SCRAs 和致幻剂的慢性危害和管理	药物滥用治疗人员,包括医生、护士和心理学家 心理健康服务 GPs

开发过程和同行评审

使用 NEPTUNE 的临床指南开发流程,这些模块由 NEPTUNE 核心团队起草,内容基于 NEPTUNE 临床指南完成的医学评述数据库。然后将模块草案分发给由修订成员组成的 NEPTUNE 专家组(http://neptune-clinical-guidance.co.uk/members/)。

在这次审查之后,这些模块得到更新并重新分发给专家组以征求最终意见。然后将这些模块提交给皇家精神病医师学院继续教育(CPD)部门,由他们将其转化为功能模块,包括添加交互元素。完成后,这些模块在发布前由 NEPTUNE

专家组进行最后一次审查。

独立评估

独立评估由皇家精神病学学院质量改进中心(CCQI)负责(Royal College of Psychiatrists, 2018)。NEPTUNE 团队在 6 个临床环境中试用了介绍性模块,其中包括两个急诊科室、两个药物治疗服务项目以及两个性健康服务项目和 HIV 治疗服务项目。评估团队调查了访问和完成模块时存在的障碍以及如何克服这些障碍,以及临床医生认为他们从模块中受益的方式。独立评估团队利用定性案例研究设计方法来研究参与者对该模块的评价和体验。他们对参与模块试点的临床工作人员以及少数的主要利益相关者进行了 35 次深入的定性访谈,以测试研究结果对其他环境的可转换性。该评估报告已经发布,其中包括对临床环境中在线学习模块的未来实施者和政策制定者的建议(Keeble, Lucas, & Quirk, 2017a)。

具体而言,评估探讨了以下内容:

- 访问和完成在线学习模块的障碍和促进因素。
- 如何克服障碍。
- 在什么情况下,对谁来说,不可能克服这些障碍。
- 模块对与 NPS 和俱乐部毒品业务陈述相关的知识和信心的预期影响。
- 如果有的话,这可能对临床实践产生什么影响。

评估结果表明,目标受众(具有临床背景或对 NPS 和俱乐部毒品有特殊兴趣的人)使用 NEPTUNE 在线学习模块的效果最佳,因为该群体发现了与他们工作最相关的内容。当 NEPTUNE 的目标受众(医生、护士、心理学家和一些专科药物工作者)完成该模块后,报告显示,他们增加了对 NPS 和俱乐部毒品的了解,并增加了管理这些病例的信心。因此,目标受众群体描述如下:

- 提高了服务用户的可信度,促进有效关系需要提供高质量护理。
- 初级医生认为能够以更大的自主权进行工作,从而可能解放资深同事。
- 有信心向同事传授新的 NPS 和俱乐部毒品知识。
- 提高工作满意度。
- 新知识的增加和信心的增强有时会促使对临床实践的反思。

参与者述说在临床实践中作出了以下改变:

- 加大力度量化和记录 NPS 和俱乐部毒品的使用情况。

- 考虑到 NPS 和俱乐部毒品的毒性，医生更倾向于处理复苏中的一些急性表现（在急诊科室）。
- 为 NPS 和俱乐部毒品的使用者提供具体建议。
- 更经常地向服务用户介绍专业医疗服务。

评估结果还强调了这样一个事实，即模块必须针对适当的受众。一些非临床工作人员和那些在工作中不经常处理吸毒问题的人难以适应该模块，并认为该模块内容对他们来说是多余的。因此，评估建议应该将该模块传达给合适的受众即那些能够从完成模块学习中受益的人，这一点至关重要。

根据评估报告发现的问题，评估团队还发布了一份关于在一般临床环境中开展在线学习的建议报告（Keeble，Lucas，& Quirk，2017b）。这可以为繁忙的临床医生提高临床服务质量和学习及发展提供有用资源。

在线学习模块于 2018 年 1 月 16 日发布，只要完成简单的注册，即可免费登录访问（http：//neptune Clinical-guidance.co.uk/e-learning）。完成模块学习的参与者将收到成功完成模块学习的证书（要求在多项选择题测试中至少答对 80%的题目）。

评估发现，人们对这些模块的兴趣和接受程度很高，这可能反映了临床医生和其他从业人员对 NPS 和俱乐部毒品培训的持续需求。

在模块发布后的 12 周内（2018 年 1 月至 2018 年 3 月），NEPTUNE 在线学习活动如下：注册 2 316 个，颁发证书 1 765 个。短时间内的大量注册和获得证书表明，临床医生和其他从业者愿意接受有关 NPS 和俱乐部毒品的新知识。

指南发布后评估

由于在线学习模块最近才推出，我们仍在深入了解它们对学习者的影响。作为 NEPTUNE 在线学习模块技术开发和维护的一部分，皇家精神病学院继续教育部门利用在线调查工具"Survey Monkey"收集和监控数据，在完成一个模块后回答问卷中的相关问题。问卷的完成是自愿的，在撰写本文时（模块启动后12 周）只有少数人完成了问卷。虽然不能假设受访者是学习者的代表性样本，调查数据也不能被认为是可靠的，但在撰写本文时可用的有限信息表明，大多数使用过在线学习模块的人发现它们很有用并且易于查找。大多数在线学习者报告说，在使用这些模块后，他们对俱乐部毒品和 NPS 的了解有所提高。在使用这些模块后，他们评估和管理与俱乐部毒品和 NPS 相关危害的信心有所提高。

归纳与总结

　　NPS 持续以令人担忧的速度进入毒品市场,对一线临床医生提出了持久的挑战。自最初的 NEPTUNE 临床指南发布以来,英国和国际上都出现了重要的立法回应。从临床角度来看,对所有新出现的 NPS 进行高质量研究的可能性仍然很小,特别是当一些 NPS 出现并迅速从药物市场中消失时。NEPTUNE 指南根据主要精神活性作用对 NPS 进行分类的方法仍然是最合适的,而毒品市场如此活跃,NPS 的现场检测在很大程度上仍然不切实际。通过提供这样一个广泛的框架,临床医生可以考虑新出现的毒品危害,希望 NEPTUNE 成功实现其提高临床医生和患者接受治疗的知识和信心的目标。临床医生和政策制定者对 NEPTUNE 临床指导和在线学习模块的强烈反响表明,他们迫切希望应对 NPS 带来的临床挑战。

　　我们现在鼓励其他人在项目工作的基础上继续发展 NEPTUNE 计划,以造福那些向临床医生寻求信息和循证治疗的患者。

参考文献

Abdulrahim, D., Bowden-Jones, O., & On Behalf of the NEPTUNE Expert Group. (2015). Guidance on the management of acute and chronic harms of club drugs and novel psychoactive substances. Novel Psychoactive Treatment UK Network (NEPTUNE). Retrieved from http://neptune-clinical-guidance.co.uk/wp-content/uploads/2015/03/NEPTUNE-GuidanceMarch-2015.pdf.

Abdulrahim, D., Bowden-Jones, O., & On Behalf of NEPTUNE Group. (2016). Harms of Synthetic Cannabinoid Receptor Agonists (SCRAs) and their management. London: Novel Psychoactive Treatment UK Network (NEPTUNE).

Abdulrahim, D., Bowden-Jones, O., & On Behalf of the NEPTUNE Group. (2018). The misuse of synthetic opioids: Harms and clinical management of fentanyl, fentanyl analogues and other novel synthetic opioids: Information for clinicians. London: Novel Psychoactive Treatment UK Network (NEPTUNE).

Abdulrahim, D., Whiteley, C., Moncrieff, M., & Bowden-Jones, O. (2016). Club drug use among Lesbian, Gay, Bisexual and Trans (LGBT) people. London: Novel Psychoactive Treatment UK Network (NEPTUNE).

Calder, R., Ainscough, T., Kimergård, A., Witton, J., & Dyer, K. R. (2017). Online training for substance misuse workers: A systematic review. Drugs: Education, Prevention and Policy, 24(6), 430-442.

Cook, D., Levinson, A., Garside, S., Dupras, D., Erwin, P., & Montori, V. (2008). Internet-based learning in the health professions: A meta-analysis. Journal of the American

Medical Association, 300, 1181－1196.

Department of Health, Clinical Guidelines on Drug Misuse and Dependence Update 2017 Independent Expert Working Group. (2017). Drug misuse and dependence: UK guidelines on clinical management. Retrieved from https://assets.publishing.service.gov.uk/government/uploads/system/uploads/attachment_data/file/673978/clinical_guidelines_2017.pdf.

Department of Health (England and Wales), Scottish Government, Welsh Assembly Government and Northern Ireland Executive. (2017). Misuse and dependence: UK guidelines on clinical management. Global and Public Health, Population Health, Healthy Behaviours, 25460.

European Monitoring Centre for Drugs and Drug Addiction. (2016). Health responses to new psychoactive substances. Luxembourg: Publications Office of the European Union.

European Monitoring Centre for Drugs and Drug Addiction (EMCDDA). (2017). European drug report 2017: Trends and developments. Luxembourg: Publications Office of the European Union. Retrieved from www.emcdda.europa.eu/system/files/publications/4541/TDAT17001ENN.pdf.

The Health Foundation. (2018). Retrieved from www.health.org.uk/.

Her Majesty's Government's Drug Strategy 2017 (6 mentions of NEPTUNE in the strategy). Retrieved from www.gov.uk/government/uploads/system/uploads/attachment_data/file/628148/Drug_strategy_2017.PDF.

Keeble, J., Lucas, H., & Quirk, A. (2017a). Evaluation of NEPTUNE II: An evaluation of NPS and club drug e-learning for clinicians. Royal College of Psychiatrist College Centre for Quality Improvement. Retrieved from www.rcpsych.ac.uk/pdf/171016_% 20ENEPTUNE_report_LONG.PDF.

Keeble, J., Lucas, H., & Quirk, A. (2017b). E-learning in clinical settings recommendations for implementers informed by key findings from an evaluation of NEPTUNE II resources on novel psychoactive substances and club drugs. Royal College of Psychiatrist College Centre for Quality Improvement. Retrieved from www.rcpsych.ac.uk/pdf/171024_% 20ENEPTUNE_report_SHORT.PDF.

Lingford-Hughes, A. R., Welch, S., Petersand, L., Nutt, D. J., Winstock, A. (2012). BAP updated guidelines: Evidence-based guidelines for the pharmacological management of substance abuse, harmful use, addiction and comorbidity: Recommendations from BAP 2012. Journal of Psychopharmacology, 26(7), 899－952.

Martino, S. (2010). Strategies for training counsellors in evidence-based treatments. Addiction Science & Clinical Practice, 5, 30－39.

National Institute of Health and Clinical Excellence (NICE). (2014). Development of local e-learning for relevant NICE guidance. Kent and Medway NHS & Social Care Partnership Trust. Retrieved from www.nice.org.uk/sharedlearning/development-of-local-e-learning-forrelevant-nice-guidance#results.

National Institute of Health and Clinical Excellence (NICE). (2016). NECS e-learning: Antibiotic prescribing and antimicrobial stewardship in primary care. North of England Commissioning Support Group. Retrieved from www.nice.org.uk/sharedlearning/necs-e-learning-antibioticprescribing-and-antimicrobial-stewardship-inprimary-care.

National Poison Information Service. (2018). Toxbase. Retrieved from www.toxbase.org/Owie,

R. E., Gosney, P., Roney, A., & O'Brien, A. (2017). Psychiatrist' knowledge of novel psychoactive substances. Drugs and Alcohol Today, 17(3), 178 – 185.

Royal College of Psychiatrist College Centre for Quality Improvement. (2018). Retrieved from www. rcpsych.ac.uk/workinpsychiatry/qualityimprovement/researchandevaluation/novelpsychoactivetreatment. aspx.

United Nations Office on Drugs and Crime. (2017). World drug report 2017. Retrieved from www.unodc.org/wdr2017/index.htmL.

UNODC Laboratory and Scientific Section Portals. (2015). Retrieved from www. unodc. org/ LSS/Announcement/Details/7371d706-c901-4d41-88fd-76eb48638f20.

第三章

NPS：流行病学、使用群体特征、模式、动机和难题

Máté Kapitány-Fövény、Aviv M. Weinstein、Zsolt Demetrovic

引言

新精神活性物质（NPS）大约在二十年前开始兴起，最初是卡西酮衍生物、哌嗪和氯胺酮（或苯环利定）类物质的流行，随后是合成阿片类与合成大麻素（Stogner, 2015；Rivera, Vance, Rushton, & Arnold, 2017；Zawilska, 2017）。基于网络的毒品贩运和快速的在线信息共享（如"心理世界"网站）加快了毒品市场波动的速度和幅度（Smith & Garlich, 2013；Gilani, 2016），这使得可靠地监测生产、化合物、分布、购买或消费模式等方面的新兴趋势成为一项极具挑战性的任务。

在这种全新的毒品场景中，使用者的体验以及关于 NPS 的主观和对身体影响的报道在成瘾研究中越来越重要。国际合作研究，例如 ReDNet 项目或 Psychonaut Web Mapping 项目，开始对社交网站、视频共享网站和各种在线使用者的使用报告，以确定新的趋势和新的吸毒模式研究，提供了几乎实时监控的时机（Deluca et al., 2012；Corazza et al., 2013）。

越来越多的网上药店、家庭生产的新趋势、暂时的合法地位以及这些物质相对便宜的价格增加了 NPS 的可用性。因此，这些物质的流行主要是由于其使用的实用性和经济性，例如暂时没有法律风险、低成本、可通过互联网轻松获取（Cottencin, Rolland, & Karila, 2014）、有吸引力的多彩包装和异国情调的品牌名称以及它们通常不易在尿液和血液样本中检测到等（Fattore & Fratta, 2011）。NPS 的纯度也可以作为使用者对其青睐有加的主要原因之一。例如，各种合成大麻素产品的物理特性虽不同，但其纯度很高（JWH－018 和 JWH－073 的纯度

介于 75% 和 100% 之间）（Ginsburg，McMahon，Sanchez，& Javors，2012），合成大麻素与大麻相比会出现更严重的戒断综合征，其可能是因为这些合成产品含有异质化合物，例如苯丙胺类（Nacca et al，2013）以及合成阿片类，如，O-去甲基曲马朵，Dresen et al，2010）。NPS 的药代动力学特性也增加了它们在使用者中的好评。例如，以卡西酮为例，体外实验证明了甲氧麻黄酮和 MDPV 的高血脑屏障渗透性（SimmLer，Rickli，Hoener，& Liechti，2014），通过在大鼠中采用静脉内自我给药和颅内自身刺激发现甲基酮的增强剂功效和滥用倾向（Watterson et al，2012）。然而，目前仍缺乏关于人类 NPS 药代动力学的研究。

毒品的变异现象进一步加剧了 NPS 使用群体的异质性，尤其是那些从以前的违禁药物转向合法毒品的注射吸毒者（IDU）。在匈牙利和罗马尼亚，已发现大量注射合成卡西酮的行为，并在奥地利、比利时、捷克共和国、法国、德国、爱尔兰、波兰、西班牙和英国成为了本地化现象（EMCDDA，2014）。许多研究已经描述了不同的风险行为，例如刑事重罪定罪（Domier，Simon，Rawson，Huber，& Ling，2000）、难以控制的暴力行为（Zweben et al.，2004）、自杀未遂（Darkeand Kaye，2004；Marshall，Galea，Wood，& Kerr，2011）、性传播疾病（Tyndall et al.，2003；Cheng et al.，2010）、社会污名（Semple，Patterson，& Grant，2004）和失业率上升（White et al.，2006），以及与静脉注射兴奋剂相关的有害药物使用模式。

本章旨在通过合成卡西酮、合成大麻素和 GHB/GBL 作为讨论基准，概述关于 NPS 使用流行病学的现有信息和使用动机，并回答一些相关问题（例如，使用 NPS 的主要模式及动机；以 NPS 消费为特征的主观和躯体体验，以及最常见的相关危害）。

合成卡西酮

流行病学

首次关于甲氧麻黄酮（合成卡西酮）的在线报道是在 2003 年（Power，2009），在那个时期，它主要通过网上药店购买（Roussel，Perrin，Herard，Chevance，& Arpino，2009；Camilleri，Johnston，Brennan，Davis，& Caldicott，2010）。在 2007 年之后，它作为一种常用毒品开始在娱乐性毒品领域流行和传播（Psychonaut Web Mapping Research Group，2009）。在网络营销的全球化背景下，导致甲氧麻黄酮日益流行的原因是其广泛的获取渠道。根据使用者报告甲氧麻黄酮受欢迎的另一个可能原因是它可以提供比其他兴奋剂更高品质的兴奋体验（Winstock & Mitcheson，2010）。此外，当 MDMA 和可卡因的纯度以及 MDMA 的可用性下降时（EMCDDA，2010；Brunt，Poortman，Niesinkand van den Brink，2011），甲氧麻黄酮的受欢迎程度增加（EMCDDA，2011；Schneider & Meys，2011；Sindicich，Cassar，& Burns，2011）。它在所有欧盟成员国都被禁止之后，甲氧麻黄酮被其他卡西酮取代，例如 MDPV 和后来的戊二酮。

关于合成卡西酮使用流行的流行病学数据是有限的，特别是在一般人群中。2010/2011 年英国犯罪调查发现，英格兰和威尔士的甲氧麻黄酮长期使用率（lifetime prevalence）为 1.4%（Smith & Flatley，2011），2015 年匈牙利成瘾问题全国调查结果表明，甲氧麻黄酮长期使用率为 0.6%（Paksi，Magi，Felvinczi，& Demetrovics，2016），美国国家药物使用和健康调查报告称苯乙胺、卡西酮和欣快兴奋剂合并类别的长期使用率为 0.5%（Palamar，Martins，Su，& Ompad，2015）。2017 年最新的美国监测未来研究显示，2016 年 8 年、10 年和 12 年的合成兴奋剂使用率分别为 0.5%、0.4% 和 0.6%（Johnston et al.，2018），而 2015 年欧洲学校酒精和其他药物调查项目（ESPAD）显示长期卡西酮消费率较高（例如匈牙利为 2.5%）（Elekes，2016；ESPAD Group，2016）。

在特定亚群中评估非概率便利样本的研究发现流行率要高得多。例如，2011 年，63.8% 的南伦敦同性恋俱乐部常客报告称他们长期服用甲氧麻黄酮（Wood，Measham，& Dargan，2012）。2012 年，在澳大利亚精神兴奋剂的常规使用者中，发现甲氧麻黄酮的长期使用率为 19%～23%，甲基甲酮为 10%，MDPV 为 5%（Sindicich & Burns，2012）。最新的 2017 年全球药物调查研究（Winstock，Barratt，Ferris，& Maier，2017）的结果表明，长期使用甲氧麻黄酮的比例为 1.9%。在来自意大利城市和农村地区的青少年和年轻成年受访者的混合受访样本中发现甲氧麻黄酮的长期使用比例为 3.3%（Martinotti et al.，2015）。

主观和躯体效应

近年来，多项研究调查了甲氧麻黄酮的典型主观和躯体效应（Newcombe，2009；Psychonaut Web Mapping Research Group，2009；Dargan，Albert，& Wood，2010；Winstock & Marsden，2010；Brunt et al.，2011；Winstock et al.，2011a，2011b；Freeman et al.，2012），以及它的使用特征（Winstock，Marsden，& Mitcheson，2010；Lea，Reynolds，& De Wit，2011）。根据这些研

究,这种 NPS 的主要预期效果包括欣快感、友善、产生共鸣、健谈、减少敌意(作为内源性特性)、增加性欲、增强情绪、增加洞察力、提高注意力、高度自信和增加警觉性和精力等。

最常见的不良反应包括口干、潮热、心动过速、肌肉紧张、磨牙症/牙关咬紧、食欲抑制和厌食、恶心和呕吐、呼吸困难、麻木、周围神经痛、关节和四肢疼痛、头晕和眩晕、胸痛和心绞痛、震颤或心悸。甲氧麻黄酮引起的主观体验可分为以下因素:(1)积极情绪,(2)敏感性,(3)身体症状,(4)心理症状,(5)兴奋作用,(6)迷幻作用(Kapitány Fövény, Kertész et al., 2013)。甲氧麻黄酮可以作为 MDMA 和其他内源性兴奋剂的替代品,这也是其在俱乐部中受欢迎的原因(Moore, Dargan, Wood, & Measham, 2013)。

与甲氧麻黄酮和其他卡西酮相比,MDPV 在其化学结构中包含一个吡咯烷环,这赋予了 MDPV 阻断摄取多巴胺和去甲肾上腺素转运蛋白的有效作用(Marusich et al., 2014)。在一些研究中(Cameron et al., 2013)发现 MDPV 比可卡因更有效,而且持续时间更长。使用者通常称其为"MP4"或"音乐",即这种物质的街头名称。4-甲基-N-乙基卡西酮(4-MEC)是一种"第二代"甲氧麻黄酮类似物,在立法禁止甲氧麻黄酮后开始流行。4-MEC 能使细胞外 5-HT(5-羟色胺:血清素)大量增加(Saha et al., 2015)。然而,与甲酮类似,它不如其他卡西酮有效(Araújo et al., 2015)。

在甲氧麻黄酮和 MDPV 流行之后,戊四酮成为最常用的卡西酮,被使用者称为"水晶"或"五角水晶"。它作为多巴胺和去甲肾上腺素的再摄取抑制剂,作用机制与 ADHD 药物的化合物相似(利他林和哌甲酯制剂)(SimmLer, Rickli, Hoener, & Liechti, 2014)。然而,就合成卡西酮而言,神经药理学作用的潜在"脱靶"位点仍未得到充分探索(Baumann et al., 2014)。要具体了解合成卡西酮衍生物的进一步影响,人体研究是很有必要的,但目前大多数已发表的论文都是动物模型。尽管如此,MDPV 会产生类似可卡因的精神作用,持续三到四个小时(Baumann et al., 2013),具有严重且难以忍受的衰弱效应和不良症状,包括自杀和令人不安的幻觉。甲基酮的主观效应包括欣快感、警觉性、同理心增强、烦躁不安(Karila, Megarbane, Cottencin, & Lejoyeux, 2015)、思维加速、疲劳减轻和运动活动增加(Karila, Billieux, Benyamina, Lançon, & Cottencin, 2016)。

毒副作用

关于合成卡西酮的毒性，心脏、精神和神经系统症状是这种 NPS 最常报告的毒性作用（Prosser & Nelson, 2017）。就甲氧麻黄酮而言，中毒后的相关症状表现为激动、意识模糊或精神病、胸痛、恶心、心悸、外周血管收缩和头痛（James et al., 2011）、心动过速、焦虑、瞳孔散大、高血压和震颤等。近年来，越来越多的证据证实了甲氧麻黄酮具有诱发昏迷状态甚至死亡的作用（Maskell, De Paoli, Seneviratne, & Pounder, 2011; Schifano, Corkery, & Ghodse, 2012; Adamowicz, Tokarczyk, Stanazek, & Slopianka, 2013）。与甲氧麻黄酮类似，过量服用其他卡西酮可能会导致类似的不良状态。据报道，MDPV 过量与脑水肿、心肺衰竭、心肌梗死、缺氧性脑损伤和死亡有关（Ross, Reisfield, Watson, Chronister, & Goldberger, 2012）。过去几年中由于过量服用 MDPV 导致死亡的中毒数量（主要由心律失常引起）也有所增加（Murray, Murphy and Beuhler, 2012; Wyman et al., 2013）。典型的血清素（5-羟色胺）综合征导致合成卡西酮相关的致死率相当高（Zaami et al., 2018）。此外，MDPV 使用者比甲氧麻黄酮或甲基酮使用者（"3Ms"）会更频繁地出现兴奋性谵妄综合征（ExDS），这是因为它是一种高效多巴胺转运蛋白再摄取抑制剂（Baumann et al., 2013; Karch, 2015）。

也有一些研究记录了长期使用甲卡西酮的病人会患上帕金森症，这是因为这些自制产品的锰污染造成的（Iqbal, Monaghan, & Redmond, 2012）。使用合成卡西酮的不良后果包括肾和肝功能衰竭、横纹肌溶解和体温频繁过高（Wood, Greene, & Dargan, 2011; Borek & Holstege, 2012）。

一项研究（Institóris et al., 2017）调查了 2014 年和 2015 年毒驾（DUID）司机中精神活性物质使用（包括 NPS 消费）的流行情况，发现卡西酮[（±）-1-苯基-2-（甲氨基）戊-1-酮和 α-吡咯烷二苯甲酮]检测呈阳性的案例在所有案例中比率为 21%到 28%，这表明道路交通伤害的风险增加。

关于 NPS 诱发的精神症状和状态，合成卡西酮引起暴力的行为和不可预测的行为是常见的后果。吸食者完全脱离现实、分离体验和毒品诱发的精神病状态频繁发生（James et al., 2011; Andrássy & Asztalos, 2013）。而精神病发作或持续性精神病出现可能与任何精神疾病的家族史或个人史无关（Dragogna, Oldani, Buoli, & Altamura, 2014）。这种精神状态被描述为带有威胁性或偏执内容的视觉形态和幻听以及视觉模式和干扰（Bajaj, Mullen, & Wylie, 2010）。在某些情况下，可观察到患者焦虑和反复爆发不合时宜的笑声（Kyle, Iverson, Gahagowni, & Spencer, 2011）。

在没有明显病史的病例中也发现了甲氧麻黄酮引起的紧张症（Kolli、Sharma、Amani、Bestha、& Chaturvedi，2013）。情绪低落和其他抑郁症状也与服用甲氧麻黄酮有关（Bajaj et al.，2010）。作为精神兴奋剂，合成卡西酮影响学习和记忆过程，尽管影响程度不同。例如，与甲基酮相比，甲氧麻黄酮更能降低工作记忆（den Hollander et al.，2013），而 MDPV 也有可能导致记忆丧失，并伴有严重的焦虑、自杀意念和攻击性症状（Ross et al.，2013）。合成卡西酮使用者报告的进一步不良反应包括与恐慌状态相关的磨牙症、头痛和胸痛（Dargan，Albert，& Wood，2010；Van Hout & Bingham，2012）。

曾注射阿片类毒品和各种精神兴奋剂的使用者转而短期或长期注射卡西酮（例如甲氧麻黄酮、喷特隆和 MDPV），这会对使用者的身心健康造成进一步的伤害（Dickson，Vorce，Levine，& Past，2010；DrugScope，2012；Rácz，Csák，Faragó，& Vadász，2012；Csák，Demetrovics，& Rácz，2013）。与注射海洛因相比，静脉注射甲氧麻黄酮造成的伤害往往与每天更高的频率注射有关（DrugScope，2012），这可能是因为高频率注射使注射器损坏加剧，从而导致肌肉和静脉损伤，增大感染风险。由于粉末甲氧麻黄酮易溶于水，因此很容易溶解后静脉或肌内注射。注射卡西酮的不良后果包括皮肤侵蚀、心内膜炎、局部感染、血栓、血栓性静脉炎、注射部位的灼烧感以及 HCV 和 HIV 感染率增加（Botescu，Abagiu，Mardarescu，& Ursan，2012）。合成卡西酮的使用还与男男性行为者（MSM）发生不安全性行为的风险增加有关（Zawilska，2014）。

使用者体验

使用群体分析

NPS 使用者往往是一个隐藏的亚群体，无论从研究还是治疗的角度都难以触及（Palamar et al.，2015）。然而，现有的研究有助于描述这一人群的主要社会人口特征。研究发现甲氧麻黄酮使用者以男性为主（Winstock & Marsden，2010；Winstock et al.，2010；Carhart-Harris，King，& Nutt，2011；Lea et al.，2011），评估样本中男性的比例在 56%（Lea 等，2011）到 84% 之间（Carhart-Harri et al.，2011），年龄大多在二十多岁（Winstock & Marsden，2010；Winstock et al.，2010；Carhart-Harris et al.，2011；Lea et al.，2011；Winstoc et al.，2011）。然而，由于引用的研究主要是评估非概率/非代表性和自选样本，这些结论可能需要谨慎考虑和解释。

　　至于他们的教育水平,现有数据表明使用者通常已经完成了高中甚至大学/学士学位(Dargan et al.,2010;Lea et al.,2011)。关于共同摄入的物质,摇头丸、苯丙胺、可卡因、酒精和大麻是最常提及的共同使用物质(Newcombe,2009;Matthews & Bruno,2010;Winstock et al.,2011)。

使用方式

　　最近,许多研究调查了甲氧麻黄酮的使用特征,包括使用频率、给药途径、使用者通常购买这种物质的方式(途径)以及甲氧麻黄酮的典型消耗量(Dargan et al.,2010;Matthews & Bruno,2010;Carhart-Harris et al.,2011;Lea et al.,2011;Winstock et al.,2011;Winstock et al.,2011)。甲氧麻黄酮通常以口服方式给药(Matthews & Bruno,2010)或通过吸入(Winstock et al.,2011a,2011b),少数研究发现静脉注射使用量也相当可观(Kapitány-Fövény,Mervó,Kertész et al.,2015)。口服是甲氧麻黄酮的主要给药途径(Karila et al.,2016),而据报道注射 MDPV、戊四酮和 α－PHP 在针头交换的使用者中很常见(Csák et al.,2013 年;Péterfi et al.,2018)。卡西酮消费的主要场所是酒吧和俱乐部(Lea et al.,2011)。据报道,甲氧麻黄酮的消耗平均剂量在 500 mg/天(Carhart-Harris et al.,2011)到 1 000 mg/天之间(Winstock et al.,2011b)。

使用动机

　　Prosser 和 Nelson(2017)强调,人工合成卡西酮主要是由于社会和经济原因而不是其兴奋剂性质被消费。Karila 及其同事(2015)进一步强调了合成卡西酮的虚假合法外衣、低成本和易流通等因素是其使用的其他原因。而好奇心、替代其他药物以及容易获得是其他人报告的进一步的动机(Kapitány-Fövény、Farkas et al.,2017)。

　　评估卡西酮使用的原因突出了其实际或经济性的主导作用,而不是精神药理学的偏好(例如,效果持续时间或强度)。一般来说,立法地位和容易获得变得比药物效果本身更重要。某些研究小组(Kikura-Hanajiri,Kawamura,& Goda,2014;Smyth,Lyons,& Cullen,2017)观察到因地方立法使 NPS 使用流行率显著下降的这一事实可能部分证明了这一假设的合理性。

　　自我用药的目的也可能与合成卡西酮的消耗有关。由于类似的精神兴奋剂(例如 MDMA)可能会对某些疾病(例如创伤后应激障碍、抑郁症、焦虑症)产生有益的治疗作用（Mithoefer，Grob，& Brewerton，2016；Yazar-Klosinski & Mithoefer，2017），这可能是一个得到确认的假设，假设一些卡西酮使用者旨在通过使用 NPS 型兴奋剂来治疗自己。

合成大麻素

流行病学

合成大麻素化合物通常以不同品牌名称的草本植物（herbal）混合物销售，例如 Spice、K2、Kronic、Northern Lights、Herbal Incense、Zeus、Puf、Tai High、Cloud 9 或 Mojo（Barratt，Cakic，& Lenton，2013；Mills，Yepes，& Nugent，2015），由于他们暂时的法律地位，经常被贴上合法兴奋剂的标签（Fattore & Fratta，2011）。目前，合成大麻素是 EMCDDA 检测到 169 种不同类型 NPS 中使用最多的毒品（EMCDDA，2017a，2017b）。大量的合成大麻素、化合物的变异性以及在毒品市场上的迅速出现，使这些新型毒品难以被发现或及时作出反应。

考虑到这些物质在普通人群中的普遍使用，美国国民药物使用和健康调查（Palamar et al.，2015）认为大约有 0.5% 的患者长期吸食合成大麻素，2015 年匈牙利成瘾问题全国调查显示合成大麻素使用期间的患病率为 1.9%（Paksi et al.，2016）。在青少年人群中，2017 年 *Monitoring the Future*（监测未来）研究发现过去 5 年的年患病率大幅下降，在 8 年级、10 年级和 12 年级的学生中，过去一年的患病率分别为 2%、2.7% 和 3.7%（Johnston et al.，2018）。欧洲 ESPAD 研究小组（ESPAD Group，2016）记录了略高的比率，报告称 15 至 16 岁的使用者长期使用合成大麻素的比例约为 4%。2014/2015 年加拿大学生烟草、酒精和毒品调查显示，7 年级和 12 年级学生的年度流行率为 4%（Health Canada，2016），而澳大利亚高中生长期使用合成大麻素消费量为 2.4%（Champion，Teeson，Newton，2016）。

非概率亚群研究表明消费量相似或更高。在意大利青少年和年轻成人受访者的混合样本中，长期使用合成大麻素的比率为 1.2%（Martionotti et al.，2015）。2017 年全球毒品调查研究（Winstock et al.，2017）报告显示，长期使用合成大麻素的比率为 5.8%。苏格兰普通精神科病房的成年住院患者报告了长期使用合成大麻素占 23.1%（Stanley，Mogford，Lawrence，& Lawrie，2016）。

主观和躯体效应

与大麻的精神活性化合物类似，合成大麻素化合物 Δ^9-四氢大麻酚（THC）

也与 CB1 和 CB2 受体结合。因此，它们的主要作用是由 CB1 受体激动作用产生的（Cooper，2016）。然而，一些研究强调，合成大麻素的药效学和药代动力学特性可能与 THC 不同，因为它们以更高的亲和力与 CB1 和 CB2 结合（Wiley et al.，1998）；此外，一些合成大麻素的半衰期比天然大麻素长（Liechti，2015）。

由于各种化合物以相同的名称或品牌销售，因此很难准确地描述合成大麻素的总体乃至不同产品本身的主观和躯体效应。然而，自这些产品出现以来，多项研究报告了其不良反应，例如焦虑、激动、食欲不振、烦躁、口干、出汗、烦躁、心悸、运动协调性下降、恶心、咳嗽、睡眠中断、疲劳、烦躁和精神病（Cooper & Haney，2008；Barath et al.，2013；Spaderna，Addy，& D'Souza，2013；Gunderson，Haughey，Ait-Daoud，Joshi，& Hart，2014；Hermanns-Clausen et al.，2016）。使用者自然不会因为其副作用而停止吸食合成大麻素。合成大麻素的预期和增强效果包括欣快感、幸福感、放松感、强烈的兴奋、情绪高涨，以及更大强度大麻素效应（Fattore & Fratta，2011；Bonar，Ashrafioun，& Ilgen，2014）。使用者的报告与在啮齿动物身上进行的体内实验的结果相似，结果表明吸食合成大麻素会产生更强烈的影响，因为这些 CB1/CB2 激动剂产品效力有时比 THC 强 100 倍（Dalton，Wang，& Zavitsanou，2009）。根据 Winstock 和 Barratt（2013）的研究结果，虽然合成大麻素的镇静作用不如天然大麻，但与使用大麻相比，使用者在吸食后的作用仍然较差。表 3.1 总结了关于合成大麻素作用的主要结果。

表 3.1　报道了合成大麻素的期望和不希望的主观和躯体效应

身　体　的		精　神　的	
预　期　效　果	不　良　反　应	预　期　效　果	不　良　反　应
更短的效果持续 更快达到起效峰值	厌食 口干 出汗	欣快 幸福感 放松	忧虑 躁动 易怒
	心悸 失去协调性	亢奋	坐立不安 睡眠中断
	咳嗽	更强烈的大麻模拟效应 爱说话	疲劳 烦躁不安 精神错乱 妄想

注释：这些影响是从以下研究中获得的：Cooper and Haney（2008）；Fattore and Fratta（2011）；Barratt et al.（2013）；Spaderna et al.（2013）；Winstock and Barratt（2013）；Kapitány-Fövény，Farkas et al.（2013）；Bonar et al.（2014）；Gunderson et al.（2014）；Hermanns-Clausen et al.（2016）。

毒副作用

除了已经列出这些 NPS 的主要主观和躯体效应之外,进一步的研究还探讨了与使用合成大麻素相关的风险和不良反应。Castaneto 及其同事(2014)评估了急诊科室(ED)的患者样本,发现合成大麻素中毒最常见症状(除上述症状外)是短期记忆和认知障碍、精神疾病、言语不清、呼吸急促、血压升高,心动过速(高达 180 bpm,即 180 beats/min)、胸痛、肌肉抽搐以及皮肤苍白。另外,还出现轻度白细胞增多、低钾血症和高血糖症等。在一些有严重并发症的情况下(例如癫痫发作)甚至需要插管。与天然大麻相比,合成大麻素诱发精神疾病的风险增加,这些物质可能充当大麻素受体激动剂,产生不良反应和症状,以及合成大麻素不含大麻二酚(大麻二酚可能有预防精神疾病的作用),这也是其导致精神疾病病例发生率较高的潜在原因(Weinstein, Rosca, Fattore, & London, 2017)。

Cohen 及其同事(2017)发现了由于重复使用合成大麻素而导致认知障碍。根据他们的研究结果,合成大麻素使用者与娱乐天然大麻使用者相比,在准确性、响应时间和记忆回忆等方面表现出更差的认知结果。此外,尽管其作用方式与天然大麻相似,但是,合成大麻素使用者抑郁和焦虑的发生率较高。合成大麻素的摄入还会导致安全驾驶所必需的技能和认知功能受损,例如精细运动技能或反应时间(Musshoff et al., 2014)。

Nacca 及其同事(2013)描述的合成大麻素的戒断综合征与天然大麻相似,但比天然大麻更严重。Andrássy 和 Asztalos(2013)描述的合成大麻素对精神和器官的不良健康影响包括强烈的幻觉、急性肾功能衰竭和生育前两周胚胎的病理发育等。Sherpa 及其同事(2015)在一名 45 岁合成大麻素使用者身上观察到多器官衰竭和各种代谢紊乱,包括心肌梗死、蛛网膜下腔出血、可逆性心肌病和急性横纹肌溶解等症状。

使用者体验

使用群体分析

研究发现大多数合成大麻素使用者为 20 岁左右的男性(Barratt et al., 2013; Castaneto et al., 2014; Gunderson et al., 2014; Caviness, Tzilos, Anderson, & Stein, 2015),男性受访者的比例在 67%(Caviness et al., 2015)与 81%(Gunderson et al., 2014)之间。一些研究(Caviness et al., 2015)描述没有进行学校教育与频繁使用合成大麻素有关,而其他研究(Castaneto et al., 2014)

则指出合成大麻素的使用群体至少具有高中教育程度。相关青少年研究的结果，例如监测未来（Monitoring the Future）项目或欧洲学校酒精和其他药物调查项目，表明合成大麻素的高频使用也是该亚群中的一个重要线索（ESPAD Group, 2016；Johnston et al., 2018）。Gunderson 及其同事（2014）强调了合成大麻素使用者种族的多样性，但也指出他们的大部分样本由白人和黑人受访者组成。然而，一项评估社区青年样本的研究（Caviness et al., 2015）发现，合成大麻素的使用与种族或性取向指标没有显著的相关性。

关于伴随物质的使用，烟草、酒精和大麻是最常见的共同摄入物质（Barratt et al., 2013；Caviness et al., 2015）。

使用模式

购买合成大麻素的主要来源是大麻商店、互联网（基于网络的营销）以及朋友或熟人（Barratt et al., 2013），合成大麻素消费量通常高于大麻（Kapitány-Fövény、Farkas et al., 2013）。然而，就像大麻一样，合成大麻素大多以口服方式使用：使用者采用吸烟或蒸发器吸食（Gunderson et al., 2014），这些吸食方式往往会造成更多的副作用（Barratt et al., 2013）。合成大麻素通常以白色粉末形式获得，此外，还有许多其他形式，包括深棕色粉末、凝胶或树脂等（Ginsburg et al., 2012）。还有一些使用者购买合成大麻素纯品来提取和喷洒植物材料（Rosenbaum, Carreiro, & Babu, 2012）。

使用动机

合成大麻素的流行可归因于其强烈的效果、低廉的价格、大多数尿检无法检测出，以及它们曾经的合法地位（Vandrey, Dunn, Fry, & Girling, 2012；Gunderson et al., 2014；Winstock & Barratt, 2013）。进一步报告的原因包括效果持续时间更短（从 10 分钟到 1 h 不等）、容易获得（网上购买和家庭制作）以及更强烈的（有时是类似兴奋剂的）效果（Kapitány-Fövény, Farkas et al., 2013）。一些患者还陈述说，他们认为合成大麻素更安全。他们认为合成大麻素是天然物质，这是一种错误认识，会导致对消费这种物质的潜在风险感知下降。Winstock 和 Barratt（2013）还发现，与天然大麻相比，合成大麻素的作用持续时间更短，并且其作用达到峰值的时间更快。然而，根据他们的其他发现，大多数使用者更喜欢大麻而不是合成产品，因为合成大麻素的消费会产生更多的副作用,包括宿醉症状和偏执状态。

Gunderson 及其同事(2014)描述了合成大麻素消费开始或持续的常见原因。研究发现体验大麻般的新奇快感、避免吸毒被发现、模仿朋友的习惯、容易获得和低廉的价格是项目中所选研究对象中最常提及的原因。Barratt 及其同事(2013)描述好奇心、娱乐目的和寻求治疗效果是首次使用合成大麻素的深层次原因。

GHB

流行病学

GHB(γ-羟基丁酸)是哺乳动物中枢神经系统和外周组织的天然化合物(Bessman & Fishbein, 1963; Roth, 1970; Mamelak, 1989; Tunnicliff, 1992),由 Henri Laborit 于 1960 年首次合成(Laborit, Jouany, Gerard, & Fabiani, 1960)。从那时起,GHB 就被用作嗜睡症治疗中的全身麻醉剂和镇静剂(Broughtonand Mamelak, 1979; Scharf, Brown, Woods, Brown, & Hirschowitz, 1985; Mamelak, Scharf & Woods, 1986; Scrima, Hartman, Johnson, Thomas, & Hiller, 1990; Lammers et al., 1993)以及酒精戒断综合征(Gallimberti et al., 1989, 1992; Nimmerrichter Walter, Gutierrez-Lobos, & Lesch, 2002; Korninger, Roller, & Lesch, 2003; Nava et al., 2007)和阿片类药物戒断综合征和依赖性(Gallimberti et al., 1993, 1994; Rosen, Pearsall, Woods & Kosten, 1997)。这种化学品的滥用倾向和可能存在的对 GHB 依赖性已得到经验证明(Galloway et al., 1997; Gonzalez & Nutt, 2005; Caputo, Vignoli, Maremmani, Bernardi, & Zoli, 2009)。

运动员和健美运动员在 20 世纪 80 年代开始使用 GHB(或其前体,GBL)(Michaeland Hall, 1994)以提高他们的表现,因为 GHB 可能使生长激素的分泌增加一倍(Galloway et al., 1997; Van Caute et al., 1997)。这种物质作为消遣性药物于 20 世纪 90 年代开始广泛使用(Galloway et al., 1997; Kam & Yoong, 1998; Nicholson & Balster, 2001),根据最近在歌舞厅和同性恋亚群中进行的一些研究表明,GHB 仍然是一种流行的娱乐物质(Palamar Halkitis, 2006; Halkitis, Palamar, & Mukherjee, 2007; Hillebrand, Olszewski, & Sedefov, 2008)。尽管它有作为药物和非法药物的辉煌历史,但 GHB 也被认为是一种 NPS,因为在 2000 年,它在娱乐性吸毒者中的受欢迎程度有所上升。

关于一般人群中使用 GHB 的流行病学,2004 年国家药物战略的家庭调查表明澳大利亚长期使用 GHB 的人数占吸毒患者的 0.5%(Degenhardt & Dunn,2008)。在参与 2005 年世界卫生组织问卷调查的国家中,捷克共和国报告的长期使用率最高为 6.7%(WHO, 2006)。2015 年匈牙利成瘾问题全国调查发现,GHB 长期使用率为 0.7%(Paksi et al., 2016)。评估非代表性子样本的进一步研究结果表明,在 MSM 和女性与女性发生性关系(WSW)中发现 GHB 使用率较高。Halkitis 和 Palamar(2006)描述了在俱乐部吸毒 MSM 的子样本中,四个月内 GHB 的使用率为 29%。据报道,在 WSW 俱乐部中 GHB 长期使用率为 9.4%(Parsons, Kelly, & Wells, 2006),MSM 的为 5.1%(Parsons, Kelly, & Wells, 2006);在另一项研究中 18.1% 参加俱乐部的 MSM 使用过 GHB。最近,GHB 摄入频率的增加也与化学性爱(译者注:chemsex 指的是在计划的性活动之前或期间使用药物,以促进、增强、延长和维持性体验)事件有关,19.5% 参加性派对的男同性恋和双性恋男性(GBM)有长期 GHB 消费史(Hammoud et al., 2018)。

主观和躯体效应

GHB 剂量依赖的主要主观和躯体效应包括兴奋剂和镇静剂的混合效应,例如能量提升、醉酒感、困倦和放松(Palamar & Halkitis, 2006;Sumnall、Woolfall、Edwards、Cole, & Beynon, 2008;Oliveto et al., 2010)。这些作用不仅有剂量依赖性,而且具有两相性的时间分布,最初具有类似兴奋剂的作用,后来具有镇静作用(Abanades et al., 2007;Oliveto et al., 2010)。Oliveto 及其同事(2010)指出,剂量为 0.32~3.2 g/70 kg 的 GHB 可能会产生解离和镇静作用,但对人体有一些不太像固有兴奋剂的作用。据报道,愉快的情绪、精力充沛、欣快、放松和增强社交能力是 GHB 最受欢迎的效果,而恶心、呕吐、昏厥、眩晕、疲劳或虚弱是最典型的副作用(Kapitány-Fövény, Mervó, Corazza et al., 2015)。许多关于 GHB 影响的研究都集中在其对人类性行为的影响上,这与无意摄入 GHB(毒品促成性侵犯)或故意使用 GHB(主要是娱乐性的)有关。在过去十年中,滥用 GHB 作为潜在的"约会强奸药物"引发了最广泛的媒体和社会关注(Jansen & Theron, 2006;Karila et al., 2009)。根据 Németh、Kunand Demetrovics(2010)的系统综述,在 1961 年至 2009 年间,有 11 篇文章中报道的性侵案件与 GHB 有关,比例为 0.2%~4.4%。由于某些特定因素(Németh et al., 2010),这个数字很可能被低估了。但作者认为,媒体关于涉及 GHB 的性侵犯报道可能过于敏感和具有误导性,因为它们转移了人们对可能在这些犯罪中发挥更相关和更频繁作用的其他物质的注意力。然而,由于 GHB 的特定去抑制作用(Laborit, 1972),其使用与性行为之间的关系仍然是一个广泛的研究课题。

作为第一个描述 GHB 的人,Laborit 确定了 GHB 的四种性增强作用:去抑制、增强触觉(即增加触觉敏感性)、增强男性勃起能力和更强烈的性高潮(Laborit, 1972)。在过去的几十年里,定性或观察性研究和定量研究都涉及或提到了娱乐性使用 GHB 的性相关案例(Laborit, 1972;Miotto et al., 2001;Palamar & Halkiti, 2006;Barker、Harris & Dyer, 2007;Lee & Levounis, 2008;Sumnall et al., 2008;Stein et al., 2011;Kapitány-Fövény, Mervó, Corazza et al., 2015)。根据这些研究,GHB 对人类性行为的影响包括增加性欲或性唤起、性抑制、增加强度或新的性高潮、增强触觉、增强性亲密或心理和社会联系、增强男性勃起能力,以及增加对他人的吸引力。研究还发现,摄入 GHB 可能会导致性风险增加、参与性活动的意愿增强以及发生不安全性行为的风险增加。因此,GHB 的影响,尤其是其减少社会抑制的能力,也可能促进与 HIV 感染概率增加相关的高风险性行为的发生(Romanelli, Smith, & Pomeroy, 2003),这种情况主要发生在参加俱乐部的 MSM 中。

毒副作用

GHB 的毒性在文献中有充分的描述。GHB 的剂量依赖性效应主要可以通过其对大脑中两种受体的亲和力来解释。在低剂量下,GHB 能与 GHB 特异性受体结合(Maitre et al., 1990),通过这种方式它会抑制突触前膜多巴胺的释放并激发类似兴奋剂的作用(Feigenbaum & Howard, 1996)。在较高剂量下,GHB 会刺激 GABAB 受体,导致多巴胺水平增加并引起抑制作用(Xie & Smart, 1992)。高剂量的 GHB(通常大于 60 mg/kg)会导致昏迷,通常持续长达 4 h(Mamelak, 1989)。

临床毒理学研究通常使用格拉斯哥昏迷评分法(GCS)(Teasdale & Jennett, 1974)评估病人的昏迷程度,进而指示神经认知状态的整体损害程度。GHB 中毒患者的 GCS 得分通常低于 8 分(最高 15 分)(Sporer, Chin, Dyer, & Lamb, 2003;Krul & Girbes, 2011;Kapitány-Fövény, Zacher et al., 2017)。在这种情况下,临床医生应通过气管插管保护患者的气道,尽管也有研究表明,GCS 得分为 3 分的患者通常会在摄入 GHB 后 5 h 内自发地恢复意识(Chin, Sporer,

Cullison，Dyer，& Wu，1998），但实际上却需要更长的恢复时间（Lu & Erickson，2010）。另一个重要的临床毒理学指标是中毒严重程度评分（PSS）（Persson，Sjöberg，Haines，& Pronczuk de Garbino，1998），它对使用不同化学品（包括精神活性物质）而导致的急性中毒严重程度进行分级。根据对 GHB 中毒病例的毒理学数据库分析，发现严重中毒在男性患者中发生的频率更高，然而严重中毒并不常见（Kapitány-Fövény，Zacher et al.，2017）。

　　GHB 戒断与酒精类似，通常包括焦虑、震颤、激动、谵妄、癫痫甚至死亡等症状（Rosenberg，Deerfield，& Baruch，2003；Choudhuri，Cross，Dargan，Wood，& Ranjith，2013），另外，还会产生 Wernicke-Korsakoff 综合征（Friedman，Westlake，& Furman，1996），其特征是意识模糊、共济失调、肌肉协调性丧失、眼球运动异常和眼球震颤、记忆力减退、偏执和幻觉等症状。在这些情况下，由于韦尼克脑病，与记忆功能相关的特定大脑区域受到永久性损伤，从而导致科萨科夫综合征（器质性遗忘综合征）。（译者注：Wernicke-Korsakoff 综合征是慢性酒中毒常见的代谢性脑病，是硫胺缺乏导致的急症。在中国精神疾病分类方案中，WE 归类于酒中毒所致的精神障碍，但目前缺乏明确的诊断标准。及时诊断和治疗的患者可完全恢复，WE 的病死率为 10%~20%。）

　　患有各种精神疾病的患者发生共病性药物滥用障碍（SUD）的风险增加，反之亦然。在 GHB 案例中也证明了其使用和精神问题之间的这种联系（Martinotti et al.，2014）。GHB 依赖患者的高复发率（即 85%~89%）（Dijkstra，de Weert van Oene，Verbrugge，& De Jong，2013）表明 GHB 具有严重的成瘾潜力。除了使用和依赖潜能（Galloway et al.，1997）——如 DSM-IV 所述，而非 DSM‑5 术语所述——GHB 可能会导致混淆、语无连贯和短期记忆丧失。这些症状如果治疗及时是有可能减轻的，但几乎不可行。高危行为通常与 GHB 摄入有关，在这些案例中，会导致危险情况的合并性冲动，例如在 GHB 的影响下驾车或从事性活动等高危行为与 GHB 使用有关（Kim，Anderson，Dyer，Barker，& Blanc，2007）。GHB 因戒断而发生进一步的主要精神症状有焦虑、持续一年以上的失眠、抑郁和易怒（Stein et al.，2011）。GHB 戒断能用苯二氮䓬类药物有效治疗，最近的研究表明，巴氯芬可用于 GHB 的治疗（Lingford-Hughes et al.，2016）。

　　在较高剂量下，使用 GHB 还可能诱发或增强妄想症，伴有听觉和触觉妄想（Couper & Marinetti，2002），作为共病的精神疾病，焦虑和抑郁症通常与 GHB 的使用有关（Miotto et al.，2001）。

使用者体验

使用群体分析

正如现有研究强调的那样，GHB 使用者通常是 20 多岁（Miotto et al.，2001；Degenhardt，Darke，& Dillon，2003；Sumnall et al.，2008；Brunt et al.，2013；Wisselink，Kuijpers，& Mol，2013）或三十出头的年轻人（Barker et al.，2007；Lee & Levounis，2008；Oliveto et al.，2010；Stein et al.，2011），以及绝大多数（大约三分之二或更多）是男性（Miotto et al.，2001；Lee & Levounis，2008；Sumnall et al.，2008；Stein et al.，2011；Brunt et al.，2013；Wisselink et al.，2013），范围在 73.3%（Brunt et al.，2013）至 94.1%（Lee & Levounis，2008）之间。GHB 在 MSM 群体中非常受欢迎，主要是因为它具有诱导去抑制和增强性欲的能力（Palamar & Halkitis，2006）。

考虑到他们的教育背景和生活条件，一些文献（Brunt et al.，2013）认为 GHB 使用者的教育水平低且失业率高，也有研究报告称 GHB 使用群体中就业稳定、收入中等且受过教育的人也在其中（Degenhardt et al.，2003；Barker et al.，2007；Lee & Levounis，2008）。

GHB 经常与酒精、摇头丸、苯丙胺、可卡因、大麻、阿片类毒品共同使用（Rosen et al.，1997；Miotto et al.，2001；Sumnall et al.，2008；Brunt et al.，2013）。Barker 及其同事（2007）报道称，重度 GHB 依赖者有可能与 MDMA 或甲基苯丙胺混合使用。

使用方式

GHB 使用者主要在家中使用（Sumnall et al.，2008），或者作为俱乐部毒品——在夜生活环境和社交聚会中使用（Barker et al.，2007）。正如它的坊间名称"液体摇头丸"，使用者几乎只口服液体形式的 GHB。虽然它也可以作为粉末使用，但 GHB 主要是一种带有咸味或肥皂味的无色透明液体，通常储存在迷你洗发水瓶中。只有少数使用者报告了其他使用形式（例如吸食或注射）（Barker et al.，2007）。以娱乐为目的的使用者通常服用较小的剂量，以体验兴奋剂的效果。

使用动机

根据 Sumnall 及其同事（2008）的研究结果，最常报告的 GHB 使用动机有：

娱乐目的、增强性欲、增强社交能力和改变意识状态。Kapitány-Fövény、Mervó 和 Corazza 及其同事(2015)发现,除了日常问题(排除日常问题),运动及娱乐目和精神状态的改变是消费 GHB 的最相关原因。GHB 的预期性效果也增加了它的受欢迎程度,使用者经常把这种 NPS 作为催欲药。

对于那些为增强身体形象而使用 GHB 的人(Brennan & Van Hout, 2014),其合成代谢肌肉的特性和促进减肥的能力可能是使用者重复使用的主要动机。

Palamar 和 Halkitis(2006)描述了 GHB 的短期效果、产生能量提升能力、辅助睡眠作用、增强性欲,以及其有限和可耐受的后遗症,这些特性使其成为使用者的首选。

结论

通过概述与使用合成卡西酮、合成大麻素和 GHB 相关的各种特征,我们可以得出结论,消费这些 NPS 的主要是一些青少年和年轻人,且主要是男性。过量使用每一种药物都有极高的风险,甚至会引起中毒而致命。其使用的主要原因和动机源于不断变化的毒品市场的特殊性,例如容易获得(例如网上购买和家庭生产)、低价格和临时合法身份。尽管如此,这些 NPS 受欢迎的最主要原因是它们可以替代以前被禁用的精神活性物质,例如:合成卡西酮主要是 MDMA 的有效替代品(Brunt et al., 2011;Carhart-Harris et al., 2011;Winstock et al., 2011a;Kapitány-Fövény、Kertész et al., 2013);GHB 通常被用作酒的替代品(Johnson & Griffiths, 2013);合成大麻素是大麻的代替品(Winstock & Barratt, 2013;Gunderson et al., 2014)。

关于 NPS 的检测,最近发表了许多关于新型检测方法的实用性或可行性研究(Archer, Hudson, Wood, & Dargan, 2013;Armenta et al., 2015;Cannaert, Storme, Franz, Auwärter, & Stove, 2016)。随着越来越多的药物分析检测工具的出现,NPS 逃避被检测的期望将会消失。然而,最近的数据表明,使用者开始尝试各种技术(例如洗发水或头发清洁剂来影响头发的分析结果)以逃避毒品检测(Marrinan et al., 2017)。

进一步分析 NPS 使用者的动机,尤其是心理治疗和建立针对 NPS 的治疗指南,具有重要意义。与 NPS 使用和中毒相关治疗方法的研究主要提出了紧急干预措施的选择,包括减少躁动和精神疾病、支持肾灌注(Banks, Worst, & Sprague, 2014)或治疗戒断综合征处理(Busardò & Jones, 2015;Cooper, 2016)。

这些研究侧重于使用 NPS 的不良后果,但缺乏评估不同治疗方法(心理治疗和药物治疗)对 NPS 使用者疗效的研究。然而,也有研究表明,与以前禁用物质的使用者相比,新精神活性物质使用者通常面临更严重的躯体和精神症状(Kapitány-Fövény, Farkas et al., 2017),该研究强调有必要对住院病人或门诊病人使用新精神药物的情况进行具体和定期的筛查。

参考文献

Abanades, S., Farré, M., Barral, D., Torrens, M., Closas, N., Langohr, K., de la Torre, R. (2007). Relative abuse liability of gamma-hydroxybutyric acid, flunitrazepam, and ethanol in club drug users. *J Clin Psychopharmacol*, 27(6), 625 – 638.

Adamowicz, P., Tokarczyk, B., Stanaszek, R., & Slopianka, M. (2013). Fatal mephedrone intoxication — a case report. *J Anal Toxicol*, 37(1), 37 – 42.

Andrássy, G., & Asztalos, Z. (2013). Új világ, új kannabisz — osztályos tapasztalatok szintetikus kannabinoidokkal. *OTSZ*, 20(5), 22 – 25.

Araújo, A. M., Valente, M. J., Carvalho, M., Dias da Silva, D., Gaspar, H., Carvalho, F., Guedes de Pinho, P. (2015). Raising awareness of new psychoactive substances: Chemical analysis and in vitro toxicity screening of "legal high" packages containing synthetic cathinones. *Arch Toxicol*, 89(5), 757 – 771.

Archer, J. R., Hudson, S., Wood, D. M., & Dargan, P. I. (2013). Analysis of urine from pooled urinals — a novel method for the detection of novel psychoactive substances. *Curr Drug Abuse Rev*, 6(2), 86 – 90.

Armenta, S., Garrigues, S., de la Guardia, M., Brassier, J., Alcalà, M., Blanco, M., Galipienso, N. (2015). Detection and characterization of emerging psychoactive substances by ion mobility spectrometry. *Drug Test Anal*, 7(4), 280 – 289.

Bajaj, N., Mullen, D., & Wylie, S. (2010). Dependence and psychosis with 4-methylmethcathinone(mephedrone) use. *BMJ Case Rep*, bcr0220102780. doi: 10.1136/bcr.02.2010.2780.

Banks, M. L., Worst, T. J., & Sprague, J. E. (2014). Synthetic cathinones and amphetamine analogues: What's the rave about? J Emerg Med, 46(5), 632 – 642.

Barker, J. C., Harris, S. L., & Dyer, J. E. (2007). Experiences of Gamma Hydroxybutyrate (GHB) ingestion: A focus group study. J Psychoactive Drugs, 39(2), 115 – 129.

Barratt, M. J., Cakic, V., & Lenton, S. (2013). Patterns of synthetic cannabinoid use in Australia. Drug Alcohol Rev, 32(2), 141 – 146.

Baumann, M. H., Partilla, J. S., Lehner, K. R., Thorndike, E. B., Hoffman, A. F., Holy, M., ... Schindler, C. W. (2013). Powerful cocaine-like actions of 3, 4-Methylenedioxypyrovalerone (MDPV), a principal constituent of psychoactive "bath salts" products. Neuropsychopharmacology, 38(4), 552 – 562.

Baumann, M. H., Solis, E. Jr., Watterson, L. R., Marusich, J. A., Fantegrossi, W. E., & Wiley, J. L. (2014). Baths salts, spice, and related designer drugs: The science behind the headlines. J Neurosci, 34(46), 15150 – 15158.

Bessman, S. P., & Fishbein, W. N. (1963). Gamma-hydroxybutyrate, a normal brain metabolite.Nature, 200, 1207 – 1208.

Bonar, E. E., Ashrafioun, L., & Ilgen, M. A. (2014). Synthetic cannabinoid use among patients inn residential substance use disorder treatment: Prevalence, motives, and correlates. Drug Alcohol Depend, 143, 268 – 271.

Borek, H. A., & Holstege, C. P. (2012). Hyperthermia and multiorgan failure after abuse of "bath salts" containing 3, 4-methylenedioxypyrovalerone. Ann Emerg Med, 60(1), 103 – 105.

Botescu, A., Abagiu, A., Mardarescu, M., & Ursan, M. (2012, November). HIV/AIDS among injecting drug users in Romania: Report of a recent outbreak and initial response policies. Lisbon: European Monitoring Centre for Drugs and Drug Addiction.

Brennan, R., & Van Hout, M. C. (2014). Gamma-Hydroxybutyrate (GHB): A scoping review of pharmacology, toxicology, motives for use, and user groups. J Psychoactive Drugs, 46(3), 243 – 251.

Broughton, R., & Mamelak, M. (1979). The treatment of narcolepsy-cataplexy with nocturnalGHB. Can J Neurol Sci, 6(1), 1 – 6.

Brunt, T. M., Koeter, M. W., Hertoghs, N., van Noorden, M. S., & van den Brink, W. (2013). Sociodemographic and substance use characteristics of Gamma Hydroxybutyrate (GHB) dependent inpatients and associations with dependence severity. Drug Alcohol Depend, 131(3), 316 – 319.

Brunt, T. M., Poortman, A., Niesink, R. J. M., & van den Brink, W. (2011). Instability of the ecstasy market and a new kid on the block: Mephedrone. J Psychopharmacol, 25(11), 1543 – 1547.

Busardò, F. P., & Jones, A. W. (2015). GHB pharmacology and toxicology: Acute intoxication, concentrations in blood and urine in forensic cases and treatment of the withdrawal syndrome. Curr Neuropharmacol, 13(1), 47 – 70.

Cameron, K. N., Kolanos, R., Solis, E. Jr., Glennon, R. A., & De Felice, L. J. (2013). Bath salts components mephedrone and Methylenedioxypyrovalerone (MDPV) act synergistically at the human dopamine transporter. Br J Pharmacol, 168(7), 1750 – 1757.

Camilleri, A., Johnston, M. R., Brennan, M., Davis, S., & Caldicott, D. G. (2010). Chemical analysis of four capsules containing the controlled substance analogues 4-methylmethcathinone, 2-fluoromethamphetamine, alpha-phthalimidopropiophenone and N-ethylcathinone. Forensic Sci Int, 197(1 – 3), 59 – 66.

Cannaert, A., Storme, J., Franz, F., Auwärter, V., & Stove, C. P. (2016). Detection and activity profiling of synthetic cannabinoids and their metabolites with a newly developed bioassay. Anal Chem, 88(23), 11476 – 11485.

Caputo, F., Vignoli, T., Maremmani, I., Bernardi, M., & Zoli, G. (2009). Gamma Hydroxybutyric acid (GHB) for the treatment of alcohol dependence: A review. Int J Environ Res Public Health, 6(6), 1917 – 1929.

Carhart-Harris, R. L., King, L. A., & Nutt, D. J. (2011). A web-based survey on mephedrone. Drug Alcohol Depend, 118(1), 19 – 22.

Castaneto, M. S., Gorelick, D. A., Desrosiers, N. A., Hartman, R. L., Pirard, S., & Huestis,

M. A. (2014). Synthetic cannabinoids: Epidemiology, pharmacodynamics, and clinical implications. Drug Alcohol Depend, 144, 12 – 41.

Caviness, C. M., Tzilos, G., Anderson, B. J., & Stein, M. D. (2015). Synthetic cannabinoids: Use and predictors in a community sample of young adults. Subst Abus, 36(3), 368 – 373.

Champion, K. E., Teeson, M., & Newton, N. C. (2016). Patterns and correlates of new psychoactive substance use in a sample of Australian high school students. Drug Alcohol Rev, 35(3), 338 – 344.

Cheng, W. S., Garfein, R. S., Semple, S. J., Strathdee, S. A., Zians, J. K., & Patterson, T. L. (2010).Increased drug use and STI risk with injection drug use among HIV-seronegative heterosexual methamphetamine users. J Psychoactive Drugs, 42(1), 11 – 18.

Chin, R. L., Sporer, K. A., Cullison, B., Dyer, J. E., & Wu, T. D. (1998). Clinical course of gammahydroxybutyrate overdose. Ann Emerg Med, 31(6), 716 – 722.

Choudhuri, D., Cross, S., Dargan, P. I., Wood, D. M., & Ranjith, G. (2013). Psychiatric aspects of acute withdrawal from Gamma-Hydroxybutyrate (GHB) and its analogue Gamma-Butyrolactone (GBL): Implications for psychiatry services in the general hospital. Int J Psychiatry Clin Pract, 17(2), 154 – 156.

Cohen, K., Kapitány-Fövény, M., Mama, Y., Arieli, M., Rosca, P., Demetrovics, Z., & Weinstein, A. (2017). The effects of synthetic cannabinoids on executive function. Psychopharmacology (Berl), 234(7), 1121 – 1134.

Cooper, Z. D. (2016). Adverse effects of synthetic cannabinoids: Management of acute toxicity and withdrawal. Curr Psychiatry Rep, 18(5), 52.

Cooper, Z. D., & Haney, M. (2008). Cannabis reinforcement and dependence: Role of the cannabinoid CB1 receptor. Addict Biol, 13(2), 188 – 195.

Corazza, O., Assi, S., Simonato, P., Corkery, J. M., Bersani, F. S., Demetrovics, Z., Schifano, F. (2013). Promoting innovation and excellence to face the rapid diffusion of novel psychoactive substances in the EU: The outcomes of the ReDNet project. Human Psychopharmacology: Clinical and Experimental. Special Issue, 28(4): 317 – 23. doi: 10. 1002/hup.2299.

Cottencin, O., Rolland, B., & Karila, L. (2014). New designer drugs (synthetic cannabinoids and synthetic cathinones): Review of literature. Curr Pharm Des, 20(25), 4106 – 4111.

Couper, F. J., & Marinetti, L. J. (2002). γ-Hydroxybutyrate (GHB)—effects on human performance and behavior. Forensic Sci Rev, 14(1 – 2), 1 – 21.

Csák, R., Demetrovics, Z., & Rácz, J. (2013). Transition to injecting 3, 4-Methylene-Dioxy-Pyrovalerone (MDPV) among needle exchange program participants in Hungary. J Psychopharmacol, 27(6), 559 – 563.

Dalton, V. S., Wang, H., & Zavitsanou, K. (2009). HU210-induced downregulation in Cannabinoid CB1 receptor binding strongly correlates with body weight loss in the adult rat. Neurochem Res, 34(7), 1343 – 1353.

Dargan, P. I., Albert, S., & Wood, D. M. (2010). Mephedrone use and associated adverse effects in school and college/university students before the UK legislation change. QJM, 103 (11), 875 – 879.

Darke, S., & Kaye, S. (2004). Attempted suicide among injecting and noninjecting cocaine users in Sydney, Australia. J Urban Health, 81(3), 505 – 515.

Degenhardt, L., Darke, S., & Dillon, P. (2003). The prevalence and correlates of Gamma-Hydroxybutyrate (GHB) overdose among Australian users. Addiction, 98(2), 199 – 204.

Degenhardt, L., & Dunn, M. (2008). The epidemiology of GHB and ketamine use in an Australian household survey. Int J Drug Policy, 19(4), 311 – 316.

Deluca, P., Davey, Z., Corazza, O., Di Furia, L., Farre, M., Flesland, L. H., Schifano, F. (2012).Identifying emerging trends in recreational drug use; outcomes from the psychonaut web mapping project. Prog Neuropsychopharmacol Biol Psychiatry, 39(2), 221 – 226.

Den Hollander, B., Rozov, S., Linden, A. M., Uusi-Oukari, M., Ojanperä, I., & Korpi, E. R. (2013).Long-term cognitive and neurochemical effects of "bath salt" designer drugs methylone and mephedrone. Pharmacol Biochem Behav, 103(3), 501 – 509.

Dickson, A. J., Vorce, S. P., Levine, B., & Past, M. R. (2010). Multiple-drug toxicity caused by the coadministration of 4-methylmethcathinone (mephedrone) and heroin. J Anal Toxicol, 34(3), 162 – 168.

Dijkstra, B. A. G., de Weert van Oene, G., Verbrugge, C. A. G., & De Jong, C. A. J. (2013). GHB Detoxificatie met Farmaceutische GHB. Eindrapportage van de Monitoring van DeTiTap in de Nederlandse verslavingszorg. NISPA, Nijmegen. [Online] Retrieved September 15, 2017, from www.nispa.nl/en/nieuws.

Domier, C. P., Simon, S. L., Rawson, R. A., Huber, A., & Ling, W. (2000). A comparison of injecting and noninjecting methamphetamine users. J Psychoactive Drugs, 32(2), 229 – 232.

Dragogna, F., Oldani, L., Buoli, M., & Altamura, A. C. (2014). A case of severe psychosis induced by novel recreational drugs. F1000Research, 3, 21, doi: 10.12688/f1000research.3 – 21.v1.

Dresen, S., Ferreirós, N., Pütz, M., Westphal, F., Zimmermann, R., & Auwärter, V. (2010). Monitoring of herbal mixtures potentially containing synthetic cannabinoids as psychoactive compounds. J Mass Spectrom, 45(10), 1186 – 1194.

DrugScope. (2012, November/December). Druglink street drug trends survey. DrugLink. Retrieved September 14, 2017, from www. drugscope. org. uk/Resources/Drugscope/Documents/PDF/Publications/Street Drug Trends Survey.pdf.

Elekes, Z. (Ed.). (2016). Európai iskolavizsgálat az alkohol-és egyéb drogfogyasztási szokásokról: 2015, Magyarországi eredmények. Budapest: Budapesti Corvinus Egyetem.

EMCDDA. (2010). Drugnet Europe 70. Lisbon: EMCDDA, ISSN 0873 – 5379.

EMCDDA. (2011). Annual report 2011: The state of the drugs problem in Europe. Luxembourg: Publications Office of the European Union.

EMCDDA. (2014). Perspectives on drugs: Injection of synthetic cathinones. Luxembourg: Publications Office of the European Union. Retrieved September 1, 2017, from www.emcdda. europa.eu/topics/pods/synthetic-cathinones-injection.

EMCDDA. (2017a). High-risk drug use and new psychoactive substances. Luxembourg: EMCDDA Rapid Communication, Publications Office of the European Union. Retrieved September 1, 2017, from www. emcdda. europa. eu/system/files/publications/4540/

TD0217575ENN.pdf_en.

EMCDDA. (2017b). Perspectives on drugs—synthetic cannabinoids in Europe. Luxembourg: Publications Office of the European Union. Retrieved September 14, 2017, from www.emcdda. europa.eu/topics/pods/synthetic-cannabinoids.

ESPAD Group. (2016). ESPAD report 2015 results from the European school survey project onalcohol and other drugs. Retrieved September 1, 2017, from www.espad.org/sites/espad. org/files/TD0116475ENN.pdf.

Fattore, L., & Fratta, W. (2011). Beyond THC: The new generation of cannabinoid designer drugs. Front Behav Neurosci, 5, 60. doi: 10.3389/fnbeh.2011.00060.

Feigenbaum, J. J., & Howard, S. G. (1996). Does gamma-hydroxybutyrate inhibit or stimulate central DA release? Int J Neurosci, 88(1-2), 53-69.

Freeman, T. P., Morgan, C. J., Vaughn-Jones, J., Hussain, N., Karimi, K., & Curran, H. V. (2012).Cognitive and subjective effects of mephedrone and factors influencing use of a "new legal high". Addiction, 107(4), 792-800.

Friedman, J., Westlake, R., & Furman, M. (1996). "Grievous bodily harm": Gamma hydroxybutyrate abuse leading to a Wernicke-Korsakoff syndrome. Neurology, 46(2), 469-471.

Gallimberti, L., Canton, G., Gentile, N., Ferri, M., Cibin, M., Ferrara, S. D., Fadda, F., & Gessa, G. L. (1989). Gamma-hydroxybutyric acid for treatment of alcohol withdrawal syndrome. Lancet, 334(8666), 787-789.

Gallimberti, L., Cibin, M., Pagnin, P., Sabbion, R., Pani, P. P., Pirastu, R., ... Gessa, G. L. (1993). Gamma-hydroxybutyric acid for treatment of opiate withdrawal syndrome. Neuropsychopharmacology, 9(1), 77-81.

Gallimberti, L., Ferri, M., Ferrara, S. D., Fadda, F., & Gessa, G. L. (1992). Gamma-Hydroxybutyric acid in the treatment of alcohol dependence: A double-blind study. Alcohol Clin Exp Res, 16(4), 673-676.

Gallimberti, L., Schifano, F., Forza, G., Miconi, L., & Ferrara, S. D. (1994). Clinical efficacy of gamma-hydroxybutyric acid in treatment of opiate withdrawal. Eur Arch Psychiatry Clin Neurosci, 244(3), 113-114.

Galloway, G. P., Frederick, S. L., Staggers, F. E. Jr., Gonzales, M., Stalcup, S. A., & Smith, D. E.. Gamma-hydroxybutyrate: An emerging drug of abuse that causes physical dependence. Addiction, 92(1), 89-96.

Gilani, F. (2016). Novel psychoactive substances: The rising wave of "legal highs." Br J Gen Pract, 66(642), 8-9.

Ginsburg, B. C., McMahon, L. R., Sanchez, J. J., & Javors, M. A. (2012). Purity of synthetic cannabinoids sold online for recreational use. J Anal Toxicol, 36(1), 66-68.

Gonzalez, A., & Nutt, D. J. (2005). Gamma hydroxy butyrate abuse and dependency. J Psychopharmacol, 19(2), 195-204.

Gunderson, E. W., Haughey, H. M., Ait-Daoud, N., Joshi, A. S., & Hart, C. L. (2014). A survey of synthetic cannabinoid consumption by current cannabis users. Subst Abus, 35(2), 184-189.

Halkitis, P. N., & Palamar, J. J. (2006). GHB use among gay and bisexual men. Addict Behav,

31(11), 2135 - 2139.

Halkitis, P. N., Palamar, J. J., & Mukherjee, P. P. (2007). Poly-club-drug use among gay & bisexual men: A longitudinal analysis. Drug Alcohol Depend, 89(2 - 3), 153 - 160.

Hammoud, M. A., Bourne, A., Maher, L., Jin, F., Haire, B., Lea, T., Prestage, G. (2018). Intensive sex partying with gamma-hydroxybutyrate: Factors associated with using gammahydroxybutyrate for chemsex among Australian gay and bisexual men？ Results from the Flux Study. Sex Health, 15(2), 123 - 124.

Health Canada. (2016). Summary of results: Canadian student tobacco, alcohol and drugs survey 2014-15. Retrieved April 11, 2018, from www. canada. ca/en/health-canada/services/canadianstudent-tobacco-alcohol-drugs-survey/2014-2015-summary.html.

Hermanns-Clausen, M., Kithinji, J., Spehl, M., Angerer, V., Franz, F., Eyer, F., & Auwarter, V. (2016). Adverse effects after the use of JWH-210-a case series from the EU Spice II plus project. Drug Test Anal, 8(10), 1030 - 1038.

Hillebrand, J., Olszewski, D., & Sedefov, R. (2008). GHB and its precursor GBL: An emerging trend case study. Lisbon: European Monitoring Centre for Drugs and Drug Addiction.

Institoris, L., Hidvegi, E., Dobos, A., Sija, E., Kereszty, E. M., Varga, T. (2017). The role of illicit, licit, and designer drugs in the traffic in Hungary. Forensic Sci Int, 275, 234 - 241.

Iqbal, M., Monaghan, T., & Redmond, J. (2012). Manganese toxicity with ephedrone abuse manifesting as parkinsonism: A case report. J Med Case Reports, 6, 52. doi: 10.1186/1752 - 1947 - 6 - 52.

James, D., Adams, R. D., Spears, R., Cooper, G., Lupton, D. J., Thompson, J. P., Thomas, S. H., & National Poisons Information Service. (2011). Clinical characteristics of mephedrone toxicity reported to the U.K. national poisons information service. Emerg Med J, 28(8), 686 - 689.

Jansen, K. L., & Theron, L. (2006). Ecstasy (MDMA), methamphetamine, and date rape (drugfacilitated sexual assault): A consideration of the issues. J Psychoactive Drugs, 38(1), 1 - 12.

Johnson, M. W., & Griffiths, R. R. (2013). Comparative abuse liability of GHB and ethanol in humans. Exp Clin Psychopharmacol, 21(2), 112 - 123.

Johnston, L. D., Miech, R. A., O'Malley, P. M., Bachman, J. G., Schulenberg, J. E., & Patrick, M. E. (2018). Monitoring the future national survey results on drug use, 1975 - 2017: Overview, key findings on adolescent drug use. Ann Arbor: Institute for Social Research, The University of Michigan.

Kam, P. C., & Yoong, F. F. (1998). Gamma-hydroxybutyric acid: An emerging recreational drug. Anaesthesia, 53(12), 1195 - 1198.

Kapitany-Foveny, M., Farkas, J., Csorba, J., Szabo, T., & Demetrovics, Z. (2013). Különbségek a szintetikus kannabinoidok és a kannabisz szubjektív hatásaiban, a használati mintázatban és a használat okaiban. Magyar Addiktologiai Tarsasag IX. Orszagos Kongresszus, Siofok, 21 - 23, November, p. 25.

Kapitány-Fövény, M., Farkas, J., Pataki, P. A., Kiss, A., Horváth, J., Urbán, R., & Demetrovics, Z. (2017). Novel psychoactive substance use among treatment-seeking opiate users: The role of life events and psychiatric symptoms. Hum Psychopharmacol, 32(3). doi: 10.1002/hup.2602.

Kapitány-Fövény, M., Kertész, M., Winstock, A., Deluca, P., Corazza, O., Farkas, J., Demetrovics, Z. (2013). Substitutional potential of mephedrone: An analysis of the subjective effects. Hum Psychopharmacol, 28(4), 308 – 316.

Kapitány-Fövény, M., Mervó, B., Corazza, O., Kökönyei, G., Farkas, J., Urbán, R., Demetrovics, Z. (2015). Enhancing sexual desire and experience: An investigation of the sexual correlates of Gamma-Hydroxybutyrate (GHB) use. Hum Psychopharmacol, 30(4), 276 – 284.

Kapitány-Fövény, M., Mervó, B., Kertész, M., Corazza, O., Farkas, J., Kökönyei, G., Demetrovics, Z. (2015). Is there any difference in patterns of use and psychiatric symptom status between injectors and non-injectors of mephedrone? Hum Psychopharmacol, 30(4), 233 – 243.

Kapitány-Fövény, M., Zacher, G., Posta, J., & Demetrovics, Z. (2017). GHB-involved crimes among intoxicated patients. Forensic Sci Int, 275, 23 – 29. doi: 10.1016/j.forsciint.2017.02. 028.

Karch, S. B. (2015). Cathinone neurotoxicity ("The 3Ms"). Curr Neuropharmacol, 13, 21 – 25.

Karila, L., Billieux, J., Benyamina, A., Lançon, C., & Cottencin, O. (2016). The effects and risks associated to mephedrone and methylone in humans: A review of the preliminary evidences. Brain Res Bull, 126(Pt 1), 61 – 67.

Karila, L., Megarbane, B., Cottencin, O., & Lejoyeux, M. (2015). Synthetic cathinones: A new public health problem. Curr Neuropharmacol, 13(1), 12 – 20.

Karila, L., Novarin, J., Megarbane, B., Cottencin, O., Dally, S., Lowenstein, W., & Reynaud, M. (2009). Gamma-hydroxybutyric acid (GHB): More than a date rape drug, a potentially addictive drug. Presse Méd, 38(10), 1526 – 1538.

Kelly, B. C., Parsons, J. T., & Wells, B. E. (2006). Prevalence and predictors of club drug use among club-going young adults in New York City. J Urban Health, 83(5), 884 – 895.

Kikura-Hanajiri, R., Kawamura, N. U., & Goda, Y. (2014). Changes in the prevalence of new psychoactive substances before and after the introduction of the generic scheduling of synthetic cannabinoids in Japan. Drug Test Anal, 6(7 – 8), 832 – 839.

Kim, S. Y., Anderson, I. B., Dyer, J. E., Barker, J. C., & Blanc, P. D. (2007). High-risk behaviors and hospitalizations among gamma hydroxybutyrate (GHB) users. Am J Drug Alcohol Abuse, 33(3), 429 – 438.

Kolli, V., Sharma, A., Amani, M., Bestha, D., & Chaturvedi, R. (2013). "Meow meow" (mephedrone) and catatonia. Innov Clin Neurosci, 10(2), 11 – 12.

Korninger, C., Roller, R. E., & Lesch, O. M. (2003). Gamma-hydroxybutyric acid in the treatment of alcohol withdrawal syndrome in patients admitted to hospital. Acta Med Austriaca, 30(3), 83 – 86.

Krul, J., & Girbes, A. R. (2011). γ-Hydroxybutyrate: Experience of 9 years of γ-hydroxybutyrate (GHB)-related incidents during rave parties in The Netherlands. Clin Toxicol

(Phila), 49(4), 311-315.

Kyle, P. B., Iverson, R. B., Gahagowni, R. G., & Spencer, L. (2011). Illicit bath salts: Not for bathing. J Miss State Med Assoc, 52(12), 375-377.

Laborit, H. (1972). Correlations between protein and serotonin synthesis during various activities of the central nervous system (slow and desynchronised) sleep, learning and memory, sexual activity, morphine tolerance, aggressiveness and pharmacological action of sodium gammahydroxybutyrate. Res Commun Chem Pathol Pharmacol, 3(1), 51-81.

Laborit, H., Jouany, J. M., Gerard, J., & Fabiani, F. (1960). Generalities concerning the experimental study and clinical use of gamma hydroxybutyrate of Na. Agressologie, 1, 397-406.

Lammers, G. J., Arends, J., Declerck, A. C., Ferrari, M. D., Schouwink, G., & Troost, J. (1993). Gammahydroxybutyrate and narcolepsy: A double-blind placebo-controlled study. Sleep, 16(3), 216-220.

Lea, T., Reynolds, R., & De Wit, J. (2011). Mephedrone use among same-sex attracted young people in Sydney, Australia. Drug Alcohol Rev, 30(4), 438-440.

Lee, S. J., & Levounis, P. (2008). Gamma hydroxybutyrate: An ethnographic study of recreational use and abuse. J Psychoactive Drugs, 40(3), 245-253.

Liechti, M. (2015). Novel psychoactive substances (designer drugs): Overview and pharmacology of modulators of monoamine signaling. Swiss Med Wkly, 145, w14043.

Lingford-Hughes, A., Patel, Y., Bowden-Jones, O., Crawford, M. J., Dargan, P. I., Gordon, F., ... Wood, D. M. (2016). Improving GHB withdrawal with baclofen: Study protocol for a feasibility study for a randomised controlled trial. Trials, 17, 472. http://doi.org/10.1186/s13063-016-1593-9.

Lu, J. J., & Erickson, T. B. (2010). Gamma-hydroxybutyrate. In C. P. Holstege, T. M. Neer, G.B. Saathoff, & R. B. Furbee (Eds.), Criminal poisoning: Clinical and forensic perspectives (pp. 83-90). Sudbury, MA: Jones and Bartlett Publishers.

Maitre, M., Hechler, V., Vayer, P., Gobaille, S., Cash, C. D., Schmitt, M., & Bourguignon, J. J. (1990). A specific gamma-hydroxybutyrate receptor ligand possesses both antagonistic and anticonvulsant properties. J Pharmacol Exp Ther, 255(2), 657-663.

Mamelak, M. (1989). Gammahydroxybutyrate: An endogenous regulator of energy metabolism. Neurosci Biobehav Rev, 13(4), 187-198.

Mamelak, M., Scharf, M. B., & Woods, M. (1986). Treatment of narcolepsy with GHB—a review of clinical and sleep laboratory findings. Sleep, 9(1-2), 285-289.

Marrinan, S., Roman-Urrestarazu, A., Naughton, D., Levari, E., Collins, J., Chilcott, R., & Corazza, O. (2017). Hair analysis for the detection of drug use-is there potential for evasion? Hum Psychopharmacol, 32(3). doi: 10.1002/hup.2587.

Marshall, B. D., Galea, S., Wood, E., & Kerr, T. (2011). Injection methamphetamine use is associated with an increased risk of attempted suicide: A prospective cohort study. Drug Alcohol Depend, 119(1-2), 134-137.

Martinotti, G., Lupi, M., Acciavatti, T., Cinosi, E., Santacroce, R., Signorelli, M. S., Di Giannantonio, M. (2014). Novel psychoactive substances in young adults with and without psychiatric comorbidities. Biomed Res Int, 815424. doi: 10.1155/2014/815424.

Martinotti, G., Lupi, M., Carlucci, L., Cinosi, E., Santacroce, R., Acciavatti, T., Di Giannantonio, M. (2015). Novel psychoactive substances: Use and knowledge among adolescents and young adults in urban and rural areas. Hum Psychopharmacol, 30(4), 295 - 301.

Marusich, J. A., Antonazzo, K. R., Wiley, J. L., Blough, B. E., Partilla, J. S., & Baumann, M. H. (2014). Pharmacology of novel synthetic stimulants structurally related to the "bath salts" constituent 3, 4-Methylenedioxypyrovalerone (MDPV). Neuropharmacology, 87, 206 - 213.

Maskell, P. D., De Paoli, G., Seneviratne, C., & Pounder, D. J. (2011). Mephedrone (4-methylmethcathinone)-related deaths. J Anal Toxicol, 35(3), 188 - 191.

Matthews, A. J., & Bruno, R. (2010). Mephedrone use among regular ecstasy consumers in Australia: EDRS drug trends bulletin, December. Sydney: National Drug and Alcohol Research Centre, University of New South Wales.

Michael, G. W., & Hall, J. N. (1994, May 9). South Florida at risk for grievous bodily harm: Information for action. Drug Surveillance News.

Mills, B., Yepes, A., & Nugent, K. (2015). Synthetic Cannabinoids. Am J Med Sci, 350(1), 59 - 62.

Miotto, K., Darakjian, J., Basch, J., Murray, S., Zogg, J., & Rawson, R. (2001). Gammahydroxybutyric acid: Patterns of use, effects and withdrawal. Am J Addict, 10(3), 232 - 241.

Mithoefer, M. C., Grob, C. S., & Brewerton, T. D. (2016). Novel psychopharmacological therapies for psychiatric disorders: Psilocybin and MDMA. Lancet Psychiatry, 3, 481 - 488.

Moore, K., Dargan, P. I., Wood, D. M., & Measham, F. (2013). Do novel psychoactive substances displace established club drugs, supplement them or act as drugs of initiation? The relationship between mephedrone, ecstasy and cocaine. Eur Addict Res, 19(5), 276 - 282.

Murray, B. L., Murphy, C. M., & Beuhler, M. C. (2012). Death following recreational use of designer drug "bath salt" containing 3, 4-Methylenedioxypyrovalerone (MDPV). J Med Toxicol, 8(1), 69 - 75.

Musshoff, F., Madea, B., Kernbach-Wighton, G., Bicker, W., Kneisel, S., Hutter, M., & Auwärter, V. (2014). Driving under the influence of synthetic cannabinoids ("Spice"): A case series. Int J Legal Med, 128(1), 59 - 64.

Nacca, N., Vatti, D., Sullivan, R., Sud, P., Su, M., & Marraffa, J. (2013). The synthetic cannabinoid withdrawal syndrome. J Addict Med, 7(4), 296 - 298.

Nava, F., Premi, S., Manzato, E., Campagnola, W., Lucchini, A., & Gessa, G. L. (2007). Gammahydroxybutyrate reduces both withdrawal syndrome and hypercortisolism in severe abstinent alcoholics: An open study vs. diazepam. Am J Drug Alcohol Abuse, 33(3), 379 - 392.

Németh, Z., Kun, B., & Demetrovics, Z. (2010). The involvement of gamma-hydroxybutyrate in reported sexual assaults: A systematic review. J Psychopharmacol, 24(9), 1281 - 1287.

Newcombe, R. (2009). The use of mephedrone (M-cat, Meow) in Middlesbrough. Manchester: Lifeline Publications and Research.

Nicholson, K. L., & Balster, R. L. (2001). GHB: A new and novel drug of abuse. Drug

Alcohol Depend, 63(1), 1 – 22.

Nimmerrichter, A. A., Walter, H., Gutierrez-Lobos, K. E., & Lesch, O. M. (2002). Double blind controlled trial of γ-hydroxybutyrate and clomethiazole in the treatment of alcohol withdrawal. Alcohol Alcohol, 37(1), 67 – 73.

Oliveto, A., Gentry, W. B., Pruzinsky, R., Gonsai, K., Kosten, T. R., Martell, B., & Poling, J. (2010). Behavioral effects of gamma-hydroxybutyrate in humans. Behav Pharmacol, 21(4), 332 – 342.

Paksi, B., Magi, A., Felvinczi, K., Demetrovics, Z. (2016). The prevalence of new psychoactive substances in Hungary—based on a general population survey dealing with addiction related problems (OLAAP 2015). IV. International Conference on Novel Psychoactive Substances (NPS), Budapest, May 30 – 31, 2016.

Palamar, J. J., & Halkitis, P. N. (2006). A qualitative analysis of GHB use among gay men: Reasons for use despite potential adverse outcomes. Int J Drug Policy, 17(1), 23 – 28.

Palamar, J. J., Martins, S. S., Su, M. K., & Ompad, D. C. (2015). Self-reported use of novel psychoactive substances in a US nationally representative survey: Prevalence, correlates, and a call for new survey methods to prevent underreporting. Drug Alcohol Depend, 156, 112 – 119.

Parsons, J. T., Kelly, B. C., & Wells, B. E. (2006). Differences in club drug use between heterosexual and lesbian/bisexual females. Addict Behav, 31(12), 2344 – 2349.

Persson, H. E., Sjöberg, G. K., Haines, J. A., & Pronczuk de Garbino, J. (1998). Poisoning severity score: Grading of acute poisoning. J Toxicol Clin Toxicol, 36(3), 205 – 213.

Péterfi, A., Csorba, J., Figeczki, T., Kiss, J., Medgyesi-Frank, K., Posta, J., & Gyarmathy, V. A. (2018). Drug residues in syringes and other injecting paraphernalia in Hungary. Drug Test Anal, 10(2), 357 – 364.

Power, M. (2009). Mephedrone: The future of drug dealing? Druglink, 25(1), 7 – 13.

Prosser, J. M., & Nelson, L. S. (2017). The toxicology of bath salts: A review of synthetic cathinones. J Med Toxicol, 8(1), 33 – 42.

Psychonaut Web Mapping Research Group. (2009). Mephedrone report. London: Institute of Psychiatry, King's College London. Retrieved September 4, 2017, from www.psychonautproject.eu/documents/reports/Mephedrone.pdf.

Rácz, J., Csák, R., Faragó, R., & Vadász, V. (2012). The phenomenon of drug change in the interviews with injecting drug users. Psychiatr Hung, 27(1), 29 – 47.

Ramchand, R., Fisher, M. P., Griffin, B. A., Becker, K., & Iguchi, M. Y. (2013). Drug use among gay and bisexual men at weekend dance parties: The role of intentions and perceptions of peers' behaviors. AIDS Behav, 17(4), 1540 – 1549.

Rivera, J. V., Vance, E. G., Rushton, W. F., & Arnold, J. K. (2017). Novel psychoactive substances and trends of abuse. Crit Care Nurs Q, 40(4), 374 – 382.

Romanelli, F., Smith, K. M., & Pomeroy, C. (2003). Use of club drugs by HIV-seropositive and HIV-seronegative gay and bisexual men. Top HIV Med, 11(1), 25 – 32.

Rosen, M. I., Pearsall, H. R., Woods, S. W., & Kosten, T. R. (1997). Effects of Gamma-Hydroxybutyric acid (GHB) in opioid-dependent patients. J Subst Abuse Treat, 14(2), 149 – 154.

Rosenbaum, C. D., Carreiro, S. P., & Babu, K. M. (2012). Here today, gone tomorrow ... and back again? A review of herbal Marijuana alternatives (K2, Spice), synthetic cathinones (Bath Salts), Kratom Salvia divinorum, Methoxetamine, and Piperazines. J Med Toxicol, 8 (1), 15 – 32.

Rosenberg, M. H., Deerfield, L. J., & Baruch, E. M. (2003). Two cases of severe gammahydroxybutyrate withdrawal delirium on a psychiatric unit: Recommendations for management. Am J Drug Alcohol Abuse, 29(2), 487 – 496.

Ross, E. A., Reisfield, G. M., Watson, M. C., Chronister, C. W., & Goldberger, B. A. (2012). Psychoactive "bath salts" intoxication with methylenedioxypyrovalerone. Am J Med, 125(9), 854 – 858.

Roth, R. H. (1970). Formation and regional distribution of gamma-hydroxybutyric acid in mammalian brain. Biochem Pharmacol, 19(12), 3013 – 3019.

Roussel, O., Perrin, M., Herard, P., Chevance, M., & Arpino, P. (2009). La 4-méthyléphédrone sera-t-elle une "Ecstasy" du XXIème siècle? ATA, 21(4), 169 – 177.

Saha, K., Partilla, J. S., Lehner, K. R., Seddik, A., Stockner, T., Holy, M., Baumann, M. H. (2015). "Second-Generation" mephedrone analogs, 4-MEC and 4-MePPP, differentially affect monoamine transporter function. Neuropsychopharmacology, 40(6), 1321 – 1331.

Scharf, M. B., Brown, D., Woods, M., Brown, L., & Hirschowitz, J. (1985). The effects and effectiveness of GHB in patients with narcolepsy. J Clin Psychiatry, 46(6), 222 – 225.

Schifano, F., Corkery, J. M., & Ghodse, A. H. (2012). Suspected and confirmed fatalities associated with mephedrone (4-methylmethcathinone, "meow meow") in the United Kingdom. J Clin Psychopharmacol, 32(5), 710 – 714.

Schneider, S., & Meys, F. (2011). Analysis of illicit cocaine and heroin samples seized in Luxembourg from 2005 – 2010. Forensic Sci Int, 212(1 – 3), 242 – 246.

Scrima, L., Hartman, P. G., Johnson, F. H. Jr., Thomas, E. E., & Hiller, F. C. (1990). The effects of gamma-hydroxybutyrate on the sleep of narcolepsy patients: A double-blind study. Sleep, 13(6), 479 – 490.

Semple, S. J., Patterson, T. L., & Grant, I. (2004). A comparison of injection and non-injection methamphetamine-using HIV positive men who have sex with men. Drug Alcohol Depend, 76(2), 203 – 212.

Sherpa, D., Paudel, B. M., Subedi, B. H., & Chow, R. D. (2015). Synthetic cannabinoids: The multi-organ failure and metabolic derangements associated with getting high. J Community Hosp Intern Med Perspect, 5(4). http://doi.org/10.3402/jchimp.v5.27540.

SimmLer, L. D., Rickli, A., Hoener, M. C., & Liechti, M. E. (2014). Monoamine transporter and receptor interaction profiles of a new series of designer cathinones. Neuropharmacology, 79, 152 – 160.

Sindicich, N., & Burns, L. (2012). Australian trends in ecstasy and related drug markets 2012: Findings from the Ecstasy and Related Drugs Reporting System (EDRS). Australian Drug rends Series No.100. National Drug and Alcohol Research Centre, University of New South Wales. Retrieved April 10, 2018, from https://ndarc.med.unsw.edu.au/sites/default/files/ndarc/resources/EDRS%202012%20national%20report%20FINAL.pdf.

Sindicich, N., Cassar, J., & Burns, L. (2011). National trends in ecstasy and related drug markets around Australia. Open Addict J, 4, 54. http://doi.org/10.2174/1874941001104010054.

Smith, K., & Flatley, J. (2011). Drug misuse declared: Findings from the 2010/2011 British crime survey England and Wales. London: Home Office.

Smith, S. W., & Garlich, F. M. (2013). Availability and supply of novel psychoactive substances. In P. I. Dargan & D. M. Wood (Eds.), Novel psychoactive substances: Classification, pharmacology and toxicology (pp. 55 – 86). Elsevier: Academic Press.

Smyth, B. P., Lyons, S., & Cullen, W. (2017). Decline in new psychoactive substance use disorders following legislation targeting headshops: Evidence from national addiction treatment data. Drug Alcohol Rev, 36(5), 609 – 617.

Spaderna, M., Addy, P. H., & D'Souza, D. C. (2013). Spicing thing up: Synthetic cannabinoids. Psychopharmacology, 228(4), 525 – 540.

Sporer, K. A., Chin, R. L., Dyer, J. E., & Lamb, R. (2003). Gamma-hydroxybutyrate serum levels and clinical syndrome after severe overdose. Ann Emerg Med, 42(1), 3 – 8.

Stanley, J. L., Mogford, D. V., Lawrence, R. J., & Lawrie, S. M. (2016). Use of novel psychoactive substances by inpatients on general adult psychiatric wards. BMJ Open, 6(5), e009430. http://doi.org/10.1136/bmjopen-2015-009430.

Stein, L. A., Lebeau, R., Clair, M., Martin, R., Bryant, M., Storti, S., & Monti, P. (2011). A webbased study of Gamma-Hydroxybutyrate (GHB): Patterns, experiences, and functions of use. Am J Addict, 20(1), 30 – 39.

Stogner, J. M. (2015). Predictions instead of panics: The framework and utility of systematic forecasting of novel psychoactive drug trends. Am J Drug Alcohol Abuse, 41(6), 519 – 526.

Sumnall, H. R., Woolfall, K., Edwards, S., Cole, J. C., & Beynon, C. M. (2008). Use, function, and subjective experiences of Gamma-Hydroxybutyrate (GHB). Drug Alcohol Depend, 92(1 – 3), 286 – 290.

Teasdale, G., & Jennett, B. (1974). Assessment of coma and impaired consciousness: A practical scale. Lancet, 2(7872), 81 – 84.

Tunnicliff, G. (1992). Significance of gamma-hydroxybutyric acid in the brain. Gen Pharmacol, 23(6), 1027 – 1034.

Tyndall, M. W., Currie, S., Spittal, P., Li, K., Wood, E., O'Shaughnessy, M. V., & Schechter, M. T. (2003). Intensive injection cocaine use as the primary risk factor in the Vancouver HIV-1 epidemic. AIDS, 17(6), 887 – 893.

Van Cauter, E., Plat, L., Scharf, M. B., Leproult, R., Cespedes, S., L'Hermite-Balériaux, M., & Copinschi, G. (1997). Simultaneous stimulation of slow-wave sleep and growth hormone secretion by gamma-hydroxybutyrate in normal young Men. J Clin Invest, 100(3), 745 – 753.

Vandrey, R., Dunn, K. E., Fry, J. A., & Girling, E. R. (2012). A survey study to characterize use of spice products (synthetic cannabinoids). Drug Alcohol Depend, 120(1 – 3), 238 – 241.

Van Hout, M. C., & Bingham, T. (2012). "A costly turn on": Patterns of use and perceived consequences of mephedrone based head shop products amongst Irish injectors. The Int J Drug Policy, 23(3), 188 – 197.

Watterson, L. R., Hood, L., Sewalia, K., Tomek, S. E., Yahn, S., Johnson, C. T., Olive, M. F. (2012). The reinforcing and rewarding effects of methylone, a synthetic cathinone commonly found in "Bath Salts". J Addict Res Ther, (Suppl 9): 002. doi: 10.4172/2155 - 6105.S9 - 002.

Weinstein, A. M., Rosca, P., Fattore, L., & London, E. D. (2017). Synthetic cathinone and cannabinoid designer drugs pose a major risk for public health. Front Psychiatry, 8, 156. http://doi.org/10.3389/fpsyt.2017.00156.

White, B., Day, C., Degenhardt, L., Kinner, S., Fry, C., Bruno, R., & Johnston, J. (2006). Prevalence of injecting drug use and associated risk behavior among regular ecstasy users in Australia. Drug Alcohol Depend, 83(3), 210 - 217.

WHO. (2006). Pre-review of Gamma-Hydroxybutyric acid (GHB). Retrieved April 11, 2018, from www.who.int/medicines/areas/quality_safety/5 GHBPreReview.pdf.

Wiley, J. L., Compton, D. R., Dai, D., Lainton, J. A., Phillips, M., Huffman, J. W., & Martin, B. R. (1998). Structure-activity relationships of indole- and pyrrole-derived cannabinoids. J Pharmacol Exp Ther, 285(3), 995 - 1004.

Winstock, A. R., & Barratt, M. J. (2013). Synthetic cannabis: A comparison of patterns of use and effect profile with natural cannabis in a large global sample. Drug Alcohol Depend, 131(1 - 2), 106 - 111.

Winstock, A. R., & Marsden, J. (2010). Mephedrone: Assessment of health risks and harms. European monitoring centre for drugs and drug addiction: Risk assessment report of a new psychoactive substance: 4-methylmethcathinone (mephedrone). Lisbon: EMCDDA.

Winstock, A. R., Marsden, J., & Mitcheson, L. (2010). What should be done about mephedrone? BMJ, 340, c1605. doi: 10.1136/bmj.c1605.

Winstock, A. R., & Mitcheson, L. (2010). The annual Mixmag drugs survey 2010. Retrieved September 4, 2017, from www.menincarter.net/mixmag/.

Winstock, A. R., Mitcheson, L., Deluca, P., Davey, Z., Corazza, O., & Schifano, F. (2011a). Mephedrone, new kid for the chop? Addiction, 106(1), 154 - 161.

Winstock, A. R., Mitcheson, L., Ramsey, J., Davies, S., Puchnarewicz, M., & Marsden, J. (2011b). Mephedrone: Use, subjective effects and health risks. Addiction, 106(11), 1991 - 1996.

Winstock, A., Barratt, M., Ferris, J., & Maier, L. (2017). Global Drug Survey Runs the World's Largest Drug Survey, 1 - 121.

Wisselink, D. J., Kuijpers, W. G. T., & Mol, A. (2013). Landelijk Alcohol en Drugs Informatiesysteem (LADIS). Kerncijfers Verslavingszorg 2012. Retrieved September 5, 2017, from www.sivz. nl/File/Kerncijfers%20Verslavingszorg%202012.pdf.

Wood, D. M., Greene, S. L., & Dargan, P. I. (2011). Clinical pattern of toxicity associated with the novel synthetic cathinone mephedrone. Emerg Med J, 28(4), 280 - 282.

Wood, D. M., Measham, F., & Dargan, P. I. (2012). "Our favourite drug": Prevalence of use and preference for mephedrone in the London night-time economy 1 year after control. Journal of Substance Use, 17(2), 91 - 97.

Wyman, J. F., Lavins, E. S., Engelhart, D., Armstrong, E. J., Snell, K. D., Boggs, P. D., ... Miller, F. P. (2013). Postmortem tissue distribution of MDPV following lethal intoxication by "bath salts". J Anal Toxicol, 37(3), 182 - 185.

Xie, X., & Smart, T. G. (1992). Gamma-hydroxybutyrate hyperpolarizes hippocampal neurones by activating GABAB receptors. Eur J Pharmacol, 212(2 – 3), 291 – 294.

Yazar-Klosinski, B. B., & Mithoefer, M. C. (2017). Potential psychiatric uses for MDMA. Clin Pharmacol Ther, 101, 194 – 196.

Zaami, S., Giorgetti, R., Pichini, S., Pantano, F., Marinelli, E., & Busardò, F. P. (2018). Synthetic cathinones related fatalities：An update. Eur Rev Med Pharmacol Sci, 22(1), 268 – 274.

Zawilska, J. B. (2014). Mephedrone and other cathinones. Curr Opin Psychiatry, 27(4), 256 – 262.

Zawilska, J. B. (2017). An expanding world of novel psychoactive substances：Opioids. Front Psychiatry, 8, 110. http：//doi.org/10.3389/fpsyt.2017.00110.

Zweben, J. E., Cohen, J. B., Christian, D., Galloway, G. P., Salinardi, M., Parent, D., Iguchi, M., & Methamphetamine Treatment Project. (2004). Psychiatric symptoms in methamphetamine users. Am J Addict, 13(2), 181 – 190.

第四章
英国监狱中的 NPS 危机

Shanna Marrinan, *Giuseppe Bersani*, *and Ornella Corazza*

引言

在英国,监狱中使用 NPS 已成为"目前从囚犯健康角度来看,面临的最大问题"(UK, CSJ, 2015)。由于最近自残事件、囚犯之间的攻击以及与使用 NPS 后袭击工作人员的案件数量急剧增加,与囚犯一起工作的专业人员面临着越来越大的挑战(Ralphs, Williams, Askew, & Norton, 2017; Blackman & Bradley, 2017)。2018 年,英格兰和威尔士报告了超过 44 000 起监狱自残案件,在截至 2018 年底的 12 个月里,这一数字创下了历史新高,同比大幅增长(Ministry of Justice, 2018)。在被警方拘留的人中,16% 的人表示有自杀念头,该群体中有 86% 的人陈述有自残或企图自杀的经历(Forrester et al., 2016)。监狱中工作人员被攻击次数急剧增加也与 NPS 的蔓延有关,发生攻击事件已接近 8 500 起,比上一年增加了 23%。囚犯之间的袭击也在继续增加,在截至 2017 年底的 12 个月内达到创纪录的 29 485 起事件(Ministry of Justice, 2018)。在截至 2016 年的三年中,共有 79 人死亡和 2 起凶杀案与 NPS 使用明确相关(Newcomen, 2016a)。

到目前为止,监狱中最常用的 NPS 是合成大麻素再摄取抑制剂(SCRAs)。英国国家医疗服务体系(NHS)委托的一份报告(2016 年 5 月)发现,三分之一的囚犯在上个月使用过 SCRAs,使用水平是 2014 年的三倍(User Voice, 2016),SCRAs 会导致严重的急性精神疾病、思维障碍、知觉障碍、激动和攻击性(Shafi, Gallagher, Stewart, Martinotti, & Corazza, 2017)。曼彻斯特城市大学的一项研究估计,经常使用 NPS 的人数还会很高,占囚犯的"60%~90%"(Ralph et al., 2017; CSJ report, 2015)。越来越多的经验性实例已经反映出在这种环境中的工作人员为满足这种前所未有的现象所带来的日益增长的需求所付出的努力（PHE，2015；Ralphs et al.，2017；Blackman & Bradley，2017）。这些物质在监狱中一直是被禁止的——2016 年 5 月通过的《精神活性物质法案》（*Psychoactive substances Bill*）限制了它们的广泛销售，但记录显示监狱环境中对它们的供应几乎没有或没有任何影响。2015 年底，监狱监察局将合成大麻素视为“对监狱系统安全和安保的最严重威胁”（HM Inspectorate of Prisons，2015）。CSJ 报告中一名监狱主管（2015）以类似的语气将 NPS 描述为“从因犯健康的角度来看，这确实是我们目前面临的最大问题”。

SCRAs 在监狱中流行的主要原因是由于其他毒品的严格控制以及其在进行尿液强制性药物检验时很难被检测出来（User Voice，2016；CSJ report，2015；UNODC，2017；Kalk，Boyd，Strang，& Finch，2016；Wish，Billing，& Artigiani，2015）。1996 年在监狱中引入了常规药物检测，内政部早在 2005 年一份题为《监狱强制毒品检测的影响》的报告中承认了这一做法的第一个影响，即大麻使用下降（检测窗口变长），毒品代谢速度也加快了，例如海洛因开始在监狱中流行起来。因此，可预见的是 SCRAs 引入市场会产生有害影响。用于尿液检测的气相色谱质谱技术在技术上能够检测任何物质的代谢物，现在一些检测机构也可提供 NPS 检测。然而，合成大麻素出售的产品成分可变，且纳入标准的商业检测模式很有限，这就意味着这些物质在很大程度上逃避了检测（Marrinan et al.，2017）。

由于小剂量 SCRAs 的活性仍很强，因此它们也很容易隐藏在体腔和衣服中输入监狱。除了将毒品带入监狱的既定模式外，有时还会将这种无色液体喷洒在寄给因犯的信件上，因犯将其撕成小方块并与烟草一起吸入（Ford and Berg，2018）。目前已经对信件中含有的 NPS 进行了分析确认，例如哌醋甲酯、甲硫丙胺和甲氧苯尼定、镇静剂依替唑仑和第三代合成大麻素 5F‐AKB‐48、AB-FUBINACA、MDMB-CHMICA（Ford & Berg，2018），这些物质不易被嗅探犬、搜身或对送入物品的目视检查检测到（CSJ report，2015；UNODC，2017；Kalk et al.，2016）。

也有越来越多的报道称，因犯在监狱执行召回制度下，故意被逮捕并重新关押，因为他们可以在此过程中通过携带 SCRAs 赚很多钱（Ralphs et al.，2017）。英国政府正在努力提高对来访者和每年一万名离开和再次进入监狱的因犯藏匿毒品的检测能力，包括额外训练嗅探犬，但由于嗅探成分不断变化，这一工作变得十分困难(Reform, 2016)。

　　总体而言,扩大监狱戒毒服务是一项全球公共卫生和人权挑战,这在其他地方也在扩大,包括低收入和中等收入国家(Mundt, Baranyi, Gabrysch, & Fazel, 2018)。然而,迄今为止,关于监狱 NPS 的数据似乎主要限于英国。例如,对意大利监狱的初步调查显示,虽然存在许多关于“传统”滥用物质(海洛因、可卡因、大麻等)传播的统计报告,但关于新型天然或合成化合物的消费信息非常少(Bersani, De Luca, & Robiony, 2017)。当前有传闻报道,为寻求 NPS 的类似效果,存在不恰当地使用为临床适应证(主要是失眠或其他睡眠障碍)所开的精神药物的现象。镇静剂(如唑吡坦)和具有睡眠诱导特性的抗精神病药(如喹硫平)由囚犯秘密储存并在热水中融化,产生的蒸汽通过手工制作的吸管吸入。这种状况下的消费情况由使用者单独和分组报告,预期效果是深度放松和意识降低,伴有轻度欣快情绪反应,持续时间很短,通常不超过几个小时。关于这种消费类型的数据很少,报告来自不同的监狱,因此可以假设这是一种潜在的但具有特征的使用模式(Bersani et al., 2017)。目前没有关于这方面的官方信息,对它的了解主要来自囚犯向医生或其他工作人员提供的机密报告,以及囚犯在获释后提供的报告。然而,稀少的数据与这种消费模式的广泛传播是一起存在的,这种广泛传播可能还与为了临床适应证而开的其他药物有关。这种行为的非法性质,以及对工作人员人身安全的影响,至少部分地证明了对这一现象的了解非常少。

使用动机

　　在监狱中使用 NPS 往往是对个人自由受到严格限制的新制度的一种回应,这种新制度使得激励、自我完善、个人实现和有意义人际交往机会受到限制。可以说,监狱环境让他们使用毒品成为一种逃避现实的方式和暂时快乐的来源(Public Health England, 2015;User Voice, 2016)。在入狱前使用毒品的比率相对较高(根据监狱改革信托基金的报告,64% 的人在被捕前一个月使用过非法药物)。监狱条件和在这种封闭环境中运行的新的社会规范也被证明是囚犯中普遍使用 NPS 的助推剂(O'Hagan & Hardwick, 2017)。监狱系统的资金大幅削减导致工作人员减少,这给囚犯和工作人员带来压力。囚犯在户外度过的时间减少了,暂时离开监狱的机会减少了,教育或自我提升的机会也减少了,这可能为 NPS 的使用创造了条件(User Voice, 2016)。

有证据表明,监狱环境中的 SCRAs 使用者可能特别重视 SCRAs 攻击性的影响(PHE, 2015；User Voice)。一篇名为 *Spice: The Bird Killer* 的报告称,这种药物能让时间过得更快(消磨时光,"Bird"是指因犯服刑的时间)。除了因其具有缓解无聊的效果而受到欢迎外,其他常见的使用原因是取代另一种(较难获得的)毒品,且以自我用药、应对策略和享受为目的(User Voice, 2016；Ralph et al., 2017)。与其他麻醉品相比,新精神活性物质也相对便宜(UNODC, 2017；Corazza & Roman-Urrestarazu, 2017),但与其他毒品相比,其毒性水平要高得多(King, 2018)。

表 4.1　遴选出的监狱使用者对 NPS 的评论(User Voice, 2016)

"如果没有'合成大麻素',人们会用其他东西来让他们度过刑期。"

"如果他们确实阻止了这件事,那将是另外的情况。因为因犯难以应对监狱环境。"

"供应链,他们无法打破,因为有工作人员把它带进来。当这成为现实时,你就会知道解决这个问题是非常困难的。"

"我的经验是,'合成大麻素'比海洛因更危险。"

"人们欠债太多,以至于他们把自己关在监狱里,试图躲避债务和暴力。他们试图把自己送到另一所监狱,以摆脱债务,因为债务太糟糕了。"

"这是为了娱乐,能让人高兴。"

"为换一晚上吸食的毒品,就抵掉他们所有的食堂费用;陷入债务,使自己生病,身体上,精神上,破坏他们的健康,因负债而被欺负……从其他因犯的牢房里偷窃来偿还他们的债务,或者购买更多的毒品。"

"一个月内就有 57 辆救护车来到这。"

自残、自杀和其他不良后果

几份报告估计,与刑事司法系统接触的人群精神疾病患病率惊人地高于一般人群,药物依赖也是如此(根据英国公共卫生署 2016 年的数据,二者相比是 45% 比 5.2%)。人们认为,使用 SCRAs 会加剧甚至引发精神疾病(Newcomen, 2016a)。用户电话语音调查研究中 60% 的参与者(2016)表示,他们遭受过与心理健康有关的 SCRAs 的副作用,包括精神病症状、偏执、焦虑、幻觉、抑郁、自残和自杀。尽管对这种现象的研究仍然很少,但英格兰和威尔士监狱总督察称 NPS 是导致因犯自残和自杀、心理健康问题和缺乏有目的的活动的主要因素之一(HM Chief Inspector of Prisons, 2017)。

大量或经常使用合成大麻素会引起行为的彻底改变,有时很难将其确定为 NPS 中毒的结果。监狱监察员解释说:"我们已经看到过很多使用 NPS 的囚犯表现出暴力或攻击行为的案例,但这并不常见。很难解释这种行为是否由 NPS

导致,是否存在其他问题,例如心理健康问题,或者囚犯是否故意表现不佳”(Newcomen,2016b)。由于 SCRAs 的一些负面影响包括攻击性和精神疾病(Shafi et al.,2017),因此,NPS 对可观察行为的作用被认为影响了精神健康评估,并且可能导致无法准确诊断和治疗(Newcomen,2016a)。SCRAs 与一些处方药(包括一些抗精神病药物)之间的负面相互作用所产生的并发症使得管理已有精神健康状况极其困难。监狱内的服务无法应对由此产生的需求,这意味着使用者和非使用者往往无法获得适当的服务——除了这种现象引起的需求突然增加而导致服务过度之外,那些不相关条件的人可能得不到他们应得的医疗护理或咨询支持,因为无法确定他们的症状表现是由药物(副作用)引起还是其他原因造成的。

在可能与既存精神障碍共病方面,数据是非官方的且很少,大部分是小群体或传闻。然而,他们以一种足够一致的方式表明,越来越多的人观察到的边缘性人格障碍、情绪障碍和双相谱系障碍行为可能是使用 SCRA 的精神病理结果。这类障碍的基本心理特征之间的潜在相互作用及由药物引起的情绪和行为改变特性变得复杂。这些物质本身在临床表现上就很不相同,因此,每个病例都应考虑其临床的独特性。

囚犯的身体健康也会受到损害(Fazel,Yoon,& Hayes,2017;Sheikh et al.,2014;Tait et al.,2016)。例如,合成大麻素缉获量从 2010 年的 15 起增加到 2014 年的 737 起,据监狱和缓刑监察员在 2016 年 9 月的演讲中称,在 2013 年 6 月至 2016 年 1 月期间,有 58 人在羁押期间的死亡与 NPS(Newcomen,2016a)有关。英国监狱督察署(2015)报告称,在监狱中呼叫救护车的情况大幅增加,从 2011 年的 14 475 次增加到 2015 年的 22 055 次。虽然 NPS 的消耗并不总是与这些急救联系在一起,但对“不适、昏厥和其他不良症状的囚犯”的紧急呼叫的绝对数量导致“多个机构的囚犯和工作人员使用‘mambulance’一词来指代专门为处理使用‘Mamba’(一种 NPS)的人而呼叫的救护车”(HMIP,2015)。用户语音调查报告中的典型受访者回应说:“有一天,17 辆救护车在这里接到了蓝色警报”;“一个月内有 57 辆救护车来到了这个分部”(User Voice,2016)。大量服用成分未知或不为人知的物质,本身就是一种自我伤害。

据报道,这种危险行为与欺凌之间的联系越来越紧密。Volteface 在一篇标题为《高风险:对英国监狱毒品危机的调查》的政策评论中指责 SCRAs 使用的“急速上升”造成了一系列危害,包括虐待那些欠下毒品债务的身体脆弱的囚犯,以及故意给他人注射过量毒品而取乐等行为。那些产生依赖性的人可能会被操纵,以损害自己尊严的方式行事,并招致狱友的迫害。此外,囚犯可能会发现自己处于无行为能力状态,这会使他们成为被欺凌和羞辱的对象。为了"小白鼠"测试和娱乐目的,囚犯被"注射"了一些药物(Newcomen, 2016a; Ralph et al., 2017; User Voice, 2016)。囚犯经常把他们的伙食费都花在 NPS 上,这让他们面临因为贫困而犯罪的风险。服刑人员的家人也受到影响,伴侣被迫提供资金购买 NPS 或将毒品带入监狱。对于某些人来说,他们面临着代替囚犯从事非法或有害活动以获取资金/药物的压力,而这些囚犯又可能受到其他囚犯的胁迫(User Voice, 2016)。

监狱工作人员、巡逻人员和卫生专业人员面临的挑战

NPS 的传播也对监狱工作人员和与他们一起工作的其他专业人员构成严重威胁,他们在动荡的环境和紧急情况下难以保持镇定,而他们往往缺乏足够的 NPS 方面的专业知识培训(De Luca、Shafi and Corazza, 2017; PHE, 2015;刑事司法联合检查,2017 年 11 月;Wood et al., 2016)。

当急性中毒事件发生时,囚犯不愿意提醒工作人员,担心遭到报复。工作人员缺乏相关培训,加上习惯使用惩罚性方法,导致处理 NPS 引起的危害的效率低下。令人担忧的是,来自用户电话语音调查研究(2016)的重点小组参与者报告说,其他医疗事件(例如癫痫发作)有时会被错误地归因于 NPS 的使用,导致后续处理不当。

在这种环境下工作的专业人士发现,面对越来越多的人身威胁,他们越来越难以履行自己的职责。他们面临着越来越多的任务负担,包括通过持续搜索和不断监视以提高警惕,另外一些具有挑战性的行为如愈加频繁的身体约束,这给监狱制度和日常工作及工作人员带来了巨大压力(PHE, 2015)。吸食者变得更有攻击性,更不可预测,而这些毒品的供应会产生进一步的暴力,其中盗窃和债务是司空见惯的。随着合成大麻素的使用增加,监狱中涉及其他囚犯和工作人员的暴力事件也不断增加(House of Commons Justice Committee report on prison safety, 2016)。司法部(2018)记录的囚犯袭击囚犯事件与前一年相比增加了9%,其中两起凶杀案明确与 NPS 使用相关(Newcomen, 2016a)。正如监狱长协会官员 John Attard 公开评论的那样:"在我为监狱服务机构(现称为国家罪犯管理服务机构)工作的 29 年中,我看到了很多事情,从真正令人惊叹的同情行为到

极端暴力行为。但我在过去四年中看到的暴力行为是我见过的最严重的"——他将这种衰退直接归因于"合成毒品"等因素(Attard, 2016)。由于对这些物质的精神药理作用缺乏了解,监狱工作人员在应对这种增加的暴力或医疗事件所承受的压力会加剧。迄今为止,国家精神药物管理局几乎没有关于 NPS 的临床指导。为应对如此戏剧性和前所未有的情况,英格兰公共卫生局于 2015 年制作了一个工具包来解决这一知识差距。尽管 Mdege 及其同事基于 NPS 的公共卫生方法提出了建议的使用概念框架(Mdege et al., 2017),但 Meader、Mdege 和 McCambridge(2018)以及 Ralphs 和 Gray 在 2017 年指出仍然缺乏关于风险因素、危害和干预措施的经验证据。

新精神活性物质法案为监狱人数增加创造了可能性,因为它对与 NPS 相关的一些罪行实施了严厉的刑事处罚。例如,为几个朋友购买 NPS 的个人可能会被判处最高七年的监禁(Reuter & Pardo, 2016)。事实上,NPS 的使用率在监狱中仍然最高,监狱一直是表面上最"安全"的非法使用 NPS 场所,这一事实也反映出仅靠禁令根本不起作用。

在英国,管理监狱 NPS 危机的方法是相互冲突的。大法官兼司法国务大臣 Elizabeth Truss 于 2016 年 11 月告诉议会,在监狱中实施的用于检测"辣妹"和"黑曼巴"等 NPS 新方法是"游戏规则的改变者"(Hansard, 2016)。还有许多人认为,减少甚至取消监狱毒品检测,将会降低人们寻求更新的、可能更危险的替代品的欲望(Volteface, 2016)。目前的证据表明,避免在强制性药物检测中被发现是促使 NPS 在监狱中使用的主要动机,在用户语音调查研究(2016)中,69%的使用者将其列为主要动机。《为粥添加香料》(*Adding Spice to the Porridge*)(https://doi.org/10.1016/j.drugpo.2016.10.003)也许是对监狱中使用 NPS 问题最全面的概述,该研究认为:

旨在减少伤害和改善囚犯福祉而对囚犯进行毒品检测的政策显然失败了。另一种可供选择的替代解决方案,也是我们能够掌握的方案是至少在被拘留者中取消用于大麻检测的强制性药物检测规定(MDTs)(译者注:MDTs:mandatory drug tests)。(Ralphs et al., 2017)

在国际上,Nolan、Allen、Kunins 和 Paone(2016)的一项研究认为,将大麻从药物筛选中去除可以减少与合成大麻素相关的"不断升级"的危害。另一种选择是增加生活污水检测,从而监测监狱内的整体使用水平,而不是针对监狱中的特定人员进行检测(Néfau, Sannier, Hubert, Karolak, & Leví, 2017)。强制性药物检测使目前的方法绝大多数集中在个人身上,数据是零星的,不能告诉我们使用的总体模式或危害模式。其他数据来源,包括定期匿名复查,可用于了解社区一级的毒品使用趋势,从政策规划和政策执行的角度来看,这将更为有用。

　　这样就可以把重点放在循证公共卫生干预措施上,而不是目前采用的"制裁"重点,即一旦发现囚犯使用毒品,囚犯就会失去特殊待遇。监狱人员参与制定和提供应对这种危害的新方法被认为是至关重要的——那些在监狱环境中使用 NPS 的个人经验是了解使用 NPS 的风险因素和根本原因以及阻止 NPS 使用动机的宝贵资源。因此,在这一进程中应优先考虑监狱人员提供的信息。

结论

　　从公共卫生角度来看,监狱中 NPS 的急剧扩散及其造成的危害为采取新的干预形式提供了机会,衡量干预是否成功的主要标准不是毒品的使用数量,而是这种使用产生的(所有类型的)伤害发生率。任何行动方案的首要目标都应是努力保护监狱中的囚犯以及为他们工作的专业人员,而不是将行动局限于发现毒品使用和减少供应。如前所述,应更加强调在这种限制条件下的毒品预防和其他教育方案的实施(Marrinan,Negri,Coloccini,& Corazza,2018)。有趣的是,监狱记录显示,周末发生的紧急事件呈指数级增长,这可能是因为周末囚犯的教育和监狱工作活动较少(Ralph et al.,2017),由于无事可做,SCRAs 的使用增加,这为以下理论提供了支持:监狱内真实的、内在激励的教育机会应该是多学科方法的一个分支,旨在管理 NPS 和减少监狱中囚犯的不良心理健康、自残和攻击现象。此外,也应该对英国以外的这一现象给予更多的关注,在那里人们对这一现象知之甚少,我们应该鼓励联合协作,为紧急和急需的政策和监管应对提供信息。

参考文献

Advisory Council on the Misuse of Drugs(ACMD).(2015a). Letter to the home secretary:Psychoactive substances bill. [cited 22 September 2015]. Retrieved April 2, 2018, from www.gov.uk/government/publications/acmd-letter-to-the-home-secretary- psychoactive-substances-bill-13-july-2015.

Advisory Council on the Misuse of Drugs(ACMD).(2015b). ACMD report on definitions for the psychoactive substances bill [internet]. [cited September 2015]. Retrieved April 27, 2018, from www.gov.uk/government/publications/acmd-report-on-definitions-for-the- psychoactive-substances-bill.

Attard, J. (2016, December 3). Prison violence is the worst I have seen in my 30-year career public letter. Guardian. Retrieved April 27, 2018, from www. theguardian. com/public-leadersnetwork/2016/dec/03/prison-violence-cuts-overcrowding-governors-liz-truss.

Bersani, G., De Luca, I., & Robiony, M. (2017). Use of NPS in prison settings in Italy. Research and Advances in Psychiatry, 4(2), 27 – 28.

Blackman, S., & Bradley, R. (2017). From niche to stigma—headshops to prison: Exploring the rise and fall of synthetic cannabinoid use amongst young adults. The International Journal of Drug Policy, 40, 70 – 77. doi: 10.1016/j.drugpo.2016.10.015.

Centre for Social Justice (CSJ). (2015). Drugs in prison. CSJ Report. Retrieved April 16, 2018, from www.centreforsocialjustice.org.uk/core/ wp-content/uploads/2016/08/CSJJ3090_Drugs_in_Prison.pdf.

Corazza, O., & Roman-Urrestarazu, A. (Eds.). (2017). Novel psychoactive substances: Policy, economics and drug regulation. Berlin: Springer.

Criminal Justice Joint Inspection. (2017). New Psychoactive Substances: The response by probation and substance misuse services in the community in England. https://www. justiceinspectorates.gov.uk/cjji/wp-content/uploads/sites/2/2017/11/New-Psychoactive-Substances-report.pdf.

De Luca, I., Shafi, A., & Corazza, O. (2017, Springer). Novel psychoactive substances in prison: Current challenges and future perspectives. Quality Network Newsletter for Prison Mental Health Services, 3.

Dines, A. M., Wood, D. M., Yates, C., Heyerdahl, F., Hovda, K. E., Giraudon, I., Dargan, P (2015, November). Acute recreational drug and new psychoactive substance toxicity in Europe: 12 months data collection from the European Drug Emergencies Network (Euro-DEN). Euro-DEN research group. Clin Toxicol (Phila), 53(9), 893 – 900. doi: 10.3109/15563650.2015.1088157.

Eastwood, N., Fox, E., & Rosmarin, A. (2016). A quiet revolution: Drug decriminalisation across the globe. 2016 Release. (Third Sector policy document).

European Monitoring Centre for Drugs and Drug Addiction (EMCDDA). European drug report 2013: Trends and developments. Retrieved April 10, 2018, from www. emcdda. europa. eu/publications/edr/trends- developments/2013.

Fazel, S., Yoon, I. A., & Hayes, A. J. (2017). Substance use disorders in prisoners: An updated systematic review and meta-regression analysis in recently incarcerated men and women. Addiction, 112(10), 1725 – 1739.

Ford, L. T., & Berg, J. D. (2018, January 1). Analytical evidence to show letters impregnated with novel psychoactive substances are a means of getting drugs to inmates within the UK prison service. Ann Clin Biochem. doi: 10.1177/0004563218767462.

Forrester, A., Valmaggia, L. & Taylor, P. J. (2016). Healthcare services in police custody in England and Wales. BMJ, 353. doi: https://doi.org/10.1136/bmj.i1994.

Gale, D. (2016, June 7). Legal highs ban will fail to eradicate spice, warns government adviser. The Guardian. Retrieved April 27, 2018, from www. theguardian. com/society/2016/jun/07/legal-highs-ban-fail-eradicate-spice-warns-government-adviser.

Global Drugs Survey (GDS). GDS 2016 report. Retrieved March 12, 2018, from www.

globaldrugsurvey.com/past-findings/the-global-drug-survey-2016-findings/.

Godlee, F., & Hurley, R. (2016). The war on drugs has failed: Doctors should lead calls for drug policy reform. BMJ, 355. doi: 10.1136/bmj.i6067.

Griffiths, P., Evans-Brown, M., & Sedefov, R. (2013). Getting up to speed with the public health and regulatory challenges posed by new psychoactive substances in the information age. Addiction, 108, 1700－1703.

Hansard. (2016, November 3). House of commons: Prison safety and reform (Vol. 616). Elizabeth Truss. Retrieved April 28, 2018, from https://hansard. parliament. uk/commons/2016-11-03/debates/DE8B3392-280F-4512-93FF-6F82699383BB/PrisonSafetyAndReform28.

HM Government & Drug Strategy 2010. (May 2012). Reducing demand, restricting supply, building recovery: Supporting people to live a drug free life. Annual Review. Retrieved April 27, 2018, from https://assets. publishing. service. gov. uk/ government/uploads/system/uploads/attachment_data/file/118345/drug-strategy2010-review-may2012.pdf.

HM Inspectorate of Prisons. (2015, December). Changing patterns of substance misuse in adult prisons and service responses: A thematic review. Retrieved April 27, 2018, from www. justiceinspectorates. gov. uk/hmiprisons/ inspections/changing-patterns-of-substancemisuse-in-adult-prisons-and-service-responses/.

HM Inspectorate of Prisons. HM chief inspector of prisons for England and Wales annual report 2014－15. Retrieved from www. gov. uk/government/uploads/system/ uploads/attachment_data/file/444785/hmip-2014-15.pdf.

HM Chief Inspector of Prisons for England and Wales. (2017). Annual Report 2016－17. Retrieved July from https://www. justiceinspectorates. gov. uk/ hmiprisons/wp-content/uploads/sites/4/2017/07/HMIP-AR_2016-17_CONTENT_11-07-17-WEB.pdf.

Home Office. (2005, March). The impact of mandatory drug testing in prisons. Retrieved April 27, 2018, Research Development and Statistics Directorate. Retrieved from www.dldocs.stir.ac. uk/documents/rdsolr0305.pdf.

Home Office. (2015, February). Drug strategy annual review 2014－2015 "A Balanced Approach" third annual review. Assets Publishing Service House of Commons Justice Committee. (2016, May 16). Prison safety, sixth report of session 2015－16.

Kalk, N., Boyd, A., Strang, J., & Finch, E. (2016). Spice and all things nasty: The challenge of synthetic cannabinoids. BMJ, 355. doi: 10.1136/bmj.i5639.

King, L. A., Corkery, J. M. (2018, February 1). An index of fatal toxicity for new psychoactive substances. J Psychopharmacol, 269881118754709. doi: 10. 1177/0269881118754709. [Epub ahead of print].

Marrinan, S., Negri, A., Coloccini, S., & Corazza, O. (2018, April 12). Tackling the use of Novel Psychoactive Substances (NPS) in prisons through education engagement. Abstract/Presentation at the Prisoners' Education Trust Academic Symposium 2018, London.

Marrinan, S., Roman-Urrestarazu, A., Naughton, D., Levari, E., Collins. J., Chilcott, R., Corazza, O. (2017, May). Hair analysis for the detection of drug use-is there potential for evasion? Human Psychopharmacology: Clinical and Experimental, 32(3). doi: 10.1002/hup. 2587. Epub 2017 May 31.

Mdege, N. D, Meader, N., Lloyd, C., Parrott, S., McCambridge, J. (2017). The Novel

Psychoactive Substances in the UK Project: Empirical and conceptual review work to produce research recommendations. Southampton (UK): NIHR Journals Library; 2017 June. Public Health Research.

Meader, N., Mdege, N., & McCambridge, J. (2018, February 2). The public health evidence-base on novel psychoactive substance use: Scoping review with narrative synthesis of selected bodies of evidence. J Public Health (Oxf). doi: 10.1093/pubmed/fdy016. Epub ahead of print.

Ministry of Justice. (2018, January 25). Safety in custody statistics, England and Wales: Deaths in prison custody to December 2017 assaults and self-harm to September 2017. National Statistics, www.gov.uk.

Mundt, A. P., Baranyi, G., Gabrysch, E., & Fazel, S. (2018). Substance use during imprisonment in low- and middle-income countries epidemiologic reviews. Retrieved April 12, 2018, from https://doi.org/10.1093/epirev/mxx016.

Néfau, T., Sannier, O., Hubert, C., Karolak, S., & Leví, Y. (2017, March). Analysis of drugs in sewage: An approach to assess substance use, applied to a prison setting. Saint-Denis. Retrieved April 27, 2018, from https://en.ofdt.fr/BDD/ publications/docs/eisatnx3.pdf.

Newcomen, N. (2016a, September 23). Prisons and probation Ombudsman Nigel Newcomen's speech to the NOMS learning day on New Psychoactive Substances (NPS). Prison and Probation Ombudsman Independent Investigations. HowardLeague.org.

Newcomen, N. (2016b, November 28). The role of NPS in deaths in custody. Royal College of Psychiatrists' Quality Network for Prison Mental Health Services-Managing Dual Diagnosis and New Psychoactive Substances in Prisons Event. Royal College of Psychiatrists.

Nolan, M., Allen, B., Kunins, H., & Paone, H. (2016). A public health approach to increased synthetic cannabinoid-related morbidity among New York City residents, 2014 – 2015. International Journal of Drug Policy, 34, 101 – 103.

O'Hagan, A., & Hardwick, R. (2017). Behind bars: The truth about drugs in prisons. Forensic Research and Criminology Journal, 5(3) . Public Health England (PHE). (2015). New Psychoactive Substances (NPS) in prisons: A toolkit for prison staff. Retrieved April 27, 2018, from https://assets. publishing. service. gov. uk/government/ uploads/system/uploads/ attachment_data/file/669541/9011-phe-nps-toolkit-update-final.pdf.

Ralphs, R., & Gray, P. (2017). New psychoactive substances: New service provider challenges. Drugs: Education, Prevention and Policy, 25(4), 301 – 312. doi: 10.1080/09687637.2017. 1417352.

Ralphs, R., Williams, L., Askew, R., & Norton, A. (2017). Adding spice to the porridge: The development of a synthetic cannabinoid market in an English prison. International Journal of Drug Policy, 40, 57 – 69.

Reform. (2016). New psychoactive substances: A case for integration between health and criminal justice services. Report. Retrieved April 27, 2018, from www.reform.uk/ publication/ newpsychoactive-substances-a-case-for-integration-between-health-and-criminal-justice-services/.

Reuter, P., Pardo, B. (2016). Can new psychoactive substances be regulated effectively? An assessment of the British Psychoactive Substances Bill: Can new psychoactive substances be regulated effectively? May 2016 Addiction, 111(1) DOI: 10.1111/add.13439.

Schifano, F. (2015). Novel Psychoactive Substances (NPS): Clinical and pharmacological issues. Drugs and Alcohol Today, 15(1), 21 – 27.

Shafi, A., Gallagher, P., Stewart, N., Martinotti, G., & Corazza, O. (2017). The risk of violence associated with novel psychoctive substance misuse in patients presenting to acute mental health services. Human Psychopharmacology: Clinical and Experimental, 32(3). doi: 10.1002/hup.2606. Epub 2017 June 19.

Sheikh, I., Lukšič, M., Festenberg, R., & Culpepper-Morgan, J. (2014). SPICE/K2 synthetic marijuana-induced toxic hepatitis treated with N-acetylcysteine Am J Case Rep, 15, 584 – 588. Published online 2014 December 30.

Tait, R. J., Caldicott, D., Mountain, D., Hill, S. L., & Lenton, S. (2016). A systematic review of adverse events arising from the use of synthetic cannabinoids and their associated treatment. Clin Toxicol (Phila), 54(1), 1 – 13. doi: 10.3109/15563650.2015.1110590.

United Nations Office on Drugs and Crime (UNODC). (2017, May). Market analysis of synthetic drugs-amphetamine-type stimulants, new psychoactive substances. World Drug Report 2017.

User Voice. (2016, May). Spice: The bird killer what prisoners think about the use of spice and other legal highs in prison. Retrieved April 27, 2018, from www.uservoice.org.

Volteface. (2016, December). High stakes: An inquiry into the drugs crisis in English prisons. Retrieved April 27, 2018, from http://volteface.me/publications/high-stakes/.

Wish, E., Billing, A., & Artigiani, E. (2015). Community drug early warning system: The CDEWS-2 replication study. Washington, DC: Office of National Drug Control Policy, Executive Office of the President.

Wood, D. M., Ceronie, B., & Dargan, P. (2016, August). Healthcare professionals are less confident in managing acute toxicity related to the use of New Psychoactive Substances (NPS) compared with classical recreational drugs. Monthly Journal of the Association of Physicians, 109(8), 527 – 529.

Volteface. (2016, December). High stakes: An inquiry into the drugs crisis in English prisons. Retrieved April 27, 2018, from http://volteface.me/publications/high-stakes/.

Wish, E., Billing, A., & Artigiani, E. (2015). Community drug early warning system: The CDEWS – 2 replication study. Washington, DC: Office of National Drug Control Policy, Executive Office of the President.

Wood, D. M., Ceronie, B., & Dargan, P. (2016, August). Healthcare professionals are less confident in managing acute toxicity related to the use of New Psychoactive Substances (NPS) compared with classical recreational drugs. Monthly Journal of the Association of Physicians, 109(8), 527 – 529.

第五章

表现和形象增强药物在健身房及锻炼者和运动员中的使用现状

Neha P. Ainsworth, Jake Shelley, and Andrea Petróczi

引言

本章概述了最常用的表现(性能)和形象增强药物(PAES)。每种药物,如果有的话,都应包含使用目的、常用剂量和潜在副作用等信息。

虽然有些物质,例如合成代谢类固醇,并不是新物质,但是我们将讨论这些物质的新型用途。在整章中,同时使用医学术语与健身房-群体术语,以使读者熟悉所使用的任何口语和术语。

本章并非旨在详尽介绍个别物质。相反,是概述临床医生在治疗来自运动健身群体的患者时可能遇到的各种类型物质。在一些部分将会提供进一步的阅读参考资料。本章介绍减少伤害的概念,同时从临床医生的角度介绍其对 PAES 使用者的适用性。之后,讨论了针对经过药物检测的竞技运动员的信息,另外还提供了有关反兴奋剂和简易治疗用药豁免(TUEs)的信息。

不断出现的新精神活性物质(NPS),是由人们为了规避法律和药物管制,通过提供合法且廉价的"获得快感"方式进入一个特定的细分市场推动的。表现和形象增强物质(PAES)是用于改善美学或运动表现的物质,在这方面与 NPS 没有什么不同。PAES 的生产、销售和消费的立法范围很广,各国各不相同,考虑运动员个人所在的国家立法不同,其在全球专业体育比赛中的控制更为复杂。与 NPS 类似,PAES 不断出现以及对已知物质的新的使用,是通过使用药物来寻找提高运动成绩或改善形象的新方法,同时在竞技类体育比赛中逃避检测。

术语

运动和锻炼中使用的具有表现增强效果的物质范围很广。表现和形象增强物质(PAES)是一个总称。PAES 包括增效剂(膳食补充剂和增强运动表现的功能性食品)、非处方药、天然药物提取物及管制物质。"管制物质"指的是适用于某一国家所有人的相关法律框架。

世界反兴奋剂机构(WADA)的《禁用物质清单》是叠加在各种各样物质之上的,这就造成了并非所有受管制物质都被禁用的情况,反之亦然。"禁用物质"是指专业运动中禁用的一组特殊物质。禁令仅适用于根据 WADA 规定参加运动的运动员。在被禁止的类别中,这些物质(或方法)要么仅在比赛中被禁止(例如兴奋剂、大麻素或某些哮喘药物),要么在比赛中和赛外都被禁止(例如合成代谢类固醇、促红细胞生成素)。这些命名法是由物质或方法的性能增强效果决定的。

在合成代谢雄激素(AAS)使用的背景下,"循环"[cycle(or cycling)]是用于描述物质使用时间的术语。使用时间长短取决于物质的药理学和使用目的。有些周期可以短至一周(例如利尿剂),而有些周期可以持续数月(某些 AAS 化合物)。"叠加(stacking)"是指同时使用一种或多种物质以达到协同作用,这些物质可以仅为 AAS 或者是包括其他 PAES。

流行病学

早期记录提到 PAES 大约在公元前 766 至 393 年的古代奥运会中使用(Bowers,1998)。从那时起,为了提高表现和形象等目的,就已经开发和使用了许多物质。与此同时,控制 PAES 在竞技运动中的使用始于 20 世纪 20 年代,并自世界反兴奋剂机构(WADA)成立以来得到加强。随着各国监管的多样化、互联网的便捷接入以及当今社会对形象提升的看法越来越宽容,PAES 的使用已经不再局限于专业运动成绩,而已经扩展到健身和锻炼领域。由于在某些情况下活动的秘密性以及现有物质的快速变化,获得 PAES 的真实使用率变得很难。

在竞技体育中,根据确定使用兴奋剂的方法不同,已知的兴奋剂流行率差别很大(de Hon,Kuipersand van Bottenburg,2015)。实验室检测数据显示,在所有进行的兴奋剂检测中,最低的比例低于 2%(WADA,2017)。运动员生物护照数据显示出更高的比率为 14%,但这仅限于田径运动(Sottas et al.,2011)。使用安全反应环境的基于调查的估计模型和方法表明,兴奋剂的真实流行率高达

50%(de Hon et al., 2015; Ulrich et al., 2018)。然而,应该谨慎考虑这些数据。

专业运动员与去健身房的群体使用 PAES 之间的联系很难阐明。Baron、Martin 和 Abol Magd(2007)认为,媒体对"不惜一切代价获胜"的痴迷是业余健身爱好者可能使用 PAES 的部分原因。另外,看到那些被指控使用药物的运动员仍然在各自的项目上继续练习并获胜,这也传递了一种使用 PAES 和获胜之间潜在的积极信息。

最近在五个欧洲国家的年轻锻炼者中进行的一项调查表明,尽管自我报告的管控 PAES 长期使用率因国家而异,但 PAES 的使用并不仅限于竞技运动,相当一部分 PAES 使用者(19.6%)存在于 16 至 25 岁的惯常的锻炼者中(Lazuras et al., 2017)。在美国的一项调查结果显示($n = 9\ 147$,平均使用者年龄 = 10.8 岁),有使用多种天然植物和维生素/矿物质补充剂来提高儿童运动表现的情况(Evans、Ndetan, Perko, Williams, & Walker, 2012)。虽然大多数报道使用的是复合维生素和矿物质组合、鱼油/Ω – 3、肌酸和纤维,但形成了一种认为需要补充药物来提高成绩的心态,这可能是后续使用 PAES 的根源。

基于自我报告的调查,健身房群体使用 PAES 的流行率在 0.4% 到 35% 之间(Abrahin, de Sousa, & Santos, 2014; Hitti, Melki, & Mufarrij, 2014; Khullar, Scull, Deeny, & Hamdan, 2016; Lazuras et al., 2017; Molero, Bakshi, & Gripenberg, 2017; Sagoe, Molde, Andreassen, Torsheim, & Pallesen, 2014; Simon, Striegel, Aust, Dietz, & lrich, 2006; Striegel et al., 2006; Stubbe, Chorus, Frank, de Hon, & van der Heijden, 2014)。在没有标准化方法的情况下,很难比较各个研究的流行率。在此范围内,PAES 的流行率数据因物质类型、时间范围和用于确定流行率的方法而异,并且与自我报告的所有数据一样,其真实流行率很可能会更高。

在英国,2016/2017 年滥用毒品犯罪调查(Broadfield, 2017)发现,与 2015/2016 年报告相比,16~24 岁年龄段的 AAS 使用率增加了 0.1%~0.4%(译者注:AAS 即 anabolic-and rogenic steroid,蛋白同化激素,俗称合成类固醇,是类人工合成的类雄性激素,属甾体激素)。媒体也已经注意到这一趋势,2018 年 1 月 21 日英国卫报发表的题为《多达一百万英国人使用类固醇而不是为了运动》(*Up to a Million Britons Use Steroids for Looks Not Sport*)的文章就证明了这一点。有人指出,PAES 很少单独使用,相反,同时使用 PAES 组合是为了实现化合物功能的最大化或者是利用化合物之间的协同作用。

　　与 PAES 一起使用消遣性药物的情况非常普遍。Reardon 和 Creado(2014)描述了大量自我报告的娱乐性使用情况,包括大麻和兴奋剂。这是为了娱乐目的还是为了提高表现尚不清楚,部分原因是许多娱乐性物质(例如兴奋剂,包括可卡因)也有提高表现的作用。例如使用可卡因可以改善训练过程,帮助燃烧脂肪,促进新陈代谢,而大麻则被认为有助于运动员的睡眠和放松(Sagoe et al.,2015)。运动员将这些物质视为 PAES 还是娱乐性物质可能决定了它们被使用的方式。

使用者概况

　　除了 PAES 在提高运动表现和/或形象方面的广泛功能外,这些物质的使用者也有很大差异,从竞技专业运动员到业余运动员,再到健身爱好者、健美运动员,甚至是非锻炼者。由于使用者的资料特定于某种物质类别以及这些化合物的主要影响,因此会针对每种物质类别独立讨论。这些都补充了案例研究,以说明一个典型"重度用户"问题的复杂性和量级。

　　Dawson(2001)确定了可能在诊所内遇到的四种类型的 PAES 使用者:

　　1. "大量使用者"——自认为在使用方面受过良好教育的使用者。这些使用者已经做了广泛的研究。他们通常有一个明确的计划。建议在其使用 PAES 的整个过程中监控其健康状况。

　　2. "新使用者"——这个群体相对来说是健身房的新手。他们认为使用 PAES 是健身房-社区固有的组成部分。此外,他们将 PAES 视为实现目标的捷径。对于这些人,首要建议是讨论他们的饮食、训练和恢复习惯。他们可能在这些方面受到影响,从而阻碍了他们在健身房的训练过程。应该强调的是,除非这些基础已经到位,否则这些物质将不会产生重大影响。此外,如果男性使用者未满 23 岁,则必须强调潜在的慢性 HPTA 抑制。虽然不使用是首选,但必须鼓励有决心的患者坚持,直到他们连续训练四年或四年以上,遵循适当的饮食计划,并有足够的恢复期。理想情况下,潜在使用者应该超过 23 岁。

　　3. "职业使用者"——例如门卫、警察和监狱工作人员。他们对 PAES 的使用源于一种可感知的功能性需求——为了在他们的职责范围内保护自己和其他人,尽可能让自己显得有威胁性。

　　4. "消遣性吸毒者"——这些吸毒者利用 PAES 产生的副作用:攻击性、增强性欲和心理健康感。使用非法的非 PAES 药物在这一群体中可能普遍存在。

物质类别

虽然许多 PAES 在竞技运动中是被禁止的,但这些物质的法律分类差异很大且因国家而异,因此它们在运动和非竞技环境中普遍使用,通常是出于形象而不是成绩的原因。这些物质根据其主要功能分为九大类,如表 5.1 所示。值得注意的是,PAES 并不是完全归为一类。在这种情况下,我们根据运动和锻炼中的主要用途对 PAES 进行分类。比如,瘦肉精是一种减肥促进剂,用于增加肌肉量。

表 5.1　按主要功能分类的 PAES 物质

物　质　类　型	使　用　目　的
合成代谢雄素类固醇(AAS)、选择性雄激素受体调节剂(SARMs)和 PPARδ 核受体激动剂(cardarine)	骨骼肌肥大,力量增加,作用类似于合成代谢类固醇对骨骼肌的影响,但传统上与 AAS 相关的副作用较少
兴奋剂和神经增强剂、食欲抑制剂和脂肪燃烧剂和瘦肉精	增加精力和心理注意力减少食欲或增加热量消耗以减轻体重
肽:胰岛素、人类生长激素(hGH)、黑色素、甲状腺激素	取决于不同物质(见详细概述)
促红细胞生成素、β 受体阻滞剂/高血压药物	降低心率并减少兴奋时的震颤和焦虑,从而提高准确性
利尿剂	促进液体快速流失(健身房的群体称为"水重量")也用作掩蔽,避免兴奋剂检测的药剂
膳食补充剂和天然植物提取物	健康维护(维生素和矿物质)和有益人体健康

蛋白同化激素(AAS)

AAS 是一组合成物质,用于去健身房的群体表现和形象增强。睾酮最初在 20 世纪初分离出来(Kicman, 2008),结构修饰以实现最大化合成代谢效应和最小化雄激素效应(Kicman, 2008)。表 5.2 概述了健身房中常用的 AAS。

表 5.2　最常见的 AAS

化　合　物　类　型	俗　　称
睾酮	Test, T
丙酸睾酮(酯)	Test prop
庚酸睾酮(酯)	Test-E

续　表

化 合 物 类 型	俗　　称
十一酸睾酮(酯)	无
睾酮悬浮液(酯)	无
氧雄龙	Var，Anavar
氯脱氢甲基睾酮	Turinabol，T-bol
甲氢睾酮	Masteron，Mast
美睾酮	Proviron
大力补	Dianabol，D-bol
美替诺龙	Primobolan，Primo
群勃龙	Tren
群勃龙醋酸酯(酯)	Tren Ace
群勃龙庚酸酯(酯)	Tren E
曲托龙	Ment
诺龙	Deca-durabolin，Deca
诺龙癸酸盐(酯)	Deca
丙酸诺龙(酯)	NPP
甲基睾酮	m-tren
氟羟甲睾酮	Halostin，halotestin，halo
康力龙	Winstrol，winny
勃地酮	Equipoise，EQ

预期效应和副作用

多年来，已经对 AAS 广泛的增效作用和不良反应进行了分类。AAS 的增效作用从增加肌肉质量到帮助恢复各不相同。不良反应因人而异，并取决于性别。根据 Hoffman 和 Ratamess 的报道(2006)，表 5.3 概述了其增效作用和不良反应。

表 5.3　AAS 的增效作用和不良反应

体　系	增　效　作　用	副　作　用
循环系统	红细胞生成、血红蛋白和红细胞压积增加	血脂变化 血压升高，心肌功能下降
消化系统	增加食欲	增加肝脏肿瘤和肝脏损伤风险
内分泌系统	脂肪分解增加 糖原储存增加 增加蛋白质合成	精子数量减少 (精子减少或精子缺乏) 月经不规律
排泄系统	无	无

续　表

体　系	增　效　作　用	副　作　用
免疫系统	有些化合物有轻微的免疫刺激作用	有些化合物有轻微免疫抑制作用
皮肤系统	无	痤疮
肌肉系统	体重减轻 增加肌肉横断面积 增加肌肉力量和力量 增加肌肉耐力 减少肌肉损伤 减少体脂百分比 增强训练期间的恢复能力 加强受伤后的恢复	肌内脓肿（如果使用不安全注射技术）
呼吸系统	无	无
生殖系统	无	睾丸变小 阳痿和短暂性不孕 阴蒂肥大 性欲变化 男性化
骨骼系统	增加骨密度	增加肌腱撕裂风险 骺板过早闭合
神经系统	神经传递增加 疼痛耐受性增加	躁狂 抑郁 侵略 情绪波动

　　Hoffman 和 Ratamess（2006）认为某些不利影响本质上是短暂的。使用者试图自我减轻 AAS 使用的副作用（Parkinson & Evans，2006）。这些措施包括使用芳香化酶抑制剂（AIs）来缓解雄激素芳构化引起的高雌激素血症，卡麦角林用于催乳素管理，利尿剂用于缓解高血压。

用量

　　AAS 剂量取决于个人对化合物的敏感性、使用的特定化合物以及使用者的性别。在 Parkinson 和 Evans 的报道中（2006），自我给药报告的睾酮或其等效物剂量范围为 70 mg 到大于 6 000 mg/每周。为了达到大剂量，使用者会使用多种药物，通常将认为适合其目标的几种其他化合物"叠加"在一起。

　　值得注意的是，自我报告的 AAS 剂量在过去十年中明显增加。每周自我报告的剂量上限已从 3 200 mg 增加到 6 000 mg 以上（Evans，1997；Parkinson & Evans，2006）。剂量不断增加的趋势令人极度担忧，并可能造成严重不良反应。

给药途径

给药途径包括口服、肌内（IM）注射、皮下注射（口语：sub-Q）、口腔或经皮给药（Kicman，2008）。AAS 给药途径取决于所使用的化合物及其通过不同给药途径的生物利用度。与可注射化合物不同，口服 AAS 可能具有潜在的肝毒性。然而，如果注射技术不安全，注射的化合物有可能引起肌内脓肿。

使用方法

AAS 周期长度取决于使用目标（例如，减少身体脂肪、增加肌肉、增加力量或这些因素的组合）以及所使用的化合物和酯类。与较长的酯类结合的 AAS 具有较长的释放期，因此，使用时间可能会更长，周期从 4 到 6 周到 20 周或更长时间不等。

循环后恢复治疗（PCT） 在外源性雄激素的作用下，通过抑制下丘脑-垂体-睾丸轴来抑制雄性内源性睾酮的产生（McBride & Coward，2016；Tan & Scally，2009）。因此，会发生功能性性腺功能减退。血清睾酮水平和血清促性腺激素被无限期抑制（Tan and Scally，2009）。为了减轻抑制睾酮产生的副作用，使用者可以选择进行"blast and cruise"（"B&C"）或循环后恢复疗法（PCT）。

当初级周期结束时，由于 AAS 引起的性腺功能减退症引起的内源性睾酮缺乏，使用者将"保持（cruise）"生理剂量的睾酮。剂量通常相当于生理睾酮替代疗法（TRT）剂量。目的是通过使用外源性睾酮来维持基线血清睾酮水平。在PCT 中，使用者试图通过使用多种化合物来重建天然内源性睾酮的产生。这些内容概述于表5.4。

表 5.4　用于重建天然内源性睾酮生产的化合物

化　合　物	使　用　途　径
人绒毛膜促性腺激素（hCG）	用作促黄体激素（LH）类似物，从而促进睾丸内睾酮（ITT）的产生
选择性雌激素受体调节剂（SERM）——克罗米芬柠檬酸盐或他莫昔芬	阻断雌激素反馈，从而增加促性腺激素释放激素（GnRH）和促性腺激素分泌（LH 和 FSH），促进 ITT 产量增加
芳香酶抑制剂（AIs）——依西美坦（Aromasin）、阿那曲唑（Arimidex）、来曲唑（Femara）	通过抑制芳香酶来降低雌激素水平，促进促性腺激素产量增加 AIs 还用于循环以防止高雌激素血症（如男性乳房发育症）的副作用

女性特异性影响

女性非医疗自用 AAS 的报告并不多见,男性化的副作用可能会阻止潜在的使用者。报告的女性长期患病率为 1.6%(Sagoe et al., 2014)。虽然遇到 AAS 女性使用者的可能性很低,但必须了解女性使用 AAS 可能产生的后果。

女性使用 AAS 具有很大的女性男性化潜力(Kicman, 2008;Nieschlag & Vorona, 2015)。副作用可能取决于剂量和化合物种类,尽管个体特异性和敏感性也应该考虑。潜在的副作用包括多毛症、声音变化、阴蒂增大、脂肪重新分布和心理变化(包括攻击性增加)。闭经是女性使用 AAS 时经常报告的副作用。慢性闭经是一种潜在的副作用,取决于所使用的化合物和使用者的自然月经周期。闭经可持续长达 24 个月(Nieschlag & Vorona, 2015)。

已有研究报告显示,女性会使用少量的雄性激素化合物,以减轻潜在的男性化风险(Abrahin, Félix Souza, de Sousa, Santos, & Bahrke, 2017)——氧甲氢龙("var"或"氧雄龙")是一种常见的"新手"化合物,每天 5 ~ 10 mg 的剂量,持续四到六周是一个常见的周期。更多的雄性激素化合物,如群勃龙,可能会导致男性化的风险增加。尽管如此,某些女性仍继续使用此类化合物。

AAS 对女性生育能力的影响尚不完全清楚。然而,由于 AAS 的致畸性,确保使用者在使用 AAS 时不会怀孕非常重要(Maravelias, Dona, Stefanidou, & Spiliopoulou, 2005)。应建议首先检查使用者的饮食、训练和恢复情况,以便从这些途径获得最大的效果。如果使用者仍希望使用 AAS,女性应尽可能使用最少的雄性激素药物,在最短的时间内以最低的剂量使用。应鼓励周期之间的休息时间,重点是使激素系统和身体从 AAS 的使用中恢复过来。群体内的坊间建议是等到她们的下一个月经周期再开始她们的下一个 AAS 周期。

选择性雄性激素受体调节剂(SARMs)

选择性雄性激素受体调节剂(SARMs)是一类相对较新的化合物,名称与选择性雌性激素受体调节剂(SERMs)相似,例如他莫昔芬。

预期效应和副作用

SARMs 对骨骼肌具有 AAS 类似的合成代谢作用,传统上与 AAS 相关的不良反应较少,包括心血管不良反应(Bhasin et al., 2006)。SARMs 在几个方面与睾酮不同,比如,SARMs 不会发生芳构化或 5-α-还原(Bhasin et al., 2006)。它们在肌肉和骨骼中作为雄性激素受体(AR)激动剂,在前列腺和精囊中作为部分 AR 激动剂(Bhasin et al., 2006)。某些 SARMs 具有优异的药代动力学和 AR 增强特异性,并且比其甾体对应物更容易进行结构修饰(Bhasin et al., 2006)。

由于其高度的合成代谢作用,可以用于治疗肌肉萎缩疾病(包括肌肉萎缩症和囊性纤维化)。目前还没有关于健身房使用 SARMs 的剂量、周期或潜在副作用的文献。

Cardarine(卡达林)

Cardarine(卡达林,也称为 GW501516,在黑市上称为"endurobol")是一种 PPARδ 核受体激动剂。PPARδ 是三种 PPAR 同种型之一(PPARα 和 PPARγ),在脂肪、肝脏、皮肤、脑和骨骼肌组织中表达。

PPARδ 调节超过 100 个基因的转录。是通过运动或与卡达林结合而激活的,PPARδ 调节与收缩蛋白、线粒体生物合成和脂肪氧化相关的基因表达。卡达林处理的动物表现出呼吸交换比率(RER)降低,这表明相对于碳水化合物,脂肪作为能量的利用增加。单独使用卡达林治疗不会引起成年小鼠跑步耐力的任何变化,然而,当与 4 周的运动训练配对时,与训练对照组相比,卡达林治疗组(2~5 mg/kg/天)增加了 68% 的跑步时间和 70% 的跑步距离(Narkar et al., 2008)。

预期效应与副作用

在卡达林或运动诱导的肌肉转录组的研究过程中,发现大约 50% 的靶基因在卡达林和运动之间是相同的,证明 PPARδ 激活部分模拟了运动(Narkar et al., 2008),因此,卡达林被媒体称为"药丸形式的运动"。

然而,对大鼠和小鼠的研究表明,在所有测试剂量(3、5、10、20、40 mg/kg/天)下,卡达林都具有致癌性,并且观察到与腺癌形成相关的死亡率增加(Geiger et al., 2009;Newsholme et al., 2009),这导致卡达林退出临床开发。在一个不寻常的步骤中,世界反兴奋剂机构(WADA)检测到多名运动员使用这种药物后,WADA 向潜在的使用者发出了警告,称其可能存在严重的健康风险。尽管如此,仍有一些运动员被检测出卡达林呈阳性,而且可以在网上以低廉的价格购买到卡达林颗粒。在健美界,卡达林主要用于燃烧脂肪,这是卡达林刺激氧化和摄取游离脂肪酸的结果。坊间报告显示每天 10~20 mg 剂量的卡达林能够提高健美成绩。

兴奋剂和神经增强剂

在运动员和锻炼者中,超出说明书范围使用神经增强药物(例如哌醋甲酯、莫达非尼)以激发动力和集中注意力的现象显著增加(Dietz et al., 2013;Schröter et al., 2016)。众所周知,这些物质被大学生用于提高认知能力,以应对与他们学习有关的压力(Ragan, Bard, Singh, & Independent Scientific Committee on Drugs, 2013;Maier & Schaub, 2015)。在特定的运动环境中,一项分发随机回复问卷的研究($n=2\,997$)报告称,在 12 个月内,身体兴奋剂的使用率为 13.0%,认知兴奋剂的使用率为 15.1%(Dietz et al., 2013)。这些结果表明,使用药物的身体增强和使用药物的认知增强之间有很强的联系(Dietz et al., 2013)。运动员使用药物不是为了任何特定目标,而是为了一般的增强目标,这一研究表明需要意识到在运动群体中使用神经增强剂的情况。表 5.5 概述了一些常用物质及其作用机制以及临床使用情况(Husai & Mehta, 2011)。应该指出的是,兴奋剂和神经增强剂之间存在重叠,一些神经增强剂也是兴奋剂,然而,并非所有的兴奋剂都是神经增强剂(例如可卡因),也有些使用者的目的不在于此。

表 5.5   最常见的兴奋剂和神经增强剂

认知增强剂	神经调节机制	认知功能改进	已知最大的大脑系统影响	临床建议
哌醋甲酯,苯丙胺	多巴胺和去甲肾上腺素再吸收抑制剂	反应抑制、工作记忆、注意力、警觉性	额顶注意系统,纹状体,默认模式网络	注意缺陷,多动障碍(ADHD),唤醒促进剂
咖啡因	非选择性腺苷受体拮抗剂	警惕、工作记忆、附带学习	额叶注意系统	—
尼古丁	烟碱胆碱能受体激动剂	工作记忆、情景记忆、注意力	额顶叶注意系统,内侧颞叶	—
莫达非尼	未知,但已知对多巴胺、去甲肾上腺素和食欲素系统的影响	工作记忆、情景记忆、注意力	额叶注意系统	唤醒剂
托莫西汀、瑞波西汀	去甲肾上腺素再摄取抑制剂	反应抑制、工作记忆、注意力	额顶注意系统	多动症、抑郁症

认知增强剂	神经调节机制	认知功能改进	已知最大的大脑系统影响	临床建议
多奈哌齐,加兰他明,利瓦斯替格明	阻断乙酰胆碱的酶解	情景记忆、注意力	额叶注意系统	阿尔茨海默病、PDD、DLB
美金胺	NMDA 受体非竞争性的和低亲和力的开放通道阻滞剂	情景记忆、注意力	额叶和顶叶	阿尔茨海默病

预期效应和副作用

运动中的兴奋剂是刺激中枢神经系统(CNS)或交感神经系统(SNS)的物质。作用机制是通过影响 SNS 来影响心理意识、情绪、运动、食欲和心血管系统(Docherty, 2008)。兴奋剂可用于临床特定疾病的治疗[例如,苯丙胺或哌醋甲酯可用于注意力缺陷多动障碍(ADHD)]。在竞技领域,他们常用于(1)增加心理注意力/改变情绪;(2)减少疲劳;(3)以交感神经系统为目标,引发"战或逃"响应,从而增加流向骨骼肌的血流量。某些兴奋剂(例如苯丙胺)具有抑制食欲的作用,可以帮助减轻体重(Docherty, 2008; Jones & Pichot, 1998)。

兴奋剂包括咖啡因、麻黄碱、苯丙胺(以及类似的化合物)和可卡因(Jones & Pichot, 1998)。锻炼前补充剂(用于通过增加精神专注力、攻击性或提神来促进锻炼中的表现)也会包含兴奋剂,这些化合物从咖啡因到 1,3 -二甲基戊胺(1,3 - DMAA)不等。尽管缺乏关于神经增强剂对训练效果的科学证据,但它们仍然在某些健美论坛上被广泛讨论。除非是出于医疗目的,这些药物在体育比赛中都是被禁止的(WADA List of Prohibited Substances, 2018)。给药途径通常取决于药物的形式,一些以片剂形式出现的药物(例如哌醋甲酯)是口服摄入的;有些物质是通过鼻腔吸入的,例如可卡因。

食欲抑制剂和脂肪燃烧剂

食欲抑制剂,又称为厌食药,旨在降低食欲从而降低食物摄入和减轻体重。许多食欲抑制剂药物是以单胺能系统为靶点,该系统利用多巴胺、去甲肾上腺素和血清素作为神经递质,这些物质与进食行为有关(Nelson & Gehlert, 2006)。

例如,芬氟拉明作为一种 5 -羟色胺释放剂,主要通过破坏 5 -羟色胺储存囊泡来抑制 5 -羟色胺摄取（Baumann, Ayesta, Dersch, Partilla, & Rothman, 2000）。由此产生的血清素水平增加具有抑制食欲的作用。然而,使用芬氟拉明常见的副作用是心脏瓣膜异常。在发现约 30%使用者发生心脏瓣膜异常后,该药于 1997 年在美国撤市（Docherty, 2008）。这种副作用与芬氟拉明的血清素模拟作用有关（Roth, 2007）。

芬氟拉明（氟苯丙胺）最初是作为苯丁胺的组合用药,名称为芬酚。自从芬氟拉明从市场上撤出后,芬特明已作为与托吡酯的新组合上市,托吡酯是一种被批准用于治疗癫痫和偏头痛的药物。芬特明主要作为去甲肾上腺素的释放剂,从而引发饥饿感降低,与托吡酯一起使用时,它的心血管风险似乎比以前使用的药物组合低得多（Jordan et al., 2014）。

西布曲明是另一种常见的食欲抑制剂,被广泛用作治疗肥胖症的辅助剂。2010 年,由于担心会增加心脏病和中风的风险,它在几个国家退出市场。西布曲明是一种单胺再摄取抑制剂,可减少去甲肾上腺素、血清素和多巴胺的再摄取,从而增加这些物质在突触间隙中的水平,有助于降低食欲。西布曲明仍可在黑市上买到,健美者可能会以 15 mg 片剂的形式服用,以降低食欲和减轻体重。

脂肪燃烧剂是一种化合物,旨在迅速增加脂肪代谢或能量消耗,以促进减肥（Jeukendrup & Randall, 2011）。这些混合物包括营养物质（如咖啡因或绿茶）到越来越多的强效化合物[如瘦肉精和 2,4 -二硝基苯酚（2,4 - DNP）]。健身群体中常用的脂肪燃烧剂是 T3（与 T4 一起使用）、瘦肉精、育亨宾、麻黄碱和 2,4 -二硝基苯酚（Parkinson & Evans, 2006）。

克仑特罗（瘦肉精）

克仑特罗（Clenbuterol）是一种 β - 2 肾上腺素激动剂。最初用于增加供人类食用牲畜的瘦肉质量（Kuiper, Noordam, van Dooren-Flipsen, Schilt, & Roos, 1998）,它在健身群体中被公认为是一种有效的脂肪燃烧剂和兴奋剂（Barry & Graham, 2013）。

案例研究 1: 克仑特罗心脏毒性（Barry & Graham, 2013）

23 岁男性,因心悸、气短和胸闷就诊。

入院前两小时,他有意摄入了 5 000 μg 克仑特罗,并饮 750~1 000 mL 的酒。用于治疗目的的克仑特罗成人每日剂量为 40 μg。

就诊时,患者无发热、出汗和心动过速,心率为 160 bpm。血压报告为 115/55 mmHg(1 mmHg = 0.133 kPa)。

到达医院时胸闷就缓解了。最初的心电图显示窦性心动过速伴轻下外侧 ST 段压低和弥漫性非特异性复极异常。

给予静脉补液补钾、1 mg 舌下含服劳拉西泮和 5 mg 静脉注射美托洛尔。

12 h 后检测肌钙蛋白呈阳性,为 0.43 g/L(正常<0.15 µg/L)。

未发现癫痫发作或心律失常。

入院后 17 h,被转移到冠心病监护室进行观察。

到达监护室时,血流动力学保持稳定(HR 138 bpm,BP 122/47 mmHg)。

进一步检查发现有轻微震颤。脉搏跳动得很厉害,但在其他方面的心脏检查结果并无异常。

重复心电图检测无变化。经胸超声心动图显示左心室收缩功能亢进(射血分数>70%),但其他方面正常。

给予美托洛尔 25 mg,口服,每日 2 次,尼古丁贴片 7 mg,必要时口服氯化钾。使用心脏选择性阻滞剂,以减少心肌缺血。

心动过速在服用克仑特罗后 48 h 消退。肌钙蛋白峰值为 5.39 g/L,随后他的心电图恢复正常。

他在初次就诊 62 h 后获准出院,服用美托洛尔 50 mg,每日 2 次,持续一周。

建议:管理克仑特罗过量的手段是支持性护理,没有解药。镇静剂或抗焦虑药可用于治疗激越或精神疾病,只要排除伴随可卡因的摄入,可在血流动力学受损或心肌梗死时使用阻滞剂。低钾血症继发于细胞内转移,因此,由于存在反弹性高钾血症的风险,补充剂应仅用于纠正临界值。癫痫发作可以通过标准疗法进行治疗,例如苯二氮卓类药物。对所有患者都应评估其潜在的自我伤害。由于克仑特罗的半衰期较长,观察时间因患者而异,具体取决于临床表现和毒性程度。克仑特罗作为长效 β2 激动剂,其半衰期为 26 h,给药后 48 h 仍可在血液中检测到其浓度(Zalko, Debrauwer, Bories, & Tulliez,1998)。

预期效应和副作用

人体机能增进效果包括潜在的合成代谢效应(Spann & Winter, 1995)、减轻骨骼肌分解代谢(Cancelliero, Durigan, Vieira, Silv, & Polacow, 2008)和增加损伤后的力量(Malti et al., 1993; Signorile et al., 1995)。

副作用包括心动过速、心悸、躁动和震颤(Barry & Graham, 2013)。通过实验室分析表明低钾血症和高血糖是其另外的副作用(Barry & Graham, 2013)。由于牛磺酸耗尽,抽筋是一种常见的不良反应(Waterfield, Carvalho, & Timbrell, 1996; Doheny, Waterfield, & Timbrell, 1998)。使用剂量通常在 20 ~ 120 mg/d 之间,具体取决于周期的长度、使用者的年龄和性别等因素。

麻黄碱

麻黄碱是植物麻黄(又名麻黄)的四大活性成分之一。

预期效应和副作用

机能增进效应包括增加减脂,基础代谢率提高 5%(Astrup et al., 1992)。作用机制包括血管产热和直接作用于肌细胞诱导产热(Slocum et al., 2013)。与甲基黄嘌呤类化合物(如咖啡因和茶碱)具有协同作用,组合后的产热效果是单独使用麻黄碱的两倍(Dulloo & Miller, 1986)。

不良反应包括高血压(Vukovich, Schoorman, Heilman, Jacob, & Benowitz, 2005),停药后症状会消退。在 25 mg/kg 的剂量下,临床毒性症状很明显(Dunnick, Kissling, Gerken, Vallant, & Nyska, 2007)。其他副作用可能包括恶心、呕吐、焦虑和情绪障碍、心悸和自主神经过度活跃(Shekelle et al., 2003)。

个体对副作用的耐受性将决定用于减肥目的的剂量。剂量取决于它是单独服用还是与咖啡因和阿司匹林(ECA)一起使用。和 ECA 一起服用时,麻黄碱的剂量约为 20 ~ 30 mg,每天最多三剂。就其自身而言,麻黄碱的剂量在 20 ~ 50 mg/d 之间。上限剂量阈值取决于个人对兴奋剂的敏感性。

2,4 - 二硝基苯酚(2,4 - DNP)

2,4 - 二硝基苯酚(2,4 - DNP)是一种工业化合物,最初用于 20 世纪早期的

弹药制造(Perkins,1919)。目前,它的主要作用仍然是其脂肪燃烧。2,4 - DNP
很少服用超过两个月(McVeigh, Germain, & Van Hout,2017),每日剂量范围从
250 mg 到 500 mg 或更多(Ainsworth, Vargo, & Petróczi, 2018; McVeigh et al.,
2017; Petróczi et al., 2015)。

案例研究 2: 2,4 - DNP 使用者(Tewari Ali, O'Donnell, & Butt,2009)

27 岁女性,BMI(体重指数)33,冲进急诊室。

最初的症状是疲劳、恶心和多汗。

入院前一周,开始服用通过网络购买的新减肥药。

不吸烟、不饮酒、无已知过敏症。

抵达急诊科时的 GCS 评分为 5。她的气道畅通,呼吸频率(RR)60,
氧饱和度 100%(FIO$_2$ 40%),血压(BP)122/86 mmHg,心率 140 次/分钟。
体温为 38℃。没有其他显著的临床症状。

在 2 h 内静脉注射了 2 L 生理盐水,并口服地西泮 35 mg。初始动脉
血气读数为 pH 7.46、PCO$_2$ 3.9 kPa、PO$_2$ 13.2 kPa 和−5.0 碱过量(BE)。最
初的化验结果,包括全血细胞计数、电解质、淀粉酶和肝功能均正常。肌
酐激酶水平为 1 042。

患者在 2 h 内再静脉注射 1 L 生理盐水和 2 mg 劳拉西泮。

后续被告知需要进入重症监护室。入院 6 h 后,GCS 为 14(睁眼听指
令),RR 44,BP 146/110 mmHg,心率 150 次/分钟,体温 38℃。她超过 5 h
的尿量是 146 mL。重复动脉血气显示 pH 7.46、PCO$_2$ 2.36 kPa、PO$_2$
13.8 kPa、BE −11.8 和碳酸氢盐 16.8。

1 h 后,氧饱和度下降到<90%并出现心搏停止。进行心肺复苏。尽
管注射了 100 mg 琥珀胆碱和 10 mg 维库溴铵(IV),但由于她的肌肉持续
僵硬,无法为她通气。经过 14 个周期的肾上腺素和阿托品治疗后,她仍
处于心搏停止状态,最后被宣布死亡。

建议(Barker, Seger, & Kumar, 2006):死亡的主要原因是体温过高。
对高烧的有效处理可能有助于降低因 2,4 - DNP 过量的死亡风险。服用
丹曲林是另一种可能的降温处理。2,4 - DNP 作为氧化磷酸化的解偶联

剂,其机制是导致线粒体中钙的释放,同时阻止钙的再摄取。游离细胞内钙会导致肌肉收缩和体温过高。丹曲林通过抑制肌浆网的钙释放来减少细胞内钙。这反过来又可以通过肌肉放松来帮助散热(Barker et al., 2006)。

预期效应和副作用

2,4 – DNP 每摄入 100 mg 可使新陈代谢提高 11%(Grundlingh, Dargan, El-Zanfaly, & Wood, 2011)。这可以通过其作为氧化磷酸化的解偶联剂的作用实现,通过补偿机制使能量消耗显著增加(Grundlingh et al., 2011)。不良反应包括心动过速、恶心、体液和皮肤变黄、皮疹和不受控制的高烧。到目前为止,尽管已经报道了使用丹曲林成功治疗单个患者的情况(Barker et al., 2006),但还没有针对 2,4 – DNP 过量的解毒剂。不可逆的体温过高会导致死亡。

甲状腺激素(T3 和 T4)

甲状腺激素调节新陈代谢——过多的甲状腺激素(甲亢)促进基础代谢状态增加、体重减轻、胆固醇水平降低、脂肪分解和糖异生速率增加,而甲状腺激素水平降低(甲状腺功能减退症)有相反的效果(Brent, 2012)。甲状腺激素调节代谢的关键步骤是将甲状腺素(T4)通过 2 型 5′-脱碘酶(D2)转化为活性形式三碘甲状腺原氨酸(T3)(Mullur, Liu, & Brent, 2014)。

使用剂量取决于加入 T3 的目的。例如,在甲状腺功能减退阶段(例如剧烈节食期间)添加 T3 可能只是替代基线 T3 水平。这包括每天服用 25 μg 的剂量。更高的剂量可能会出现副作用,因此通常不建议使用高剂量。此外,由于外源性甲状腺激素的摄入,坊间社区较为关注对甲状腺激素抑制作用的预测,因此,最常摄入的 T3 剂量是每天 25 μg。

预期效应和副作用

T3 和 T4 在医学上用于治疗甲状腺功能减退症,但它们也可用于体育运动群体以实现感知表现或提高形象。有报道称,健美运动员在准备比赛时使用甲状腺激素来降低体脂。尽管几乎没有证据表明在耐力运动中甲状腺激素具有提高成绩的作用,但也有广泛的关于耐力运动员使用甲状腺激素的报道。主要的问题在于耐力训练是否有可能抑制甲状腺水平,使其达到亚临床甲状腺功能减退的状态,以及用合成甲状腺激素药物治疗来逆转这种下降是否符合伦理。还有证据表明使用 AAS 会导致暂时性甲状腺功能减退状态,因此 AAS 使用者可能会使用甲状腺激素来逆转这种影响(Alen, Rahkila, Reinilä, & Vihko, 1987)。

人类生长激素(hGH)

人类生长激素(hGH)以其细胞繁殖、细胞再生和生长特性而闻名(Graham, Evans, Davies, & Baker, 2008)。有人声称生长激素具有抗衰老的功效——一项研究对 12 名 60 岁男性施用 hGH 的研究结果显示,与对照组相比,骨矿物质密度增加和体重减轻趋势显著(Rudman et al., 1990)。然而,一项调查 hGH 在老年人群中的作用的 meta 分析表明 hGH 可能在肌肉内储存更多的水,因此,在进行测试时给人一种体重下降的印象(Liu et al., 2007)。

hGH 通过注射皮下给药,剂量范围在 2~32 IU/天之间(Parkinson & Evans, 2006)。且取决于性别和部分使用者的经济条件,因为 hGH 的价格较高。

预期效应和副作用

hGH 不具有任何使肌肉增加的益处(Graham et al., 2008)。然而,外源性 hGH 可能会对肌肉和肌腱产生保护作用,从而降低这些组织受伤的风险(Graham et al., 2008)。从改善外观的角度来看,hGH 的脂肪分解作用是有益的(Graham et al., 2008)。自我使用 hGH 的副作用包括神经、肌肉或关节疼痛、水肿、腕管综合征、感觉异常(皮肤)、高脂血症、因胰岛素抵抗而增加患糖尿病风险、加剧恶性肿瘤生长的可能性和肢端肥大症。

胰岛素(' slin')

胰岛素因其高效的合成代谢作用而被用于健身房的群体(Evans & Lynch, 2003)。在剧烈运动前和恢复阶段增加肌糖原,有助于增加蛋白质合成和防止蛋白质分解代谢(Young & Anwar, 2007;Graham et al., 2008),使用者经常从糖尿病患者那里获得胰岛素。

案例研究 3：一名男性健美运动员的胰岛素诱导低血糖症
（Evans & Lynch, 2003）

男性健美运动员,31 岁。

被发现时在家中失去知觉被送入急诊室。

格拉斯哥昏迷评分为 6/15(无法睁眼、无法说话、疼痛蜷缩)。

初步观察呼吸频率为 20,脉搏为每分钟 100 次,血压为 165/75 mmHg, 10 L O_2 的氧饱和度为 96%,并且血糖仪读数低(确认血糖为 0.6 mmol/L)。

每周使用胰岛素 3 次,以促进肌肉增加,同时服用 AAS。

静脉注射 50 mL 50% 葡萄糖溶液进行治疗。

建议：在告知患者使用胰岛素的相关风险之前,应首先对低血糖状态进行治疗。建议保持和摄入快速释放的碳水化合物,如果有条件的话,在使用胰岛素之前需告知同伴。

胰岛素是皮下注射的。剂量范围为 2~60 个单位/天(Parkinson & Evans, 2006)。剂量取决于摄入的碳水化合物量、胰岛素使用时间、体重和使用者的性别等因素。

预期效应和副作用

胰岛素最常在锻炼后使用(Parkinson & Evans, 2006)。摄取胰岛素后可以补充速效碳水化合物(例如葡萄糖饮料)以预防低血糖症(Evans & Lynch, 2003)。急性副作用是使用胰岛素最令人担忧的问题,即低血糖。病例的缺乏表明这是一个相对少见或罕见的现象。

hGH 和胰岛素协同作用

胰岛素和 hGH 一起服用能减轻对胰岛素敏感性和脱敏的影响(Young & Anwar, 2007)并产生协同性能增强作用(Graham et al., 2008)。两者都可以通过线上轻松购买。使用者了解使用这些化合物的后果,正如有证据表明以前有胰岛素使用者通过使用生长激素来减轻胰岛素敏感性。

案例研究 4：hGH/胰岛素患者（Young & Anwar, 2015）

男性职业健美运动员,36 岁

身高 165 cm,进入急诊室时体重为 90 kg。

已使用 AAS 和人类生长激素 15 年。

在患者开始使用生长激素一年后,他记录了由 hGH 导致的高血糖症（血糖 12~15 mmol/L）,因此使用胰岛素自我治疗。入院前 12 个月,他在健身房出现了低血糖症,然后停止了所有胰岛素的使用。

入院时随机血糖为 30.2 mmol/L,同时伴有肝功能异常。

他出现了临床和生化脱水（尿素 15,肌酐 156）。有急性肝炎的症状（丙氨酸氨基转移酶 519）。动脉血气分析显示没有酸中毒（pH 7.388, PCO_2 4.72, PO_2 11.35, HCO_3^- 20.9,碱过量 BE-3.4）,尿液分析显示,葡萄糖 3+,蛋白质 3+,但没有酮尿。

在入院五天期间,他的生物化学指标有所改善。肝炎血清学和自身抗体筛查未见异常。他的血糖也自然好转,并出院回家。他整个治疗过程没有使用非处方药。

六周后,他的所有高血糖症状都消失了。

葡萄糖耐量试验表明他的高血糖症已完全消除。

建议：了解患者心态是教育和在必要时更好地监测他们的关键。鼓励患者定期进行体检很重要。对于使用这些物质的患者,建议他们定期检查血糖水平。在使用 hGH 的患者中检查高血糖,在使用胰岛素的患者中检查低血糖是避免任何急性低血糖或高血糖发作的关键。

美拉诺坦-1 和美拉诺坦-2（MT1 和 MT2）

美拉诺坦-1（MT1）和美拉诺坦-2（MT2）是内源性神经肽 α-促黑激素的合成类似物（Habbema, Halk, Neumann, & Bergman, 2017）。最初开发作为治疗女性性功能障碍和男性勃起功能障碍的候选药物,目前在某些领域（包括健身房）中的使用目的是美黑（Habbema et al., 2017）。MT1 和 MT2 均可在美发沙龙和美黑沙龙购买,并可在线购买（Habbema et al., 2017）。为了促进黑色素生成,需要通过日光浴床或阳光直射暴露于 UV－B 辐射中(Dorr et al.,2004)。该药品以粉末形式出售,必须用抑菌水重新配制,通常是皮下给药(Habbema et al.,2017)。Habbema 等(2017)报告指出最大有效剂量为每天 0.16 mg/kg,然而,使用者报告使用更高剂量。

预期效应和副作用

美拉诺坦用于皮肤美黑。在临床应用中,MT1 用于治疗某些与光有关的皮肤病,并已通过试验成为潜在的皮肤癌预防剂。不良反应包括脸红、恶心和呕吐以及食欲不振(Dorr et al.,2004;Habbema et al.,2017)。体内和体外研究并未一致证明 MT1 和 MT2 摄入与黑色素瘤形成之间存在任何联系,即黑色素瘤的风险尚未确定(Habbema et al.,2017)。坊间传闻健身房群体的花斑癣(TV)患病率较高。TV 是一种无害的浅表性皮肤病真菌感染,其特征是皮肤出现鳞片状和变色斑块(Zarrab,Zanardelli,& Pietrzak,2015)。长时间在温暖潮湿的环境中可引发花斑病暴发。花斑病暴发很可能与 MT1/MT2 的使用是相关的,皮肤过多地暴露在温暖潮湿的环境中(例如晒黑床或在温暖的天气中)是引起花斑病的主要原因。使用 MT1 或 MT2 暴露于这些环境时可以更多地促进黑色素生成。此外,MT1/MT2 引起的色素沉着过度会突显任何潜在的花斑病,目前未见对这种现象的研究报道。因此,MT2 和花斑病之间的联系程度还有待确定,应鼓励患者在使用这些化合物之前、期间和之后记录皮肤损伤或变色情况。

促红细胞生成素(Erythropoietin)

促红细胞生成素(EPO)是一种主要的糖蛋白造血激素,在细胞缺氧时由肾脏合成和分泌(Bunn,2013)。EPO 受缺氧诱导因子(HIF)的调控,HIF 是一种转录因子,在缺氧条件下被激活,并与 EPO 基因上游结合以增加其转录(Haase,2010)。

预期效应和副作用

促红细胞生成素可以刺激红细胞的生成,提高携带氧气的能力,从而提高耐力运动的表现,而向积极呼吸的肌肉输送氧气可能是一个关键的限制因素。重组人促红细胞生成素(rhEPO)是在细胞培养中通过重组 DNA 技术产生的,这种形式被用于治疗某些类型的贫血,如与慢性肾病、艾滋病、骨髓增生异常综合征、骨髓移植和丙型肝炎相关的贫血或针对癌症的化疗方案。有科学证据表明使用

rhEPO 可提高耐力表现（Wilkerson，Rittweger，Berger，Naish，& Jones，2005），但也有一些研究表明没有显著影响（Heuberger et al.，2017）。不管证据如何，正如世界反兴奋剂机构的数据和传闻所表明的那样，rhEPO 的使用在业余和专业耐力运动员中仍然很普遍。

据推测，在 20 世纪 80 年代末和 20 世纪 90 年代初，专业自行车手的一连串死亡事件与使用 rhEPO 相关，它导致原本健康的运动员突发心脏病，然而，这些假设最近受到了挑战（López，2011）。出于对运动员健康的担忧，国际自行车联盟（UCI）于 1997 年引入了"禁止出发"（No Start）规则，在该规则下，选手在比赛前和比赛期间进行血液检查，血细胞比容高于 50% 的骑手（女性骑手 47%）不能参加比赛，并在测试之日起 15 天内禁止参加任何比赛。非贫血运动员过度使用 rhEPO 与一系列严重的副作用有关，包括高血压、头痛增加的风险和由于血细胞比容增加及血液增稠导致的血栓事件（Lappin，Maxwell，& Johnston，2002；Locatelli & Del Vecchio，2003）。

β-受体阻滞剂

β-受体阻滞剂，也称为 β-肾上腺素阻滞剂，其作用是作为竞争性拮抗剂阻断肾上腺素 β-受体上的内源性儿茶酚胺、肾上腺素和去甲肾上腺素的受体位点。β-受体阻滞剂最常用于治疗高血压，但也被批准用于治疗其他疾病，包括心绞痛、房性心律失常、冠状动脉疾病、心力衰竭和偏头痛（尤其是儿童），并作为心肌梗死后的二级预防。

预期效应和副作用

WADA 禁止在某些需要手和眼睛保持稳定的运动中使用 β-受体阻滞剂，包括射箭、射击、飞镖和高尔夫。这些运动中的性能增强效果是在高度焦虑时降低心率和减少震颤，从而提高准确性。β-受体阻滞剂的副作用包括恶心、腹泻、支气管痉挛、呼吸困难、雷诺综合征加重、心动过缓、低血压、心力衰竭、心脏传导阻滞、疲劳、头晕、脱发、视力异常、幻觉、失眠、勃起功能障碍和糖脂代谢改变。

利尿剂

利尿剂包括一系列旨在通过增加尿液的产生来增加水和盐含量的药物。药物的选择因个人的敏感性和偏好而异。一些人声称某些化合物提供了不同的美学效果,但这在文献中没有得到证实。更常见的是,某些化合物的使用是因为它们与其他化合物相比相对安全。例如,与袢利尿剂相比,保钾化合物更有可能被人选择使用,因为他们认为是安全的。表 5.6 概述了用于健美的主要药物化合物。在竞技运动中,利尿剂可用于控制体重(例如拳击、举重)或掩盖违禁物质(也称为"掩蔽剂")的使用。使用剂量取决于不同目的(Parkinson and Evans, 2006)。

表 5.6　健美中最常用的利尿剂

利尿剂类型	作用机制
利尿剂(呋塞米"Lasix",托塞米"Demadex")	Na - K 同向转运
噻嗪(氯噻嗪"Diuril")	防止 Na^+ 重吸收
保钾(螺内酯、醛内酯、氨苯蝶啶)	抑制醛固酮

预期效应和副作用

利尿剂的使用目的是通过尿液从体内快速去除盐分和液体,从而快速减轻体重(也称为"水重")。使用利尿剂的不利影响包括低钠血症(特别是噻嗪类药物)、低钾血症/高钾血症、容量不足、代谢性碱中毒、低镁血症、高尿酸血症、尿素和肌酐升高、高钾血症和使用保钾利尿剂造成的代谢性酸中毒(Wile, 2012; Roush, Kaur, & Ernst, 2014)。

案例研究 5:低钾性瘫痪的男性健美运动员(Mayr et al., 2012)

男性,26 岁,身高 200 cm,体重 115 kg。

自我报告使用 AAS、甲状腺药物、hGH 和胰岛素。

比赛前 24 h 和 48 h 口服了 2×80 mg 呋塞米。

比赛后一天,患者感到非常疲倦并睡着了。当他醒来时,他的四肢无法移动。他试图下床,但跌倒了。

血压(BP):36/65 mmHg;心率(HR):每分钟 114 次;体温:36.9℃;室内空气氧饱和度达到 95%。尿液药物筛查呈阴性。

初始静脉血气分析(ABL800 Flex；Radiometer Medical，Brønshøj，丹麦)存在严重的低钾血症(1.6 mmol/L；参考范围[RR]，3.4~4.5 mmol/L)、高血糖(521 mg/dL；RR，70~120 mg/dL)和高乳酸血症(2.7 mmol/L；RR，0.0~1.8 mmol/L)。全血检查还显示出低磷酸盐水平(<0.32 mmol/L；RR，0.81~1.45 mmol/L)和肝功能参数升高(天冬氨酸转氨酶，61 U/L；RR，<35 U/L；丙氨酸转氨酶，134 U/L；RR，<45 U/L)以及乳酸脱氢酶升高(397 U/L；RR，<248 U/L)和肌酸激酶升高(1 006 U/L；RR，<190 U/L)，肌脑分数略微升高(26.2 U/L；RR，<24 U/L)和肌钙蛋白 T 值略微升高(0.047 ng/mL；RR，0~0.03 ng/mL)。

初始心电图(ECG)显示颤抖、窦性心动过速(心率，115/min)、正常轴向、正常 PQ 时间，以及与严重低钾血症相关的明显 U 波。

使用 500 mL Elozell Spezial 溶液治疗(含有 48 mmol 钾、12 mmol 镁、32 mmol 氯化物、40 mmol 天冬氨酸)和 1 000 mL KADC 溶液(含有 25 mmol 钾、10 mmol 磷酸盐、1.0 mmol 钙、65 mmol 氯化物)。在接下来的 7 h 里，患者的症状逐渐好转；钾水平(3.9 mmol/L)、血糖水平和 ECG 恢复正常。患者于次日早上出院。

建议：低钾血症的治疗包括减少进一步的钾流失和提供钾替代。当存在心律失常或严重低钾血症(钾水平<2.5 mEq/L)时，需要静脉给予钾。除非患者临床不稳定，否则逐渐纠正低钾血症比快速纠正更可取。在紧急情况下，钾的给药可能是经验性的。如有参考时，静脉补钾的最大量应为 10~20 mEq/h，并在输注期间连续监测心电图。

坊间报告表明，有些人会使用非药物的、效力较弱的替代品，包括高剂量的维生素 C 和蒲公英根片。与其他药物相比，这些药物在这一人群中的疗效仍有待研究。

膳食补充剂和天然植物提取物

训练前补充剂

据估计，48%~53%的美国人经常使用补充剂(Dickinson，Blatman，El-Dash，& Franco，2014)。在这一群体中，训练前补充剂越来越受欢迎。市售训练前补品可能包含各种成分的无限组合,但通常会含有咖啡因、肌酸、支链氨基酸(BCAA)和 β-丙氨酸作为主要活性成分,另外还添加一些兴奋剂、植物性治疗药物、植物提取物和维生素等。

训练前补充剂中常见的大多数成分都是经过独立研究的,但这些成分结合在一起对血液化学、血压和心率的影响尚不清楚(Joy et al., 2015)。一些训练前补充剂,例如现在被禁用的 Jack3d,可能含有 1,3-二甲基戊胺,它具有拟交感神经的特性,被认为与急性心肌梗死有关(Smith, Staub, Natarajan, Lasorda, & Poornima, 2014)。训练前补充剂的安全性取决于每种补充剂中所含成分的组合。

激素增强剂

健身群体中使用的激素增强剂通常以增加睾酮或人类生长激素(hGH)为目标。这些激素增强剂的有效性和安全性也取决于每种专利产品中的混合配料。

讨论

监管和卫生政策

通过使用类似娱乐性药物的策略规范 PAES 管理,包括(1)控制供应,主要是确定 PAES 的销售为非法行为;(2)通过"惟有节欲"劝阻的方法阻止使用,特别是尽可能地以青少年为目标;(3)减少伤害。

事实证明,对这些物质的监管和控制是一项具有挑战性的任务,造成这种现象的部分原因是缺乏对补充品的适当监管控制,以及 PAES 容易通过互联网获得(Ainsworth et al., 2018; Cordaro, Lombardo, & Cosentino, 2011; Petroczi, Taylor, & Naughton, 2011; Petroczi et al., 2015; Pineau et al., 2016)。缺乏适当的风险评估框架进一步阻碍了健康风险的降低。尽管如此,考虑到 PAES 的使用并不局限于受管制的竞技运动或仅仅出于提高运动成绩的目的,减少伤害仍然是监管机构和临床医生的一个可行和有价值的目标。

减少危害

减少危害是一种公共卫生理念,最初是针对有药物滥用问题的成年人的,对他们来说禁戒是一个不可行的理念,减少危害理念已经被成功纳入青少年性教育中（Leslie，2008）。减少危害的核心目标是减少潜在危险行为的危害（Leslie，2008）。因此，健康服务提供者须牢记在一定程度上持续使用毒品是不可避免的（Leslie，2008）。

就减少危害理念的有效性而言，文献显示与潜在危险行为相关的发病率和死亡率显著下降（Leslie，2008）。针具更换服务可能是最典型的例子，通过这些措施的实施，艾滋病病毒感染率每年都在下降（Amundsen，2006）。

如何适用于 PAES 使用者？

与使用任何其他毒品一样，重要的是要认识到使用 PAES 会产生不良后果。然而，即使认识到 PAES 的后果，使用者也不太可能停止使用。因此，医生认识到使用 PAES 可能引起的危害是很重要的。此外，区分初级使用者（以前从未使用过但正在考虑使用的使用者）和有经验的使用者（以前使用过 PAES 并继续使用 PAES 的使用者）也很重要。已有研究表明 PAES 使用者对医生有着潜在敌意——使用者认为导致他们之间缺乏信任的根本原因是医生缺乏专业知识（Pope，Kanayama，Ionescu-Pioggia，& Hudson，2004）。在某种程度上，这可能会导致"自我实验"在这一群体中普遍存在。考虑到这一点，了解群体状况及其态度对于有效地与他们沟通至关重要（Young & Anwar，2007）。

虽然血液化验可能会发现关于 PAES 的使用信息，但最好的诊断程序准则是非指责性和温和的询问（Anawalt，2018）。然而，某些结果可能是 AAS 使用的潜在指标（表 5.7）。作者指出，进一步的评估是基于临床怀疑。他们还表示，在向使用者进一步解释测试的必要性时，有可能引出他们 AAS 的使用史。此外，需要高剂量的睾酮前体（如雄烯二酮）来使血清睾酮浓度高于正常水平。

表 5.7 AAS 使用指标

使用的化合物	睾 酮	FSH	LH	评 论
睾酮	↑	↓	↓	应考虑评估睾丸或肾上腺肿瘤
睾酮前驱体	↑	↓	↓	应考虑睾丸或肾上腺肿瘤的评估
hCG	↑	↓	↓	应考虑对产生 hCG 的肿瘤进行评估
萘洛酮或其他非睾酮 AAS	↑	↓	↓	应考虑对低促性腺激素性性腺机能减退的原因进行评估

教育和信息

以前在使用 AAS 的背景下,已经有人认为,通过夸张的恐吓战术和只强调负面影响来威慑人们的效果是有限的(Petróczi, Dodge, Backhouse, & Adesanwo, 2014)。相反,以证据为基础的减少伤害的方法似乎在降低医疗成本方面更有效(Goldberg, Bents, Bosworth, Trevsan, & Elliot, 1991)。保持开放的态度并提供适当的建议很重要。公开讨论关于患者的使用目的对于理解他们使用 PAES 背后的动机至关重要(Dawson, 2001)。公开讨论还将促进良好的医患关系——获得尽可能多的关于使用周期、持续时间、停止使用的计划以及任何其他相关信息。

应鼓励使用者从 PAES 减少伤害服务(通过针具更换服务)中获得尽可能多的循证信息、科学研究和可靠的来源,例如 Examine(www.examine.com),这是一个以证据为基础的商业网站,整理有关营养补充剂和数量有限的 PAES 的信息,以及其他关于营养、训练和健身方面的问题在这里也能得到解答。另外一个可免费访问的替代方案是 The Safe You project(www.safeyou.eu),这是一项由欧盟资助的计划,旨在为青少年和年轻人(从健身新手到竞技运动员)从减少伤害的角度提供有关补充剂和 PAES 的均衡信息。

特别是对于潜在的年轻男性使用者(21 岁以下),应强调其对生长的影响(骨骺板过早闭合),以及慢性 HPTA 相关副作用(包括终生对治疗有抗药性的 HPTA 抑制作用)。副作用包括男性乳房发育、睾丸萎缩和勃起功能障碍,这些副作用应该被公开讨论,也应该让年轻的潜在使用者认识这些。然而,至关重要的是确保不发生危言耸听的情况;在承认使用 AAS 的好处的同时,应该坦率地讨论其副作用。与危言耸听相比,这会提高预防率(Goldberg et al., 1991)。应该鼓励他们对目前的训练计划、饮食和恢复能力进行彻底的自我反思。此外,应始终强调"少即是多"的观念,尽可能减少令人沮丧的说法,支持使用循证的、均衡的资料。

安全注射技术

在发布注射技术建议时,建议将患者转介到当地的针具更换诊所,在那里他们通常可以获得安全注射技术的建议。此外,医生还可以向使用者传授安全注射技术,例如,如有可能,可向臀外上象限肌内注射,并强调无菌注射技术的重要性。不安全的注射技术可能会导致潜在的脓肿问题(Phillips & Stein, 2010)。

应该告诉患者相关脓肿症状,并告知患者如果怀疑是注射 PAES 引起的脓肿,应立即就诊。如果患者出现脓肿,则必须立即给予适当的治疗。

用量

只要有可能,应始终强调"少即是多"的观念。在使用 PAES 之前,强调良好的身体特质、持续的营养、训练、恢复和整体经验的重要性。此外,强调剂量与"治疗"的关系,更高的剂量不一定会产生进一步的效果,但很可能会产生更严重的副作用。

临床医生和竞技运动者

在竞技运动者中使用毒品的情况下,重点仍然是促进"纯洁体育"并确保竞技运动者参加需经药物检测的比赛项目时不使用药物。"使用兴奋剂"一词是指在受监管的竞技体育环境中使用 PAES,这是一种严重的作弊形式。在竞技运动中减少兴奋剂使用的努力被称为反兴奋剂。反兴奋剂措施包括血液检测、尿液分析、赛外(OOC)检测以及对运动员和教练员进行"纯洁体育"方面的教育。为了保持这种无药物状态,许多运动项目将加入世界反兴奋剂机构(WADA)。世界反兴奋剂组织成立于 1999 年,是一个独立的国际组织。WADA 的主要目标是对运动员进行反兴奋剂教育、研究使用兴奋剂的方法、每年更新禁用清单(www.wada-ama.org/en/prohibited-list) 以及进行药物检测和制裁药物检测禁用物质呈阳性的运动员。

许多体育组织都是 WADA 的签署方(www.wada-ama.org/en/code-signatories 获取完整列表)。由于 WADA 的范围,医生可能会遇到参加 WADA 规定的运动项目的运动员。

禁用物质清单和方法

反兴奋剂的一个主要方法是确保不为提高成绩而滥用药物(WADA List of Prohibited Substances,2018)。为确保不发生药物滥用,WADA 管辖范围内的运动员如需用药则要获得治疗用药豁免(TUE)。

什么是治疗用药豁免(TUE)?

TUE 是授予运动员继续使用属于 WADA 禁用清单的医疗必需物质的授权(www.wada-ama.org/en/what-we-do/science-medical/therapeutic-use-exemptions)。

谁有资格获得 TUE?

www.wada-ama.org/en/resources/science-medicine/guidelines-therapeutic-use-exemptions-tue 网站中有所描述。

仅在以下情况下才向运动员授予 TUE

a. 在治疗急性或慢性疾病时需要使用违禁物质或使用违禁方法,如果停用违禁物质,运动员将面临重大损伤。

b. 虽然治疗的效果可能会使个人成绩有所提高,但治疗性使用违禁物质所带来的成绩提高不太可能超出运动员治疗后恢复正常健康基线的预期成绩。但是,这种提高不能超过运动员在身体状况出现异常之前的表现水平。

c. 这种疾病没有合理的替代治疗方法。在某些情况下,在使用含有被禁物质的药物之前尝试使用替代品在医学上没有效果。在这种情况下,医生要说明原因。

只有合法有效的和备案的药物才可以作为替代药物。合法有效和备案的定义可能因国家而异。应该考虑这些差异。例如,一种药物可能在一个国家注册,而不是在另一个国家,或者审批可能正在等待中,等等。

TUE 程序通过《国际治疗用途豁免标准》(ISTUE)在各个运动项目和国家/地区进行协调,以确保程序对所有运动员是相同的,公平和透明的。TUE 程序的简明描述如图 5.1 所示。

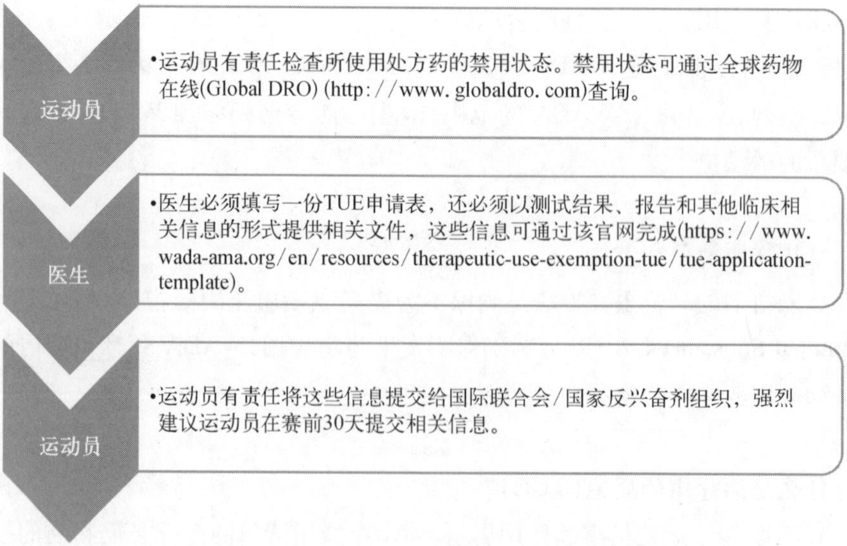

运动员	•运动员有责任检查所使用处方药的禁用状态。禁用状态可通过全球药物在线(Global DRO) (http://www.globaldro.com)查询。
医生	•医生必须填写一份TUE申请表,还必须以测试结果、报告和其他临床相关信息的形式提供相关文件,这些信息可通过该官网完成(https://www.wada-ama.org/en/resources/therapeutic-use-exemption-tue/tue-application-template)。
运动员	•运动员有责任将这些信息提交给国际联合会/国家反兴奋剂组织,强烈建议运动员在赛前30天提交相关信息。

图 5.1　TUE 流程概要

可用于 TUE 的病症有：注意力缺陷多动障碍、肾上腺皮质功能减退症、过敏反应、雄性激素缺乏症（男性性腺功能减退症）、哮喘、心血管疾病（β-受体阻滞剂在运动员中的治疗用途）、糖尿病、生长激素缺乏症、不孕症/多囊卵巢综合征、炎症性肠病、静脉输液、内在睡眠障碍、肌肉骨骼疾病、神经性疼痛、感染后咳嗽、肾移植、鼻炎/鼻窦炎和变性运动员。残奥会运动员的 TUE 遵循相同的规则。运动员有责任告知所有负责其健康和福祉的医务人员，他们按照特定的反兴奋剂规则参加比赛，并确保其所接受的治疗不违反反兴奋剂规则。

WADA 专门为医生提供的 TUE 资源集合列表可从 www. wada-ama. org/en/resources/search？f%5B0%5D = field_resource_collections%3A158 获得。该集合概述了特定条件所需的医疗文件。有关 TUE 的更多信息，可访问 www. wada-ama.org/en/questions-answers/treatment-use-exemption-tue。

保密和专业运动员

虽然这一过程假定运动员遵守其管理机构的规则，但也可能出现医生被告知运动员服用兴奋剂的情况。这种情况下产生的道德冲突会让医生陷入困惑：医生的职责是告知 WADA 有关运动员的情况吗？或者未经同意共享保密信息是否违反了医患关系？应该优先考虑哪些？

McNamee 和 Phillips（2009）深入研究了这个问题。在英国的医疗管理机构综合医疗委员会（GMC）和卫生专业委员会（HPC）中，重点是维护患者与医生的保密性和保持专业标准。如果医生坚持病人的健康最重要的行为规范，那么提供减少伤害的建议似乎是最明智的（McNamee & Phillips，2009）。但是，这可能与 WADA 规则的第 2.8 节相冲突：

> 给比赛中的运动员使用或试图使用任何违禁方法或违禁物质，或给比赛外的运动员试图使用任何违禁方法或任何违禁物质，或试图使用赛外协助、鼓励、教唆、掩盖或其他涉及违反反兴奋剂规则或企图违反反兴奋剂规则的共谋行为。

Holm、McNamee 和 Pigozzi（2011）概述了与专业运动员接触的医生的建议。建议围绕着医生在合同和书面中明确他们的职业职责，同时尽他们所能减少与职业价值观的冲突（特别是在信息保密方面）。McNamee 和 Phillips（2009）建议,在相关专业医疗机构与世界反兴奋剂机构开展进一步对话之前,需提供服用兴奋剂运动员健康和其健康选择的相关信息,同时尊重可能发生冲突的临床隐私情况。

结论

在体育界,使用提高成绩的药物并不是什么新鲜事。目前的思考集中在阻止使用者使用这些物质上。研究表明,这些措施不如以减少危害为主旨的观念有效。

当遇到使用此类物质的患者时,医生了解他们的角色至关重要。为了充分帮助这些患者,了解这些化合物及其使用原因极其重要。本章旨在概述一些常见的药物,并提供可能遇到的现实情况的案例研究。还提供了以减少危害为主旨的咨询意见。

医生可能会遇到在健身房环境中使用 PAES 的患者,但也要对反兴奋剂精神有一定的了解。目前,越来越多的人在某种程度上参与体育运动,许多运动项目都采取了不同程度的反兴奋剂措施。反兴奋剂措施的解释以及医生与竞技运动员的合作作用已在相关章节中进一步阐述。

本章是为可能遇到 PAES 使用者或接受药物检测的专业运动员和医生共同设计的。目的是向读者提供 PAES 使用的整体概述,从减少伤害的方法到反兴奋剂的方法,并解释医生在这些不同的方法中所扮演的角色。

参考文献

Abrahin, O. S. C., de Sousa, E. C., & Santos, A. M. (2014). Prevalence of the use of anabolicandrogenic steroids in Brazil: A systematic review. Substance Use & Misuse, 49(9), 1156–1162. https://doi.org/10.3109/10826084.2014.903750.

Abrahin, O. S. C., Félix Souza, N. S., de Sousa, E. C., Santos, A. M., & Bahrke, M. S. (2017). Anabolic-androgenic steroid use among Brazilian women: An exploratory investigation. Journal of Substance Use, 22(3), 246–252. https://doi.org/10.1080/14659891.2016.1179806.

Ainsworth, N. P., Vargo, E. J., & Petróczi, A. (2018). Being in control? A thematic content analysis of 14 in-depth interviews with 2,4–dinitrophenol users. International Journal of Drug Policy, 52. https://doi.org/10.1016/j.drugpo.2017.12.012.

Alen, M., Rahkila, P., Reinilä, M., & Vihko, R. (1987). Androgenic-anabolic steroid effects on serum thyroid, pituitary and steroid hormones in athletes. The American Journal of Sports Medicine, 15(4), 357–361. https://doi.org/10.1177/036354658701500411.

Amundsen, E. J. (2006). Measuring effectiveness of needle and syringe exchange programmes for prevention of HIV among injecting drug users. Addiction, 101(7), 911 - 912. https://doi. org/10.1111/j.1360 - 0443.2006.01519.x.

Anawalt, B. D. (2018). Detection of anabolic androgenic steroid use by elite athletes and by members of the general public. Molecular and Cellular Endocrinology, 464, 21 - 27. https:// doi.org/10.1016/J.MCE.2017.09.027.

Astrup, A., Buemann, B., Christensen, N. J., Toubro, S., Thorbek, G., Victor, O. J., & Quaade, F. (1992). The effect of ephedrine/caffeine mixture on energy expenditure and body composition in obese women. Metabolism, 41(7), 686 - 688. https://doi.org/10.1016/0026 - 0495(92)90304 - S.

Barker, K., Seger, D., & Kumar, S. (2006). Letter to the editor: "Comment on 'Pediatric fatality following ingestion of dinitrophenol: Postmortem identification of a "dietary supplement". Clinical Toxicology, 44(3), 351 - 351. https://doi.org/10.1080/15563650600584709.

Baron, D. A., Martin, D. M., & Abol Magd, S. (2007). Doping in sports and its spread to atrisk populations: An international review. World Psychiatry: Official Journal of the World Psychiatric Association (WPA), 6(2), 118 - 123. Retrieved from www.ncbi.nlm.nih.gov/ pubmed/18235871.

Barry, A. R., & Graham, M. M. (2013). Case report and review of clenbuterol cardiac toxicity. Journal of Cardiology Cases, 8(4), 131 - 133. https://doi.org/http://dx.doi.org/10.1016/j. jccase.2013.07.004.

Baumann, M. H., Ayestas, M. A., Dersch, C. M., Partilla, J. S., & Rothman, R. B. (2000). Serotonin transporters, serotonin release, and the mechanism of fenfluramine neurotoxicity. Annals of the New York Academy of Sciences, 914, 172 - 186. https://doi.org/10.1111/j. 1749 - 6632.2000.tb05194.x.

Bhasin, S., Calof, O. M., Storer, T. W., Lee, M. L., Mazer, N. A., Jasuja, R., Dalton, J. T. (2006). Drug insight: Testosterone and selective androgen receptor modulators as anabolic therapies for chronic illness and aging. Nature Clinical Practice Endocrinology & Metabolism, 2 (3), 146 - 159. https://doi.org/10.1038/ncpendmet0120.

Bowers, L. D. (1998). Athletic drug testing. Clinics in Sports Medicine, 17(2), 299 - 318. Retrieved from www.ncbi.nlm.nih.gov/pubmed/9580843.

Brent, G. A. (2012). Mechanisms of thyroid hormone action. The Journal of Clinical Investigation, 122(9), 3035 - 3043. https://doi.org/10.1172/JCI60047.

Broadfield, D. (2017). Drug Misuse: Findings from the 2016/17 Crime Survey for England and Wales. England: The Home Office Crime and Policing Analysis Unit. Retrieved from https:// www.gov.uk/government/organisations/home-office/ series/drug-misuse-declared.

Bunn, H. F. (2013). Erythropoietin. Cold Spring Harbor Perspectives in Medicine, 3, 3. https://doi.org/10.1101/cshperspect.a011619.

Cancelliero, K. M., Durigan, J. L. Q., Vieira, R. P., Silva, C. A., & Polacow, M. L. O. (2008). The effect of a low dose of clenbuterol on rat soleus muscle submitted to joint immobilization. Brazilian Journal of Medical and Biological Research, 41(12), 1054 - 1058. https://doi.org/10.1590/S0100 - 879X2008001200003.

Cordaro, F. G., Lombardo, S., & Cosentino, M. (2011). Selling androgenic anabolic steroids by the pound: Identification and analysis of popular websites on the internet. Scandinavian

Journal of Medicine & Science in Sports, 21(6), e247 – e259. https://doi.org/10.1111/j.1600 – 0838.2010.01263.x.

Dawson, R. T. (2001). Drugs in sport-the role of the physician. Journal of Endocrinology, 170 (1), 55 – 61. https://doi.org/10.1677/joe.0.1700055.

De Hon, O., Kuipers, H., & van Bottenburg, M. (2015). Prevalence of doping use in elite sports: A review of numbers and methods. Sports Medicine, 45(1), 57 – 69. https://doi.org/ 10.1007/s40279 – 014 – 0247 – x.

Dickinson, A., Blatman, J., El-Dash, N., & Franco, J. C. (2014). Consumer usage and reasons for using dietary supplements: Report of a series of surveys. Journal of the American College of Nutrition, 33(2), 176 – 182. https://doi.org/10.1080/07315724.2013.875423.

Dietz, P., Ulrich, R., Dalaker, R., Striegel, H., Franke, A. G., Lieb, K., & Simon, P. (2013). Associations between physical and cognitive doping—a cross-sectional study in 2997 triathletes. PLoS One, 8(11), e78702. https://doi.org/10.1371/journal.pone.0078702.

Docherty, J. R. (2008). Pharmacology of stimulants prohibited by the World Anti-Doping Agency (WADA). British Journal of Pharmacology, 154(3), 606 – 622. https://doi.org/10. 1038/bjp.2008.124.

Doheny, M. H., Waterfield, C. J., & Timbrell, J. A. (1998). The effects of the β2-agonist drug clenbuterol on taurine levels in heart and other tissues in the rat. Amino Acids, 15(1 – 2), 13 – 25. https://doi.org/10.1007/BF01345277.

Dorr, R. T., Ertl, G., Levine, N., Brooks, C., Bangert, J. L., Powell, M. B., Alberts, D. S. (2004). Effects of a superpotent melanotropic peptide in combination with solar UV radiation on tanning of the skin in human volunteers. Archives of Dermatology, 140(7), 827 – 835. https://doi.org/10.1001/archderm.140.7.827.

Dulloo, A. G., & Miller, D. S. (1986). The thermogenic properties of ephedrine/methylxanthine mixtures: Animal studies. American Journal of Clinical Nutrition, 43(3), 388 – 394.

Dunnick, J. K., Kissling, G., Gerken, D. K., Vallant, M. A., & Nyska, A. (2007). Cardiotoxicity of Ma Huang/caffeine or ephedrine/caffeine in a rodent model system. Toxicologic Pathology, 35(5), 657 – 664. https://doi.org/10.1080/01926230701459978.

Evans, M. J., Ndetan, H., Perko, M., Williams, R., & Walker, C. (2012). Dietary supplement use by children and adolescents in the United States to enhance sport performance: Results of the national health interview survey. The Journal of Primary Prevention, 33(1), 3 – 12. https://doi.org/10.1007/s10935 – 012 – 0261 – 4.

Evans, N. A. (1997). Gym and tonic: A profile of 100 male steroid users. British Journal of Sports Medicine, 31(1), 54 – 58.

Evans, P. J., & Lynch, R. M. (2003). Insulin as a drug of abuse in body building. British Journal of Sports Medicine, 37(4), 356 – 357. https://doi.org/10.1136/bjsm.37.4.356.

Geiger, L. E., Dunsford, W. S., Lewis, D. J., Brennan, C., Liu, K. C., & Newsholme, S. J. (2009). PS 895-rat carcinogenicity study with GW501516, a PPAR delta agonist. In 48th annual meeting of the society of toxicology (p. 105). Baltimore: Society of Toxicology.

Goldberg, L., Bents, R., Bosworth, E., Trevisan, L., & Elliot, D. (1991). Anabolic steroid education and adolescents: Do scare tactics work? Pediatrics, 87(3), 283 – 286. Retrieved from http://onlinelibrary.wiley.com/o/cochrane/clcentral/articles/665/CN-00073665/frame.

htmL%0Awww.ncbi.nlm.nih.gov/pubmed/2000267? dopt=Abstract.

Graham, M. R., Evans, P., Davies, B., & Baker, J. S. (2008). AAS, growth hormone, and insulin abuse: Psychological and neuroendocrine effects. Therapeutics and Clinical Risk Management, 4(3), 587-597.

Grundlingh, J., Dargan, P. I., El-Zanfaly, M., & Wood, D. M. (2011). 2,4-Dinitrophenol (DNP): A weight loss agent with significant acute toxicity and risk of death. Journal of Medical Toxicology, 7(3), 205-212. https://doi.org/10.1007/s13181-011-0162-6.

Haase, V. H. (2010). Hypoxic regulation of erythropoiesis and iron metabolism. AJP: Renal Physiology, 299(1), F1-F13. https://doi.org/10.1152/ajprenal.00174.2010.

Habbema, L., Halk, A. B., Neumann, M., & Bergman, W. (2017). Risks of unregulated use of alpha-melanocyte-stimulating hormone analogues: A review. International Journal of Dermatology, 56(10), 975-980. https://doi.org/10.1111/ijd.13585.

Heuberger, J. A. A. C., Rotmans, J. I., Gal, P., Stuurman, F. E., van't Westende, J., Post, T. E., ... Cohen, A. F. (2017). Effects of erythropoietin on cycling performance of well trained cyclists: A double-blind, randomised, placebo-controlled trial. The Lancet Haematology, 4(8), e374-e386. https://doi.org/10.1016/S2352-3026(17)30105-9.

Hitti, E. A., Melki, J. P., & Mufarrij, A. J. (2014). The prevalence and determinants of anabolic steroid use among fitness centre attendees in Lebanon. International SportMed Journal, 15(4), 391-401. Retrieved from www.scopus.com/inward/record.uri? eid=2-s2.0-84939238405&partnerID=40&md5=08ae227a4edbaf7139ea7e6b0f32040b.

Hoffman, J. R., & Ratamess, N. A. (2006). Medical issues associated with anabolic steroid use: Are they exaggerated? Journal of Sports Science & Medicine, 5, 182-193.

Holm, S., McNamee, M. J., & Pigozzi, F. (2011). Ethical practice and sports physician protection: A proposal. British Journal of Sports Medicine, 45(15), 1170-1173. https://doi.org/10.1136/bjsm.2011.086124.

Husain, M., & Mehta, M. A. (2011). Cognitive enhancement by drugs in health and disease. Trends in Cognitive Sciences, 15(1), 28-36. https://doi.org/10.1016/J.TICS.2010.11.002.

Jeukendrup, A. E., & Randell, R. (2011). Fat burners: Nutrition supplements that increase fat metabolism. Obesity Reviews, 12(10), 841-851. https://doi.org/10.1111/j.1467-789X.2011.00908.x.

Jones, A. R., & Pichot, J. T. (1998). Stimulant use in sports. The American Journal on Addictions/American Academy of Psychiatrists in Alcoholism and Addictions, 7(4), 243-255. Retrieved from http://ovidsp.ovid.com/ovidweb.cgi? T=JS&PAGE=reference&D=med4&NEWS=N&AN=9809128.

Jordan, J., Astrup, A., Engeli, S., Narkiewicz, K., Day, W. W., & Finer, N. (2014). Cardiovascular effects of phentermine and topiramate: A new drug combination for the treatment of obesity. Journal of Hypertension, 32(6), 1178-1188. https://doi.org/10.1097/HJH.0000000000000145.

Joy, J. M., Lowery, R. P., Falcone, P. H., Vogel, R. M., Mosman, M. M., Tai, C. Y., Wilson, J. M. (2015). A multi-ingredient, pre-workout supplement is apparently safe in healthy males andfemales. Food & Nutrition Research, 59(1). https://doi.org/10.3402/fnr.v59.27470.

Khullar, N., Scull, N., Deeny, M., & Hamdan, E. (2016). Prevalence and predictors of anabolicandrogenic steroid use among gym users in Kuwait: A preliminary study. International Journal of Men's Health, 15(2), 144 – 156. https://doi.org/10.3149/jmh.1502.144.

Kicman, A. T. (2008). Pharmacology of anabolic steroids. British Journal of Pharmacology, 154 (3), 502 – 521. https://doi.org/10.1038/bjp.2008.165.

Kuiper, H. A., Noordam, M. Y., van Dooren-Flipsen, M. M., Schilt, R., & Roos, A. H. (1998). Illegal use of beta-adrenergic agonists: European community. Journal of Animal Science, 76(1), 195 – 207. https://doi.org/10.2527/1998.761195x.

Lappin, T. R., Maxwell, A. P., & Johnston, P. G. (2002). EPO's alter ego: Erythropoietin has multiple actions. Stem Cells, 20(6), 485 – 492. https://doi.org/10.1634/stemcells.20 – 6 – 485.

Lazuras, L., Barkoukis, V., Loukovitis, A., Brand, R., Hudson, A., Mallia, L., Zelli, A. (2017). "I want it all, and i want it now": Lifetime prevalence and reasons for using and abstaining from controlled Performance and Appearance Enhancing Substances (PAES) among young exercisers and amateur athletes in five European countries. Frontiers in Psychology, 8, 717. https://doi.org/10.3389/fpsyg.2017.00717.

Leslie, K. M. (2008). Harm reduction: An approach to reducing risky health behaviours in adolescents. Paediatrics & Child Health, 13(1), 53 – 60. Retrieved from www.ncbi.nlm.nih.gov/pmc/articles/PMC2528824/pdf/pch13053.pdf.

Liu, H., Bravata, D. M., Olkin, I., Nayak, S., Roberts, B., Garber, A. M., & Hoffman, A. R. (2007). Systematic review: The safety and efficacy of growth hormone in the healthy elderly. Annals of Internal Medicine, 146(2), 104 – 115. https://doi.org/10.7326/0003 – 4819 – 146 – 2 – 200701160 – 00005.

Locatelli, F., & Del Vecchio, L. (2003). Pure red cell aplasia secondary to treatment with erythropoietin. Journal of Nephrology, 16(4), 461 – 466. Retrieved from www.ncbi.nlm.nih.gov/entrez/query.fcgi?cmd=Retrieve&db=PubMed&dopt=Citation&list_uids=14696747.

López, B. (2011). The invention of a "drug of mass destruction": Deconstructing the EPO myth. Sport in History, 31(1), 84 – 109. https://doi.org/10.1080/17460263.2011.555208.

Maier, L. J., & Schaub, M. P. (2015). The use of prescription drugs and drugs of abuse for neuroenhancement in Europe. European Psychologist, 20(3), 155 – 166. https://doi.org/10.1027/1016 – 9040/a000228.

Maltin, C. A., Delday, M. I., Watson, J. S., Heys, S. D., Nevison, I. M., Ritchie, I. K., & Gibson, P. H. (1993). Clenbuterol, a beta-adrenoceptor agonist, increases relative muscle strength in or thopaedic patients. Clinical Science (London, England: 1979), 84(6), 651 – 654. Retrieved from www.ncbi.nlm.nih.gov/pubmed/8334811.

Maravelias, C., Dona, A., Stefanidou, M., & Spiliopoulou, C. (2005). Adverse effects of anabolic steroids in athletes: A constant threat. Toxicology Letters, 158(3), 167 – 175. https://doi.org/10.1016/j.toxlet.2005.06.005.

Mayr, F. B., Domanovits, H., & Laggner, A. N. (2012). Hypokalemic paralysis in a professional bodybuilder. American Journal of Emergency Medicine, 30(7), 1324.e5 – 1324.e8. https://doi.org/10.1016/j.ajem.2011.06.029.

McBride, J. A., & Coward, R. (2016). Recovery of spermatogenesis following testosterone replacement therapy or anabolic-androgenic steroid use. Asian Journal of Andrology, 18(3), 373 – 380. https://doi.org/10.4103/1008 – 682X.173938.

McNamee, M., & Phillips, N. (2011). Confidentiality, disclosure and doping in sports medicine. British Journal of Sports Medicine, 45(3), 174 – 177. https://doi.org/10.1136/bjsm.2009. 064253.

McVeigh, J., Germain, J., & Van Hout, M. C. (2017). 2,4 – Dinitrophenol, the inferno drug: A netnographic study of user experiences in the quest for leanness. Journal of Substance Use, 22(2), 131 – 138. https://doi.org/10.3109/14659891.2016.1149238.

Molero, Y., Bakshi, A-S., & Gripenberg, J. (2017). Illicit drug use among gym-goers: A crosssectional study of gym-goers in Sweden. Sports Medicine—Open, 3(1), 31. https://doi. org/10.1186/s40798 – 017 – 0098 – 8.

Mullur, R., Liu, Y-Y., & Brent, G. A. (2014). Thyroid hormone regulation of metabolism. Physiological Reviews, 94(2), 355 – 382. https://doi.org/10.1152/ physrev.00030.2013.

Narkar, V. A., Downes, M., Yu, R. T., Embler, E., Wang, Y. X., Banayo, E., ... Kang, H. (2008). AMPK and PPARδ agonists are exercise mimetics. Cell, 134(3), 405 – 415. https:// doi.org/10.1016/j.cell.2008.06.051.

Nelson, D. L., & Gehlert, D. R. (2006). Central nervous system biogenic amine targets for control of appetite and energy expenditure. Endocrine, 29(1), 49 – 60. https://doi.org/10. 1385/ENDO: 29: 1: 49.

Newsholme, S. J., Dunsford, W. S., Brodie, T., Brennan, C., Brown, M., & Geiger, L. E. (2009).PS 896-mouse carcinogenicity study with GW501516, a PPAR delta agonist. In 48th annual meeting of the society of toxicology (p. 105). Baltimore: Society of Toxicology.

Nieschlag, E., & Vorona, E. (2015). Mechanisms in endocrinology: Medical consequences of doping with anabolic androgenic steroids: Effects on reproductive functions. European Journal of Endocrinology, 173(2), R47-R58. https://doi.org/10.1530/EJE-15-0080.

Parkinson, A. B., & Evans, N. A. (2006). Anabolic androgenic steroids: A survey of 500 users. Medicine and Science in Sports and Exercise, 38(4), 644 – 651. https://doi.org/10.1249/01. mss.0000210194.56834.5d.

Perkins, R. G. (1919). A study of the munitions intoxications in France. Public Health Records, 34, 2335 – 2374.

Petróczi, A., Dodge, T., Backhouse, S. H., & Adesanwo, C. (2014). Review of the literature on negative health risks based interventions to guide anabolic steroid misuse prevention. Performance Enhancement and Health, 3(1), 31 – 44. https://doi.org/10.1016/j.peh.2014. 08.001.

Petróczi, A., Ocampo, J. A. V., Shah, I., Jenkinson, C., New, R., James, R. A., Naughton, D. P. (2015). Russian roulette with unlicensed fat-burner drug 2,4 – dinitrophenol (DNP): Evidence from a multidisciplinary study of the internet, bodybuilding supplements and DNP users. Substance Abuse: Treatment, Prevention, and Policy, 10(1), 39. https://doi.org/10. 1186/s13011 – 015 – 0034 – 1.

Petroczi, A., Taylor, G., & Naughton, D. P. (2011). Mission impossible? Regulatory and enforcement issues to ensure safety of dietary supplements. Food and Chemical Toxicology, 49

（2），393 – 402. https：//doi.org/10.1016/j.fct.2010.11.014.

Phillips, K. T., & Stein, M. D. (2010). Risk practices associated with bacterial infections among injection drug users in Denver, Colorado. The American Journal of Drug and Alcohol Abuse, 36(2), 92 – 97. https：//doi.org/10.3109/00952991003592311.

Pineau, T., Schopfer, A., Grossrieder, L., Broséus, J., Esseiva, P., & Rossy, Q. (2016). The study of doping market：How to produce intelligence from Internet forums. Forensic Science International, 268, 103 – 115. https：//doi.org/10.1016/j.forsciint.2016.09.017.

Pope, H. G., Kanayama, G., Ionescu-Pioggia, M., & Hudson, J. I. (2004). Anabolic steroid users' attitudes towards physicians. Addiction, 99(9), 1189 – 1194. https：//doi.org/10.1111/j.1360 – 0443.2004.00781.x.

Ragan, C. I., Bard, I., Singh, I., & Independent Scientific Committee on Drugs. (2013). What should we do about student use of cognitive enhancers? An analysis of current evidence. Neuropharmacology, 64, 588 – 595. https：//doi.org/10.1016/j.neuropharm.2012.06.016.

Reardon, C. L., & Creado, S. (2014). Drug abuse in athletes. Substance Abuse and Rehabilitation, 5, 95 – 105. https：//doi.org/10.2147/SAR.S53784.

Roth, B. L. (2007). Drugs and valvular heart disease. New England Journal of Medicine, 356, 6 – 9. https：//doi.org/10.1056/NEJMp068265.

Roush, G. C., Kaur, R., & Ernst, M. E. (2014). Diuretics：A review and update. Journal of Cardiovascular Pharmacology and Therapeutics, 19(1), 5 – 13. https：//doi. org/10. 1177/1074248413497257.

Rudman, D., Feller, A. G., Nagraj, H. S., Gergans, G. A., Lalitha, P. Y., Goldberg, A. F., ... Mattson, D. E. (1990). Effects of human growth hormone in men over 60 years old. New England Journal of Medicine, 323 (1), 1 – 6. https：//doi. org/10. 1056/NEJM199007053230101.

Sagoe, D., McVeigh, J., Bjørnebekk, A., Essilfie, M-S., Andreassen, C. S., & Pallesen, S. (2015). Polypharmacy among anabolic-androgenic steroid users：A descriptive metasynthesis. Substance Abuse Treatment, Prevention, and Policy, 10, 12. https：//doi.org/10.1186/s13011 – 015 – 0006 – 5.

Sagoe, D., Molde, H., Andreassen, C. S., Torsheim, T., & Pallesen, S. (2014). The global epidemiology of anabolic-androgenic steroid use：A meta-analysis and meta-regression analysis. Annals of Epidemiology, 24(5), 383 – 398. https：//doi. org/10.1016/j. annepidem.2014.01. 009.

Schröter, H., Studzinski, B., Dietz, P., Ulrich, R., Striegel, H., & Simon, P. (2016). A comparison of the cheater detection and the unrelated question models：A randomized response survey on physical and cognitive doping in recreational triathletes. PLoS One, 11 (5), e0155765. https：//doi.org/10.1371/journal.pone.0155765.

Shekelle, P. G., Hardy, M. L., Morton, S. C., Maglione, M., Walter Mojica, M. A., Marika Suttorp, M. J., James Gagné, B. (2003). Efficacy and safety of ephedra and ephedrine for weight loss and athletic performance：A Meta-analysis. Journal of the American Medical Association, 289(12), 1537 – 1545.

Signorile, J. F., Banovac, K., Gomez, M., Flipse, D., Caruso, J. F., & Lowensteyn, I.

(1995) Increased muscle strength in paralyzed patients after spinal cord injury: Effect of beta-2 adrenergic agonist. Archives of Physical Medicine and Rehabilitation, 76(1), 55 - 58. https://doi. org/10.1016/S0003 - 9993(95)80043 - 3.

Simon, P., Striegel, H., Aust, F., Dietz, K., & Ulrich, R. (2006). Doping in fitness sports: Estimated number of unreported cases and individual probability of doping. Addiction, 101 (11), 1640 - 1644. https://doi.org/10.1111/j.1360 - 0443.2006.01568.x.

Slocum, N., Durrant, J. R., Bailey, D., Yoon, L., Jordan, H., Barton, J., Kimbrough, C. (2013).Responses of brown adipose tissue to diet-induced obesity, exercise, dietary restriction and ephedrine treatment. Experimental and Toxicologic Pathology, 65(5), 549 - 557. https://doi.org/10.1016/j.etp.2012.04.001.

Smith, T. B., Staub, B. A., Natarajan, G. M., Lasorda, D. M., & Poornima, I. G. (2014). Acute myocardial infarction associated with dietary supplements containing 1, 3-dimethylamylamine and citrus aurantium. Texas Heart Institute Journal/from the Texas Heart Institute of St. Luke's Episcopal Hospital, Texas Children's Hospital, 41(1), 70 - 72. https://doi.org/10.14503/THIJ - 12 - 2870.

Sottas, P. E., Robinson, N., Fischetto, G., Dollé, G., Alonso, J. M., & Saugy, M. (2011). Prevalence of blood doping in samples collected from elite track and field athletes. Clinical Chemistry, 57(5), 762 - 769. https://doi.org/10.1373/clinchem.2010.156067.

Spann, C., & Winter, M. E. (1995). Effect of clenbuterol on athletic performance. Annals of Pharmacotherapy, 29(1), 75 - 77.

Striegel, H., Simon, P., Frisch, S., Roecker, K., Dietz, K., Dickhuth, H. H., & Ulrich, R. (2006). Anabolic ergogenic substance users in fitness-sports: A distinct group supported by the health care system. Drug and Alcohol Dependence, 81(1), 11 - 19. https://doi.org/10.1016/j.drugalcdep.2005.05.013.

Stubbe, J. H., Chorus, A. M. J., Frank, L. E., de Hon, O., & van der Heijden, P. G. M. (2014). Prevalence of use of performance enhancing drugs by fitness centre members. Drug Testing and Analysis, 6(5), 434 - 438. https://doi.org/10.1002/dta.1525.

Tan, R. S., & Scally, M. C. (2009). Anabolic steroid-induced hypogonadism—towards a unified hypothesis of anabolic steroid action. Medical Hypotheses, 72(6), 723 - 728. https://doi.org/10.1016/j.mehy.2008.12.042.

Tewari, A., Ali, A., O'Donnell, A., & Butt, M. S. (2009). Weight loss and 2, 4 - Dinitrophenol poisoning. British Journal of Anaesthesia, 102(4), 566 - 567. https://doi.org/10.1093/bja/aep033.

Ulrich, R., Pope, H. G., Cléret, L., Petróczi, A., Nepusz, T., Schaffer, J., ... Simon, P. (2018). Doping in two elite athletics competitions assessed by randomized-response surveys. Sports Medicine, 48(1), 211 - 219. https://doi.org/10.1007/ s40279 - 017 - 0765 - 4.

Vukovich, M. D., Schoorman, R., Heilman, C., Jacob, P., & Benowitz, N. L. (2005). Caffeineherbal ephedra combination increases resting energy expenditure, heart rate and blood pressure. Clinical and Experimental Pharmacology and Physiology, 32 (1 - 2), 47 - 53. https://doi.org/10.1111/j.1440-1681.2005.04152.x.

WADA (2017). 2017 Anti-Doping Testing Figures. Retrieved 27th July 2018, from https://

www.wada-ama.org/en/resources/laboratories/anti-doping-testing-figures-report.

WADA (2018). Prohibited List: January 2018. N.p.: WADA. Obtained from https://www. wadaama. org/sites/default/files/prohibited_list_2018_en.pdf.

Waterfield, C. J., Carvalho, F., & Timbrell, J. A. (1996). Effect of treatment with beta-agonists on tissue and urinary taurine levels in rats: Mechanism and implications for protection. Advances in Experimental Medicine and Biology, 403, 233 – 245. Retrieved from www.ncbi. nlm.nih. gov/ entrez/query. fcgi? cmd = Retrieve&db = PubMed&dopt = Citation&list _ uids = 8915360.

Wile, D. (2012). Diuretics: A review. Annals of Clinical Biochemistry, 49(5), 419 – 431. https://doi.org/10.1258/acb.2011.011281.

Wilkerson, D. P., Rittweger, J., Berger, N. J. A., Naish, P. F., & Jones, A. M. (2005). Influence of recombinant human erythropoietin treatment on pulmonary O_2 uptake kinetics during exercise in humans. The Journal of Physiology, 568(Pt 2), 639 – 652. https://doi.org/10. 1113/jphysiol.2005.089920.

Young, J., & Anwar, A. (2007). Strong diabetes. British Journal of Sports Medicine, 41(5), 335 – 336. https://doi.org/10.1136/bjsm.2006.030585.

Zalko, D., Debrauwer, L., Bories, G., & Tulliez, J. (1998). Metabolism of clenbuterol in rats. Drug Metabolism and Disposition, 26(9), 891 – 899.

Zarrab, Z., Zanardelli, M., & Pietrzak, A. (2015). 'Tinea versicolor (pityriasis versicolor)', In A. D. Katsambas, T. M. Lotti, C. Dessinioti, & A. M. D'Erme (eds.), European handbook of dermatological treatments (3rd. ed., pp. 967 – 970). Berlin, Heidelberg: Springer. https:// doi.org/10.1007/978 – 3 – 662 – 45139 – 7_97.

第二部分

一线卫生专业人员的临床
建议和最佳实践

第六章

急诊室的 NPS：攻击性和
精神运动性躁动处理

Carla Morganti、Attilio Negri、Laura Cazzaniga、Riccardo C. Gatti、Franca Davanzo

引言

新精神活性物质(NPS)引起的中毒已经成为医疗保健专业人员越来越关注的问题,尤其是在急诊科室(ER)应对那些激动或有攻击行为患者的医护人员。尽管 NPS 领域的文献越来越多,但对人体的药理作用和代谢方面仍有许多未知的特征,对急诊科医护人员来说作出正确诊断和适当治疗仍是一个挑战(Johnson, Johnson, & Portier, 2013；Simonato, 2013)。

2014 年联合国全球合成药物评估显示,2009 年至 2013 年间,全球报告的 NPS 数量翻了一番(从 166 到 348),且分布广泛(全球 94 个国家报告了 NPS)。其中合成大麻素(28%)、合成卡西酮(25%)和苯乙胺(17%)是最常报告的物质(UNODC, 2014)。目前只有 234 种物质被列入清单并受国际药物管制公约的管辖。

2017 年 7 月的一份最新报告显示,这一趋势正在上升,已在 106 个国家发现了 700 多种 NPS,且主要在网上销售。

意大利对 16 至 24 岁的 3 011 名城乡居民受试者进行的一项调查显示,超过一半的样本(53.3%)对 NPS 有一定的了解,尤其是甲氧麻黄酮(26%)、地索吗啡(22.6%)和甲基苯丙胺(21.7%)。其中 4.7%滥用 NPS 受试者承认最常使用的物质是甲氧麻黄酮(3.3%),其次是合成大麻素(1.2%)和鼠尾草(0.3%)(Martinotti et al., 2015)。

2013 年对精神科病房、成瘾治疗服务机构、儿科和急诊室工作的 243 名专业人员进行的一项调查表明,61.3%的受访医生自我评价他们对 NPS 专业知识认知水平很低或不够,但是,他们中的绝大多数人(96.1%)认为这是日常实践中值得关注的问题。只有少数人访问过 NPS 相关信息,这些信息大多出现在未经同行评审的网站上(23%)(Simonato et al., 2013)。此外,超过四分之一(27%)的受访者承认并不清楚他们的患者是否曾出现过 NPS 滥用的临床或病例资料。

欧洲毒品紧急情况网络(Euro-DEN)研究(Dines et al., 2015)收集了一年内在 10 个欧洲国家的 16 个急诊科室(ERs)收治的所有精神活性物质(包括NPS)中毒的 5 529 名患者资料,男性占 75.4%,中位年龄为 31 岁。研究报告称,其中有 1 467 例(26%)有精神运动性激越或攻击性症状,最常用的治疗是使用苯二氮卓类或抗精神病药镇静治疗(21.8%)。超过一半的患者(56.9%)在平均观察 4.6 h 后从急诊室出院,其中 6.0% 的患者入住重症监护室,5.1% 入住精神病房。在涉及 8 709 种药物的 5 529 份报告中,NPS 中毒占病例总数的 5.6%,主要由合成卡西酮和合成四氢大麻酚(THC)引起。在该亚组中,最常见的临床表现是激越(25%),6% 的 NPS 病例被收治时有急性精神病迹象。在 21 例死亡病例中,3 例与合成卡西酮中毒有关,使其成为样本中除阿片类药物外最致命的药物。

瑞典的 STRIDA 研究(Helander, Backberg, Hultén, Al-Saffar, & Beck, 2014)对全国范围内因 NPS 中毒而入院的急诊室患者的 183 份生物样本(血液或尿液)进行了分析。结果表明,大多数男性(79%)青少年和年轻人(中位年龄为 20 岁)滥用 NPS,在检测到的 50 种物质中,甲基苯丙胺、亚甲二氧基吡咯戊酮(MDPV)、致幻性三胺如 4－羟基－N－甲基－N－乙基色胺(4－HO－MET)和哌啶如去氧吡哌醇(2－DPMP)在 30 岁以上的患者中使用最多,而在年轻人中,合成卡西酮和合成 THC 的使用很盛行。在几乎一半的病例中,发现了多种不同物质的滥用,因此更难将特定药物与典型的临床表现联系起来。

正如我们之前所见,由于 NPS 中毒进入急诊室的四名患者中就有一名表现出类似精神运动性激越和暴力为特征的临床表现。因此急诊室的多学科团队需要最新的 NPS 知识来管理这样的患者。在本章中,我们想为在此类紧急情况下工作的同事分享一系列建议。

精神运动性激动:界定与诊断挑战

"精神运动性激动"的界定是一个复杂的界定,临床表现为一系列的思维活动、情感和意志由低到高的波动,无法停止,严重时可出现兴奋冲动,甚至自伤、自残风险为特征的疾病(Nordstrom & Allen, 2007)。Lindenmayer(2000)认为精神运动性躁动不安包括过度或半目的性运动活动、易怒、对内外刺激的高反应性和不稳定的临床过程，这些症状的升级甚至可能导致患者自杀风险增加（Sani et al.，2011）。这种情况的诱因是多种多样的，既有医学上的，也有精神上的（Nordstrom et al.，2012；Stowell，Florence，Harman，& Glick，2012；Yildiz，Sachs，& Turgay，2003）：

精神性原因：精神疾病、情绪、焦虑、个性、冲动控制障碍。

神经系统原因：脑占位性病变、癫痫、中枢神经系统（CNS）感染、脑血管疾病、退行性疾病。

心血管原因：心肌梗死（MI），血容量过低。

呼吸系统原因：血氧不足。

代谢原因：低血糖、高钠血症、低钠血症、酮症酸中毒、甲状腺功能亢进、甲状腺功能减退、甲状旁腺功能障碍、库欣综合征、肝功能衰竭、维生素 B 缺乏症。

中毒原因/戒断症状：处方药、过度非处方药、新精神活性物质。

尽管本章的重点是 NPS 引起的精神运动性激越，但也必须注意，NPS 引起的其他维持激越的器质性病变或代谢问题也需要评估（Janiak & Atteberry，2012）。

患者的诊断评估包括检测主要生命体征以及解读心电图（ECG）和实验室参数（肝肾功能测试、全血细胞计数、血液酒精含量、毒理学测试、炎症参数）。当怀疑神经系统疾病时，应进行脑部断层扫描（CT）。生命体征改变、头部外伤体征和其他神经系统症状（如注意力不集中）等特征很可能表明患者存在高风险的病理过程，在这种情况下，需要进一步的诊断程序，例如胸部 X 光检查、脑电图检查、磁共振成像（MRI）、脑脊液（CSF）检查和激素测定等。

一些临床和记忆因素可能指向精神运动性激越的医学器质性原因，而不是精神活性物质诱发的病因（例如一名 45 岁左右的患者，出现视觉/听觉/触觉异常，精神错乱，定向障碍，言语障碍，既往无精神病诊断报告，但存在特定器质性疾病）。这种原因鉴别诊断是困难的，如果检测到有精神疾病史或明显的精神活性物质中毒，可能会低估需要紧急治疗的潜在器质性疾病（酒精戒断引起的谵妄）（Nordstrom et al.，2012）。

在患者的生物心理社会环境中收集和评估发作症状是整体评估中最关键的部分：了解患者在症状发生前的状态，异常行为发生的物理和社会环境，任何潜在触发因素的性质，以及与躁动和攻击性相关的任何主要或次要原因，这些都非常重要。无论医生是否怀疑患者是 NPS 中毒,这些考虑都是至关重要的。因为 NPS 市场不断变化,每天都能看到不断出现的新分子,这些新物质分子对毒理学实验室来说更难分析和识别。

急诊室患者

当接收疑似由精神活性物质引起的精神运动激动症状的患者时,必须考虑这种临床表现的高度不稳定性,以及快速的行为变化,这可能会造成自我攻击和暴力行为的风险,包括对他人的攻击和暴力。这种情况下,应及时进行临床干预,以避免行为升级和对工作人员和其他人造成安全隐患(Deal, Hong, Matorin, & Shah, 2015)。事实上,焦虑不安是一种动态情况,可能会从焦虑迅速演变为攻击或暴力行为(Citrome & Volavka, 2014)。

在可能的情况下,向患者本人或任何随行人员收集有关症状的所有信息以及有关可能消费精神活性物质的所有可能迹象。如果有样本,应将其采集并储存在安全的地方以供后续实验室分析,而额外的样本应交付给警察。

患者也应该远离任何潜在的危险物体。

非常有必要立即评估是否有任何重要功能受损,还需评估患者的警觉性和方向性。

评估时应该有足够数量但不宜过多的专业人员参与,并且需要一个适宜的环境,应该在足够安静且光线充足的病房中探望患者,以避免进一步的兴奋性刺激。家具应坚固且不易移动,任何可能有害的物体都应清除,出口的门应容易被医疗保健专业人员接触。此外,环境让他们不会感到被困或受阻。收集信息时,应保持安全距离,既确保医护人员有自卫或逃跑的机会,还能为患者留下一个不会让他们感到被困或闭塞的自由空间。

对病人应该用一种同情、让患者安心,又坚定和权威的方法,同时表现出愿意倾听和关心,且没有任何反对的迹象。医护人员应保持冷静,确保控制局面,口头交流应清晰明了,不得带有评判性或挑衅性。

快速评估病人的合作程度至关重要,尤其是在不可控的敌意和伤害的情况下。如果降级策略不可行,建议立即使用快速镇静剂(见本章相关部分)和物理约束。在所有的非强制性措施都不起作用后,身体约束应该被视为最后的干预选择(Simpson, Joesch, West, & Pasic, 2014)。

升级为高风险暴力事件的行为如下:盯着/怒视看护者、高音量、焦躁不安、

喃喃自语、踱步、攻击性言论、好战、握紧拳头、要求关注、易怒和敌意(Calow,
Lewis, Showen, & Hall, 2016)。

护理人员有效降级技能的行为是表现出同理心、清晰的沟通技巧、安全、冷
静、可用、尊重、支持和给予响应(Calow et al., 2016)。

一旦患者达到足够的安全水平,医护人员就可以对焦虑的患者进行身体和
精神状态检查(参见本章的相关部分)。

在收集病历时,应询问患者或陪同人员现在或过去滥用精神药物的确切问
题,包括患者是否已在成瘾中心或类似机构接受治疗,以及是否服用处方药物或
非处方药物,或是否有过类似发作事件以及何时发作的。

收集血液、尿液或唾液样本进行毒理学筛查是必要的,目标是寻找和识别病
史或临床症状可能提示的任何精神活性物质(表6.1)。同样重要的是与分析实
验室保持严格的合作和沟通,以讨论任何可能不包括在通常诊断中的毒理学测
试(参见实验室测试部分)。在进行任何药物治疗之前,如果不能在第一时间控
制精神运动性躁动,专业医护人员应等待毒理学测试结果。

处理剧烈激动或精神病患者的短期目标是早期识别,稳定危及生命的情况,
并迅速控制激动或精神疾病,理想状况下通过使患者镇静,而不过度强迫或诱导
镇静,以防止或减少对患者或他人的伤害(Deal et al., 2015;Du et al., 2017)。

引用数据是在多个网络资源的帮助下检索到的,包括 Erowid.org(Erowid,
2012)和 Psychonautwiki.org(Psychoactive Substance Index, 2017),以及查阅已
发表的研究成果(Meehan, Bryant, & Aks, 2010;Iversen, White, & Treble,
2014;Rosembaum, Carreiro, & Babu, 2012;Rech, Donahey, Dziedzic, Oh, &
Greenhalgh, 2015)。

快速镇静的一般建议

快速镇静是指在急性行为的紧急情况管理中逐步使用非肠道药物。Dubin
在 1980 年代使用这个术语来描述抗精神病药和苯二氮䓬类药物的间隔给药,以
快速使严重激动或敌对的患者平静下来。快速镇静的目标不应该是使患者失去
知觉,而是控制激越和攻击性以规避暴力并促进对患者的进一步评估(Dubin &
Feld, 1989)。

理想的药物应该是起效快、成本效益高、耐受性好、无创和镇静,药物相互作
用最小(Zeller & Rhoades, 2010)。

表 6.1　最受欢迎的新精神活性物质的主要特征

药 物 类 别	商品名和别名	主 要 效 果	给 药 途 径
天然原料 植物	Argyreia nervosa（夏威夷小木蔷薇）	多巴胺和血清素激活	口服
	卡氏杆菌和绿色精神病菌（死藤水）	多巴胺和血清素激活	口服
	布鲁格曼氏菌（天使小号）	抗胆碱能综合征（ACS）	口服，吸入
	曼陀罗（魔鬼网）	抗胆碱能综合征（ACS）	口服
	针叶树（克拉托姆）	阿片类药物/血清素激活	口服
	威廉斯仙人球（仙人掌）-凌霄花（San Pedro 仙人掌）	血清素激活	口服
	裸盖菇（魔法蘑菇）	血清素激活	口服
	鼠尾草（魔法薄荷）	阿片类药物/释放多巴胺	吸入
	无花果（阿拉伯茶）	血清素激活	口服（咀嚼）
	圆盘蜈蚣（kanna）	血清素激活	烟熏、口腔咀嚼
合成和设计药物 合成卡西酮	丁酮	多巴胺和血清素激活	口服、吸入、静脉注射
	α-吡咯烷酮苯酮（Alpha - PVP，砾石，弗拉卡）	多巴胺和血清素激活	口服、烟熏、吸入
	甲氧麻黄酮	多巴胺和血清素激活	口服、吸入、肌内注射、静脉注射
	亚甲二氧基吡咯戊酮（MDPV）	多巴胺和血清素激活	口服、吸入、肌内注射、静脉注射
	代替苯乙胺	3,4-亚甲二氧基甲基苯丙胺（即 MDMA）	口服
	甲基苯丙胺（即 Shaboo）	血清素激活	口服、吸入、肌内注射、静脉注射

（UNODC，2016；EMCDDA，2015）

发病时间及影响	作用部位	特殊或典型症状	可能的实验室特性或并发症
发病 1 h；影响 6~8 h	D2 受体激动剂；5HT1a，1b，1d6	瞳孔散漫，触觉和视觉幻觉，低血压	引起肝炎
发病 30~60 min；影响 4~5 h	5HT1a 受体激动剂，1b，1d，2a，2b，2c；D1；α1，α2；σ1	瞳孔散漫，视觉幻觉，呕吐	能导致 β 内啡肽、促肾上腺皮质激素、皮质醇、催乳素和生长激素升高
发病 1~2 h；影响 12~36 h	毒蕈碱受体拮抗剂；受体激动剂 5HT2a；D1，D2	异色散瞳，令人不快的幻觉，发红，运动控制丧失	体温过高，CPK 升高，横纹肌溶解
发病 30~60 min；影响 12 到 24 h	毒蕈碱受体拮抗剂；5 ht2a 受体激动剂；D1，D2	瞳孔散瞳，妄想，发红，运动控制丧失	体温过高，CPK 升高，横纹肌溶解
发病 30~60 min；影响 2~4 h	在 μ 受体激动剂；α2；5 ht2a	瞳孔缩小，内部幻觉，晒伤敏感性，便秘，恶心	可逆的肝内胆汁淤积
发病 45~120 min；影响 6~12 h	受体激动剂 5HT2a，2c	瞳孔放大，幻觉，出汗或发冷、心动过速	白细胞和嗜酸性粒细胞减少
发病 10~40 min；影响 2~6 h	受体激动剂 5HT2a，2c	瞳孔散漫，通感，心动过速，恶心	转氨酶轻度升高
发病 5 min；影响 30~40 min	受体激动剂 K；D2	令人兴奋，妄想，冲洗	—
发病 15~30 min；影响 1~2 h	5-羟色胺再摄取抑制；受体激动剂 5-HT1，5-HT2	多动，焦虑，牙齿问题，口腔炎	增加心肌梗死和口腔癌的风险
发病 5~10 min；影响 1~2 h	5-羟色胺再摄取抑制；PDE4 抑制	人兴奋，镇痛，恶心	—
发病 15~45 min；影响 2~3 h	单胺再摄取抑制剂；受体激动剂 5 ht2a	人兴奋，幻觉，磨牙症	肾和肝改变，低钠血症
发病 2~5 min；影响 2~3 h	单胺再摄取抑制剂	弥散，欣快，性冲动，心动过速	肌酸磷酸激酶升高，酸中毒
发病 5~10 min；作用 2~3 h（口服、吸入）；影响 20~30 min（静脉注射）	单胺再摄取抑制剂	瞳孔散漫，眼球震颤，心动过速、出汗/发冷	增加心肌梗死的风险，可能造成肝毒性
发病 15~30 min，作用 8 h（口服）；发病 5~20 min，起效 2~3 h（吸入）	单胺再摄取抑制剂	瞳孔散漫，意识混乱，性冲动，心动过速，磨牙	肌酸磷酸激酶升高，酸中毒
发病 40 min；影响 3~8 h	单胺再摄取抑制剂；受体激动剂 5-HT1，5-HT2	激动、性兴奋、眼球震颤、磨牙、心动过速、高血压	催产素，皮质醇，催乳素升高，肾脏和肝脏改变
发病 30 min；影响 6~8 h	单胺再摄取抑制剂	躁动、口干、牙关紧闭、心动过速、高血压	可能是心肌病、心肌梗死、龋齿

药 物 类 别	商品名和别名	主 要 效 果	给 药 途 径
	溴苯并二呋喃基异丙胺（即溴蜻蜓）	血清素激活	口服、吸入
	6-2 氨基丙基苯并呋喃（即苯怒）	血清素激活	口服
合成 THC	JWH（即合成大麻素，K2），大麻隆	大麻受体	吸入、烟熏
哌嗪类	苄基哌嗪（BZP）	血清素激活	口服、吸入
	间氯苯基哌嗪（MCPP）	血清素激活	口服、吸入
氨基丁酸	GHB（即 G、果汁、液体 XTC）和 GBL（GHB 前药）	激活氨基丁酸	口服
解离剂	氯胺酮（即 K 粉、特殊 K、Ketch）	激活谷氨酸能（解离）/血清素/多巴胺	口服、吸入、静脉注射、肌内注射
	右美沙芬（DXM）	激活谷氨酸能（解离）/血清素/多巴胺	口服
	苯环己定（PCP，即天使尘）	激活谷氨酸能（解离）/血清素/多巴胺	吸入、烟熏
	二甲苯胺（DPH），甲氧他胺（MXE）	激活谷氨酸能（解离）/血清素/多巴胺	口服、烟熏
合成麦角胺	麦角酸酰二乙胺（LSD）	多巴胺和血清素激活的	口服、静脉注射、舌下
合成阿片类药物	地索吗啡（Krokodil）	和阿片类药物一致	静脉注射、肌内注射、皮下注射
	芬太尼	和阿片类药物一致	口服、贴剂、静脉注射、肌内注射、吸入
	氧可酮	和阿片类药物一致	口服、静脉注射、肌内注射、皮下注射
	可待因-异丙嗪（紫色饮料）	和阿片类药物一致/抗组胺剂	口服

续　表

发病时间及影响	作 用 部 位	特殊或典型的症状	可能的实验室特性或并发症
起效 20~90 min；效果 6~24 h	受体激动剂 5-HT2a，2b，2c	幻觉（万花筒）、癫痫发作、呕吐、外周坏死（血管收缩）	肾和肝病变
起效 1 h；效果 3~4 h	单胺再摄取抑制剂；5-HT2b 受体激动剂	矛盾刺激/镇静，牙关紧闭，心动过速	心脏毒性，肝脏改变
发作~10 min；效果 6~8 h	CB1、CB2 激动剂	幻觉、结膜炎、心动过速、体温过低	—
发病 30~60 min；影响 2~10 h	CB1、CB2 激动剂	幻觉、心动过速、呼吸困难	—
发病 3~4 h；影响 12~24 h	单胺再摄取抑制剂	散瞳、躁动、尿潴留	体温过高，横纹肌溶解，肾毒性
发病 30~60 min；影响 4~12 h	受体激动剂 5 ht1a，1b，1c，2a，2b，2c	惊恐发作强迫性症状头痛恶心	体温过高，CPK 升高，横纹肌溶解
发病 10 min；影响 30~90 min	GHB 激动剂，GABAb	失忆症，抑制性减弱，头晕，恶心	神经毒性，可能心脏骤停
发病 20 min；影响 1~3 h	NMDA 拮抗剂；单胺再摄取抑制剂；D2 激动剂	镇痛，复视，分离（k 孔），喉痉挛	神经毒性，颅内高压，肾积水
发病 60~90 min；影响 5~8 h	拮抗剂 NMDA；激动剂 σ1；μ，δ	视觉幻听、散瞳、共济失调、瘙痒、皮疹	体温过高，CPK 升高，横纹肌溶解征，性腺机能减退
发病 10~20 min；影响 4~6 h	NMDA 拮抗剂；D2 激动剂	妄想、健忘症、红斑、眼球震颤	体温过高，横纹肌溶解，肾毒性
发病 15~30 min；影响 2~5 h	NMDA 拮抗剂；D2 激动剂	分离、触觉断开、共济失调，心动过速	尿毒症
发病 30~45 min；影响 6~12 h	受体激动剂 D2；5HT1a，1b，1d，6	瞳孔散瞳，幻觉，血管收缩，恶心	体温过高，CPK 升高，横纹肌溶解征
发病 1~2 min；影响 2~3 h（口服）	激动剂 μ，δ，k	中枢神经系统和呼吸抑制、溃疡和注射部位坏疽，低血压	形成血栓，败血症，骨髓炎，肝脏和肾损害
起效 3~5 min；影响 1~24 h（口服）	受体激动剂 μ	失语，中枢神经系统，呼吸抑制，低血压，瘙痒，恶心	免疫抑制，闭经，增加心血管风险
起效 10~30 min；影响 3~12 h	激动剂 μ，k	失语，中枢神经系统，呼吸抑制，低血压，瘙痒，恶心	免疫抑制，闭经，增加心血管风险
起效 10~20 min；效果 2~6 h（口服）	受体激动剂 μ；D2	失语，中枢神经系统和呼吸抑制，冷热发作，瘙痒，恶心	恶性神经抑制，性腺功能减退

如果需要快速镇静,医生应考虑以下建议:

1. 处理情绪激动但仍有点合作的患者时,应首先考虑口服药物治疗。Allen、Currier、Carpenter、Ross 和 Docherty(2005)建议在转向更具侵入性的策略之前进行口头干预或自愿用药,如果这种手段不可行,则应首选肌内给药途径。

2. 只有当其他给药途径不可用或无效时,才应选择静脉给药(Ⅳ),尤其是苯二氮卓类药物(BZD)。

3. 快速镇静治疗后,必须对患者进行持续监测:应根据患者的病情、使用的药物和给药途径选择监测的参数和次数。

4. 服用镇静剂的患者应严格观察至少 6 h,在条件允许的情况下同时监测血压(BP)、心率(HR)、呼吸频率(RR)、氧饱和度(SO$_2$)、水合作用、利尿和体温;只有当临床情况稳定时,才应考虑将其转移到住院病房。

5. 当 BZD 无效或禁忌时(例如在老年人或肥胖患者或在呼吸衰竭的情况下),建议口服或肌内注射(IM)氟哌啶醇或丙嗪。

6. 氟哌啶醇因 QT 间期延长和室性心律失常的潜在风险而被 FDA 黑箱警告使用(译者注:黑箱警告是 FDA 对市场上的药品和医疗设备发出的最严格的警告)(U.S. Food and Drugs Administration Drug Safety Communication,2007)。

7. Korczak、Kirby 和 Gunja(2016)的综述表明,虽然抗精神病药物和苯二氮卓类药物之间没有差异,但联合治疗在 15～20 min 使患者镇静的比例相对于单独使用苯二氮卓类药物更高。

表 6.2　BZD 不同治疗方案及给药途径

口腔内给药	肌内注射管理	静脉注射管理
氯羟去甲安定 2.5～5 mg	氯羟去甲安定 4 mg/mL	氯羟去甲安定 4 mg/mL
地洛西泮 2 mg	咪达唑仑 5～10 mg/mL	咪达唑仑 5 mg/mL
安定 5 mg	地洛西泮 2 mg/mL	安定 10 mg/2 mL

表 6.3　治疗方案及给药指南

药　物	最大剂量/24 h	管理时间间隔	
		口　服	肌内注射/皮下注射
氟哌啶醇	20 mg	峰值:2～6 h $t_{1/2}$:21 h 2～3 h 后可重复	峰值:20～30 min $t_{1/2}$:21 h 1～8 h 后可重复

续　表

药　物	最大剂量/ 24 h	管理时间间隔	
		口　服	肌内注射/皮下注射
普马嗪	300 mg	（警告：因肝脏首过效应生物利用度可能在 27%~67%） $t_{1/2}$：6 h 2~3 h 后可重复	$t_{1/2}$：6 h 30 分钟后可重复
氯羟去甲安定	12 mg	峰值：2~6 h $t_{1/2}$：12 h 2~3 h 后可重复	只能静脉注射 峰值：1~5 min $t_{1/2}$：20~70 h 1~2 h 后可重复
地洛西泮	6 mg	峰值：45 分钟（滴）~1 h $t_{1/2}$：60~240 h 1 h 后可重复	− 峰值：30~60 min − $t_{1/2}$：60~240 h − 2 h 后可重复
咪达唑仑	40 mg	n.a.（not available）没有说明	峰值：30 min $t_{1/2}$：3 h 10 分钟后可重复

表 6.2 和表 6.3 数据取自 Micromedex Healthcare Series，NNU Riley 图书馆（电子版）；Spain et al.，2008；Korczak et al.，2016；Battaglia et al.，199；Nobay，Simon，Levitt，& Dresden，2004；Garriga et al.，2016。

身体检查

鉴于急诊室救助狂躁患者时，难以对其生物基质中的 NPS 进行实时分析识别，而准确的身体检查是精神疾病和内科疾病正确诊断和初步鉴别诊断的决定性步骤。从病人或任何随行人员那里得到的完整和准确的记录，有助于迅速查明任何实际的、值得紧急治疗或进一步澄清的医疗紧急情况，以及处理任何有关诊断程序或专家评估的请求。此外，临床医生需要考虑病史本身可能不完整或具有误导性，因为醉酒患者可能对自己的滥用行为保持沉默，甚至不知道使用了哪种特定的物质 [例如合成卡西酮可以作为摇头丸（MDMA）出售，或者某些物质可以与其他精神活性物质混合（Zamengo，Frison，Bettin，& Sciarrone，2014）]。

尽管有这些考虑，在缺乏病史和实验室确认的情况下，通过标准身体检查识别 NPS 中毒仍然是一项艰巨的任务。尽管如此，仍可以定义具有特定综合征的一系列体征和症状，这些体征和症状与特定类别的精神活性物质对特定受体的作用有关。这些症状一旦被确认，即使医生不能确定是哪一种精神活性物质在起作用,也会引导医生进行更准确的治疗,并进行进一步的诊断程序(Meehan,Bryant, & Aks, 2010)。这些特征如表 6.4 所示。

表 6.4　特定综合征类型的特征体征和症状

综合征型	中枢兴奋作用	中枢神经系统中毒症状	中毒的身体症状	戒 断 症 状
大麻素类(大麻,合成四氢大麻酚)	镇静剂/刺激器	困惑,烦躁,躁动,恐慌,偏执,妄想,幻觉,急性精神病,冲动控制障碍,攻击性,自残	结膜炎,视力模糊,口干,头痛,嗜睡,癫痫,胸痛,心动过速,血压升高,体温过低,痉挛,恶心,呕吐	失眠,情绪低落,易怒,颤抖,出汗,恶心,呕吐,腹泻心悸,头痛
谷氨酸能/解离剂(氯胺酮,苯环己定)	镇静剂	极度兴奋,躁动,头晕,视觉和听觉幻觉的极度分离,濒死体验	复视,眼球震颤,隧道视力,较高的眼压,颅内压较高,呼吸暂停,喉痉挛,更高流涎,心律失常,低心率,高血压或低血压,肾积水,恶心,呕吐,腹部绞痛,暂时性皮疹或红斑,运动障碍	渴望,情绪不稳定,记忆和注意力受损,急性精神病,妄想,幻觉,攻击性,失眠,恶心,心率和血压不规则,运动障碍
多巴胺能/血清素能(合成卡西酮,神经性银屑病)	刺激器	欣快,破坏性创造力和情感,焦虑,恐慌,妄想,偏执,幻觉,侵略性,自杀念头,自残	头痛,散瞳,牙缝,磨牙,出汗,胸痛,心动过速,心律失常,恶心	渴望,焦虑,抑郁,偏执,焦躁,疲劳
多巴胺能(可卡因,摇头丸)	刺激器	情绪高涨,镇静,焦虑,时空感变化,自残	瞳孔散漫,视觉改变,眩晕,高血压,心动过速,出汗	焦虑,抑郁情绪
羟基丁酸(GHB, GBL)	刺激器(低剂量)/镇静剂(高剂量)	欣快,激动,健忘,嗜睡,嗜睡,妄想,好斗,抑制减少,性唤起	头晕,癫痫,呼吸困难,体温过低,心动过缓,低血压,恶心,呕吐	无聊,烦躁,失眠,易怒,焦虑,幻觉,颤抖,出汗,僵硬,肌肉疼痛
阿片类药物(合成阿片类药物)	镇静剂	欣快感,焦虑,困倦,头晕,放松感,注意力和记忆障碍,对疼痛的敏感性降低	缩小,镇静,打嗝,呼吸抑制,心动过缓,镇痛,体温过低,便秘,尿潴留	瞳孔散漫,躁动,焦虑,精神模糊或混乱,缺乏动力,失眠,性欲改变,温度知觉改变(冷热交替),腹泻,恶心,呕吐,腹部绞痛,脱水,疲劳,肌肉疼痛,腿不宁,流鼻涕,出汗,流泪增多,打哈欠,爬皮,打喷嚏
抗胆碱能(曼陀罗,布伦加西亚 arborea)	刺激器	焦虑,躁动,多动,健忘,幻觉,器质性谵妄	口干,散瞳,发红,心动过速,早衰,腹泻,尿潴留,皮肤干燥,弛缓性麻痹	
含血清素的苯丙胺,裸盖菇,无花果	刺激器	兴奋,增加自信,减少焦虑,放松,增加情绪性,内动效应,时间感改变,易怒,坐立不安,视觉和听觉幻觉(罕见)增强性欲	散失,清醒或失眠,磨牙,牙关紧闭,恶心,呕吐,腹泻,食欲不振,脱水,体温升高,出汗和出汗增多,心动过速,高血压,精神运动活动增加,勃起功能障碍	渴望,躁动,失眠,注意力难以集中,失忆症,自我认知改变,焦虑,抑郁,偏执,食欲不振,恶心,疲劳

症状、受体和某一类物质之间的联系仅仅是说明性的，临床医生应该考虑到，在每一类药物中，单一的精神活性物质可以对不同受体家族完全或部分表达激动剂或拮抗剂作用。例如合成卡西酮或者像右美沙芬这样的物质作为多巴胺/色氨酸激动剂的情况，尽管其作用于 NMDA 受体且是解离性的，但在高剂量时会出现阿片类药物对西格玛 1-受体的影响。

同样重要的是，使用精神活性物质的患者，特别是 NPS，经常是多重滥用，这可能会混淆他们的临床症状。一些物质的组合被"疯子（psychonauts）"用来调节它们的效果（这种情况也涉及非处方或非医生开具的药物，如苯二氮䓬类和抗精神病药物）。此外，由于酒精可广泛而合法地获得，作为其他精神活性物质的消费"基础（substratum）"或作为其中一些精神活性物质（例如通常与酒精一起消费的甲基苯丙胺）的补充，其在多重滥用中发挥关键作用。在这种情况下，有针对性地、精确地回忆也可能有所帮助，在体检时密切关注与药物滥用有关的特定体征和症状也会有所帮助（例如，静脉穿刺的迹象或呼出的气味）。然而，每一个诊断假设都需要尽快通过血液或尿液样本的毒理学测试予以确认，尤其是病例可能具有法医学意义的情况下。

如怀疑 NPS 中毒，适当的身体检查必须包括如表 6.5 所示的评估。

表 6.5　快速体检指南

器官或装置	例　　　子
呼吸系统评估	频率，质量，分泌物……
心血管评估	频率，质量，静脉压……
眼表特征	瞳孔直径，眼球震颤，分泌物，畏光…… 皮肤评估出汗，皮肤干燥，发红，发绀，静脉注射迹象
口咽的评估	口干，牙缝，口臭，喉痉挛……
肌肉发达的标志	抽筋，肌张力障碍，肌肉疼痛……
胃肠道的评估	恶心，呕吐，便秘，括约肌松弛……
神经系统检查	反射，感觉系统，头部创伤……
精神状态评估	幻觉，妄想，中枢神经抑制/刺激……

每一个可能成为中毒目标或能够提供中毒信息的器官都应进行检查。例如，通过对患者的眼睛进行评估可以确定某一种特殊药物，肌肉萎缩或瞳孔放大的发病可以在阿片类药物中毒和血清素制剂滥用之间进行定位。某些特征被认

为可能是特定物质的"典型"特征,尽管不是特异性的(例如,氯胺酮中毒时喉咙痉挛和腹部"K"痉挛;长期滥用阿拉伯茶时的牙齿问题和口腔炎)。此外,有必要说明某些物质往往会根据剂量产生不同的效果:例如,苯环利定(PCP)在低剂量时可增加血压、心率和呼吸频率,但在高剂量时这些参数变化却有相反的趋势。

鉴于这些假设,有可能定义一系列特征,这些特征虽然不是病征性的,但与特定物质(或特定类别的物质)中毒密切相关,并可以在其他元素缺失时帮助确定诊断方向(表 6.6)。这些单一特征并不意味着被单独考虑,而是与其他重要但不太具体的特征相关联。

表 6.6　特定物质的特殊体征或症状

药物/药物种类	特征标志或症状/实验室特征
Argyreia nervosa(夏威夷小木玫瑰)	牵连感觉,可能引起肝炎
DMT/死藤水	恶心,呕吐,飘在空中的感觉,可能的皮质醇和催乳素升高
木犀草(克拉托姆)	瞳孔缩小,灵敏度灼伤,可能引起可逆的胆汁淤积
抗胆碱能药(曼陀罗)	干燥,发红,便秘,水肿
乌羽玉	幻觉:分形
无花果(卡塔叶)	蛀牙及口腔炎(长期使用)
合成卡西酮(MDPV,甲氧麻黄酮)/苯丙胺/甲基苯丙胺	夜间磨牙症,去抑制
溴苯并二呋喃基异丙胺(溴蜻蜓)/6-2 氨基丙基苯并呋喃(苯并呋喃)	幻觉:万花筒,外周坏死(长期使用)
解离剂(氯胺酮、PCP)	解离(k 孔),喉痉挛,腹部绞痛
阿片类药物	瞳孔缩小,瘙痒

精神状态检测

精神状态检测是收集通过观察和精神病学访谈获得的有关患者精神状况的所有可能信息。一份完整的检测由不同阶段组成:

a. 意识水平:对触摸、语言和疼痛刺激的反应。

b. 总体外观:必须评估患者的可及性,以便安排任何必要的干预。精神科医生需要根据患者年龄、营养状况、卫生状况和气味(这可以为可能的药物滥用提供额外指示)来评估患者的外貌。如前所述,应特别注意眼睛的外观和运动。

　　c. 精神运动行为：精神科医生从协调、节奏和正常程度等方面评估患者运动活动（抽搐、咀嚼动作和其他行为举止可能表明患者滥用精神活性物质）。当运动行为增加时,患者可以是目标导向的（多动）或无目的的（激动）。冲动（减少对运动行为的控制）会导致对自己或他人的攻击性。

　　d. 情绪和情感：情绪代表了一种普遍的、持续的情绪,代表一个人对周围环境的感知。情感是病人实际的情感反应。情绪可能是沮丧、焦虑、易怒、欣快、膨胀,并且在某些情况下会在两个极端之间迅速摇摆。这一特征往往会影响患者对医疗干预的态度。

　　e. 认知：能告诉精神科医生有关神经系统完整性的信息。不同的特征被评估：警觉性（可降低为耳鸣或头晕,或在警觉性过度集中于内部或外部刺激时增加）、注意力（可以由分心,烦躁,注意力不集中而改变）和意识（定义为对外部物体或自身内部事物的意识,其改变可能表现为迷失方向、混乱、无目的行为、思维混乱、误解）。基础的高级智力活动,如智力和记忆（短期和长期）也要评估。精神错乱或谵妄是意识障碍最常见的迹象,还有一些其他常见的情况,例如梦境状态（华丽的妄想/幻觉和清醒间隔的交替）和暮光状态（一种意识紊乱的状态,在此期间受影响的人可以在没有意识的情况下进行行动,并且对这些动作没有记忆）。人格解体和现实解体是指患者对自身和周围环境有一种不愉快的外在感觉。

　　f. 思想：评估思想的形式和内容。形式障碍包括思想流的变化（加速或减慢）,此外,一些其他障碍也会使讲话变得更难以理解,如偏离轨道、跑题、不连贯、旁枝末节,直至严重的组织混乱（词汇混乱,看似随机的单词和短语的混淆或不可理解的混合）。妄想被定义为与一个人的社会或文化背景无关的强烈信念,尽管有强有力的证据证明为与一个人的社会或文化背景有关。妄想的内容往往是迫害性的、狂妄自大的、色情的、有影响力的、肉体的或嫉妒的。当思维被组织和系统化时,妄想就会变得清晰,尤其是出现在意识改变时的某些形式的妄想。

　　g. 感知：幻觉由错误的感官知觉组成,与真实的外部刺激无关,患者在缺乏相应的外部信息的情况下,可以感知图像、声音、气味、味道和触觉。药物中毒的一种典型幻觉是动物幻觉。错觉是对外界刺激的错误感知。

通过实验室化验支持筛查

　　应通过实验室检查和仪器筛查来完成身体评估,这有助于诊断并排除可能导致精神运动性激越的潜在疾病,提供有关可能出现并发症的急性中毒数据〔例如不恰当地摄入多剂量的某种物质逃避被起诉,即所谓的"身体填充物"(body stuffing)〕。标准的诊断模式可能包括血糖、电解质、肝功能测试、肾功能测试、血浆渗透压和酸碱平衡、肌酸磷酸激酶(CPK)、肌钙蛋白 T、胆碱酯酶、妊娠试验(Ladavac, Dubin, Ning, & Stuckeman, 2007)、尿液检查、心电图(ECG)、动脉血气(ABG)测试、X 射线或计算机断层扫描(CT)扫描和食管胃十二指肠镜检查。

　　一套完整的检查是强制性的,以评估和治疗精神药物滥用可能的并发症,如哌嗪滥用引起的横纹肌萎缩,或接触解离性物质导致的肾脏和泌尿系统毒性。更详细的实验室测试也是有用的,如激素水平。因为一些研究表明 MDMA 和 DMT 使用者的皮质醇、催产素和催乳素值更高(Parrott et al., 2014; Mas et al., 1999; Santos & Strassman, 2011),但这些发现大多数都是道听途说,目前它们的诊断或临床价值有限,尤其是在 ER 环境中。

　　如前所述,最初的诊断怀疑必须通过毒理学测试加以确认。为了尽可能多地收集信息并尽可能筛查该患者是否存在 NPS 滥用,在没有毒理学实验室的医院,医生应保存血液或尿液样本并将其送到当地毒物控制中心或类似部门进行分析检测。最好是血液样本而不是尿液,以便进行准确和及时的评估,只要尿液检查阳性便容易与以前的药物滥用联系起来。

　　实验室诊断进一步建立了与可能逃避标准毒理学测试的不同新活性物质的迅速和持续出现之间的关键联系。如果有条件,应在急诊室进行免疫分析筛选试验,尽管它们往往缺乏灵敏度和特异性。气相色谱-质谱(GC - MS)或液相色谱-质谱(LC - MS)测试能够鉴定不同类别的精神活性物质,包括 NPS。当怀疑患者中毒时,应向医生提出要求进行实验室诊断,尽管这需要一个现代化和配有更新仪器和资料库的实验室。如果明确存在滥用情况,可以通过病史和身体检查来确认所滥用的物质,同时也应考虑多重滥用。此外,除了 THC、海洛因和可卡因等"经典"毒品外,全面的 GC - MS 数据库应包括所有最常见的 NPS 类别(例如,合成 THC 和卡西酮、天然植物类兴奋剂、解离剂、苯乙胺)、不同类型的苯二氮卓类(阿普唑仑、地西泮、氟扎瑞泮、氟硝西泮、氯硝西泮)和阿片类药物(可待因、吗啡、美沙酮、丁丙诺啡、羟考酮、芬太尼),这些物质应单个进行测试,而不是按类别测试。

　　表 6.7 列出了尿液样本的完整毒理学分析,以及"经典"精神活性物质的公认筛选和临界值。但 NPS 临界值尚未被定义。

表 6.7　关于筛选和确认临界值的实验室综合测试（Penders & Verstraete，2006）

药 物 名 称	筛 选 临 界 值	确 认 临 界 值
大麻类	50 ng/mL	15 ng/mL
可卡因	300 ng/mL	150 ng/mL
吗啡/海洛因	2 000 ng/mL	2 000 ng/mL
可待因	2 000 ng/mL	2 000 ng/mL
氧可酮	100~500 ng/mL（高度变量）	100~500 ng/mL（高度变量）
芬太尼	1~5 ng/mL	0.2~1 ng/mL
苯丙胺	1 000 ng/mL	500 ng/mL
甲基苯丙胺	500 ng/mL	250 ng/mL
亚甲基二氧基甲基苯丙胺（MDMA）	300 ng/mL	150 ng/mL
苯环己哌啶	25 ng/mL	25 ng/mL
氯胺酮	15 ng/mL	5~10 ng/mL
LSD	0.5 ng/mL	100 pg/mL
GHB	1~10 mg/L	1~10 mg/L
合成 THC	n.a.（not available，未知）	n.a.
MDPV	n.a.	n.a.
甲氧麻黄酮	n.a.	n.a.
丁酮	n.a.	n.a.
Alpha‑PVP	n.a.	n.a.

急性治疗和急诊监测

　　未经实验室证实但疑似 NPS 中毒的患者可能会出现急性临床症状，这需要快速干预：

　　a. 重症监护支持，例如进一步的药物抑制（静脉麻醉，呼吸支持，有时进行局部麻醉）直到急性症状结束，以预防或治疗可能出现的器官或多器官衰竭。

　　b. 充分监测重要功能，尤其是血压、心率、呼吸频率、氧饱和度和体温。

　　c. 如果需要解毒剂治疗（大多数精神活性物质没有解毒剂），考虑给予抗胆碱药‑毒扁豆碱 1~2 mg，对于阿片类药物使用 0.4 mg 或 2 安瓿的纳洛酮（根据患者的临床反应或需要更多，特别是合成或半合成阿片类药物），而对于苯二氮卓类药物则用 0.5~1 mg 氟马西尼。在多重滥用情况下，应委托专业毒理学家或麻醉师使用受体解毒剂。

出院标准和门诊随访计划

在患者出院前,应由多学科专家进行全面评估,并考虑以下参数:

1. 意识状态、时空定向:患者应清醒、警觉、定向。

2. 生命体征稳定(如监测部分所述)。

3. 正常实验室参数(监测 6~8 h 后复查):pH 和电解质平衡、肝功能、肾功能、血细胞计数、CPK、凝血酶原时间(PT)和部分凝血活酶时间(PTT)、肌钙蛋白、血糖、肌红蛋白血症和肌红蛋白尿。

4. 心电图正常(无 QTc 改变)。

5. 精神状态评估:无思维障碍、幻觉、行为障碍、伤害自己或他人的风险。

在患者需要进一步手术或治疗时,应将患者转诊给专家(内科医生、心脏病专家、精神科医生和麻醉师),并安排住院。

急诊专业人员在出院前的一项重要任务应该是评估病人是否有机会转介到社区服务站点,以治疗药物滥用和给予成瘾或心理健康支持。尽管在急性身体和精神症状得到控制时,可以认为 NPS 中毒导致的紧急情况得到了解决,但医护人员应考虑到紧急情况往往与以前隐藏的习惯有关,当这些习惯受到限制时,可能对患者的健康构成影响。许多因素可能使药物滥用相关问题的患者低估其影响,从而不考虑在急诊室之外进行任何的进一步治疗;另外,许多因素促使医护人员将他们的干预限制在急诊室绝对必要的范围内,但这并非"最佳实践"。

虽然急诊室不是评估和治疗这类问题的合适场所(Maviglia, 2006),但医护专业人员至少应该评估一些关键点,以确定患者出院后继续治疗:

1. 除了导致患者进入急诊室的中毒外,患者是否表现出任何与其他药物滥用或成瘾障碍(并不全是由于精神活性物质引起)有关的迹象或症状?如果患者有这种现象,他们的健康可能面临危险。如果患者存在药物滥用的情况,冲动失控的类似情况可能会重复发生。

2. 患者是否已经接受过精神疾病或器质性疾病的诊断?是否正在接受任何其他药物治疗?从患者的家庭医生到跟踪他们的慢性疾病的专家(如果有的话),每一个涉及病例的医护人员都能够说明导致患者去急诊室的原因非常重要。如果药物使用不是偶然的,潜在的正在进行的药物治疗可能必须改变或调整。当涉及可能与精神活性物质相互作用的精神治疗时,这是强制性的。此外,在某些情况下,滥用这些物质,尤其是 NPS,可被视为试图自我治疗某些精神治疗无法完全控制的症状,在这种情况则需要改变治疗方法。

3. 患者的亲属、朋友或伴侣是否表现出任何与药物相关的障碍或成瘾? 这个话题在医护人员中很大程度上被低估了,但它是一个强有力的指标,可以积极促进对患者个人和家庭状况的准确评估。在此评估中,应特别关注患者的社会核心中是否存在未成年人,这可以表明社会干预是否是合理的。

4. 患者是否属于某个种族、社会、宗教或政治团体,在这些团体中,导致中毒的物质使用在某种程度上是合理的、被推广的或被规范的? 作为一种仪式或习惯的一部分,使用精神活性物质有可能成为更多人参与的一种趋势。

从这些问题出发,每家设有急诊室的医院都应该能够建立简单有效的程序,将其专家的工作与当地戒毒中心联系起来,患者可以为他们的药物使用相关问题找到持续的医疗、心理、社会和法律支持。这对于一部分患者来说,将得到更好的治疗、更低的成本、成瘾的慢性化和更小的风险。然而,这种联系不能即兴创作,应收集不同专业人员的经验以及结合当地的实际情况加以规划和检验。

参考文献

Allen, M. H., Currier, G. W., Carpenter, D., Ross, R. W., & Docherty, J. P. (2005). Expert consensus panel for behavioural emergencies 2005. J. Psychiatr. Pract, 11(1), 5–108.

Battaglia, J., Moss, S., Rush, J., Kang, J., Mendoza, R., Leedom, L., Goodman, L. (1997). Haloperidol, lorazepam, or both for psychotic agitation? A multicenter, prospective, doubleblind, emergency department study. Am J EmergMed, 15, 335–340.

Calow, N., Lewis, A., Showen, S., & Hall, N. (2016). Literature synthesis: Patient aggression risk assessment tools in the emergency department. Journal of Emergency Nursing, 42(1), 19–24.

Citrome, L., & Volavka, J. (2014). The psychopharmacology of violence: Making sensible decisions. CNS Spectr, 19, 411–418.

Deal, N., Hong, M., Matorin, A., & Shah, A. A. (2015). Stabilization and management of the acutely agitated or psychotic patient. Emergency Medicine Clinics of North America, 33(4), 739–2752.

Dines, A. M., Wood, D. M., Yates, C., Heyerdahl, F., Hovda, K. E., Giraudon, I., Dargan, P. (Euro-DEN Research Group). (2015). Acute recreational drug and new psychoactive substances toxicity in Europe: 12 months data collection from European Drug Emergencies Network (Euro-DEN). Clinical Toxicology, 53, 893–900.

Du, M., Wang, X., Yin, S., Shu, W., Hao, R., Zhao, S., Xia, J. (2017). De-escalation techniques for psychosis-induced aggression or agitation. Cochrane Database of Systematic Reviews, 4. Art. No: CD009922.

Dubin, W. R., & Feld, J. A. (1989). Rapid tranquilization of the violent patient. Am J Emerg

Med, 7(3), 313 – 320.

Erowid. (2002, March 1). Psychoactives vaults. Erowid.org. Retrieved July 27, 2017.

European Monitoring Centre for Drugs and Drugs Addiction (EMCDDA). (2015). The internet and drug markets S. o. r. f. a. E. T. study. Lisbon.

Garriga, M., Pacchiarotti, I., Kasper, S., Zeller, S. L., Allen, M. H., Vázquez, G., Vieta, E. (2016). Assessment and management of agitation in psychiatry: Expert consensus. The World Journal of Biological Psychiatry, 17(2), 86 – 128.

Helander, A., Backberg, M., Hultén, P., Al-Saffar, Y., & Beck, O. (2014). Detection of new psychoactive substance use among emergency room patients: Results from the Swedish STRIDA project. Forensic Science International, 243, 23 – 29.

Iversen, L., White, M., & Treble, R. (2014). Designer psychostimulants: Pharmacology and differences. Neuropharmacology, 87, 59 – 65.

Janiak, B. D., & Atteberry, S. (2012). Medical clearance of the psychiatric patient in the emergency department. J Emerg Med, 43(5), 866 – 870.

Johnson, L. A., Johnson, R. L., & Portier, R. B. (2013). Current legal highs. J. Emerg. Med, 44, 1108 – 1115.

Korczak, V., Kirby, A., & Gunja, N. (2016). Chemical agents for the sedation of agitated patients in the ED: A systematic review. The American Journal of Emergency Medicine, 34 (12), 2426 – 2431.

Ladavac, A. S., Dubin, W. R., Ning, A., Stuckeman, P. A. (2007). Emergency management of agitation in pregnancy. Gen Hosp Psychiatr, 29, 39 – 41.

Lindenmayer, J. P. (2000). The pathophysiology of agitation. J Clin Psychiatr, 61(1), 5 – 10.

Martinotti, G., Lupi, M., Carlucci, L., Cinosi, E., Santacroce, R., Acciavati, T., Di Giannantonio, M. (2015). Novel psychoactive substances: Use and knowledge among adolescents and young adults in urban and rural areas. Hum. Psychopharmacol Clin Exp, 30, 295 – 301.

Mas, M., Farre, M., de la Torre, R., Roset, P. N., Ortuno, J., Segura, J., & Cami, J. (1999). Cardiovascular and neuroendocrine effects and pharmacokinetics of 3, 4 – Methylenedioxymethamphetamine in humans. J Pharmacol Exp Ther, 290, 136 – 45.

Maviglia, M. A. (2006). Alcohol and drug abuse intervention in the emergency department: A step toward recovery. Psychiatric Times (web version).

Meehan, T. J., Bryant, S. M., & Aks, S. E. (2010). Drugs of abuse: The highs and lows of altered mental States in the emergency department. Emerg Med Clin N Am, 28, 663 – 682.

Micromedex Health Care Series, NNU Riley Library Edition. (electronic version). Mislabelled preparations, multiple psychoactive substances in single products. Toxicology Letters, 229, 220 – 228.

Nobay, F., Simon, B. C., Levitt, M. A., & Dresden, G. M. (2004). A prospective, double-blind, randomized trial of midazolam versus haloperidol versus lorazepam in the chemical restraint of violent and severely agitated patients. Academic Emergency Medicine, 11, 744 – 749.

Nordstrom, K., & Allen, M. H. (2007). Managing the acutely agitated and psychotic patient.

CNS Spectr, 12, 5 - 11.

Nordstrom, K., Zun, L. S., Wilson, M. P., Stiebel, V., Ng, A. T., Bregman, B., & Anderson, E. L. (2012). Medical evaluation and triage of the agitated patient: Consensus statement of the American association for emergency psychiatry project beta medical evaluation workgroup. West J Emerg Med, 13, 3 - 10.

Parrott, A. C., Montgomery, C., Wetherell, M. A., Downey, L. A., Stough, C., & Scholey, A. B. (2014) MDMA, cortisol, and heightened stress in recreational ecstasy users. Behavioural Pharmacology, 25, 458 - 472.

Penders, J., & Verstraete, A. (2006). Laboratory guidelines and standards in clinical and forensic toxicology. Accred Qual Assur, 11, 284.

Psychoactive Substance Index. (2017, January 22). PsychonautWiki. Retrieved July 27, 2017.

Rech, M. A., Donahey, E., Dziedzic, J. M. C., Oh, L., & Greenhalgh, E. (2015). New drugs of abuse. Pharmacotherapy, 35(2), 189 - 197.

Rosenbaum, C. D., Carreiro, S. P., & Babu, K. M. (2012). Here today, gone tomorrow … and back again? A review of herbal marijuana alternatives (K2, Spice), synthetic cathinones (Bath Salts), Kratom, Salvia divinorum, methoxetamine, and piperazines. J. Med. Toxicol, 8, 15 - 32.

Sani, G., Tondo, L., Koukopoulos, A., Reginaldi, D., Kotzalidis, G. D., Koukopoulos, A. E., … Tatarelli, R. (2011). Suicide in a large population of former psychiatric inpatients. Psychiatry and Clinical Neurosciences, 65, 286 - 295.

Santos, R. G., & Strassman, R. J. S. (2011). Ayahuasca and psychosis. The Ethnopharmacology of Ayahuasca, 97 - 99.

Simonato, P., Corazza, O., Santonastaso, P., Corkery, J. M., Deluca, P., Davey, Z., & Schifano, F. (2013). Novel psychoactive substances as a novel challenge for health professionals: Results from an Italian survey. Hum Psychopharmacology: Clin Exp, 28(4), 324 - 331.

Simpson, S. A., Joesch, J. M., West, I. I., & Pasic, J. (2014). Risk for physical restraint or seclusion in the Psychiatric Emergency Service (PES). General Hospital Psychiatry, 36(1), 113 - 118.

Spain, D., Crilly, J., Whyte, I., Jenner, L., Carr, V., & Baker, A. (2008). Safety and effectiveness of high-dose midazolam for severe behavioural disturbance in an emergency department with suspected psychostimulant-affected patients. Emergency Medicine Australasia, 20(2), 2 - 20.

Stowell, K. R., Florence, P., Harman, H. J., & Glick, R. L. (2012). Psychiatric evaluation of the agitated patient: Consensus statement of the American association for emergency psychiatry project beta psychiatric evaluation workgroup. West J Emerg Med, 13, 11 - 16.

U.S. Food and Drugs Administration Drug Safety Communication. (2007). Information for healthcare professionals: Haloperidol (marketed as Haldol, Haldol Decanoate and Haldol Lactate). Retrieved from www. fda. gov/Drugs/DrugSafety/ PostmarketDrugSafetyInformationforPatientsandProviders/ DrugSafetyInformationforHeathcareProfessionals/ucm085203.htm.

United Nations Office on Drugs and Crime, UNODC. (2014). Global synthetic drugs assessment. Vienna.

United Nations Office on Drugs and Crime, UNODC. (2016). Global SMART update 2016. Vienna.

Yildiz, A., Sachs, G. S., & Turgay, A. (2003). Pharmacological management of agitation in emergency settings. EmergMed J, 20, 339 – 346.

Zamengo, L., Frison, G., Bettin, C., & Sciarrone, R. (2014). Understanding the risks associated with the use of New Psychoactive Substances (NPS): High variability of active ingredients concentration. Toxicol Lett, 229(1), 220 – 228.

Zeller, S. L., & Rhoades, R. W. (2010). Systematic reviews of assessment measures and pharmacologic treatments for agitation. Clin Ther, 32(3), 403 – 425.

第七章

急性药物和新精神活性物质毒副作用证据收集的标记和模型设计：Euro-Den Plus 项目

Luke De La Rue, David M. Wood, and Paul I. Dargan

引言

在过去十年中，新精神活性物质（NPS）在欧洲和世界其他地方的出现和日益普及给临床医生管理急性 NPS 中毒患者带来了挑战。超过 700 种新精神活性物质出现在很多物质中，特别是卡西酮、合成大麻类、苯基乙胺（PEA）和其他兴奋剂、芳基环己胺以及新型苯二氮卓类和阿片类药物。单个新精神活性物质的快速出现（有时消失）、这些物质在供应时的含量变化以及相关毒性模式的可靠数据滞后导致临床医生在管理与新精神活性物质相关的毒性方面比传统消遣性毒品更缺乏信心（Wood, Ceronie, & Dargan, 2016; Wood & Dargan, 2012a）。

欧洲已通过欧洲毒品和毒瘾监测中心（EMCDDA）国家 RIEOTOX 联络点网络和欧洲预警系统（EMCDDA, European Early Warning System, 2017）建立了完善的新精神活性物质识别和报告系统。然而，这通常涉及警方或边境当局对药物样品中新精神活性物质的识别，而不是涉及急性毒性报告中的新精神活性物质。目前，与新精神活性物质使用相关的急性毒性数据非常有限。识别和监测新精神活性物质、积累足够的临床特征资料和使用这些物质相关的不良后遗症极具挑战性（Wood & Dargan, 2012b）。建立关于新精神活性物质的流行情况和动态数据很重要，因为越来越多的传闻证据表明，在欧洲和世界其他地方使用新精神活性物质造成了严重危害（UNODC, The World Drug Report, 2013）。

在欧洲地区、国家和国际层面，关于向医院急诊部门报告急性娱乐药物和新精神活性物质毒性的标准化系统数据收集有限(Heyerdahl et al., 2014)。在许多国家,采用诸如国际疾病分类第 10 版(ICD‑10)之类的编码系统用于对入院情况编码;通过国家系统如英国医院事件统计(HES)系统收集的数据已被证明不能很好地反映由于急性娱乐药物/新精神活性物质毒性而在急诊部门就诊的真实数量(Wood, Conran, & Dargan, 2011; Shah, Wood, & Dargan, 2011)。其原因包括:i) 根据临床表现特征而不是涉及的药物对报告进行编码;ii) 直接从急诊科出院的病例缺乏 ICD‑10 编码(超过四分之三的急性娱乐药物中毒患者直接从急诊科出院)(EMCDDA, Hospital emergency presentations and acute drug toxicity in Europe, 2016);iii) 许多传统的娱乐性药物和 NPS 缺乏 ICD‑10 代码。后者与新精神活性物质尤其相关,因为它们不在 ICD‑10 诊断代码中。

由此产生的后果是,由烈性消遣性药物和 NPS 毒性中毒的大部分患者就诊没有被医院编码系统捕获。由于缺乏准确的数据,不仅导致在监测使用娱乐药物和新精神活性物质对公共健康的影响方面存在严重的知识缺漏,而且还大大低估了急诊科业务陈述的真正负担和相关资源利用率(Mazer-Amirshahi et al., 2016)。

通过对各种不同来源数据进行三角剖分处理,就有可能构建一个有助于捕捉与单个 NPS 相关的毒性模式图。这些数据来源包括互联网讨论论坛上的用户陈述、自报危害/不良影响的亚人群调查、区域或国家毒物信息服务提供的业务陈述、基于自我陈述和分析确认刊登的病例报告和系列报告,以及药物潜在急性毒性效应试验志愿者的研究评估(Wood & Dargan, 2012; Wood et al., 2014)。

尽管有这些方法,然而,在了解与使用新精神活性物质相关的急性危害方面仍有很大的数据空白。欧洲药物紧急情况网络(Euro-DEN)的建立是为了弥补与使用新精神活性物质(以及传统的娱乐药物)相关急性危害信息方面的一些缺口。

填补与 NPS 使用相关的急性危害空白

Euro-DEN 项目利用欧洲各地的哨点急诊部门(中心)网络,这些哨点急诊部门(中心)有专门的临床和研究机构关注与使用娱乐性毒品和 NPS 相关的毒副作用(急性危害/毒性),通过这个网络可以收集这些危害的数据(Wood et al., 2014)。该小组开发了一种包含最小代表性数据集的标准化数据收集工具来系统地收集数据,从而更好地了解所涉及的药物、发生药物中毒的人口数据统计、毒性临床特征和模式，以及与欧洲各地与之相关的结果。最小代表性数据收集工具是根据先前由 EMCDDA 资助的伦敦 STH 和马略卡岛 Euro-DEN Plus 中心进行试点研究开发（Dargan & Wood，2009）。

欧洲药物紧急情况网络（EDEN）最初是 2012 年欧盟委员会司法总局毒品预防和信息方案规划资助的一个为期两年的项目（2013 年 4 月至 2015 年 3 月），该项目在 2013 年 10 月至 2014 年 9 月期间从哨点中心收集数据。从 2014 年 10 月起，Euro-DEN Plus 项目继续开展数据收集工作，该项目得到了欧洲毒品和毒瘾监测中心（EMCDDA）部分资金支持。

Euro-DEN Plus 项目的牵头单位是位于英国伦敦的 Guy's 和 St Thomas's NHS 信托基金会临床毒理学服务中心，由挪威奥斯陆大学医院、西班牙马略卡岛帕尔马大学医院以及位于葡萄牙里斯本的 EMCDDA 成员组成的指导小组提供支持。

最初的 Euro-DEN 网络由 10 个欧盟及其邻国的 15 个中心组成：西班牙巴塞罗那、瑞士巴塞尔、丹麦哥本哈根（2015 年 1 月改为罗斯基勒）、爱尔兰德罗赫达和都柏林、波兰格丹斯克、英国伦敦［两个中心：伦敦圣托马斯医院（伦敦 STH）和伦敦国王学院医院（伦敦 KCH）］、西班牙马略卡岛、德国慕尼黑、挪威奥斯陆（两个中心：奥斯陆事故和急诊门诊中心和奥斯陆 Ulleval）、法国巴黎、爱沙尼亚派尔努、爱沙尼亚塔林和英国约克郡。Euro-DEN 项目最初的哨点中心及国家选择反映了欧洲主要兴奋剂药物选择的差异（EMCDDA，European Drug Report，2013）：西欧的可卡因，中欧的摇头丸，东欧/北欧的苯丙胺。此外，所有哨点中心对急性娱乐药物毒性管理具有临床和研究方面的专业兴趣。

2015 年，Euro-DEN 更名为 Euro-DEN Plus，同时增加了 5 个哨点中心，包括瑞士伯尔尼、马耳他姆西达、俄罗斯叶卡捷琳堡、捷克布拉格和斯洛伐克布拉迪斯拉发（EMCDDA，Hospital emergency presentations and acute drug toxicity in Europe，2016）。自 2015 年以来，该中心还在继续发展，到 2017 年 2 月底，Euro-DEN Plus 项目进一步扩大，又增加了 8 个哨点中心：比利时安特卫普、芬兰赫尔辛基、拉脱维亚里加、立陶宛考纳斯和维尔纽斯、保加利亚索非亚、斯洛文尼亚卢布尔雅那和意大利蒙扎（EMCDDA，Euro-DEN Plus network expands，2017）。

截至 2017 年 8 月，Euro-DEN Plus 网络由遍布欧洲 21 个国家及邻国的 29

个哨点中心组成(见图 7.1)。扩大该项目的地理覆盖范围,使 Euro-Den Plus 和欧洲药物和药物致瘾监测中心(EMCDDA)能够涉及有迹象表明有与毒品相关危害的地区,以及那些以前不太可能被捕获和存在特别关切问题的地区。招募更多的哨点中心也使监测和比较整个欧洲的毒品趋势成为可能。Euro-DEN Plus 网络希望继续扩大以增加整个欧洲的地域代表性;有兴趣加入该网络的医院可以联系设在伦敦的盖伊和圣托马斯 NHS 信托基金会办事处。

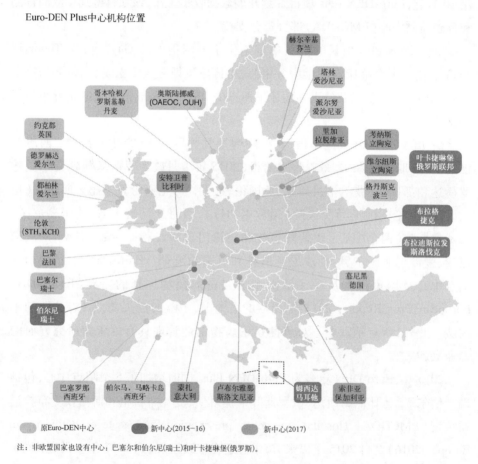

Euro-DEN Plus中心机构位置

注:非欧盟国家也设有中心:巴塞尔和伯尔尼(瑞士)和叶卡捷琳堡(俄罗斯)。

图 7.1　Euro-DEN Plus 所有哨站中心(2017 年 2 月)

Euro-DEN/Euro-DEN Plus 网络的设计基本思路是在整个欧洲建立一个哨点中心网络,以收集向每个中心报告急性娱乐性药物和 NPS 毒性的所有患者数据。(Wood et al., 2014)。

Euro-DEN 项目最初的两个主要研究/流行病学组成部分是：

1. 了解目前欧洲急诊部门入院数据的不足之处。

2. 系统收集欧洲急诊科因传统娱乐性药物和新精神活性物质不良后果入院的数据。

自启动和后续扩展以来，Euro-DEN Plus 网络不仅出版了许多关于传统娱乐性药物/新精神活性物质急性危害的流行病学和性质的详细出版物；还为 EMCDDA 的欧洲药物年度报告作出了贡献。总体而言，这已使它成为监测整个欧洲及邻国娱乐性药物和新精神活性物质使用及其相关危害发生率和地域趋势的有效工具。

纳入标准和病例界定

所有到哨点中心急诊科就诊的与急性娱乐药物/新精神活性物质毒性有关的患者均包括在内；病例的具体定义是指出现与急性娱乐性药物中毒和/或与娱乐性药物使用直接相关的症状和/或体征，并在参与的急性护理机构就诊的个人。初步诊断为单独酒精中毒患者被排除在外（尽管那些同时摄入酒精并伴有娱乐性药物中毒的患者也包括在内）。

在 Euro-DEN Plus 中，娱乐性药物被定义为"以娱乐活动为目的而不是以医疗或工作为目的或作为（蓄意）自我伤害的一部分而服用的精神活性化合物"。所包括的药物、药剂或活动的类型为（a）已确定分类的娱乐性药物；（b）新的（新颖的）精神活性物质；（c）植物、真菌或草药/替代药物；（d）为娱乐用途而使用经许可的药剂制剂（非处方药或纯处方药，以下简称处方药）（不包括因故意自我中毒而服用的处方药，或患者为治疗而服用但未被滥用的处方药）；（e）将工业或家庭产品（如溶剂、胶水、推进剂等）用于娱乐目的。

病例的识别是基于患者的自我陈述；从目击者或急救人员处获得的信息；医生对病人的初步评估意见；毒理学家在数据录入时查看病例记录。

数据收集

每个中心的病例由当地商定的方法进行识别。一经识别，每个已识别病例的数据都从原始医疗记录中录入到一个预先格式化的表格中，完成的表格由临床专家或在这些哨点中心工作的与临床毒理学服务或急诊部门相关的训练有素的医务人员提交牵头中心，以便与网络中的其他中心进行数据清洗和核对。

　　每个中心收集三份单独的数据表。第一张表由十个数据参数组成,包括患者人口统计学特征、到达方法、药物摄入(包括同时使用酒精)和结果数据(急诊处置情况、最终出院时间)。第二张表包括到达急诊科时的观察结果和意识水平、一些具体的实验室结果(包括初始乳酸和血糖)、在医院就诊前或就诊期间是否存在一系列预设的临床特征。第三张表记录了所提供的治疗信息和任何生物样本分析的结果。在可能的情况下,使用预先格式化的下拉菜单录入数据。

Euro-DEN Plus 数据结果

　　2015 年 3 月,在完成 Euro-DEN 项目最初 12 个月的数据收集后,研究小组发表了《欧洲急性娱乐药物和新精神活性物质毒性:欧洲药物紧急情况网络(Euro-DEN)收集的 12 个月数据》(Dines et al.,2015)。2015 年 Euro-DEN 最终报告更详细地描述了前 12 个月的数据集,该报告已提交给欧盟委员会,并已在欧洲毒品和毒瘾监测中心(EMCDDA)网站上发布。

　　在数据收集的前 12 个月内,14 个 Euro-DEN 哨点中心共有 5 529 份急诊部门报告;在 5 529 份报告中使用了 8 709 种药物[平均每次就诊使用 1.6 种药物(SD 0.97)]。最常使用的药物类型是传统的、成熟的娱乐性药物(5 625 份报告,64.6%),其中这类药物中最常见的是海洛因(占所有药物的 15.4%)、可卡因(11.0%)和大麻(10.4%)。其中 2 311 份报告(15.4%)有关于处方/非处方(注册)药物的记录,该组中最常见的是氯硝西泮(占所有报告的 3.6%)、美沙酮(2.8%)和地西泮(2.5%)(图 7.2,图 7.3)。

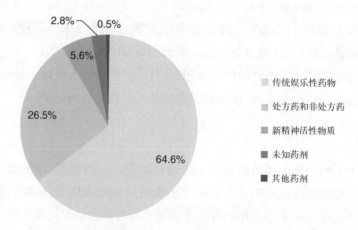

图 7.2　Euro-DEN 一年内服用药物种类分类(EMCDDA:The EuroDEN Final Report 2015)

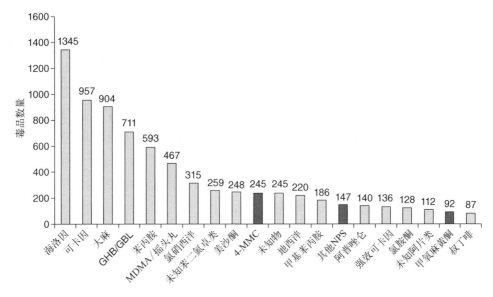

图 7.3　Euro-DEN 报告的前 20 种药物（2013 年 10 月至 2014 年 9 月）

总体上，只有 484 例（5.6%）报告涉及新精神活性物质。378 例使用频率最高的新精神活性物质为卡西酮类药物（4.3%）；甲基麻黄碱（245，2.8%），甲氧麻黄酮（92，1.1%）和 MDPV（22，0.3%），但也有报道使用其他的卡西酮类药物（3－MMC，乙基卡西酮，戊二酮，α－PVP，布非雄酮和甲基酮）。除卡西酮外，新精神活性物质"恐怖烙印（branded）"是最常见的新精神活性物质组（48，0.5%）。其中包括已命名的化合物，如"浴盐"和"未名 NPS"，其次是合成大麻素受体激动剂（SCRAs），据报道有 26 例（0.3%）病例。此外，还有 17 种（0.2%）苯乙胺类（12种不同类型）、色胺类（3 种不同类型）和 8 种其他类型的非特征 NPS。

报告死亡病例 27 例（占所有病例的 0.5%），虽然其中大多数与阿片类药物有关，有 3 例（11.1%）死亡病例涉及新精神活性物质［3－甲基甲卡西酮（3－MMC）、甲氧麻黄酮和 3,4－亚甲基二氧基吡戊酮（MDPV）］。

大多数患者为男性（75.4%），年龄中位数为 31 岁（IQR 24～39，范围 11～90）。大多数患者通过救护车到达急诊科（69.5%），大多数（56.9%）是经急诊治疗出院的。住院时间中位数为 4 h 38 min（IQR 2 h 29 min～9 h 51 min，范围2 min～1 666 h 52 min）。在入院的患者中，大多数患者住院时间少于 12 h（78%）。

经过 12 个月的数据收集，Euro-DEN 证实采用哨点中心为基础的方法从医院急诊科报告中收集基于病例的数据是可行的，可以依此更深入了解欧洲急诊科的急性娱乐药物毒性报告中涉及的药物。同时也证实,尽管此时新精神活性物质对吸毒者的可获得性急剧增加,但与传统娱乐药物或处方药相比,新精神活性物质对呈现急性药物毒性的个体使用的报道要少得多。然而,研究表明,新精神活性物质的使用主要集中在几个中心所在的区域,尤其是格丹斯克、伦敦、都柏林和慕尼黑。报告新精神活性物质使用率最高的中心是格丹斯克(30.6%)、伦敦 STH(22.1%)、约克郡(17.8%)、慕尼黑(15.9%)、伦敦 KCH(14.7%)和都柏林(11.4%)。相比之下,在爱沙尼亚的 2 个中心(派尔努和塔林)没有使用新精神活性物质案例的报告。这些地理分布大致代表了当时在这些地区所报告的 NPS 使用情况(European Commission,2011)。

数据收集的第二年

2016 年 8 月,EMCDDA 发布了 Euro-DEN Plus 网络的一个更新版本(EMCDDA,Hospital emergency presentations and acute drug toxicity in Europe,2016)。该版本提供了一个在数据收集前两年跟踪急性娱乐药物和新精神活性物质毒性趋势并报告在 Euro-DEN Plus 项目中开展的一些具体工作。

在 2013 年 10 月至 2015 年 9 月的两年时间里,有 16 个 Euro-DEN 哨点中心收集到了 10 956 例病例报告。在第一个 12 个月内有 5 529 例,在随后的 12 个月内有 5 427 例报告。虽然报告总数差距不大,但有 5 个中心在第 1 年至第 2 年间的增长超过 10%,另有 5 个中心的下降超过 10%(图 7.4)。重要的是在未来几年内研究这些变化是否会持续下去。

在所有年龄段的报告中,男性占多数,在两年的所有 Euro-DEN Plus 报告中,76%是男性。其中以 20~29 岁年龄段最为常见(占总数的 65.8%),年龄范围为 11~90 岁(图 7.5)。

病例报告出现了季节性变化,与夏季月份(6 月、7 月、8 月)相比,冬季月份(12 月、1 月、2 月)的报告较少。同样,在周末的报告比例(在周六和周日进行报告的比例分别为 18.4%和 17.4%)也高于一周中的其他时间(周一至周五每天报告的比例为 12.1%~13.4%)。在傍晚和清晨的报告也更为常见(在 17:00~04:00 每小时报告的比例超过 4.5%,在 04:00~15:00 每小时报告的比例低于4.0%)。与前 12 个月相似,68.5%的患者是通过急救车送到急诊科的。这表明核心工作时间以外,由于工作人员大量减少而大量使用急救和急症医疗服务。

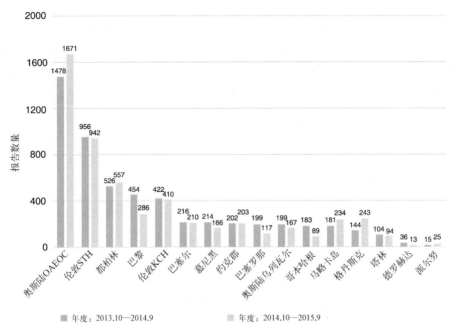

图 7.4　Euro-DEN 报告比较（2013 年 10 月至 2015 年 9 月）（NB：Taken from EMCDDA：Hospital emergency presentations and acute drug toxicity in Europe，2016）

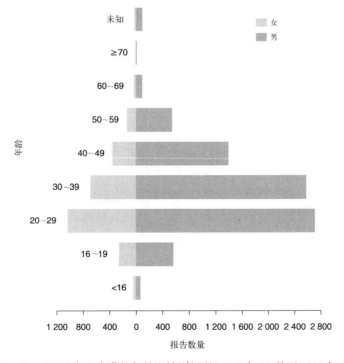

图 7.5　Euro-DEN 中心演讲的年龄和性别概况（2013 年 10 月至 2015 年 9 月）

总体而言,10 956 份病例报告中报告了 18 986 种药物(不包括酒精)。大多数临床表现涉及一种(61.9%)或两种药物(26.0%),只有 3.5%涉及四种或四种以上药物。除了 3.8%的报告外,其他所有报告中都记录了是否同时摄入酒精;61.7%报告同时摄入酒精,38.3%没有同时摄入酒精。使用的药物类型仍然以传统的娱乐性药物(64.3%)、处方或非处方药物(25.5%)为主(图 7.6)。

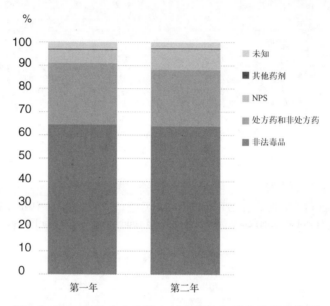

图 7.6　Euro-DEN 中心在第 1 年和第 2 年报告的药物类别
(NB：Taken from EMCDDA：Hospital emergency presentations and acute drug toxicity in Europe，2016)

尽管如此,报告的新精神活性物质数量从第一年(2013 年 10 月至 2014 年 9月)的 5.6%增加到第二年(2014 年 10 月至 2015 年 9 月)的 8.5%。这使新精神活性物质在两年内参与报告的总体比率达到 7.0%。

报告中最常见的传统娱乐性药物、处方药和新精神活性物质仍然是海洛因(第 1 名)、氯硝西泮(第 7 名)和甲氧麻黄酮(第 8 名)(图 7.7)。有 19 种药物连续两年进入前 20 名;第一年和第二年之间,4 -甲氧基甲卡西酮从 19 下降到 21,佐匹克隆从 21 上升到 15。

报告中急性娱乐性药物最常见的临床特征是躁动/攻击,这在 25.8%的报告中出现。还有少数具有临床意义的其他严重临床特征,包括胸痛(6.6%)、精神疾病(6.1%)、癫痫发作(3.5%)和高热 (1.4% 的患者表现温度>39℃)。

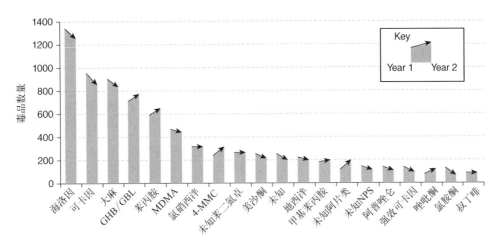

图 7.7　2013 年 10 月至 2015 年 9 月 Euro-DEN 中心报告的前 20 种药物（NB：Taken from EMCDDA：Hospital emergency presentations and acute drug toxicity in Europe，2016）

有 58 例（0.5%）患者出现心肺骤停，其中 26 例（45.0%）康复出院。在这两年期间，共有 49 人死亡，总死亡率为 0.4%。在死亡的患者中，65% 的患者被送到急诊室时已经心肺骤停。其中大多数（84%）为男性，年龄中位数为 29 岁。与死亡有关的最常见药物是阿片类药物（23 例死亡：12 例海洛因和 11 例其他阿片类药物）或兴奋剂（15 例死亡：最常见的是可卡因、苯丙胺、甲氧麻黄酮和 MDMA）。还有 9 例死亡与新精神活性物质的使用有关，其中最常见的是甲氧麻黄酮，有 4 例死亡病例涉及该药物。

Euro-DEN 项目中新精神活性物质的使用

Euro-DEN Plus 项目为在一个欧洲的大队列研究中了解急性 NPS 毒性患者的患病率、临床特征和人口统计学特征等提供了有价值的剖析。在 7% 涉及新精神活性物质使用的案例中，存在明显的地域分布，其中尤以英国（伦敦 STH、伦敦 KCH 和约克郡）、德国（慕尼黑）、爱尔兰（都柏林）和波兰（格丹斯克）最为常见。

卡西酮是所报道的新精神活性物质中最大的一类，它几乎占所有涉及新精神活性物质案件的三分之二。甲氧麻黄酮是最常报告的卡西酮（554 例，几乎占卡西酮报告的四分之三）（Wood et al.，2015）。在 Euro-DEN Plus 数据集中所见的甲氧麻黄酮病例的临床特征与其他已发表的急性甲氧麻黄酮毒性数据中所报告的临床特征相似,这表明这种自报告的新精神活性物质使用情况与其他数据集报告的使用情况相当,包括经过分析确认的数据集(EMCDDA, Hospital emergency presentations and acute drug toxicity in Europe, 2016)。

在第 1 年至第 2 年期间,涉及合成大麻素受体激动剂(SCRAs)和"品牌化(branded)"产品的病例数量也显著增加。来自英国伦敦(Abouchedid et al., 2017)的最新分析确认研究证实,在急诊室出现急性娱乐性药物毒性的患者中,SCRAs 的使用率高达 10%(179 例患者中有 18 例),只有 50% 的病例被证实自我报告了 SCRAs 的使用情况,这表明新精神活性物质的使用率可能甚至高于 Euro-DEN 哨点中心报告的使用率。

新精神活性物质共同使用

关于共同使用娱乐性药物的模式和影响,EMCDDA 以前的工作表明,共同使用苯二氮卓类药物和海洛因的患者更多地利用了紧急和非紧急服务,而且在过量使用之后,毒性增加和结果变差的风险更大(EMCDDA,欧洲高危类阿片使用者中苯二氮卓类的滥用,2015)。然而,对 Euro-DEN 第一年的数据集分析表明,662 例单独使用海洛因的患者与 163 例共同使用海洛因和苯二氮卓类药物的患者相比,临床特征之间没有显著差异(需要插管或呼吸支持的比例),入院重症监护需求和总住院时间相似,这表明与较差临床结果的关联并非如此。

常规静脉注射吸毒者中新精神活性物质使用的增加反映了毒品市场的变化,例如,在加利福尼亚州圣地亚哥,合成卡西酮的可及性增加了,而海洛因等其他药物的可及性却减少了(Wagner et al., 2014)。然而,关于传统娱乐性药物与新精神活性物质共同使用情况知之甚少。在某些领域已经看到了毒品使用模式的变化,例如,据报道,合成大麻素受体激动剂(SCRAs)和卡西酮被娱乐性用户与其他药物结合使用(包括大麻、强效可卡因、苯丙胺、致幻剂和处方药)(EMCDDA,欧洲高危类阿片使用者中苯二氮卓类的滥用,2015)。总体而言,欧洲毒品和药物成瘾监测中心(EMCDDA)的报告暗示,注射合成卡西酮主要出现在海洛因和苯丙胺等其他毒品的注射者中(Peterfi, Tarjan, Horvath, Csesztregi, & Nyirady, 2014),尽管他们对 NPS 使用的确切模式以及与其他传统娱乐性药物同时使用的模式尚不清楚。

为了帮助缩小这一知识差距,对来自 Euro-DEN 项目的数据进行了分析,以确定同时使用与吸毒问题有关的非法药物（iPDU）的比率（De La Rue et al.，2017）。这包括传统娱乐性药物和处方药，其中包括报告的海洛因、可卡因、美沙酮、芬太尼和丁丙诺啡的使用情况。在为期两年的 Euro-DEN 数据集中的 10 956 例报告中，共有 3 288 例（30.0%）报告涉及 iPDU 的使用；然而，这些报告中只有 67 例（2.0%）涉及同时使用 NPS。这明显低于未使用 iPDU 的报告中 NPS 使用率（14.3%）。

iPDU 和 NPS 共同使用的地方与地理位置密切相关，几乎所有的共同使用报告（67 例中有 65 例，占 95%）都发生在慕尼黑、都柏林和伦敦 STH。还有两个 Euro-DEN 哨点中心（伦敦国王学院医院和约克郡医院）没有任何关于 iPDU 和 NPS 同时使用的报告，尽管这些中心出现 NPS 毒性的报告总体比例很高（分别为 14.9% 和 30.1%）。除此之外，报告的 NPS 类型也有很大变化。虽然慕尼黑记录了主要与卡西酮类药物共同使用的报告（34/35），但它没有涉及与 SCRAs 共同使用的报告。在伦敦 STH，与 iPDU 共同使用的 NPS 主要是 SCRA（八个中的五个），三个是 NPS/合法上限未知（legal high unknown）；然而，在都柏林，甲氧麻黄酮是唯一与 iPDU 共同使用的 NPS。这表明 NPS 与 iPDU 的共同使用并不常见。然而，当它确实发生时，与地理位置却密切相关。

NPS 和精神疾病

虽然已知急性娱乐性药物和 NPS 毒性可导致精神疾病，但关于这种情况发生的频率和最常与哪种药物相关的可用数据有限。为了进一步阐明这个问题，Euro-DEN 项目横跨 10 个欧洲国家的 16 个 Euro-DEN 中心，收集并研究了的为期八个月的数据（2013 年 10 月至 2014 年 6 月），以确定药物人口统计学特征、药物使用情况以及与急性娱乐性药物毒性引起的精神疾病相关的临床特征（Vallersnes et al.，2016）。

在 3 573 例病例中，有 231 例（6%）出现精神疾病，精神疾病的发病率为 6%。大多数（81%）为男性，28% 的病例同时摄入酒精，52% 的病例服用了一种以上的药物，还有一例患者死亡。

与急性娱乐性药物毒性相关的精神疾病中最常见的药物是苯丙胺（62%）、大麻（56%）和可卡因（40%）。然而，精神疾病发生率最高的药物（使用该药物的所有病例中出现精神疾病的比例）是迷幻蘑菇（31%）和麦角酸二乙基酰胺（LSD）（20%）（见图 7.8）。其次是亚甲基二氧吡咯戊酮（MDPV，丧尸浴盐）

（19%）、哌醋甲酯（18%）和合成大麻素（17%）。虽然精神疾病总体上相对不常见，但值得注意的是，它对医疗资源的影响是显著的，这些患者中有 47% 需要住院治疗（33% 住进精神疾病病房，11% 住进医疗病房，3% 住进重症监护）。

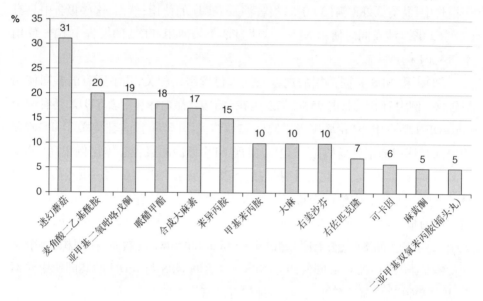

图 7.8 因使用娱乐性药物引起的病例性精神疾病比率（NB：Taken from Psychosis associated with acute poisoning by recreational drugs—a European case series）

精神疾病病例比率

精神疾病发生率最高的药物，以该药物作为单一药物或与其他药物联合使用病例中，精神疾病占所有使用该药物病例的百分比表示。

Euro-DEN Plus 项目的优势和局限性

虽然自 2013 年启动以来，Euro-DEN Plus 的地理覆盖范围不断扩大，该项目现在在 29 个不同的欧洲及邻国拥有哨点中心，但这些哨点中心不一定完全代表它们所在的每个国家。尽管如此，哨点中心的优势在于提供来自不同人群的信息：从半农村地区（译者注：城乡接合部）到大都市和夜间经济发达的城市，在那里，娱乐性毒品的使用更为普遍，吸毒问题的发生率也可能更高。为了提供这种变化的中心类型，尽管大多数是二级或三级中心的急诊科，但奥斯陆（挪威首都）还有 OAEOC（译者注：OAEOC, Oslo Accident and Emergency Outpatient

Clinic,奥斯陆事故和紧急门诊诊所),它更像是在中心的"社区环境"中为病人服务的初级保健设施,如果病人需要住院,则转送到奥斯陆的另一个中心。此外,所有参与的中心都有专家关注娱乐性药物/NPS 的急性毒性,这有助于确保病例识别和将数据输入项目数据库的质量。

另外,许多国家都招募了一个以上具有不同特征的中心。目前,拥有多个中心的国家有爱沙尼亚(两个中心)、爱尔兰(两个中心)、立陶宛(两个中心)、挪威(两个中心)、西班牙(两个中心)和英国(三个中心)。预期这一数字将继续增加,假以时日就可进行国家间比较。

总体而言,在整个 Euro-DEN 中心,与娱乐性药物/NPS 相关的急诊科就诊病例报告的总体比例变化不大(中位数 0.3%,范围为 0 ~ 2.8%)(EMCDDA,Final Report from Euro-DEN, 2015)。然而,在这一范围内,每个中心与 NPS 有关介绍的总体比例以及在每个中心内遇到的特定药物/NPS 的比例变化较大。其中一些变化反映了该中心服务的当地人口的差异,也反映了使用模式的普遍程度,因而,令人放心的是,来自 Euro-DEN Plus 项目的急性伤害流行时间反映了这些其他数据来源。一个例子是,与其他中心(平均 5%)相比,巴塞罗那、奥斯陆和伦敦中心的 GHB/GBL 相关报告的比例明显更高(这些中心 20% ~ 44%的报告与 GHB/GBL 相关);然而,其他数据来源支持在以前的中心使用 GHB/GBL 的普遍程度更高。当最初的 Euro-DEN 中心被招募到该项目时,它们的地理分布是基于整个欧洲使用的主要兴奋剂(图 7.1)。该项目及其数据集的设计和开发的一个重要优势是,在分析提交给 Euro-DEN Plus 项目的急性毒性病例时,报告的与急性毒性相关的实际兴奋剂与以前报告的普遍使用数据相一致。在西班牙和英国与可卡因相关的比例较高(分别为 49% ~ 52%和 18% ~ 22%),在挪威和波兰与苯丙胺相关的比例较高(分别为 20% ~ 29%和 15%),由此表明,可卡因是西欧的主要兴奋剂,而苯丙胺是东欧和北欧的主要兴奋剂(EMCDDA,European Drug Report, 2013)。

每个 Euro-DEN Plus 项目案例所涉及的药物通常是基于自我报告服用/临床医生的解读,而不是分析证实的,这可能被认为是一种缺陷。Euro-DEN 网络的建立不需要分析证实,由于从每个病例中获取生物样本需要考虑伦理,这将限制网络中病例的数量,这也反映了整个欧洲乃至世界其他地区的常规临床实践。虽然与生物样本分析筛选中检测到的实际药物相比,所使用药物自我报告的可靠性存在一定程度的差异,但已有一些研究表明,自我报告的药物/NPS 与分析证实的药物/NPS 之间存在相当大的一致性(Abouchedid et al., 2017; Vallersnes et al., 2017)。2015 年的一项针对英国伦敦圣托马斯医院急诊部就诊患者为期 6 个月的前瞻性观察队列研究中,来自临床常规血液样本的残留血浆样本显示,在 179 个样本中,18 人(10%)对合成大麻素受体激动剂(SCRAs)呈阳性反应,事实上只有一半病例是自我报告的。在挪威的一项口腔液/血液筛查研究中,在 158 例临床未怀疑使用 NPS 的病例队列中,有 7 例(12.7%)检出 NPS(3 例检出 4-甲基苯丙胺,2 例检出二甲基色胺,1 例检出甲酮,1 例检出 N, N-二甲基-3, 4-亚甲二氧基甲胺)。相反,在一项针对澳大利亚 103 名患者的研究中,使用药物的自我报告/临床怀疑与分析筛选结果之间存在良好的相关性(West, Cameron, O'Reilly, Drummer, & Bystrzycki, 2008)。总体而言,在 80 例(77.7%)病例中,"临床怀疑"与随后的分析确认之间存在符合真实情况的相关性,这在与 GHB 的关系中尤其准确(灵敏度 97%,特异性 91%)。

Euro-DEN Plus 网络的意义

Euro-DEN Plus 网络自成立以来所提供的数据十分丰富,这意味着它能够提供与使用传统娱乐性药物和 NPS 有关急性危害的流行情况和地理分布详细资料。考虑到报告时间(工作时间以外经验丰富的人员配备水平较低时),尽管在每个哨点中心与急性药物毒性相关的报告占总报告的比例较低,但 Euro-DEN Plus 项目已经能够证明这些报告与相当数量疾病的发病率(例如精神疾病)有关,这可能会影响单个中心的医疗保健服务。

虽然很难估计急性娱乐性药物和 NPS 毒性对急诊科的整体运行状况和/或财务影响,Euro-DEN 第一年的数据显示,这些就诊只占急诊就诊的一小部分(中位数为 0.3%),而且其中几乎 90%的患者在 24 h 内出院。不过,这些报告通常发生在夜间和周末,此时人员配备和技能组合通常会减少,他们也代表了一个资源繁重且耗时的患者亚群。另外,这些病人中的大多数是由救护车送到急诊科的,其相关费用由医疗保健系统承担。

超过四分之一的报告与躁动有关,超过 10%的报告与昏迷有关,6%的报告与精神疾病有关。近 70%的患者通过救护车被送往医院,超过 10%的患者需要在入院前使用纳洛酮。总的来说,超过 50%的患者需要在急诊室接受某种形式的治疗,其中 20%的患者需要镇静,6%的患者需要重症监护入院。还有 35 例出现心脏骤停,其中有 19 例死亡,此外,还有 8 人在医院内死亡。因此,这些报告代表了涉及院前和医院急症医疗服务相关资源的大量且不成比例的临床工作量。

　　从更广泛的公共卫生角度来看，了解与使用传统娱乐性药物和 NPS 相关的急性毒性的真实负担，对于确保提供适当医疗保健服务来管理这种急性毒性非常重要。此外，了解这一负担的地理分布，可以采取有针对性的本地化初级预防干预措施和减少伤害策略。Euro-DEN Plus 网络尚未正式评估通过该项目获得的数据，评估急性药物毒性及其管理对整个欧洲医疗保健系统的整体财务影响／负担，以及医院的院前急救服务的负担。然而，该项目已经能够证明，尽管欧洲在政治、执法和公众方面对 NPS 的供应和使用日益关切，但总体而言，病例报告的负担与传统娱乐性药物的使用有关。这支持了来自其他欧洲级数据的信息，如欧洲毒品和犯罪调查中心（ESPAD）的调查、与毒品有关的死亡和高危吸毒人口。例如 ESPAD 调查、与毒品有关的死亡和高危吸毒人群。此外，Euro-DEN Plus 网络已证明，欧洲各地处方药的娱乐性使用可能比先前猜测的要高。虽然这一数据目前低于美国的报告和经验，但在欧洲，这是一个了解和调查甚少的领域。对 Euro-DEN Plus 数据集的进一步数据分析将有助于更深入了解这个潜在的重大问题，并向立法机关和医疗服务业提供适当地管理这一问题的必要信息。

　　总的来说，Euro-DEN Plus 网络的持续发展覆盖了整个欧洲的数据收集范围，这意味着它所提供的信息从欧洲角度更能代表与传统娱乐性药物和 NPS 相关的急性危害问题。急性传统娱乐性药物和 NPS 毒性庞大而独特的临床数据有助于 Euro-DEN Plus 小组进一步深入了解欧洲急性药物毒性问题的规模，并且这对于门诊和临床医生很重要，有助于进一步描述与娱乐性药物特别是 NPS 使用相关的急性药物毒性模式，有助于这一重要临床问题的管理。鉴于数据集及其分析的丰富性和完整性，它已于 2016 年被纳入 EMCDDA 的欧洲毒品报告。该报告提供了与传统娱乐性药物和 NPS 有关的问题的补充信息，以及 EMCDDA 报告的现有关键指标，例如使用的普遍程度、通过对边境管制和执法缉获情况分析，可以获得欧洲境内的毒品信息，参与药物依赖（"成瘾"）和药物致死的药物治疗服务。随着 Euro-DEN Plus 网络的持续发展和扩大，预计来自该项目的信息将成为向 EMCDDA 和其他欧洲机构通报与使用传统娱乐性药物和 NPS 相关的急性危害的"关键指标"。

参考文献

Abouchedid, R., Hudson, S., Thurtle, N., Yamamoto, T., Ho, J. H., Bailey, G., Dargan, P. I. (2017). Analytical Confirmation of the Synthetic Cannabinoid Receptor Agonists (SCRAs) present in a cohort of presentations with acute recreational drug toxicity to an Emergency Department (ED) in London, UK. Clinical Toxicology, 55(5), 338－345. doi: 10.1080/15563650.2017.1287373.

Dargan, P. I., & Wood, D. M. (2009). Hospital and emergency services data: Final report (ECMDDA Contract Code CC. 11. SAT. 020). Retrieved October 10, 2017, from www.emcdda.europa.eu/activities/emergencies.

De La Rue, L., Wood, D. M., Dines, A., Hovda, K. E., Heyerdahl, F., Yates, C., Euro-DEN Plus Research Group. (2017). Emergency department presentations with illicit drugs associated with Problematic Drug Use (iPDU) toxicity are not commonly associated with co-use of New Psychoactive Substances (NPS). Clinical Toxicology, 55(5), 478－479. doi: 10.1080/15563650.2017.1309792.

Dines, A., Wood, D. M., Yates, C., Heyerdahl, F, Hovda, K. E., Giraudon, I., Euro-DEN Research Group. (2015). Acute recreational drug and new psychoactive substance toxicity in Europe: 12 months data collection from the European Drug Emergencies Network (Euro-DEN). Clinical Toxicology, 53(9), 893－900. doi: 10.3109/15563650.2015.1088157.

European Commission. (2011). Youth attitudes on drugs—flash eurobarometer report. Retrieved from http://ec.europa.eu/public_opinion/archives/flash_arch_en.htm.

European Monitoring Centre for Drugs and Drug Addiction (EMCDDA). (2013). European drug report 2013: Trends and developments. Retrieved October 10, 2017, from www.emcdda.europa.eu/attachements.cfm/att_213154 _EN_ TDaT13001ENN1.pdf.

European Monitoring Centre for Drugs and Drug Addiction (EMCDDA). (2015). Final report of the European Drug Emergencies Network (Euro-DEN). Retrieved from www.emcdda.europa.eu/attachements.cfm/att_250356_EN_Euro_DEN%20final%20report%202015.pdf.

European Monitoring Centre for Drugs and Drug Addiction (EMCDDA). (2015). Synthetic cannabinoids in Europe (Perspectives on Drugs): European monitoring centre for drugs and drug addiction. Retrieved October 10, 2017, from www.emcdda.europa.eu/system/files/publications/2754/Synthetic%20cathinones_updated2015.pdf.

European Monitoring Centre for Drugs and Drug Addiction (EMCDDA). (2015). The misuse of benzodiazepines among high-risk opioid users in Europe. Retrieved October 10, 2017, from www.emcdda.europa.eu/topics/pods/benzodiazepines_en.

European Monitoring Centre for Drugs and Drug Addiction (EMCDDA). (2016). Hospital emergency presentations and acute drug toxicity in Europe—update from the Euro-DEN plus research group and the EMCDDA. Retrieved October 10, 2017, from www.emcdda.europa.eu/publications/rapid-communications/2016/hospital-emergencies_en.

European Monitoring Centre for Drugs and Drug Addiction (EMCDDA). (2017). Euro-DEN plus network expands reach by welcoming eight new centres: European monitoring centre for drugs and drug Addiction. Retrieved October 10, 2017, from www.emcdda.europa.eu/news/

2017/fs2/euro-den-expands.

European Monitoring Centre for Drugs and Drug Addiction (EMCDDA). (2017). The European early warning system. Retrieved October 10, 2017, from www.emcdda.europa.eu/themes/new-drugs/early-warning.

Heyerdahl, F., Hovda, K. E., Giraudon, I., Yates, C. B., Valnoha, J. E., Sedefov, R., Dargan, P. I. (2014). A survey to establish current European data collection on emergency room presentations with acute recreational drug toxicity. Clinical Toxicology (Phila), 52, 370 – 371.

Mazer-Amirshahi, M., Sun, C., Mullins, P., Perrone, J., Nelson, L., & Pines, J. M. (2016). Trends in emergency department resource utilization for poisoning-related visits, 2003 – 2011. Journal of Medical Toxicology, 12(3), 248 – 254. doi: 10.1007/s13181 – 016 – 0564 – 6.

Peterfi, A., Tarjan, A., Horvath, G. C., Csesztregi, T., & Nyirady, A. (2014). Changes in patterns of injecting drug use in Hungary: A shift to synthetic cathinones. Drug Test Analysis, 6, 825 – 831.

Shah, A. D., Wood, D. M., & Dargan, P. I. (2011). Survey of ICD-10 coding of hospital admissions in the UK due to recreational drug toxicity. QJM: An International Journal of Medicine, 104(9), 779 – 784. doi: 10.1093/qjmed/hcr074.

United Nations Office on Drugs and Crime (UNODC). (2013). The 2013 world drug report. Retrieved October 10, 2017, from www. unodc. org/lpo-brazil/en/frontpage/2013/06/26 – worlddrug-report-notes-stability-in-use-of-traditional-drugs-and-points-to-alarming-rise-in-newpsychoactive-substances.htmL.

Vallersnes, O. M., Persett, P. S., Oiestad, E. L., Karinen, R., Heyerdahl, F., & Hovda, K. E. (2017). Underestimated impact of novel psychoactive substances: Laboratory confirmation of recreational drug toxicity in Oslo, Norway. Clinical Toxicology, 55(7), 636 – 644. doi: 10. 1080/15563650.2017.1312002.

Vallersnes, O. M., Dines, A., Wood, D. M., Yates, C., Heyerdahl, F., Hovda, K. E., Dargan, P. I. (2016). Psychosis associated with acute recreational drug toxicity: A European case series. BMC Psychiatry, 16, 293. doi: 10.1186/s12888 – 016 – 1002 – 7.

Wagner, K. D., Armenta, R. F., Roth, A. M., Maxwel, J. C., Cuevas-Mota, J., & Garfein, R. S. (2014). Use of synthetic cathinones and cannabimimetics among injection drug users in San Diego, California. Drug and Alcohol Dependence, 141, 99 – 106.

West, E., Cameron, P., O'Reilly, G., Drummer, O., & Bystrzycki, A. (2008). Accuracy of current clinical diagnosis in recreational drug-related attendance to the emergency department. Emerg Med Australas, 20(4), 333 – 338. doi: 10.1111/j.1742 – 6723.2008.01110.

Wood, D. M., Ceronie, B., & Dargan, P. I. (2016). Healthcare professionals are less confident in managing acute toxicity related to the use of New Psychoactive Substances (NPS) compared with classical recreational drugs. QJM: An International Journal of Medicine, 109(8), 527 – 529. doi: 10.1093/qjmed/hcv208.

Wood, D. M., Conran, P., & Dargan, P. I. (2011). ICD-10 coding: Poor identification of recreational drug presentations to a large emergency department. Emergency Medicine Journal, 28, 387 – 389.

Wood, D. M., & Dargan, P. I. (2012a). Novel psychoactive substances: How to understand the acute toxicity associated with the use of these substances. Therapeutic Drug Monitoring, 34 (4), 363 – 367. doi: 10.1097/FTD.0b013e31825b954b.

Wood, D. M., & Dargan, P. I. (2012b). Understanding how data triangulation identifies acute toxicity of novel psychoactive drugs. Journal of Medical Toxicology, 8(3), 300 – 303. doi: 10.1007/s13181 – 012 – 0241 – 3.

Wood, D. M., Dines, A. M., Heyerdahl, F., Yates, C., Giraudon, I., Hovda, K. E., Euro-DEN Research Group. (2015). The cathinones are the most commonly reported Novel Psychoactive Substances (NPS) associated with emergency department presentations with acute drug toxicity reported to the European Drug Emergencies Network (Euro-DEN). Clinical Toxicology, 53(4), 233 – 403. doi: 10.3109/15563650.2015.1024953.

Wood, D. M., Hill, S. L., Thomas, S. H., & Dargan, P. I. (2014). Using poisons information service data to assess the acute harms associated with novel psychoactive substances. Drug Test Analysis, 6(7 – 8), 850 – 860. doi: 10.1002/dta.1671.

Wood, D. M., Heyerdahl, F., Yates, C. B., Dines, A. M., Giraudon, I., Hovda, K. E., & Dargan, P. I. (2014). The European Drug Emergencies Network (Euro-DEN). Clinical Toxicology, 52, 239 – 241. doi: 10.3109/15563650.2014.898771.

新型和传统俱乐部毒品与精神病理学和医疗后遗症的关联：伊比萨（Ibiza）项目

引言

寻求改变的心理和生理状态是人类进化过程中一个永恒不变的特征。几个世纪以来,鸦片、古柯叶、麦司卡林(三甲氧苯乙胺)和其他各种物质在不同的文化中被用于治疗目的、宗教仪式,以及提高或改变身体和心理能力。即使在今天,对精神药物的社会认可和非法使用之间的界限完全受文化约束(Cinosi et al.,2015)。脑航员(译者注:psychonauts,也称为精神旅行者,通常通过服用迷幻药的方式来探索自己内心的人)通过实现意识的改变,将自己界定为"人类生活方式的探索者"。许多所谓的脑航员拥有一系列与最新新精神活性物质(NPS)有关的药理学和化学知识。他们参加论坛和在线社区,在那里交流关于精神活性物质的观点和经验,这些物质通常来源可疑或科学界根本不知道(Orsolini, Papanti, Francesconi & Schifano, 2015)。

然而,众所周知,非法药物使用是造成全球疾病负担的一个重要因素。事实上,在特定临床环境中,如精神疾病医院或急诊室,毒品的使用程度并不仅限于有物质使用障碍(SUD)或依赖的患者,它还包括偶尔的娱乐性毒品使用者(Degenhardt et al.,2013)。非习惯性物质消费的身体和精神病理学风险经常被低估,与毒品相关的死亡往往涉及首次或零星病人。此外,现已知同时发生的疾病相互影响和相互作用的双重诊断特别常见;然而,在提出的几个研究假设中,如公共因素模型、继发性物质使用障碍模型、继发性精神障碍模型和双向模型,在大多数双重诊断的病例中,其病因尚不清楚。(Mueser, Drake, & Wallach, 1998)。娱乐性药物的使用被定义为出于个人愉悦或满足,而不是医学目的自愿服用的任何具有药理作用的物质(合法的、受管制的或非法的)(Mosby, 2009)。此外,近年来,除了"传统"滥用物质外,还出现了新精神活性物质(NPS),从而引出另外一个日益重要的健康问题(Cinosi et al., 2015; Schifano, Leoni, Martinotti, Rawaf, & Rovetto, 2003; Schifano et al., 2005; Santacroce et al., 2015; Martinotti et al., 2015a; Corazza et al., 2014)。欧盟在法律上已将 NPS 一词定义为一种以纯品或制剂形式存在新的麻醉药品或精神药物,这些物质未列入 1961 年《麻醉药品单一公约》或 1971 年《精神药物公约》,但可能构成与这些公约所列物质相当的公共健康威胁(ONUDD, 2015)。在这种情况下,术语中的"新"并不一定是指最近合成的物质,而是指最近在特定市场上上市的物质,因为 NPS 通常是官方药理学过去研究的分子"循环再用"的结果。目前,越来越多的临床证据表明,使用 NPS 可能会对健康造成急性和慢性危害,但消费者和医疗保健专业人员通常对此知之甚少(Martinotti et al., 2015a; Simonato et al., 2013; UNODC, 2016)。遗憾的是,迄今为止,很少有关于 NPS 扩散情况的调查。此外,越来越多的证据表明,大量使用 NPS 是无意识的(Salomone, Palamar, Gerace, Di Corcia, & Vincenti, 2017)。一些临床证据表明,服用 NPS 可能造成严重的精神和身体影响(Martinotti et al., 2015a; Simonato et al., 2013)。起初,最常见的 NPS 属于苯乙胺和色胺类。相反,在过去的几年里,市场上出现了属于更广泛"化学类别"的物质,如卡西酮、合成大麻素(香料)、苯环己哌啶和苯并呋喃(EMCDDA, Annual Report, 2015)。一些 NPS 与严重的不良反应和死亡有直接或间接的关联: 2 - DPMP 和 D2PM 这两种属于哌啶类的合成兴奋剂,显示出神经精神系统和心血管毒性,2010 年 8 月,它们与三起死亡事件有关(Corkery, Elliott, Schifano, Corazza, & Ghodse, 2012)。1995 年至 2013 年,在英国滥用 γ-羟基丁酸(GHB)和 γ-丁内酯(GBL)已导致超过 150 人死亡(Corkery et al., 2015),最近,兴奋剂混合物和合成大麻素已显现了其潜在的生命威胁(Santacroce et al., 2015)。与 NPS 相关的死亡调查主要在英国进行(Chiappini et al., 2015; Loi et al., 2015; Corkery et al., 2011),但在这种背景下,在一些特定的欧洲地区,使用多种物质和冒险行为似乎特别普遍,如巴利阿里群岛的夜生活场所。进入急诊室或精神科通常不限于有药物使用障碍(SUD)或药物依赖的患者;还包括非习惯性娱乐性药物消费模式的患者(Whiteford et al., 2013)。偶尔使用毒品的风险往往被低估,通常涉及首次或零星的使用者。尤其对于年轻人来说,假期似乎意味着是一个冒险的过度和尝试时期(Kelly，Hughes，& Bellis，2014)。游览一个夜生活集中的度假胜地，可能会把人淹没在享乐主义派对成为常态、毒品通常被大力推广和广泛使用的环境中，从而增加全球范围内狂欢者在逗留期间从事危害健康的行为(Kelly et al.，2014)。事实上，马略卡岛、梅诺卡岛、伊比沙岛和福门特拉岛是整个欧洲最受欢迎的旅游目的地之一。这种具有国际代表性的夜生活胜地似乎是处理与物质有关健康问题和死亡问题的一个主要环境。在伊比沙岛进行的初步研究表明，在年轻游客和外国临时工中，危险行为似乎大大加剧，包括有酗酒问题、吸毒、复杂的滥用行为和性冒险(Hughes，Bellis，& Chaudry，2004；Bellis，Hughes，Calafat，Juan，& Schnitzer，2009；Bellis，Hughes，Bennett，& Thomson，2003)。Bellis 等(2000 年)进行的一项调查显示，在伊比沙岛度假的人比在英国度假时吸毒、饮酒和吸烟的比例更高。总体来说，在伊比沙岛，被分析的样本中有 7.3%的人去医院或看医生(Bellis et al.，2000)。坊间传闻也警告说，人贩子正在拿度假者的生命开玩笑，度假者在危险的 NPS 试验中被当作"小白鼠"。此外，根据文献(Daily Mail Online，2014)，在去夜总会、狂欢派对和舞会的年轻人中，毒品和多种毒品的使用水平要高于普通人群中的年轻人(Hungerbuehler，Buecheli，& Schaub，2011)。与夜生活相关的国际旅行的增长、在陌生的国家泡吧所带来的额外风险、新的和往往不为人知的精神活性物质的威胁以及前往国际度假胜地的人们在毒品使用和冒险方面的变化都意味着现在需要在国际基础上规划干预措施以及基本的健康和安全措施(Bellis，Hughes，& Lowey，2002；Bellis et al.，2000)。

在此背景下，我们将展示一项为期两年的研究数据，该研究在夏季伊比沙岛迪斯科俱乐部季节达到最高峰时期进行。对艾维萨岛 Can Misses 医院住院部精神疾病科报告的最近滥用非法药物的所有试受者进行了人口统计学数据和精神疾病病理症状的综合评估。还从法医部门收集了与精神活性物质消费直接或间接相关的死亡数据。涉及的毒品类型通过自我推荐来评估，特定的分析用于检测新的和传统的毒品。在这项研究中，目标是：1) 描述被报告使用精神活性物质后被送入精神科的受试者样本；2) 毒品摄入与攻击性水平及其他精神病理学病变的相关性；3) 分析直接和间接毒品诱发致死率。

临床和精神病理学数据

在这部分，将讨论精神病科的临床数据。本项目招募了一组在夜总会开放的夏季期间入住伊比沙医院精神科的受试者为样本,时间范围为两年。

被转诊到 Can Missed 医院精神科的 94 名受试者(西班牙伊比沙岛)也被考虑参与这项研究。所有患者由主治精神科医生使用 DSM - 5 标准进行评估。

- 纳入标准如下:
  - 年龄在 18 至 75 岁之间。
  - 在过去 24 h 内摄入精神活性物质或超过 5 个酒精单位。
- 排除标准如下:
  - 震颤性谵妄。
  - 癫痫。
  - 严重心衰。
  - 糖尿病。
  - 严重肝损害。
  - 肝性脑病。
  - 肾衰竭。
  - 肿瘤疾病。
  - 痴呆和其他神经系统疾病。

项目还调查了社会经济特征(年龄、性别、生活状况、工作状态、教育水平)、酒精使用和毒品使用(烟草、咖啡因、大麻、兴奋剂和镇静剂),并特别关注新精神活性物质(NPS)。

NPS 调查如下:合成大麻素(香料类药物)、合成卡西酮[甲氧麻黄酮、甲基酮、亚甲基二氧吡戊酮(MDPV)、α -吡咯烷戊二苯酮(α - PVP)]、甲基苯丙胺(冰毒)、死藤水、苯乙胺(Nbome-Fly-Solaris)、墨西哥鼠尾草、克拉托姆、γ -羟基丁酸(GHB)、甲氧西他明(Special M)和二氢脱氧吗啡(Krokodil)。

根据患者的临床情况,在入院(T0)和出院(T1)时分别进行以下心理测量:TLFB(精神活性物质和酒精的时间线跟踪);PANSS(阳性和阴性症状量表);SCL - 90(症状自评量表 90);YMRS(青少年躁狂量表);HAM - D(汉密尔顿抑郁量表);HAM - A(汉密尔顿焦虑量表);OAS(显性攻击性量表);C - SSRS(哥伦比亚自杀严重程度评定量表)。T0 时采集尿样, -30℃保存后进行分析。根据 TLFB 和药物使用的结构化访谈及尿液分析,将受试者分成三个亚组。

数据收集采用匿名和保密的方式进行。根据《赫尔辛基宣言》,所有参与者都收到了一份详细的研究设计说明,并按程序从每个受试者那里获得了一份书面知情同意。使用描述系统进行基线数据分析,包括平均值和标准差、频率和百分比。采用 Kruskal-Wallis 试验研究攻击性(MOAS)与自我报告症状(SCL‐90)的差异。

最终的研究样本包括 94 名患者,其社会人口学特征见表 8.1。诊断量表的平均得分见表 8.2。

表 8.1 样本的人口学特征

平 均 年 龄	32.8 (DS=9.85)
性别(N=94)	64.8%男性 35.2%女性
国籍(N=94)	5.3%意大利 54.2%西班牙 14.9%英国 25.6%其他国家
教育水平(N=92)	6.5%小学 19.5%中学 26%高中学历 16.3%大学学位 平均受教育年限 12.87±4,16
婚姻状况(N=92)	64.2%单身 14.1%已婚 21.7%离婚
生活状况(N=92)	32.1%独居 28%与父母一起 29.9%与伙伴一起 10%与朋友一起
就业条件(N=92)	23.1%学生 45.4%雇佣 31.5%失业

表 8.2 心理诊断量表

	平 均 分 数	标 准 偏 差
HAM‐D	17.6	6.9
HAM‐A	15.1	10
YMRS	19.6	15.0
MOAS	3.7	3.9
BPRS	49.5	17.3
PANSS‐P(阳性症状)	22.9	10.5
PANSS‐N(阴性症状)	14.1	8.5
PANSS‐G(一般症状)	44.1	17.7
PANSS‐T(总计)	80.3	29.9

入院时,最常见的精神症状为情绪不稳定(68.9%)、牵连观念(62.2%)、良心改变(59.9%)、偏执性意念(51.1%)、消极情绪(42.2%)、焦虑(42.2%)、攻击性行为(37.8%)、夸大性意念(37.8%)、自杀意念(37.8%)、情绪亢奋(35.6%)、时间定向障碍(33.3%)、空间定向障碍(26.7%)和自残行为(22.2%)。图 8.1 报告了入院时精神症状的更详细数据。

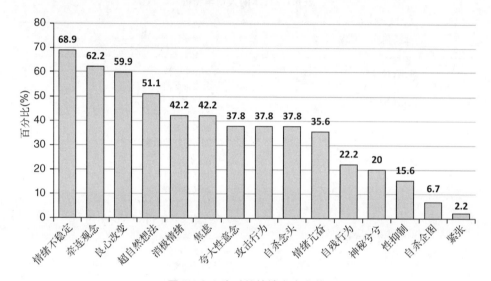

图 8.1 入院时的精神疾病症状

23%的患者使用了身体约束。此外,相关人数的受试者报告了既往阳性精神疾病史(71.1%)和既往精神疾病住院史(68.9%),精神健康服务使用者(48.9%)。46%的样本报告有药物使用障碍(46.7%),10 名为双重诊断服务的患者(22.2%),10 名报告有行为障碍(22.2%);样本的更详细精神疾病史报告见图 8.2。绝大多数受试者自称长期使用强效/可卡因(75.56%)、大麻(73.33%)和苯丙胺(51.11%);33%的患者报告使用了未知物质。36 人(80%)自述至少有一次滥用多种药物。

至于近期吸食情况,大部分人自述在入院前一周曾吸食强效/可卡因(60.00%)、大麻(55.6%)、苯丙胺/MDMA(35.4%);图 8.3 报告了最近药物使用的更详细的数据。此外,47%的受试者宣称自己是吸烟者,平均每天有 17.46 人(DS = 15.4)吸烟;61.11%的人经常喝咖啡,6.67%的人喝功能饮料;48.89%的患者接受心理药物治疗。其中 45.45%服用抗精神病药物、40.90%服用抗抑郁药物、72.56%服用抗焦虑药物、40.90%服用心境稳定药物、4.55%服用美沙酮。

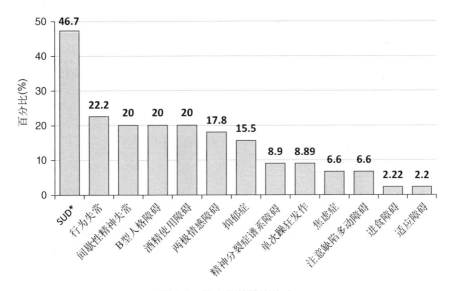

图 8.2　样本的精神疾病史

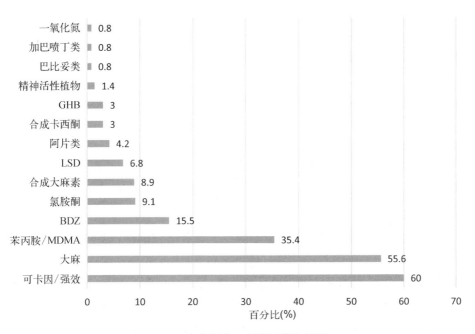

图 8.3　自我报告上周使用药物情况

　　我们的样本在出院时的诊断是按临床相关性排序,依次为(图 8.4):精神分裂症(5.5%)、精神疾病发作(57.77%)、双相情感障碍(17.78%)、单次躁狂发作(20.00%)、抑郁(17.78%)、酒精使用障碍(28.89%)、SUDs(73.33%)、焦虑障碍(13.33%)、B 类人格障碍(22.22%)、行为障碍(42.22%)、分裂情感性障碍(2.22%)和适应障碍(4.44%)。

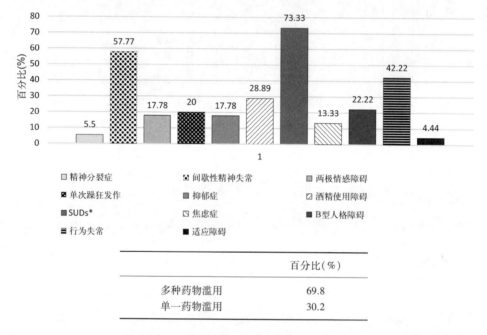

	百分比(%)
多种药物滥用	69.8
单一药物滥用	30.2

图 8.4　出院诊断

　　我们将样本按照首选物质(兴奋剂、大麻素、抑制剂)的主要类别进行了细分。根据 TLFB 报告中药物使用的结构化访谈和尿液分析确定了三个亚组。

　　如图 8.5 所示,虽然 69.8%的患者报告有多种药物滥用,但可以大致考虑每个受试者有一种主要的滥用药物。这三组包括 31 名大麻素使用者、28 名兴奋剂使用者(包括可卡因、苯丙胺/甲基苯丙胺、合成卡西酮)、19 名镇静剂/抑制剂使用者[包括苯二氮䓬类药物(BDZ)、巴比妥类药物、酒精和阿片类药物]。对于 16 名受试者,一组首选的主要物质尚未得到证实,因此将这部分受试者排除在进一步的分析之外。

　　以大麻素(MOAS 中值:4.5)为主要首选物质的受试者的攻击性水平显著

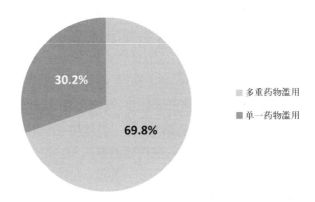

30.2%

69.8%

■ 多重药物滥用
■ 单一药物滥用

图 8.5　入院时多种药物滥用受试者的百分比

高于兴奋剂（MOAS 中值：0）和抑制剂/镇静剂使用者的攻击性水平（MOAS 中值：0），[H(2)= 7.07, p = 0.026]。

根据 SCL‑90 结果，自我报告的症状严重程度在组间具有可比性。然而，可以确定一些趋势：SCL‑90 结果显示，在服用镇静剂/抑制剂的组中，焦虑症状普遍存在，在服用 THC 组中，敌意/攻击症状普遍存在，而在服用兴奋剂的亚组中，精神质症状普遍存在。

16 名受试者报告了自杀倾向和自杀未遂，其中 6 人属于大麻素组，6 人属于兴奋剂组，4 人属于抑制剂/镇静剂组。

毒品引起的和与毒品相关的死亡

本节将介绍与毒品有关的直接和间接死亡的数据。目标是关注 2015 年 1 月至 9 月在伊比沙岛登记的所有涉及精神活性物质的死亡记录，以便分析样本的特征、确定的毒品以及与使用这些毒品相关的死亡性质。

从 2015 年 1 月至 9 月底，伊比沙岛登记了 12 起与药物滥用直接相关的死亡事件，这与过去四年相比出现了显著增加（2014 年 3 起，2013 年 4 起，2012 年 5 起，2011 年仅 1 起）。12 名受试者中 9 名为男性（75%），平均年龄为 30.5 岁，最年轻的死者是两名女性，都是 18 岁的英国人（50% 的死者是英国人）。大部分受害者（58.3%）被发现死在酒店，25% 的受害者死在自己的家里，8.3% 死在别人的家里。在当地医院，同样比例的患者宣布死亡。4 名受试者（33%）以前有酗酒和滥用药物和/或精神障碍的历史（两者都在情绪谱系中）。最常见的死亡原因是急性肺水肿/出血、急性呼吸衰竭和多器官衰竭；1 例（8.3%）因醉酒时高空坠落造成多处创伤。采集的大量血液、胆汁、尿液和玻璃体样本仍需分析;已有明确结果的病例(75%)涉及酒精(6 例,66%)、可卡因(5 例,55%)、3,4-亚甲二氧基甲基苯丙胺-MDMA(4 例,44%)、阿片类药物(美沙酮、吗啡和可待因,3 例,33%)和一些处方药(3 例,33%,其中有证据表明有曲唑酮、普瑞巴林、氯硝西泮、阿普唑仑、米氮平、皮质类固醇和大环内酯类抗生素联合使用,还有 1 例检测到苯妥英钠)。在一名外伤死亡的受试者的玻璃体中发现了 MDMA 和酒精(查明原因:创伤性心脏破裂、高空坠落造成的多处创伤)。

从 2015 年 1 月至 9 月底,伊比沙岛登记了 7 起与交通事故相关的死亡事故。7 名死者中有 6 名(85.7%)为男性,唯一的女性是一名 81 岁的西班牙妇女,她是一名醉酒司机的牺牲品。超过一半的死者是西班牙人(七分之四,57%),而其余的则是外国人(来自菲律宾、比利时和摩洛哥)。在 3 起案件中(41.8%),有一名死者是醉酒司机(酒精或酒精加可卡因)。在另外 3 起案件中,司机是吸毒〔可卡因和 δ-9-四氢大麻酚(THC);酒精、THC 和苯丙胺;酒精和 THC〕但受害者没有吸毒。

从 2015 年 1 月至 9 月底,伊比沙岛登记了 9 起自杀事件。9 名死者中 6 名为男性(66.6%),平均年龄 42.6 岁,6 名西班牙人,2 名英国人和 1 名法国人。5 名自杀者有精神疾病史(主要是抑郁和焦虑障碍),其中三人正在接受抗抑郁药和苯二氮卓类药物的治疗,两起自杀事件与可卡因有关,但可卡因并不是致死原因(一宗是上吊自杀,另一宗是跳楼自杀,见图 8.1)。

然后,我们决定将数据的收集和分析扩展到 2000~2016 年与药物滥用相关的所有死亡报告。收集资料并将其编入专门数据库。此外,还收集了 2010~2016 年可能与毒品有关的所有死亡报告,如自杀和交通事故。

2000 年至 2009 年共有 21 人死亡,其中 14 起是由于吸毒造成的。从 2010 年 1 月到 2016 年 9 月,有 58 起登记在案的与毒品有关的死亡事件。样本平均年龄为 33.16 岁(SD:10.1)。登记在案的男性受害者(88%)多于女性受害者(12%)。女性受害者的年龄明显低于男性受害者($p=0.013$)。与毒品有关的受害者绝大多数是外国人和不在巴利阿里地区居住的西班牙人。在这些死亡事故中,超过一半(62%)是由于心血管突发状况。在分析的案例中,有 60% 发现滥用多种药物。图 8.6 和图 8.7 提供了综合结果。

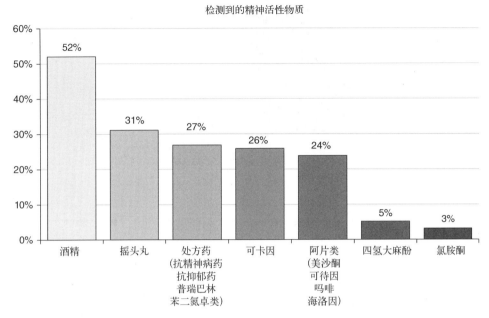

图 8.6　2001~2016 年期间在由毒品引起的死亡个案中检出的精神活性物质。在 60%的分析案例中发现了多物质滥用。

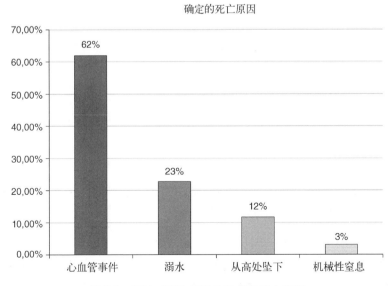

图 8.7　2001~2016 年毒品造成的死亡类型

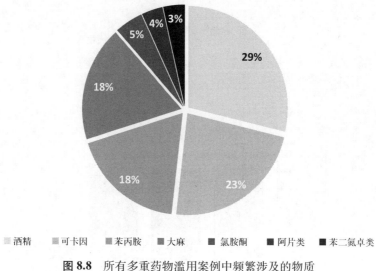

图 8.8 所有多重药物滥用案例中频繁涉及的物质

精神活性物质中毒的典型案例

案例 1

诊断：边缘性人格障碍患者使用毒品诱发精神疾病发作。

毒理报告显示可卡因和苯丙胺呈阳性。

该案例是一名来自挪威自称是学生的 27 岁女性，她偶尔会做临时工。她在伊比沙岛，因计划与朋友在这里度暑假。她在有偏执特征的精神病发作之后，在朋友的陪同下被送进了 Can Misses 医院的精神科。

入院时，她表现出以下症状：精神运动性兴奋、言语和外向型攻击以及情感不稳定。身体约束不必要。她否认在这之前接受过精神疾病治疗服务。

精神疾病史为阴性。

给予奥氮平、氟哌啶醇和劳拉西泮。

她觉得受到威胁，认为自己是一起盗窃案的受害者，在这起盗窃案中有人偷走了她的证件和身份证，阻止她回挪威的家。

她的妄想似乎与过去的一个人物有关，可能是她的前男友，但由于明显的概念混乱，无法进一步访谈。

入院后的头三天，患者表现出敌意和偏执，以至于无法在短时间内进行临床访谈。

第一次和她接触时,她拒绝回答我们提出的问题。因为她的临床档案,她和我们在一起感到不舒服,担心被用作实验小白鼠。她表现出痛苦和绝望,说话的语气和语调也发生了变化。而且,她大喊大叫,要求一个人待着,所以和她保持交流的唯一方式就是把临床档案放在外面,试着慢慢地说,以便让她感觉更舒服。

当她平静下来,接受了谈话邀请时,她仍然神志不清,说话很慢。有明显的概念混乱、妄想和情绪不稳定症状;她的面部表情与讲话的内容不相符,从笑到哭,没有任何意义的联系,她一直盯着窗户,要求访谈员把文件还给她。在第一次临床访谈结束时,可以讨论吸毒是她入院原因的假设,但她否认服用任何毒品。

第二天,在第二次访谈中,观察到情绪低落,并伴有延迟性失眠、缺乏活力和时空定向障碍。

她在没有任何具体理由的情况下,谈到了挪威的一家医院,她非常赞赏当时住院的 Can Misses 医院的设计和布局。一些怪僻的举止在访谈过程中也很突出：她疯狂地抚摸自己的头发,在床上一边摆动腿,一边玩弄脚趾。尽管她更加配合访谈,但仍然否认在入院前使用任何毒品。

在第二次访谈结束时,她谈到了当时在监狱里的男朋友,他经常吓唬她、打她。然后她的情绪就变了,她开始表现出愤怒和攻击性,突然大哭起来。语言的转换是所有访谈的主要方面：当她觉得舒服的时候,她使用英语,但在讨论情绪低落的内容时,她使用自己的母语。

在第三次访谈时,她显得更加专注,也不那么疲惫了。怪异的举止也减少了。她正在读一本著名演员写的书,她对此书作了恰当的评论。

她在谈话内容上也更有条理,她试图描述导致她住院的事件。她和朋友们参加了一个狂欢派对。她承认她在那个场合同时吸食了大量的毒品(可卡因、摇头丸和酒精),而且在她度假的前几天也是如此。

她还述说,她以前有陷入麻烦或危险情况的倾向,其背后是一种讽刺的态度。这次的访谈和前几次一样简短,因为她的情绪和心境发生了变化。她突然变得有攻击性,拒绝回答任何进一步的问题,闭着眼睛一动不动地躺在床上。

在最后一次接触结束时,由于她的病情不稳定,建议进行住院治疗。

入院时的心理评估：精神运动性兴奋,易怒,言语攻击,概念混乱。思想的形式和内容发生了变化。观察具有偏执特征的妄想症症状,敌意、情绪不稳定和时空迷失性突出。缺乏洞察力。否认使用过毒品。

案例 2

上午 5 时左右,一名年轻的阿拉伯妇女在警察的陪同下前往 Can Misses 医院的急诊科,原因是她在 Eivissa 市中心对街上的人有攻击行为。

入院时,该女子出现呼吸不规则、脉搏加快(每分钟 125 次)、瞳孔扩大、体温升高(38.5℃)等症状。没有找到身份证件。这名女子非常激动,尖叫着用阿拉伯语和英语说了一些难以理解的话。

静脉注射安定,没有明显的临床疗效。反复静脉注射咪达唑仑 24 mg,未见明显疗效;躁动和攻击行为持续存在。

个人卫生也很差:她又脏又臭,脚上满是尘土和擦伤。她看起来没有受伤,但是给她做检查非常困难;每当医生或护士试图靠近她时,病人就会尖叫。她看起来似乎很害怕,几次试图逃跑。

精神状态需要约束,为了改善交流,请了一位阿拉伯语口译员。口译员是急诊室里除了病人之外唯一的女性,在她在场的情况下,患者似乎更喜欢对话。她说她叫 Aydan,然后她用流利的英语要求房间里所有的男人都出去。她不愿回答任何关于前一天晚上的问题。她对空间和时间的定位很差。她知道自己在欧洲,但不认识那间"白色的卧室",也不记得自己是什么时候和谁一起来到伊比沙岛的。在访谈过程中,尽管她很克制,但经常坐在床上,摇着头,呼喊着上帝的名字:"我是上帝的女儿……他把我扔下……我做错了……他再也不想要我了"。

她说她需要小便,但她不能,因为这是一种邪恶的行为。

然后她被转移到了精神科。她向那些试图给她洗澡和换衣服的护士吐口水。静脉滴注氟哌啶醇 2 mg/mL,患者终于安静下来了。

几个小时后,一个自称是她丈夫的男人来到了病房。他坚持说他必须带上 Aydan 才能坐飞机去巴黎。然后他带着翻译回来,解释了 Aydan 的情况。Aydan 和她的丈夫来自阿塞拜疆,他们在伊比沙岛度蜜月。他们两周前结了婚,决定去欧洲旅行。他们已经去过布拉格了,他们想在回阿塞拜疆之前先去趟巴黎。

在翻译的帮助下,患者的丈夫被说服推迟了航班,但他拒绝进一步解释妻子入院前一晚的情况,以及为什么发现她独自在城里游荡。

Aydan 没有见到她的丈夫。当她醒来时,她对时间和空间都能准确地定位,但她仍然很容易分心;她拒绝吃喝。她唠唠叨叨,喋喋不休。持续性言语和形式思维障碍明显。呈现神秘的妄想和过分的内疚和羞愧的症状。她不记得自己结过婚。她拒绝与护士和医生有任何身体接触。

在入院 12 个小时后的下午，她的丈夫又回来看望她。过了一会儿，Aydan 扑进了他的怀里。这位女士平静而安静，用完美的英语解释了他是谁以及他们为什么在伊比沙岛。在住院期间，她顺从并接受了几次精神疾病医生和心理学专家的访谈。无论如何，入院前的一晚没有任何记忆。

患者否认使用任何精神活性物质。

毒理学尿液检查：除巴比妥类药物(4 - 甲氧基甲卡西酮)外，未发现常见物质(可卡因、阿片类药物、THC、MDM、BDZ)。

讨论

我们的研究记述了在伊比沙岛度假的成年受试者中与娱乐性药物使用相关的急性精神病学报告。据我们所知，这是第一个旨在探索与"传统"和新精神活性物质相关的精神病理学问题的研究，该研究在位于最受欢迎的夜生活胜地之一的精神病住院部进行，因为伊比沙岛处于旺季。

在我们的样本中，男性患者的比例高于女性患者。尽管数据只是通过描述性统计进行分析，假设在这种特殊情况下，男性比女性更有可能吸毒，那么男性数量更多是合理的。此外，Santacroce 等强调，在伊比沙岛，从 2015 年 1 月到 9 月底，与药物滥用相关的大多数死亡病例也为男性(Santacroce et al.，2017)。此外，在探讨非法药物使用性别差异的文献中，应该提到的是最近在瑞士首都伯尔尼进行的一项研究。该研究表明，与急性娱乐性药物毒性有关的紧急症状在年轻男性中更为常见(Liakoni et al.，2017)。在意大利大城市和农村地区的年轻人样本中也报告了类似的数据(Martinotti et al.，2015a；Lupi，Martinotti，& Di Giannantonio，2017)。与这一假设相反，2014 年进行的一项研究表明，在伊比沙岛的英国年轻临时工中，药物使用没有性别差异(Kelly et al.，2014)。

我们样本中患者的高教育水平和良好的就业率似乎与之前的研究结果相矛盾(认为低教育和就业水平是 SUD 患者的特征之一)(Von Sydov，Lieb，Pfister，& Ho，2002)。对这一现象的一种可能的解释是，近年来使用毒品的患者特征确实发生了变化。特别是，娱乐性吸毒者与过去的"吸毒者"有很大的不同(Schifano，2014；Martinotti et al.，2015a；Whiteford et al.，2013)。此外，伊比沙岛是一个特殊的地方，来自低收入阶层的受试者可能找不到他们能负担得起的设施，而年轻游客则选择花费他们在冬季赚的大部分钱。

虽然大多数患者是西班牙人,但样本因国籍而异,因此有效地代表了度假的欧洲年轻人。这种多样性并不令人惊讶。事实上,如今,巴利尔群岛是欧盟居民在旅游住宿设施中过夜次数最多的地区之一(Eurostat,2017)。

虽然在样本中,一个主要的"首选"物质可以经常被识别出来,但多物质滥用似乎是一种常态。随着传统毒品的盛行,在 TLFB(译者注:TLFB:time line follow-back for psychoactive substances and alcohol,精神活性物质和酒精的时间线回溯)和尿液分析中报告了各种各样的精神活性物质。20% 的被评估对象证实了 NPS 的使用:这一数据是相关的,因为这是一个主要由度假者组成的真实样本,在"在线脑航员 2.0"群体中不代表传统的表现型。心理学〔源自希腊语 ψυχή("灵魂"或"思想")和 νντης("水手")〕(译者注:心理学一词来源于希腊文,意思是关于灵魂的科学。灵魂在希腊文中也有气体或呼吸的意思,因为古代人们认为生命依赖于呼吸,呼吸停止,生命就完结了。随着科学的发展,心理学的对象由灵魂改为心灵。)是一种探索人类及动物的心理现象、精神功能和行为的方式。研究者通过使用迷幻剂来寻求改变思维状态(Newcombe,2008)。现代"在线脑航员 2.0"为了分享他们的兴趣和经验,可能拥有高水平的药理学和技术知识,并倾向于形成不受现实世界限制的在线社区(Davey,Schifano,Corazza,& Deluca,2012)。NPS 的使用不是一个独立的类别,它是对使用如可卡因、大麻和酒精等"传统"成瘾物质时的一种普遍的补充策略。使用者希望通过增加分子数量的实验,找到它们的相互作用机理,以调节或增强传统毒品的效果。(Baumeister,Tojo,& Tracy,2015)。

大麻和可卡因(或强效可卡因)无论是过去还是最近使用,都是最常被提及的毒品。这些调查结果得到了其他研究的证实,这些研究表明,与急性娱乐性药物中毒有关的大多数常见的急性症状与可卡因和大麻使用有关(Liakoni et al.,2017)。此外,在我们的样本中,绝大多数表现出多种药物滥用,其中酒精是涉及最多的物质,其次是可卡因。精神类药物的联合使用可能会对健康产生许多影响(Martinotti et al.,2017a)。多种药物滥用与中毒水平的增加有关。此外,其他研究确定了多种药物滥用的负面心理影响,包括药物依赖和精神疾病。

许多患者也报告使用了一种未知物质。这证实了一个理论,即吸毒者往往不知道他们所吸食毒品的纯度,甚至不知道其真实成分。Palmer 等发现,那些报告从未长期使用过新精神活性物质或未知药物的受试者,往往在新药测试中呈阳性。在非法毒品市场上,掺假或用其他物质替代以增加经济收益的做法很常见,由于掺假物的安全边缘较低,与健康有关的风险越来越大。事实上,在一些欧洲国家,这些物质与急性毒性、神经毒性损害和死亡有关(Ginè et al., 2016)。我们研究的相关结果是,在许多情况下,尽管使用了特定的活性组分,但自我报告入院前几天使用的物质与尿液样本中提取的物质不同。这可以解释为,在不断变化的情况下很难分析新物质,也可以解释为,药物使用者可能购买的产品实际上并不是供应商所建议的产品。此外,最后一次使用药物和尿液取样之间的时间可能会产生干扰;虽然不应超过 72 h,但不能排除摄入短半衰期物质的可能性。这个关于物质鉴定的问题应该从临床和法医的角度加以考虑。

心理诊断量表的平均得分表明,与精神活性物质相关的精神疾病临床表现具有显著的精神病理学特征。正如预期的那样,PANSS(译者注:PANSS,阳性与阴性症状量表)阳性均分高于 PANSS 阴性均分,这与之前的报告一致:2016年的一项研究表明,与精神分裂症患者相比,物质诱发性精神疾病患者的 PANSS 阳性与阴性均分相似,PANSS 阴性均分显著低于精神分裂症患者(Altintas, Inanc, Oruc, Arpacioglu, & Gulec, 2016; Martinotti et al., 2018)。

幻觉(主要是视觉)和其他感知障碍是入院时经常报告的症状,这证实了药物诱发的精神障碍经常与视觉症状相关的假设。这可能可以解释为现代致幻剂,如 MDMA 和其他类似化合物对 5HT 受体的强相互作用。这些数据与其他关于 NPS 和致幻剂的研究一致,NPS 明显损害人类的感觉系统。因此,由 NPS 引起的感知-运动周期的剧烈变化可能会影响评价和判断。因此,基于感知的扭曲,化学性谵妄不是主要的,而是继发于与现实的关系发生了巨大的变化。化学性谵妄的特点是证实和解释,而不是通过暴露真相和想象出来的内容。NPS 患者表现出的妄想类似于妄想症,有一种不真实的感觉,但患者依然有解析这种感觉的能力。在这方面,lysergic psychoma 模型可能是一个有趣的提议(Martinotti et al., 2015b)。[译者注:lysergic psychoma(麦角菌性精神病)是一种模型,它可能是理解一般 NPS 引起的现象的关键,而不仅仅是麦角致幻剂。这个术语在1963 年被 Cargnello 和 Callieri 首次使用,它起源于 Hellpach 的定义。"lysergic psychoma"一词描述了一种以清晰的自我张力失调体验为特征的综合征,在这种体验中,患者在自己的头脑中感知到"异物"的存在。]

在我们的样本中,观察到的精神病学临床症状中,精神疾病和情绪症状占大多数。Acciavatti 等人证实了我们的调查结果,他们证实双相情感障碍和精神分裂症是报告使用精神活性物质的主要精神病学诊断框架(Acciavatti et al., 2017)。

值得注意的是,一些患者报告了空间和时间定向障碍。这些短暂的认知障碍在精神疾病中很少见,除解离性障碍外,文献中经常将其描述为物质诱发症状(Vik, Cellucci, Jarchow, & Hedt, 2004)。在评估可能使用酒精/药物的患者时,应该考虑到意识的定量和定性变化。在没有使用特定物质的情况下,这些变化的存在有助于对物质诱发性精神疾病状态和典型精神疾病发作的鉴别诊断。此外,定性的意识障碍,即朦胧状态,可能是诱发性精神病体验和全面的精神病之间的一种短暂状态。黄昏或黎明状态是由黄昏意识(Daemmerzustand-Daemmerung-zustand)造成的,这是一种意识领域受到限制的典型状态,这种状态被限制在少数,甚至是一个单一的内容上。在朦胧状态下,没有观察到警惕性的实际下降,受试者能够在空间中执行定向和定型的动作。此外,黄昏意识的范围也可以同时或突然地延伸或扩大。因此极光状态本身有利于幻想的本质,它由幻觉和幻觉症状组成。渐渐淡去,物体脱离了固定,留下一个自由的背景,里面是另一个人物:真正的幻觉。去人格化、异灵化、自灵化或现实感丧失是典型的和可逆的可能性的极光条件。在毒性药物经验的共同性上发展起来的精神疾病形态,在精神分裂症和忧郁或躁狂形态上没有内涵和多样化;它只被定义为精神疾病,在观念和认知方面以及道德和感知方面都发生了变化,并倾向于保持在这种未分化的状态下,而没有形成确定的形式,情感谱跨越了精神分裂症谱。在这种意识状态之后,就有可能再次扩大经验的框架,回到摄入物质之前的经验。然而,在某些情况下,这种意识的扩大可以在一种不与以前的现实相联系的错觉气氛中,以一种新的意义和经验的解释的方向实现。

我们的研究对象大多数是精神病住院病人或门诊病人,过去曾使用过违禁药物。这些数据与 Bellis 等的研究一致,报告称,前往伊比沙岛的大多数受试者在其本国已经是非法药物使用者,几乎所有受试者都继续在伊比沙岛使用精神活性物质。由于放纵行为,岛上的大多数毒品的"假期"消费似乎与"家庭"消费模式不同,许多人每周有 5 个或更多的晚上使用毒品(Bellis et al., 2003)。这也表明,近期吸毒后出现精神症状的可能性在有精神和物质使用障碍阳性病史的患者中更为常见。然而,还应该强调的是,根据 Bellis 等的另一项研究,在样本的相关部分中,没有报道过有精神疾病病史。根据在伊比沙岛调查研究,7.2%的英国游客首次尝试 MDMA,西班牙游客(8.6%)的比例相似,但德国游客(1.8%)或马略卡岛的游客(分别为 0.8、1.5 和 1.2%)的比例则不同(Bellis et al., 2009)。

　　这些数据表明,在没有精神症状的受试者中,非法药物的精神病理学的可能性也相当大。我们推测,一些强效特效药的大量频繁使用,可能是诱发因素。因此,我们假设了两种可能的情景：(a)有精神病史的受试者,在人格特征和心理创伤负荷方面,在与药物的相互作用中,即使是少量的,也可能会在情绪障碍和精神分裂等方面产生潜在的严重问题。(b)没有任何特定精神或心理病史的受试者,在很短的时间内摄入大量强效药物的人会产生独立的精神或情绪影响,发现或发展出一种严重的、长期的精神疾病,如精神分裂症,情绪障碍,或其他在第一轴(Ⅰ)面上的诊断症状的可能性一直是一个有争议的问题。然而,最近的一项大样本前瞻性研究表明,几乎三分之一的受试者在药物诱发的急性精神反应发作后的5个时间段内发展为精神分裂症或双相情感障碍(AMJ)。

　　本项研究中出现的另一个相关特征是在住院时存在高程度的攻击性。这需要临床医生将其作为物质诱发精神疾病患者的另一个特殊特征加以考虑。无论是否存在情绪或精神疾病发作,攻击性的出现似乎是跨性别的(Regardless the presence of a mood or psychotic episode, the presence of aggressiveness appears to be transnosographic),这可能代表了与药物使用相关的内在因素。在这项研究中,攻击性的存在是与使用大麻和其他大麻素相关的一个主要特征。这一结果在某种程度上是出乎意料的,也不符合文献研究结果,根据文献,攻击性在兴奋剂使用者中相当广泛,特别是那些服用合成卡西酮和其他新化合物的人。我们的假设是,伊比沙岛市场上出售的大麻可能含有极高浓度的四氢大麻酚(THC),这决定了它与CB1受体之间更强的竞争性相互作用。此外,不能排除存在合成大麻素(SC),它可能是CB1受体的完全激动剂,甚至是超级激动剂。人工合成大麻素往往具有与四氢大麻酚二苯并吡喃不同的化学结构：例如,吲哚衍生物可能与5-羟色胺受体激活有关,导致SC中毒观察到的临床和精神疾病病理现象的复杂性(Martinotti et al.,2017b;Shafi, Gallagher, Stewart, Martinotti, & Corazza,2017;Castaneto et al.,2014)。最近,5-羟色胺与人类攻击性之间的反向关系被修正,例如,其他人报告的攻击性与5-羟色胺的功能呈正相关(Duke, Bègue, Bell, & Eisenlohr-Moul,2013)。在急诊室接受治疗的药物滥用青少年中,多物质滥用也显示出了与攻击性的更强相关性,同时还显示出发生无保护的性行为、车祸、暴力和受害的风险更高(Goldstick et al.,2016)。在被诊断为精神分裂症、分裂情感性障碍或双相情感障碍的住院患者中,大麻尿液药物筛查结果阳性与住院患者躁动发生率有较高的相关性(Johnson et al.,2016)。因此,与最近意大利的一项研究所报道结论一致,这也增加了精神科工作人员(主要是护士和护理助理)发生工作场所暴力的风险(Ferri, Silvestri, Artoni, & Di Lorenzo, 2016)。

酗酒和睡眠不足也是需要考虑的问题,实际上几乎所有被评估受试者都有相关的问题。关于酗酒的数据与当前科学文献的发现相一致,即酗酒已被证明是一种非常常见的饮酒方式,特别是在青少年和年轻人中(Martinotti et al., 2016)。酒精仍然是最常被滥用的精神活性物质。2014 年全球毒品调查(GDS)涉及 18 个国家约 8 万名受访者,调查前 12 个月有 90.8% 的受访者饮酒(The Global Drug Survey, 2014)。最近对 1 000 多名 18~26 岁的意大利青年人进行的流行病学研究显示,80.5% 的抽选人员习惯性饮用酒精饮料,几乎 20% 的抽选人员每周饮用 5 个或更多单位的酒精(1 单位酒精相当于含 12 克乙醇的饮料)超过 1 次(Lupi et al., 2017)。酒精也是所有多种物质滥用案例中报告最多的物质,这再次证实了酒精在俱乐部体验中扮演"加速剂"的作用。酒精经常与其他药物一起使用。根据通道理论,它也可以被认为是转移到不同或更烈的药物之前的"第一步"。在美国,12 岁至 17 岁的重度饮酒者中,69.9% 也是吸毒者。这一数字是非酒精使用者的 13 倍多,非酒精使用者中有 5.2% 使用违禁药品(NIDA, 2009)。

值得注意的是,出院时的诊断与入院时观察到的急性症状之间存在差异。这一数据表明,精神活性物质诱发的现象往往成为正确诊断的干扰因素。在出院时,超过一半的受试者被诊断为精神病发作。然而,主要是从将来发展的角度来看,这种诊断当然是不明确的。另一个相关诊断领域是情绪障碍(占抽选人员的 54%),其中狂躁发作的病例比例很高。在出院时,多重诊断仍然同时存在,证实了该领域的复杂性。

住院期间药物治疗的处方药属于抗焦虑药物类(73%),其次是抗精神病药(48%)、情绪稳定剂(46%)和抗抑郁药(40%)。这些数据可能受到可获得性和医院工作人员遵循的协议的影响。然而,这表明病人的快速镇静和安静是治疗的主要目的之一。

就毒品导致和与毒品相关的死亡而言,我们的数据显示,酒精和兴奋剂(MDMA 和可卡因)是主要的滥用物质。毒品造成的死亡可以定义为精神活性物质的直接毒性作用导致或促成死亡,而与毒品有关的死亡是在血液中发现了滥用的毒品但没有直接导致死亡的死亡(例如意外落水的多处创伤)。同样,酒

精几乎出现在所有与交通事故相关的死亡案例中,其次是可卡因、四氢大麻酚
(THC)和摇头丸(MDMA),它也是与可卡因和处方药一起在自杀案例中检测到
的为数不多的物质之一。这些关于死亡的数据与我们的临床数据相一致,具有
一致的精神物理学后果(失去控制和意识,攻击行为,住院治疗,性欲增强,中毒
后需要处方药),其中一个相关的受试者亚组承认有酗酒的饮酒方式。世界卫
生组织在其酒精与健康信息系统中也提供了类似的数据(World Health
Organization, 2011),而社会政策和社会发展研究中心(ESPAD)的调查主要针
对年轻人群(来自 36 个欧洲国家的 15 至 16 岁学生),调查结果显示,调查前一
年的饮酒量为 79%,其中"重度间歇性饮酒"的人数逐年显著增加(从 1995 年的
平均 29% 到 2011 年的 38%)(ESPAD, 2012)。与酒精中毒有关的死亡最常发
生在短时间内摄入大量酒精的情况下:从公共卫生的角度来看,酗酒和重度间
歇性饮酒极其危险。美国疾病控制和预防中心(CDC)生命体征报告的数据显
示,美国每年有 2 200 多人因酒精中毒死亡,平均每天 6 人(CDC, 2015)。多物
质滥用可能会显著增加造成严重健康后果的风险,包括死亡。酒精可能与兴奋
剂或其他中枢神经系统(CNS)抑制剂有关,而且由于物质之间的相互作用而产
生的药理、毒理学和精神疾病病理效应对体弱个体可能是不可预测的和致命的
(Martinotti et al., 2009)。我们的样本中经常报告的可卡因和 MDMA 等兴奋剂
也造成了相当多的死亡。就欧洲而言,可卡因在青年人(15~34 岁)中的使用比
例最高:英国(4.2%)和西班牙(3.3%);苯丙胺的使用比例似乎较低,爱沙尼亚
(2.5%)、德国(1.8%)、英国(1.5%)和西班牙(1.2%)(EMCDDA, 2015)。虽然
使用趋势正在增加,但有关兴奋剂危害的数据有限。在能够区分决定死亡的药
物类型的国家中,在毒品相关死亡中,1% 至 15% 的死亡是可卡因发挥主要作用
(EMCDDA, 2005)。根据英国一项修正可卡因和强效可卡因致死人数的研究,
1990 年 1 月至 2004 年 12 月,可卡因共造成 1 022 人死亡,2004 年达到 185 人死
亡的高峰。在 21% 的病例中发现单独或与其他物质混合使用酒精。当可卡因和
乙醇在血液中共存时,在体内由肝酯酶在体内形成苯甲酰亚胺乙酯(Dean,
Christian, Sample, & Bosron, 1991)。乙醇和古柯乙碱使可卡因平均清除率分
别降低 47% 和 26%(Parker et al., 1996)(译者注:当可卡因与酒精在人体内相
遇时,会产生第三种特殊药物——古柯乙碱。古柯乙碱和可卡因相似,但更具有
兴奋性)。因此,可卡因的作用是持续的,这也可能会促进它在多种药物滥用死
亡中的作用。在俱乐部会员中,吸食可卡因的人也特别多。英国最近的一项研

究发现,去夜店的年轻人(16~29 岁)吸食可卡因的可能性是不去夜店的人的两倍多(例如,2005/6 年上个月吸食可卡因的人中,去夜店的是 4.2%,而不去夜店的是 1.6%)(Roe & Man, 2006)。然而,苯丙胺属于苯乙胺类化学物质,它们常常作为兴奋剂和致幻剂,具有某种致痫性(entactogenic properties),在较高剂量时,可能诱发欣快感和更强烈的自尊感,除此之外,它们也可使血压升高、体温升高(高烧)、心率加快,并导致急性脑损伤(从失忆开始)甚至因脑卒中或心脏骤停而死亡(Parrott & Lasky, 1998)。MDMA 与舞蹈音乐文化有着紧密的联系,因为它在 20 世纪 80 年代中期成为酸屋狂欢派对(大型迷幻狂舞会)和狂欢派对上最流行的毒品。光色变幻、热烈的色彩和高音音乐是最受欢迎的,这是由于 MDMA 能使敏感性增强和瞳孔扩张。因此,伊比沙岛及其著名的迪斯科舞厅是体验狂欢的理想场所。来自英国药物滥用致死问题国家方案(NPSAD)数据库的数据报告了 1997 年至 2007 年的 832 例苯丙胺/甲基苯丙胺相关死亡病例和 605 例 MDMA 相关死亡病例。与苯丙胺/甲基苯丙胺的受害者相比,MDMA 的受害者可能更年轻,更不可能被认为是吸毒者,更不可能有自杀意图(Schifano, Corkery, Naidoo, Oyefes & Ghodse, 2009)。这些数据与我们的研究结果相符,因为 MDMA 从未在自杀受害者身上发现,但在意外毒品致命的年轻受害者中普遍存在。

本研究的局限性:1)尿液样本中识别新物质的可能性仍然复杂而有限,就像在死后样本中一样,我们进行了专业的尿药筛选,但自我报告与客观数据之间的比较仍远不可靠;2)分析中没有考虑由急诊科处理而精神科不予收治的中毒病例。基于这种偏差,我们可能将那些有急性和快速短暂精神反应的受试者排除在评估之外;3)NPS 的长期影响仍然是一个需要探讨的问题,如果没有随访,其影响很难评估;4)根据主要的滥用药物(抑制剂、兴奋剂和大麻素)来区分群体可能不完全正确,因为多种药物滥用是主要行为。身心症状自评量表(SCL-90)报告显示的精神症状之间没有显著差异,这可能是由这种群体划分方式所致,药物滥用群体的划分需要在今后的试验中重新设计。

在今后的研究中,需要注意以下几点:(1)增加样本量以获得更高的统计功效;(2)更好地鉴别包括 NPS 在内的特定物质的精神病理作用,并选择一个能够帮助鉴别诊断的共同立论基础;(3)调查异常的自我体验,以便更好地选择那些有精神疾病发病风险的阶段,评估药物诱发精神疾病后发展为全面精神疾病的可能性,并了解哪些因素可能预测这种转变;(4)前瞻性观察长期效果;

（5）回顾性观测哪些药物在治疗时显示更高水平的有效性。

虽然在欧洲，NPS 的使用正在迅速增加，且也有相关的精神病理学后果和死亡病例的报告，但酒精、可卡因和"第一代"致幻剂的使用仍然是直接和间接死亡的主要原因（虽然在死后的样本中应该设计更好的分析方法）。在过去五年中，伊比沙岛与毒品有关的死亡大幅增加，这是一个必须加以考虑和更好地进行调查的问题。事实上，如果这一趋势不是由直接使用新型剧毒药物决定的，那么应该提出其他理论：（1）是否存在更广泛的药物滥用"基础"，以及随后揭示的更多可能处于更高风险的易感因素？（Duysen et al., 2008）（2）不同的生活方式和行为的结合，如多药滥用模式、酗酒、酗酒厌食症和狂欢派对时的剧烈的身体活动，是否与此有关？（Lupi et al., 2017；Martinotti et al., 2009）。（3）精神疾病患者在网上对极限的研究和探索是否有可能在现实生活中也成为一种趋势？

结论

在一份入住夜生活胜地精神病病房的受试者样本中，精神活性物质的使用被证明是显著存在的，其特点是传统毒品与新型毒品混合使用，伴随相应数量的复杂精神病理学后果，其性质并不总是短暂的。阳性和躁狂症状的比例很高，良心状态的改变也是如此。攻击性也非常高，特别是在那些报告最近使用大麻素作为主要毒品的人群中。

考虑到 2001 年以来的趋势，酒精和兴奋剂（主要是 MDMA 和可卡因），似乎是大多数药源性死亡所涉及的滥用物质，每年的死亡人数一直在稳步增加。

在精神病学影响、严重的医疗后遗症和死亡率方面，如何量化新型和传统毒品的作用仍然是一个需要讨论的问题。在伊比沙岛使用毒品的受试者数量显著高于我们研究报告的数量。当然，有人可能会说，只有非常低比例的受试者在使用精神活性物质时会面临严重的问题。然而，需要谨记的是，我们的样本是由非常年轻的受试者组成，他们受过高等教育，可能具有较高的文化水平。我们强调，在有精神疾病病史的受试者中，产生长期精神影响的可能性更常见，但是，正如已经强调的那样，首次使用者——特别是如果在短时间内滥用大量强效药物的人，可能会加速他们的精神疾病病理状态，导致严重的精神疾病体验。根据这一点，我们需要强调的是死亡与以前的精神疾病史是独立相关的，这有助于提高关注度。

在进一步的研究中应调查上述所有可能因素,同时仔细监测药物滥用的关键"热点",以便制定更好和更有针对性的预防策略。

致谢

本文部分得到了欧盟委员会(Drug Prevention and Information Programme 2014－2016, contract no.JUST/2013/DPIP/AG/4823, EUMADNESS project)的资助。

作者感谢 Merino-del Villar 博士、Benasar 博士、Gordillo 博士、Corbo 博士、Baroni 博士、Pasquini 博士、Carenti 博士、Cinosi 博士、Mancini 博士对患者招募工作的贡献;Piro 博士和 D'Arpa 博士在文献综述中的贡献;以及对 Santacroce 博士进行语言修订表示感谢。

参考文献

Acciavatti, T., Lupi, M., Santacroce, R., Aguglia, A., Attademo, L., Bandini, L., Martinotti, G. (2017). Novel psychoactive substance consumption is more represented in bipolar disorder than in psychotic disorders: A multicenter-observational study. Human Psychopharmacology, 32(3). doi: 10.1002/hup.2578.

Altintas, M., Inanc, L., Oruc, G., Arpacioglu, S., & Gulec, H. (2016). Clinical characteristics of synthetic cannabinoid-induced psychosis in relation to schizophrenia: A single-center cross-sectional analysis of concurrently hospitalized patients. Neuropsychiatric Disease and Treatement, 12(1), 893－1900. doi: 10.2147/NDT.S107622.

Baumeister, D., Tojo, L. M., & Tracy, D. K. (2015). Legal highs: Staying on top of the flood of novel psychoactive substances. Therapeutic Advances in Psychopharmacology, 5(2), 97－132. doi: 10.1177/2045125314559539.

Bellis, M. A., Hale, G., Bennett, A., Chaudry, M., & Kilfoyle, M. (2000). Ibiza uncovered: Changes in substance use and sexual behaviour amongst young people visiting an international night-life resort. International Journal of Drug Policy, 11(3), 235－244. doi: 10.1016/S0955－3959(00)00053－0.

Bellis, M. A., Hughes, K., Bennett, A., & Thomson, R. (2003). The role of an international nightlife resort in the proliferation of recreational drugs. Addiction, 98(12), 1713－1721. doi: 10.1111/j.1360－0443.2003.00554.x.

Bellis, M. A., Hughes, K., Calafat, A., Juan, M., & Schnitzer, S. (2009). Relative contributions of holiday location and nationality to changes in recreational drug taking behaviour: A natural experiment in the Balearic Islands. European Addiction Research, 15(2), 78－86. doi: 10.1159/000189786.

Bellis, M. A., Hughes, K., & Lowey, H. (2002). Healthy nightclubs and recreational substance use: From a harm minimisation to a healthy settings approach. Addictive Behaviors, 27(6),

1025 – 1035. doi：10.1016/S0306 – 4603(02)00271 – X.

Castaneto, M. S., Gorelick, D. A., Desrosiers, N. A., Hartman, R. L., Pirard, S., & Huestis, M. A. (2014). Synthetic cannabinoids：Epidemiology, pharmacodynamics, and clinical implications. Drug and Alcohol Dependence, 144, 12 – 41. doi：10.1016/j.drugalcdep.2014.08.005.

Center for Disease Control and Prevention (CDC). (2015). Vital signs report. Retrieved from www.cdc.gov/vitalsigns/alcohol-poisoning-deaths/index.htmL.

Chiappini, S., Claridge, H., Corkery, J. M., Goodair, C., Loi, B., & Schifano, F. (2015). Methoxetaminerelated deaths in the UK：An overview. Human Psychopharmacology Clinical and Experimental, 30(4), 244 – 248. doi：10.1002/hup.2422.

Cinosi, E., Martinotti, G., Simonato, P., Singh, D., Demetrovics, Z., Roman-Urrestarazu, A., Li, J-H. (2015). Following "The Roots" of Kratom (Mitragyna Speciosa)：The evolution of an enhancer from a traditional use to increase work and productivity in Southeast Asia to a recreational psychoactive drug in Western countries. BioMed Research International, 2015, 1 – 11. ID 968786 (ePub). doi：10.1155/2015/968786.

Corazza, O., Valeriani, G., Bersani, F. S., Corkery, J. M., Martinotti, G., Bersani, G., & Schifano, F. (2014). "Spice," "Kryptonite," "Black Mamba"：An overview of brand names and marketing strategies of novel psychoactive substances on the web. Journal of Psychoactive Drugs, 46(4), 287 – 294. doi：10.1080/02791072.2014.944291.

Corkery, J. M., Elliott, S., Schifano, F., Corazza, O., & Ghodse, A. H. (2012). 2-DPMP (desoxypipradrol, 2-benzhydrylpiperidine, 2-phenylmethylpiperidine) and D2PM (diphenyl-2-pyrrolidin-2-yl-methanol, diphenylprolinol)：A preliminary review. Progress in Neuro-Psychopharmacology & Biological Psychiatry, 39(2), 253 – 258.

Corkery, J. M., Loi, B., Claridge, H., Goodair, C., Corazza, O., Elliott, S., & Schifano, F. (2015). Gamma hydroxybutyrate (GHB), gamma butyrolactone (GBL) and 1, 4 – butanediol (1, 4 – BD; BDO)：A literature review with a focus on UK fatalities related to non-medical use. Neuroscience and Biobehavioral Reviews, 53, 52 – 78.

Corkery, J. M., Schifano, F., Oyefeso, A., Ghodse, A. H., Tonia, T., Naidoo, V., & Button, J. (2011). Overview of literature and information on "khat-related" mortality：A call for recognition of the issue and further research. Annali dell' Istituto Superiore di Sanità, 47 (4), 445 – 464.

Daily Mail Online. (2014). Retrieved from www. dailymail. co. uk/travel/article-2680475/ Britonarrested-Magaluf-biting-bathers-high-Cannibal.htmL.

Davey, Z., Schifano, F., Corazza, O., & Deluca, P. (2012). E-Psychonauts：Conducting research in online drug forum communities. Journal of Mental Health, 21(4), 386 – 394. doi：10.3109/09638237.2012.682265.

Dean, R. A., Christian, C. D., Sample, R. H., & Bosron, W. F. (1991). Human liver cocaine esterases：Ethanol-mediated formation of ethylcocaine. The FASEB Journal, 5(12), 2735 – 2739.

Degenhardt, L., Whiteford, H. A., Ferrari, A. J., Baxter, A. J., Charlson, F. J., Hall, W. D., Vos, T. (2013). Global burden of disease attributable to illicit drug use and dependence：Findings from the global burden of disease study 2010. Lancet, 382(9904), 1564 – 1574. https：//doi.org/10.1016/S0140 – 6736(13)61530 – 5.

Duke, A. A., Bègue, L., Bell, R., & Eisenlohr-Moul, T. (2013). Revisiting the serotonin-aggression relation in humans: A meta-analysis. Psychological Bulletin, 139(5), 1148 – 1172. https://doi.org/10.1037/a0031544.

Duysen, E. G., Li, B., Carlson, M., Li, Y. F., Wieseler, S., Hinrichs, S. H., Lockridge, O. (2008). Increased hepatotoxicity and cardiac fibrosis in cocaine-treated butyrylcholinesterase knockout mice. Basic and Clinical Pharmacology and Toxicology, 103(6), 514 – 521. doi: 10.1111/j.1742 – 7843.2008.00259.x.

European Monitoring Center for Drugs and Drug Addiction (EMCDDA) (2015). Annual Report 2015. Lisbon.

European Monitoring Centre for Drugs and Drug Addiction (EMCDDA). (2005). Annual report 2005: The state of the drugs problem in Europe. Luxembourg: Office for Official Publications of the European Communities. Retrieved from http://issues05.emcdda.eu.int/download/sel2005en.pdf.

European School Survey Project on Alcohol and Other Drugs (ESPAD). (2012). The ESPAD report. Retrieved from www.espad.org/en/Reports-Documents/ ESPAD-Reports.

Eurostat. (2017). Tourism statistics - annual report for the accomodation sector. Retrieved from http://ec.europa.eu/eurostat/statistics-explained/index.php/ Tourism _ statistics _-_ annual _ results_ for_the_accommodation_sector.

Ferri, P., Silvestri, M., Artoni, C., & Di Lorenzo, R. (2016). Workplace violence in different settings and among various health professionals in an Italian general hospital: A cross-sectional study. Psychology Research and Behavior Management, 9, 263 – 275. doi: 10.2147/PRBM.S114870.

Giné, C. V., Vilamala, M. V., Espinosa, I. F., Lladanosa, C. G., Alvarez, N. C., Fruitos, A. F., de la Torre Fornell, R. (2016). Crystals and tablets in the Spanish ecstasy market 2000 – 2014: Are they the same or different in terms of purity and adulteration? Forensic Science Interview, 263, 164 – 168. doi: 10.1016/j.forsciint.2016.04.016.

The Global Drug Survey. (2014). Retrieved marzo 22, 2016, from www.globaldrugsurvey.com/the-global-drug-survey-2014-findings/.

Goldstick, J. E., Stoddard, S. A., Carter, P. M., Zimmerman, M. A., Walton, M. A., & Cunningham, R. M. (2016). Characteristic substance misuse profiles among youth entering an urban emergency department: Neighborhood correlates and behavioral comorbidities. American Journal of Drug and Alcohol Abuse, 42(6), 671 – 681. doi: 10.1080/00952990.2016.1174707.

Hughes, K., Bellis, M. A., & Chaudry, M. (2004). Elevated substance use in casual labour at international nightlife resorts: A case control study. International Journal of Drug Policy, 15(3). https://doi.org/10.1016/j.drugpo.2004.01.004.

Hungerbuehler, I., Buecheli, A., & Schaub, M. (2011). Drug checking: A prevention measure for a heterogeneous group with high consumption frequency and polydrug use—evaluation of Zurich's drug checking services. Harm Reduction Journal, 8(1), 16. doi: 10.1186/1477 – 7517 – 8 – 16.

Johnson, J. M., Wu, C. Y., Winder, G. S., Casher, M. I., Marshall, V. D., & Bostwick, J. R. (2016). The Effects of cannabis on inpatient agitation, aggression, and length of stay.

Journal of Dual Diagnosis, 12(3 − 4), 244 − 251. doi: 10.1080/15504263.2016.1245457.

Kelly, D., Hughes, K., & Bellis, M. A. (2014). Work hard, party harder: Drug use and sexual behaviour in young British casual workers in Ibiza, Spain. International Journal of Environmental Research and Public Health, 11 (10), 10051 − 10061. doi: 10. 3390/ ijerph111010051.

Liakoni, E., Müller, S., Stoller, A., Ricklin, M., Liechti, M. E., & Exadaktylos, A. K. (2017). Presentations to an urban emergency department in Bern, Switzerland associated with acute recreational drug toxicity. Scandinavian Journal of Trauma, Resuscitation and Emergency Medicine, 25(1), 26. doi: 10.1186/s13049 − 017 − 0369 − x.

Loi, B., Corkery, J. M., Claridge, H., Goodair, C., Chiappini, S., Gimeno, Clemente, C., & Schifano, F. (2015). Deaths of individuals aged 16 − 24 years in the UK after using mephedrone. Human Psychopharmacology Clinical and Experimental, 30(4), 225 − 232. doi: 10.1002/hup.2423.

Lupi, M., Martinotti, G., & Di Giannantonio, M. (2017). Drunkorexia: An emerging trend in young adults. Eat Weight Disorder, 22(4), 619 − 622. doi: 10.1007/s40519 − 017 − 0429 − 2.

Martinotti, G., Carli, V., Tedeschi, D., Di Giannantonio, M., Roy, A., Janiri, L., & Sarchiapone, M. (2009). Mono-and polysubstance dependent subjects differ on social factors, childhood trauma, personality, suicidal behaviour, and comorbid Axis I diagnoses. Addictive Behavior, 34(9), 790 − 793. doi: 10.1016/j.addbeh.2009.04.012.

Martinotti, G., Cinosi, E., Santacroce, R., Papanti, D., Pasquini, A., Mancini, V., Merino Del Villar, C. (2017a). Substance-related psychopathology and aggressiveness in a nightlife holiday resort: Results from a pilot study in a psychiatric in patient unit in Ibiza. Human Psychopharmacology, 32(3).

Martinotti, G., Lupi, M., Carlucci, L., Cinosi, E., Santacroce, R., Acciavatti, T., & Di Giannantonio, M. (2015b). Novel psychoactive substances use and knowledge among adolescents and young adults in urban and rural areas. Human Psychopharmacology and Clinical Experimental, 30(4), 295 − 301. https://doi.org/10.1002/hup.2486.

Martinotti, G., Lupi, M., Carlucci, L., Santacroce, R., Cinosi, E., Acciavatti, T., & Di Giannantonio, M. (2016). Alcohol drinking patterns in young people: A survey-based study. Journal of Health Psychology, 22(14), 1889 − 1896. doi: 10.1177/1359105316667795.

Martinotti, G., Montemitro, C., Baroni, G., Andreoli, S., Alimonti, F., Di Nicola, M., Janiric, L. (2017b). Relationship between craving and plasma leptine concentrations in patients with cocaine addiction. Psychoneuroendocrinology, 85, 35 − 41. doi: 10. 1016/j. psyneuen. 2017.08.004.

Martinotti, G., Santacroce, R., Pettorusso, M., Montemitro, C., Spano, M. C., Lorusso, M., Lerner, A. G. (2018). Hallucinogen persisting perception disorder: Etiology, clinical features and therapeutic perspective. Brain Science, 8(3).

Martinotti, G., Di Nicola, M., Quattrone, D., Santacroce, R., Schifano, F., Murray, R., & Di Giannantonio, M. (2015a). Novel psychoactive substances and induced phenomena in psychopathology: The lysergic psychoma. Journal of Psychopathology, 21, 400 − 405.

Mosby. (2009). Mosby's dictionary of medicine, nursing & health professions (8th ed.). St. Louis: Elsevier, Mosby.

Mueser, K. T., Drake, R. E., & Wallach, M. A. (1998). Dual diagnosis: A review of etiological theories. Addictive Behavior, 23(6), 717 – 734. https://doi.org/10.1016/S0306 – 4603(98)00073 – 2.

National Institute for Drug Abuse (NIDA). (2009). National survey on drug use and health: National programme on substance abuse deaths. Bethesda, Maryland.

Newcombe, R. (2008). Ketamine case study: The phenomenology of a ketamine experience. Addict. Res. Theory, 16(3), 209 – 215. doi: 10.1080/16066350801983707.

ONUDD. World Drug Report. (2015). Retrieved from www.unodc.org/documents/wdr2015/World_Drug_Report_2015.pdf.

Orsolini, L., Papanti, G. D., Francesconi, G., & Schifano, F. (2015). Mind navigators of chemicals' experimenters? A web-based description of e-psychonauts. Cyberpsychology Behaviorial and Social Networking, 18(5), 296 – 300. doi: 10.1089/cyber.2014.0486.

Parker, R. B., Williams, C. L., Laizure, S. C., Mandrell, T. D., LaBranche, G. S., & Lima, J. J. (1996). Effects of ethanol and cocaethylene on cocaine pharmacokinetics in conscious dogs. Drug Metabolism & Disposition, 24(8), 850 – 853.

Parrott, A. C., & Lasky, J. (1998). Ecstasy (MDMA) effects upon mood and cognition: Before, during and after a Saturday night dance. Psychopharmacology (Berl), 139(3), 261 – 268.

Salomone, A., Palamar, J. J., Gerace, E., Di Corcia, D., & Vincenti, M. (2017). Hair testing for drugs of abuse and new psychoactive substances in a high-risk population. Journal of Analytical Toxicology, 41(5), 376 – 381. doi: 10.1093/jat/bkx020.

Santacroce, R., Ruiz Bennasar, C., Sancho Jaraiz, J. R., Fiori, F., Sarchione, F., Angelini, F., Martinotti, G. (2017). A matter of life and death: Substance-caused and substance-related fatalities in Ibiza in 2015. Human Psychofarmacology, 32(3). doi: 10.1002/hup.2592.

Santacroce, R., Corazza, O., Martinotti, G., Bersani, F. S., Valeriani, G., & Di Giannantonio, M. (2015). Psyclones: A roller coaster of life? Hidden synthetic cannabinoids and stimulants in apparently harmLess products. Human Psychopharmacology Clinical and Experimental, 30(4), 265 – 271. doi: 10.1002/hup.2410.

Schifano, F. (2014, June). Misuse and abuse of pregabalin and gabapentin: Cause for concern? CNS Drugs, 28(6), 491 – 496. doi: 10.1007/s40263 – 014 – 0164 – 4.

Schifano, F., Deluca, P., Agosti, L., Martinotti, G., Corkery, J. M., Alex, B., Ghodse, A. H. (2005). New trends in the cyber and street market of recreational drugs? The case of 2C-T-7 ('Blue Mystic'). Journal of Psychopharmacology, 19(6), 675 – 679.

Schifano, F., Corkery, J. M., Naidoo, V., Oyefeso, A., & Ghodse, A. H. (2010). Overview of amphetamine-type stimulant mortality data—UK, 1997 – 2007. Neuropsychobiology, 61 (3), 122 – 130. doi: 10.1159/000279302.

Schifano, F., Leoni, M., Martinotti, G., Rawaf, S., & Rovetto, F. (2003). Importance of cyberspace for the assessment of the drug abuse market: Preliminary results from the psychonaut 2002 project. Cyberpsychology & Behavior, 6(4), 405 – 410.

Shafi, A., Gallagher, P., Stewart, N., Martinotti, G., & Corazza, O. (2017). The risk of violence associated with novel psychoactive substance misuse in patients presenting to acute mental health services. Human Psychopharmacology, 32(3). doi: 10.1002/hup.2606.

Simonato, P., Corazza, O., Santonastaso, P., Corkery, J. M., Deluca, P., Davey, Z., Schifano, F. (2013). Novel psychoactive substances as a novel challenge for health professionals: Results from an Italian survey. Human Psychopharmacology and Clinical Experiment, 28(4), 324 – 331. doi: 10.1002/hup.2300.

United Nations Office on Drugs and Crime-UNODC. (2016). World drug report 2016. Vienna.

Vik, P. W., Cellucci, T., Jarchow, A., & Hedt, J. (2004). Cognitive impairment in substance abuse. Psychiatric Clinic of North America, 27(1), 97 – 109.

Von Sydov, K., Lieb, R., Pfister, H., & Ho, M. (2002). What predicts incident use of cannabis and progression to abuse and dependence? A 4 – year prospecti v e examination of risk factors in a community sample of adolescents and young adults. Drug and Alcohol Dependence, 68(1), 49 – 64.

Whiteford, H. A., Degenhardt, L., Rehm, J., Baxter, A. J., Ferrari, A. J., Erskine, H. E., - Vos, T. (2013). Global burden of disease attributable to mental and substance use disorders: Findings from the global burden of disease study 2010. Lancet, 382(9904), 1575 – 1586.

World Health Organization. (2011). Global Information System on Alcohol and Health (GISAH). Retrieved from http://www.who.int/gho/alcohol/en/.

第三部分
违禁药品、不良反应和
临床管理

第九章
香料毒品、合成大麻素和"精神分裂症"

Duccio Papanti, Laura Orsolini, John M. Corkery, and Fabrizio Schifano

引言

香料类毒品自 2004 年已进入娱乐性毒品市场以来,关于它们使用的第一次讨论始于 2006 年的互联网药物论坛,2008 年,它们的精神影响与合成大麻素化合物(SCs)有关最终被记录下来,(Auwärter et al., 2009;Griffiths, Evans-Brown, & Sedefov, 2013)。

香料产品被用来达到类似大麻的麻醉效果,通常通过它们的品牌来识别,常常让人想起大麻品种的街头名称(例如:Spice, K2, Northern Lights, Skunk, Amnesia, Kronic, Kush)(Abdulrahim & Bowden-Jones, 2015)。SC 制剂通常由干燥的植物基质组成,模仿大麻的外观和质地,并喷洒 SC 分子混合物(Papanti, Schifano, & Orsolini, 2018)。也可用于电子液体配方。SCs 可以在网络上找到,从"迷幻商店"(译者注:出售毒品的商店)、加油站,以及不断扩大的其他渠道(Daly, 2013)。它们的摄入可以通过从烟卷/烟斗(译者注:毒品吸食器)吸入或使用雾化器进行。其他摄入方式包括喷入、口服、直肠给药和注射(EMCDDA, 2017;Schifano, Orsolini, Duccio Papanti & Corkery, 2015)。

流行病学

在撰写本报告时,SCs 是香料产品中主要的精神活性物质,是目前欧洲 EMCDDA 通过欧盟预警系统(EMCDDA, 2015)监测的最大的一类物质。在欧洲和美国毒品市场之间,SC 产品的使用存在显著差异(EMCDDA, 2015)。最近的报告表明,在美国,合成大麻素引起的急性中毒正在增加(Riederer et al., 2016)。最新的美国流行率数据来自 2017 年美国监测未来学生调查,该调查表明,SC 的使用正在下降,在抽样的三个年级中,2017 年的年度流行率下降到 2.0%、2.7% 和 3.7%,这反映了自 2012 年以来 SC 使用的大幅下降(Johnston,Malley, Miech, Bachman, & Schulenberg, 2018)。相反,无家可归者和精神疾病患者使用 SC 似乎是一个日益严重的公共卫生问题(Joseph, Manseau, Lalane, Rajparia, & Lewis, 2017)。虽然在欧洲,普通人群中 SC 使用的流行率似乎很低(EMCDDA, 2015),但真实流行率可能高于使用者报告的情况(Deng, Mohite, Suchting, Nielsen, & Okusaga, 2018)。在 EMCDDA 报告的许多国家(如比利时、保加利亚、克罗地亚、捷克共和国、芬兰、法国、德国、希腊、匈牙利、爱尔兰、意大利、拉脱维亚、波兰、葡萄牙、罗马尼亚、斯洛文尼亚、瑞典、土耳其和英国)中,高危吸毒人群中 SCs 的使用似乎是最高的(EMCDDA, 2017)。最近的一个趋势是,在弱势群体中,包括受治疗人群、无家可归者和囚犯,使用 SCs 的人数有所增加。越来越多的证据表明,在英国监狱中,使用 SCs 已经成为一个严重的问题,其中包括暴力和非致命/致命中毒,这一问题的记录比较详细(EMCDDA, 2017)。

使用者概况

滥用者通常是年轻的男性,他们选择香料代替大麻,因为它成本低、不受管制、容易获得、误认为 SCs 是天然的而非化学合成分子、在常规尿液筛选测试中检测不到(Schifano, Papanti, Orsolini, & Corkery, 2016;Wood & Dargan, 2012)。事实上,虽然可以通过一种简单的筛查测试检测出大麻的使用情况,但目前还没有现成的 SCs 即时检测方法(Navigio, Papanti, Moressa, & Ventura, 2015)。

事实上,由于缺乏适当的参考样品(译者注:标准样品),即使采用更复杂的毒理学检测试验,也很难确定 SCs(Papanti et al., 2018;Schifano et al., 2015)。检测 SCs 的挑战使它们对处于监测环境中的人们具有吸引力,那里正在进行定期的毒品测试,包括法医精神科病房、住院戒毒治疗设施、监狱、缓刑期服务、军队和特定的工作场所。对于正在接受反兴奋剂测试的运动员和驾驶执照考生来说,SCs 也可能具有吸引力(Papanti, Orsolini, Francesconi, & Schifano, 2014)。

药理学和毒理学

香料产品通常在单一制剂中加入多种 SCs(Schifano, Papanti et al., 2016)。

因此,在单一产品中多个 SC 之间存在潜在的药物−药物相互作用,这可能导致这些化合物的滥用和协同作用(Schifano, Papanti et al., 2016)。此外,一些 SCs 代谢物保留了对大麻素(CB)1 型受体的亲和力和活性水平,从而促进了 SCs 产品的总体毒性(Brents et al., 2011; Schifano, Orsolini, Papanti, & Corkery, 2016)。

最近 SCs 氟化的趋势可能会增加化合物的亲脂性,通过血脑屏障促进吸收,进一步增强 SCs 的毒性(Schifano, Orsolini et al., 2016)。完全缺乏产品质量控制可能会导致草药熏香或电子液体中 SCs 的浓度("活跃位点")存在显著差异(Baumann et al., 2014; Schifano, Orsolini et al., 2016)。

SCs 属于化学性质不同的一系列化合物家族,在结构上与 Δ9−四氢大麻酚(THC)截然不同,四氢大麻酚是大麻中发现的主要精神类大麻素。食用它们会产生一系列不同于大麻的不良影响,而且毒性明显大于大麻(Fantegrossi, Moran, Radominska-Pandya, & Prather, 2014; Ford, Tai, Fantegrossi, & Prather, 2017)。

研究发现,一些 SCs 可与一系列剩余的受体相互作用,包括血清素(5−HT)、烟碱乙酰胆碱、甘氨酸、谷氨酸受体(NMDA)和 hERG 钾通道;总体而言,SCs 也很可能通过对非大麻素受体的作用产生复杂的影响(Ford et al., 2017; Papanti et al., 2018; Schifano, Papanti et al., 2016)。

许多 SCs 化合物包含在 5−HT 受体上有一定活性的吲哚衍生基团,要么作为结构的组成部分,要么作为取代基。有研究认为,在高剂量下,SCs 化合物还可能具有某些单胺氧化酶和 5−HT 再摄取抑制特性(Fišar, 2012; Papanti et al., 2014; Yip & Dart, 2014)。

香料制剂可能含有一种或多种不同浓度的 SCs,药效范围从类似大麻到最高可达大麻的 100~800 倍(Abdulrahim & Bowden-Jones, 2016)。

香料药物中含有的许多 SCs 都是完全激动剂,甚至是超激动剂(De Luca et al., 2016; Ford et al., 2017),具有高水平的受体亲和力,因此可引发大麻素受体的最大活性(Ford et al., 2017; Schifano, Papanti et al., 2016)。然而,THC 是 CB 受体的部分激动剂,仍然表现出促精神疾病作用(Ford et al., 2017; Papanti et al., 2018)。事实上,无论是否患有精神疾病,四氢大麻酚的摄入已被证明都会产生与剂量相关的精神疾病发病和精神疾病症状的增加(Papanti et al., 2018; World Health Organisation, 2016)。事实上,静脉注射 THC 是目前精神疾病的药理学模型之一(Steeds, Carhart-Harris, & Stone, 2015)。此外,摄入高浓度 THC 和几乎不含大麻二酚(CBD)的大麻品系会增加大麻依赖的风险和严重程度、使精神疾病性障碍的风险升高、精神疾病发病年龄降低(Freeman & Winstock, 2015; World Health Organisation, 2016)。事实上,大麻中存在的植物大麻素 CBD 已被证明对人类具有抗渴望、抗精神疾病和抗焦虑的特性(McGuire et al., 2018; Morgan, Das, Joye, Curran, & Kamboj, 2013)。

讨论

与大麻二酚(CBD)一起,大麻中四氢大麻酚(THC)的促精神病特性受到其他天然化合物的限制/调控,例如萜类化合物和四氢大麻素(THCV)(Englund et al., 2016; Pertwee, 2008; Russo, 2011)。吸食 CBD 含量相对较高的大麻似乎与较少的精神疾病经历有关(Papanti et al., 2013; Schubart et al., 2011)。在香料产品中通常不会检测到这种“调节”化合物(Ford et al., 2017; Papanti et al., 2014)。大麻素受体部分激动剂与 THC 一样,已被证明具有致精神疾病的性质,物质诱发的精神障碍与后来发展为完全精神疾病性障碍有关(Niemi-Pynttäri et al., 2013; Starzer, Nordentoft, & Hjorthøj, 2017)。然而,精神疾病经历与物质滥用之间的联系可以是双向的,以前原发性的精神疾病经历或易发精神疾病很可能会导致大麻及其他精神活性物质摄入或滥用(Degenhardt et al., 2018)。

由于 SCs 具有更明显的促精神疾病特性和成瘾倾向,因此消费与精神疾病发展之间的关系可能更加直接。

预期效果和不良影响

SCs 预期效果包括放松、意识改变、抑制解除和欣快感,以及“充满活力”的状态,网上的幻觉感受也描述了类似镇静和抗焦虑效果(Abdulrahim & Bowden-Jones, 2016)。与 SCs 相关的感知障碍被描述为“分形/几何图案”、“轨迹”和“闪烁的颜色”(Spaderna, Addy, & D'souza, 2013)。与大麻相比,SCs 的摄入还可能与更短的作用时间和更强烈的“宿醉”效应有关(Winstock & Barratt, 2013)。高剂量的 SCs 与显著的焦虑(Wessinger, Moran, & Seely, 2015),以及偏执的想法、幻觉和一系列其他不愉快的经历有关(“糟糕/死亡之旅”)(Çoban, 2014)。后一种精神病理学现象可表现为一系列症状,包括疑虑/偏执、自我经验改变和分离效应(Papanti et al., 2018; Soussan & Kjellgren, 2014)。

临床症状和治疗

急性 SCs 中毒/中毒综合征可能很严重,通常以短暂的临床表现为特征,报告的体征/症状包括心率/血压水平升高、幻视/幻听、瞳孔散大、激动/焦虑、高血糖、呼吸困难/呼吸急促和恶心/呕吐(Monte et al.,2017;Schifano et al.,2015)。临床案例研究表明,高剂量使用香料的毒性水平明显高于大麻,而且涉及广泛的器官/组织系统,包括胃肠道、神经系统、心血管和肾脏系统(Fantegrossi et al.,2014;Ford et al.,2017)。在经分析确认的报告中,一些死亡与 SCs 的摄入有关,有的病例是单独使用,有的病例是多种药物组合使用(Trecki, Gerona, & Schwartz, 2015)。

SCs 毒性管理是对症的和支持性的,对于轻度至中度中毒的患者,补水和监测可能就足够了(Abdulrahim & Bowden-Jones, 2016;Naviglio et al.,2015)。有焦虑、恐慌和躁动症状的患者应考虑使用苯二氮䓬类药物,SCs 相关性精神疾病患者可肌内注射。如果支持性护理无法缓解精神疾病症状,则可能需要考虑使用抗精神疾病药物(Abdulrahim & Bowden-Jones,2016)。

待病情稳定后,应进行全面的身体和神经系统检查。应要求进行一系列血液检查,包括葡萄糖、电解质、肌酐、转氨酶、磷酸肌酸激酶和心肌肌钙蛋白,并进行心电图检查,以检查可能出现的并发症和对器官系统的毒性影响(Naviglio et al.,2015)。使用快速筛选试验来发现同时滥用其他物质也可能是可取的(Naviglio et al.,2015)。长期 SCs 滥用也可能与耐受性、依赖性和严重/长期戒断综合征有关,其特征是药物渴望、心动过速、血压升高、烦躁/易怒、颤抖、多汗、腹泻、噩梦/失眠、头痛、反复的情绪摇摆不定、空虚感/抑郁症状、食欲不振和身体不适(Parrott, 2018;Schifano, Papanti et al.,2016)。

目前,尚无批准用于 SCs 戒断和依赖治疗/管理的药物,尽管巴氯芬已经有了积极的初步结果(Imbert, Labrune, Lancon, & Simon, 2014;Nanjayya, Shivappa, Chand, Murthy, & Benegal, 2010)。这种药物在治疗其他物质(如可卡因、酒精)依赖方面表现出的良好效果,有可能被证实对 SCs 依赖者的治疗是有效的(Haney, Hart, & Foltin, 2006;Müller et al.,2015)。此外,也有关于纳曲酮治疗 SCs 相关渴望的令人鼓舞的描述(Rodgman, Verrico, Worthy, & Lewis, 2014)。

严重精神障碍患者似乎有更高的 SCs 消费流行率(Stanley, Mogford,

Lawrence, & Lawrie, 2016; Welter et al., 2017)。与 SCs 摄入相关的精神障碍可以定义为短暂和急性发作、"新发"、长期/持续性精神障碍("香料精神分裂症, Spiceophrenia")以及原有精神疾病的复发或恶化(Papanti et al., 2013, 2018)。急性精神疾病性反应可发生在单次或多次接触 SCs 后,包括广泛的临床相关类精神病、准精神病和微精神病症状,包括知觉改变、人格解体、精神分裂、幻觉、听觉和视觉幻觉、偏执妄想、怪异/紊乱的行为和言语、紧张症、焦虑/攻击和自杀意念或行为(Papanti et al., 2018; Spaderna et al., 2013; Van Amsterdam, Brunt, & Van DenBrink, 2015)。

与吸食大麻相比,吸食大麻的人出现幻觉和妄想的可能性更小,在吸食大麻和吸食 SCs 的人中分别观察到 2% 和 11.2% 的人出现幻觉和妄想(Forrester, Kleinschmidt, Schwarz, & Young, 2012)。总体而言,一项 SCs 与精神科收治的大麻使用者的比较研究显示,SCs 使用者普遍较年轻,且呈现较高的非自愿入院率、更严重的疾病、更频繁的攻击行为、更长的住院时间(Shalit et al., 2016)。另一项研究比较了被诊断为 SCs 诱发精神疾病的住院患者和那些受精神分裂症影响的无药物患者;在第一组中发现了显著的自杀意念率(Altintas, Inanc, Oruc, Arpacioglu, & Gulec, 2016)。一项进一步的研究比较了声称滥用 SCs 的精神疾病住院患者和未发现滥用 SCs 的住院患者,结果显示第一组患者有更频繁的既往被捕史,需要紧急肌内注射药物(Fink et al., 2017)。也有报道称,反复使用 SCs 后出现致幻剂持续性知觉障碍(Orsolini et al., 2017)。最后,文献中记录了一些服用 SCs 后自杀死亡的案例(Papanti et al., 2018; Patton et al., 2013; Shanks, Dahn, & Terrell, 2012)。

在 SCs 诱发的伴有躁动的精神疾病中,口服或肠外使用苯二氮卓类药物是一个合理的选择,其另外一个优势是可以防止与 SCs 中毒相关的癫痫发作(Manseau, 2016; Papanti et al., 2018)。根据现有同行评议的文献,目前尚无针对 SCs 所致精神疾病的推荐药物。在服用抗精神疾病药物的情况下,可能需要利用心电图来监测诸如 QTc 间隔等参数(SCs 使用者也可能出现急性冠状动脉综合征、呕吐和电解质改变,如低钾血症)(Naviglio et al., 2015; Papanti et al., 2018)。此外,需要注意的是,抗精神疾病药物也可能降低癫痫发作的阈值(Monte et al., 2014; Papanti et al., 2018)。

在文献中,对于物质相关/"双重"精神障碍的治疗存在争议的观点。虽然,根据 San 等的研究(San, Arranz, & Martinez-Raga, 2007),第二代抗精神疾病药物可能比第一代抗精疾病药物具有一些优势。但在治疗药物引起的精神疾病障碍方面,还没有证据显示第二代抗精疾病药物有更好的疗效(Petrakis, Leslie, Finney, & Rosenheck, 2006)。此外,其他研究发现,在伴有大麻使用障碍的患者中,与接受利培酮治疗的患者相比,氯氮平和奥氮平在不增加渴求的情况下减少药物诱发的精神病症状方面可能都有明显的优势(MacHielsen et al., 2012; Machielsen, Veltman, van den Brink, & de Haan, 2018)。最后,据报道氯氮平可以减少药物滥用和改善精神疾病,可能会改善与成瘾有关的多巴胺介导的大脑奖赏回路的功能障碍(Green, Noordsy, Brunette, & O'keefe, 2008)。此外,第二代抗精疾病药物作为血清素5-HT2A受体的拮抗剂,而5-HT2A受体是大多数致幻药物的主要靶点(Papanti et al., 2018; Valeriani et al., 2015)。显然需要在这方面进行进一步的研究,以澄清这些治疗和管理问题。

参考文献

Abdulrahim, D., & Bowden-Jones, O. (2015). Guidance on the clinical management of acute and chronic harms of club drugs and novel psychoactive substances (p. 335). London.

Abdulrahim, D., & Bowden-Jones, O. (2016). Harms of Synthetic Cannabinoid Receptor Agonists (SCRAs) and their management. London: Novel Psychoactive Treatment UK Network (NEPTUNE).

Altintas, M., Inanc, L., Oruc, G., Arpacioglu, S., & Gulec, H. (2016). Clinical characteristics of synthetic cannabinoid-induced psychosis in relation to schizophrenia: A single-center crosssectional analysis of concurrently hospitalized patients. Neuropsychiatric Disease and Treatment, 12, 1893-1900. http://doi.org/10.2147/NDT.S107622.

Auwärter, V., Dresen, S., Weinmann, W., Müller, M., Pütz, M., & Ferreirós, N. (2009). "Spice" and other herbal blends: HarmLess incense or cannabinoid designer drugs? Journal of Mass Spectrometry, 44(5), 832-837. http://doi.org/10.1002/jms.1558.

Baumann, M. H., Solis, E., Watterson, L. R., Marusich, J. A., Fantegrossi, W. E., & Wiley, J. L. (2014). Baths salts, spice, and related designer drugs: The science behind the headlines. Journal of Neuroscience, 34(46), 15150-15158. http://doi.org/10.1523/JNEUROSCI.3223-14.2014.

Brents, L. K., Reichard, E. E., Zimmerman, S. M., Moran, J. H., Fantegrossi, W. E., & Prather, P. L. (2011). Phase i hydroxylated metabolites of the k2 synthetic cannabinoid jwh-018 retain in vitro and in vivo cannabinoid 1 receptor affinity and activity. PLoS One, 6(7), 1-9. http://doi.org/10.1371/journal.pone.0021917.

Çoban, M. (2014). The rise of synthetic marijuana in Turkey: The bonzai phenomenon of the 2010s. The Turkish Journal on Addictions, 1(1), 41-62. http://doi.org/10.15805/addicta.2014.1.1.011.

Daly, M. (2013). Streets legal. Druglink, 28(6).

De Luca, M. A., Castelli, M. P., Loi, B., Porcu, A., Martorelli, M., Miliano, C., Di Chiara, G. (2016). Native CB1 receptor affinity, intrinsic activity and accumbens shell dopamine stimulant properties of third generation SPICE/K2 cannabinoids: BB-22, 5F-PB-22, 5F-AKB-48 and STS-135. Neuropharmacology, 105, 630 – 638. http://doi.org/10.1016/j. neuropharm.2015.11.017.

Degenhardt, L., Saha, S., Lim, C. C. W., Aguilar-Gaxiola, S., Al-Hamzawi, A., Alonso, J., McGrath, J. J. (2018. The associations between psychotic experiences, and substance use and substance use disorders: Findings from the world health organisation world mental health surveys. Addiction, 113(5), 924 – 934. http://doi.org/10.1111/add.14145.

Deng, H., Mohite, S., Suchting, R., Nielsen, D. A., & Okusaga, O. O. (2018). Impact of synthetic cannabinoid use on hospital stay in patients with bipolar disorder versus schizophrenia, or other psychotic disorders. Psychiatry Research, 261, 248 – 252.

EMCDDA. (2015). Synthetic cannabinoids in Europe (pp. 1 – 7). Lisbon: European Monitoring Centre for Drugs and Drug Addiction. http://doi.org/10.2810/32306.

EMCDDA. (2017, June). High-risk drug use and new psychoactive substances. Lisbon. http://doi.org/10.2810/807363.

Englund, A., Atakan, Z., Kralj, A., Tunstall, N., Murray, R., & Morrison, P. (2016). The effect of five day dosing with THCV on THC-induced cognitive, psychological and physiological effects in healthy male human volunteers: A placebo-controlled, doubleblind, crossover pilot trial. Journal of Psychopharmacology, 30(2), 140 – 151. http://doi.org/10. 1177/0269881115615104.

Fantegrossi, W. E., Moran, J. H., Radominska-Pandya, A., & Prather, P. L. (2014). Distinct pharmacology and metabolism of K2 synthetic cannabinoids compared to Δ9 – THC: Mechanism underlying greater toxicity? Life Sciences, 97(1), 45 – 54. http://doi.org/10. 1016/j.lfs.2013.09.017.

Fink, S., Patel, R., Cheema, R., Raai, H., Khadivi, A., Gonzalez, L., & Korenis, P. (2017). Behavioral Patterns of Psychiatric Patients Using Synthetic Cannabinoids, 1(1), 3 – 5.

Fišar, Z. (2012). Cannabinoids and monoamine neurotransmission with focus on monoamine oxidase. Progress in Neuro-Psychopharmacology and Biological Psychiatry, 38(1), 68 – 77. http://doi.org/10.1016/j.pnpbp.2011.12.010.

Ford, B. M., Tai, S., Fantegrossi, W. E., & Prather, P. L. (2017). Synthetic pot: Not your grandfather's marijuana. Trends in Pharmacological Sciences, 38(3), 257 – 276. http://doi. org/10.1016/j.tips.2016.12.003.

Forrester, M. B., Kleinschmidt, K., Schwarz, E., & Young, A. (2012). Synthetic cannabinoid and marijuana exposures reported to poison centers. Human and Experimental Toxicology, 31 (10), 1006 – 1011. http://doi.org/10.1177/ 0960327111421945.

Freeman, T. P., & Winstock, A. R. (2015). Examining the profile of high-potency cannabis and its association with severity of cannabis dependence. Psychological Medicine, 45(15), 3181 – 3189. http://doi.org/10.1017/S0033291715001178.

Green, A. I., Noordsy, D. L., Brunette, M. F., & O'Keefe, C. (2008). Substance abuse and schizophrenia: Pharmacotherapeutic intervention. Journal of Substance Abuse Treatment, 34 (1), 61 – 71. http://doi.org/10.1016/j.jsat.2007.01.008.

Griffiths, P., Evans-Brown, M., & Sedefov, R. (2013). Getting up to speed with the public health and regulatory challenges posed by new psychoactive substances in the information age. Addiction, 108(10), 1700 – 1703. http://doi.org/10.1111/add.12287.

Haney, M., Hart, C. L., & Foltin, R. W. (2006). Effects of baclofen on cocaine self-administration: Opioid-and nonopioid-dependent volunteers. Neuropsychopharmacology, 31 (8), 1814 – 1821. http://doi.org/10.1038/sj.npp.1300999.

Johnston, L. D., Malley, P. M. O., Miech, R. A., Bachman, J. G., & Schulenberg, J. E. (2018). Monitoring the future: National survey results on drug use, 1975 – 2017 (pp. 1 – 116). Ann Arbor: Institute for Social Research, The University of Michigan.

Imbert, B., Labrune, N., Lancon, C., & Simon, N. (2014). Baclofen in the management of cannabis dependence syndrome. Therapeutic Advances in Psychopharmacology, 4(1), 50 – 52. http://doi.org/10.1177/2045125313512324.

Joseph, A. M., Manseau, M. W., Lalane, M., Rajparia, A., & Lewis, C. F. (2017). Characteristics associated with synthetic cannabinoid use among patients treated in a public psychiatric emergency setting. The American Journal of Drug and Alcohol Abuse, 43(1), 117 – 122. http://doi.org/10.1080/00952990.2016.1240799.

MacHielsen, M., Beduin, A. S., Dekker, N., Kahn, R. S., Linszen, D. H., Van Os, J., MyinGermeys, I. (2012). Differences in craving for cannabis between schizophrenia patients using risperidone, olanzapine or clozapine. Journal of Psychopharmacology, 26(1), 189 – 195. http://doi.org/10.1177/0269881111408957.

Machielsen, M. W. J., Veltman, D. J., van den Brink, W., & de Haan, L. (2018). Comparing the effect of clozapine and risperidone on cue reactivity in male patients with schizophrenia and a cannabis use disorder: A randomized fMRI study. Schizophrenia Research, 194, 32 – 38. http://doi.org/10.1016/j.schres.2017.03.030.

Manseau, M. W. (2016). Synthetic cannabinoids emergence, epidemiology, effects, and management. In Marijuana and mental health (pp. 149 – 169). Arlington: American Psychiatric Association Publishing.

McGuire, P., Robson, P., Cubala, W. J., Vasile, D., Morrison, P. D., Barron, R., Wright, S. (2018). Cannabidiol (CBD) as an adjunctive therapy in schizophrenia: A multicenter randomized controlled trial. American Journal of Psychiatry, 175(3), 225 – 231. http://doi.org/10.1176/appi.ajp.2017.17030325.

Monte, A. A., Calello, D. P., Gerona, R. R., Hamad, E., Campleman, S. L., Brent, J., Carlson, R. G. (2017). Characteristics and treatment of patients with clinical illness due to synthetic cannabinoid inhalation reported by medical toxicologists: A toxic database study. Journal of Medical Toxicology, 13(2), 146 – 152. http://doi.org/10.1007/s13181 – 017 – 0605 – 9.

Monte, A. A., Bronstein, A. C., Cao, D. J., Heard, K. J., Hoppe, J. A., Hoyte, C. O., Lavonas, E. J. (2014). An outbreak of exposure to a novel synthetic cannabinoid. New England Journal of Medicine, 370(4), 389 – 390. http://doi.org/10.1056/NEJMc1313655.

Morgan, C. J. A., Das, R. K., Joye, A., Curran, H. V., & Kamboj, S. K. (2013). Cannabidiol reduces cigarette consumption in tobacco smokers: Preliminary findings. Addictive Behaviors, 38(9), 2433 – 2436. http://doi.org/10.1016/j.addbeh.2013.03.011.

Müller, C. A., Geisel, O., Pelz, P., Higl, V., Krüger, J., Stickel, A., Heinz, A. (2015). High-dose baclofen for the treatment of alcohol dependence (BACLAD study): A randomized, placebocontrolled trial. European Neuropsychopharmacology, 25(8), 1167 – 1177. http://doi.org/10.1016/j.euroneuro.2015.04.002.

Nanjayya, S. B., Shivappa, M., Chand, P. K., Murthy, P., & Benegal, V. (2010). Baclofen in cannabis dependence syndrome. Biological Psychiatry, 68(3), e9 – e10. http://doi.org/10.1016/j.biopsych.2010.03.033.

Naviglio, S., Papanti, D., Moressa, V., & Ventura, A. (2015, January). An adolescent with an altered state of mind. BMJ (Online), 350, 4 – 6. http://doi.org/10.1136/bmj.h299.

Niemi-Pynttäri, J. A., Sund, R., Putkonen, H., Vorma, H., Wahlbeck, K., & Pirkola, S. P. (2013). Substance-induced psychoses converting into schizophrenia: A register-based study of 18,478 Finnish inpatient cases. Journal of Clinical Psychiatry, 74(1). http://doi.org/10.4088/JCP.12 m07822.

Orsolini, L., Papanti, G. D., De Berardis, D., Guirguis, A., Corkery, J. M., & Schifano, F. (2017, November). The "Endless Trip" among the NPS users: Psychopathology and psychopharmacology in the Hallucinogen-persisting perception disorder. A systematic review. Frontiers in Psychiatry, 8. http://doi.org/10.3389/fpsyt.2017.00240.

Papanti, D., Schifano, F., Botteon, G., Bertossi, F., Mannix, J., Vidoni, D., Bonavigo, T. (2013). "Spiceophrenia": A systematic overview of "Spice"-related psychopathological issues and a case report. Human Psychopharmacology, 28, 379 – 389. http://doi.org/10.1002/hup.

Papanti, D., Orsolini, L., Francesconi, G., & Schifano, F. (2014). "Noids" in a nutshell: Everything you (don't) want to know about synthetic cannabimimetics. Advances in Dual Diagnosis, 7(3), 137 – 148. http://doi.org/10.1108/ADD-02-2014-0006.

Papanti, D., Schifano, F., & Orsolini, L. (2018). Synthetic cannabinoids and synthetic cannabinoidinduced psychotic disorders. In The complex connection between cannabis and schizophrenia (pp. 199 – 220). London: Elsevier. http://doi.org/10.1016/B978 – 0 – 12 – 804791 – 0.00009 – 4.

Parrott, A. (2018). Mood fluctuation and psychobiological instability: The same core functions are disrupted by novel psychoactive substances and established recreational drugs. Brain Sciences, 8(3), 43. http://doi.org/10.3390/brainsci8030043.

Patton, A. L., Chimalakonda, K. C., Moran, C. L., Mccain, K. R., Radominska-Pandya, A., James, L. P., Moran, J. H. (2013). K2 toxicity: Fatal case of psychiatric complications following AM2201 exposure. Journal of Forensic Sciences, 58(6), 1676 – 1680. http://doi.org/10.1111/1556 – 4029.12216.

Pertwee, R. G. (2008). The diverse CB1 and CB2 receptor pharmacology of three plant cannabinoids: D9 – tetrahydrocannabinol, cannabidiol and D9 – tetrahydrocannabivarin. British Journal of Pharmacology, 153, 199 – 215. http://doi.org/10.1038/sj.bjp.0707442.

Petrakis, I. L., Leslie, D., Finney, J. W., & Rosenheck, R. (2006). Atypical antipsychotic medication and substance use-related outcomes in the treatment of schizophrenia. American Journal on Addictions, 15(1), 44 – 49. http://doi.org/10.1080/10550490500419052.

Riederer, A. M., Campleman, S. L., Carlson, R. G., Boyer, E. W., Manini, A. F., Wax, P. M., Toxicology Investigators Consortium (ToxIC). (2016). Acute poisonings from synthetic cannabinoids-50 U.S. toxicology investigators consortium registry sites, 2010 – 2015. MMWR. Morbidity and Mortality Weekly Report, 65(27), 692 – 695. http://doi.org/10.15585/mmwr. mm6527a2.

Rodgman, C. J. C., Verrico, C. D., Worthy, R. B., & Lewis, E. E. (2014). Inpatient detoxification from a synthetic cannabinoid and control of postdetoxification cravings with naltrexone. The Primary Care Companion for CNS Disorders, 16(4), 7 – 9. http://doi.org/ 10.4088/PCC.13l01594.

Russo, E. B. (2011). Taming THC: Potential cannabis synergy and phytocannabinoid-terpenoid entourage effects. British Journal of Pharmacology, 163, 1344 – 1364. http://doi.org/10. 1111/j.1476 – 5381.2011.01238.x.

San, L., Arranz, B., & Martinez-Raga, J. (2007). Antipsychotic drug treatment of schizophrenic patients with substance abuse disorders. European Addiction Research, 13(4), 230 – 243. http://doi.org/10.1159/000104886.

Schifano, F., Orsolini, L., Papanti, D., & Corkery, J. M. (2016). NPS: Medical consequences associated with their intake. In Current topics in behavioral neurosciences (Vol. 32, pp. 351 – 380). Cambridge, MA. http://doi.org/10.1007/7854_2016_15.

Schifano, F., Orsolini, L., Duccio Papanti, G., & Corkery, J. M. (2015). Novel psychoactive substances of interest for psychiatry. World Psychiatry: Official Journal of the World Psychiatric Association (WPA), 14(1), 15 – 26. http://doi.org/10.1002/wps.20174.

Schifano, F., Papanti, G. D., Orsolini, L., & Corkery, J. M. (2016). Novel psychoactive substances: The pharmacology of stimulants and hallucinogens. Expert Review of Clinical Pharmacology, 9(7), 943 – 954. http://doi.org/10.1586/17512433.2016.1167597.

Schubart, C. D., Sommer, I. E. C., van Gastel, W. A., Goetgebuer, R. L., Kahn, R. S., & Boks, M. P. M. (2011). Cannabis with high cannabidiol content is associated with fewer psychotic experiences. Schizophrenia Research, 130(1 – 3), 216 – 221. http://doi.org/10. 1016/j.schres.2011.04.017.

Shalit, N., Barzilay, R., Shoval, G., Shlosberg, D., Mor, N., Zweigenhaft, N., Krivoy, A. (2016). Characteristics of synthetic cannabinoid and cannabis users admitted to a psychiatric hospital: A comparative study. Journal of Clinical Psychiatry, 77(8), e989 – e995. http://doi. org/dx.doi.org/10.4088/JCP.14 m09658.

Shanks, K. G., Dahn, T., & Terrell, A. R. (2012). Detection of JWH-018 and JWH-073 by UPLCMS-MS in postmortem whole blood casework. Journal of Analytical Toxicology, 36(3), 145 – 152. http://doi.org/10.1093/jat/bks013.

Soussan, C., & Kjellgren, A. (2014). The flip side of "Spice": The adverse effects of synthetic cannabinoids as discussed on a Swedish Internet forum. NAD Nordic Studies on Alcohol and Drugs, 31(2), 207 – 219. http://doi.org/10.2478/nsad-2014-0016.

Spaderna, M., Addy, P. H., & D'Souza, D. C. (2013). Spicing things up: Synthetic cannabinoids. Psychopharmacology, 228(4), 525 – 540. http://doi.org/10.1007/s00213 – 013 – 3188 – 4.

Stanley, J. L., Mogford, D. V., Lawrence, R. J., & Lawrie, S. M. (2016). Use of novel psychoactive substances by inpatients on general adult psychiatric wards. BMJ Open, 6(5), 1 – 7. http://doi.org/10.1136/bmjopen-2015-009430.

Starzer, M. S. K., Nordentoft, M., & Hjorthøj, C. (2017). Rates and predictors of conversion to schizophrenia or bipolar disorder following substance-induced psychosis. American Journal of Psychiatry, 1. http://doi.org/10.1176/appi.ajp.2017.17020223.

Steeds, H., Carhart-Harris, R. L., & Stone, J. M. (2015). Drug models of schizophrenia. Therapeutic Advances in Psychopharmacology, 5(1), 43 – 58. http://doi.org/10.1177/2045125314557797.

Trecki, J., Gerona, R. R., & Schwartz, M. D. (2015). Synthetic cannabinoid—related illnesses and deaths. New England Journal of Medicine, 373(2), 103 – 107. http://doi.org/10.1056/NEJMp1505328.

Valeriani, G., Corazza, O., Bersani, F. S., Melcore, C., Metastasio, A., Bersani, G., & Schifano, F. (2015). Olanzapine as the ideal "trip terminator"? Analysis of online reports relating to antipsychotics' use and misuse following occurrence of novel psychoactive substance-related psychotic symptoms. Human Psychopharmacology, 6230, 249 – 254. http://doi.org/10.1002/hup.2431.

Van Amsterdam, J., Brunt, T., & Van Den Brink, W. (2015). The adverse health effects of synthetic cannabinoids with emphasis on psychosis-like effects. Journal of Psychopharmacology, 29(3), 254 – 263. http://doi.org/10.1177/0269881114565142.

Welter, S., Lücke, C., Lam, A. P., Custal, C., Moeller, S., Sörös, P., Müller, H. H. O. (2017). Synthetic cannabinoid use in a psychiatric patient population: A pilot study. European Addiction Research, 23(4), 182 – 193. http://doi.org/10.1159/000479554.

Wessinger, W. D., Moran, J. H., & Seely, K. A. (2015). Synthetic cannabinoid effects on behavior and motivation. In Cannabinoid modulation of emotion, memory, and motivation (pp. 205 – 224). New York, NY: Springer. http://doi.org/10.1007/978 – 1 – 4939 – 2294 – 9_9.

Winstock, A. R., & Barratt, M. J. (2013). Synthetic cannabis: A comparison of patterns of use and effect profile with natural cannabis in a large global sample. Drug and Alcohol Dependence, 131(1 – 2), 106 – 111. http://doi.org/10.1016/j.drugalcdep.2012.12.011.

Wood, D. M., & Dargan, P. I. (2012). Novel psychoactive substances: How to understand the acute toxicity associated with the use of these substances. Therapeutic Drug Monitoring, 34(4), 363 – 367. http://doi.org/10.1097/FTD.0b013e31825b954b.

World Health Organisation. (2016). The health and social effects of nonmedical cannabis use cannabis (p. 62). Retrieved from http://www.who.int/substance_abuse/publications/cannabis_report/en/.

Yip, L., & Dart, R. C. (2014). Is there something more about synthetic cannabinoids? Forensic Toxicology, 32(2), 340 – 341. http://doi.org/10.1007/s11419 – 013 – 0224 – 3.

第十章
合成大麻素、阿片类及多药物
滥用的临床意义

Mariya Prilutskaya, *Justin C. Yang*, *and Andres Roman-Urrestarazu*

引言

　　新精神活性物质(NPS)由于其复杂而难以预测的毒理学风险、成瘾潜力,以及这类不断变化的物质在鉴定方面的困难,对公共卫生构成了严峻的挑战。人工合成大麻素激动剂(SCAs)是一类与体内大麻素受体结合的化学物质,但与大麻植物中的天然大麻素不同。SCAs是一个很好的例子,以说明化学异质性是如何构成NPS各种急慢性影响的基础。它们的毒理学和药理学特性决定了症状范围、拟交感神经和致幻作用以及依赖和戒断症状。SCAs主要是在吸烟混合物中使用,通常由非法实验室和零售商作为"合法成分"提供,由数百种新的和缺乏研究的NPS组成,增加了检测难度,并挑战临床医生对其健康后果的评估。这使得SCAs具有很强的药物-药物相互作用的潜力,这可能包括不同SCAs亚组的组合。SCAs毒性的一个例子是SCAs氟化的最新趋势,这种趋势通常应用于医用成分,它增加了化合物的亲脂性,促进了通过生物膜,如血脑屏障的吸收,可能增强了大麻素(CB)受体的亲和力和总体毒性(Ismail,2002;Wilkinson,Banister,& Kassiou,2015;Gamage et al.,2018)。其他可能导致SCAs毒性作用的因素可能包括SCAs高温分解副产物的药理活性(Wiley,Marusich,& Thomas,2017)。随着越来越多的证据描述这种随机性和不可预测性现象,添加剂、协同作用或拮抗的相互作用可以改变特定SCAs的预期"模型"临床特征。这些症状的致病机制也可能取决于特定端点和受体的交叉刺激(Ossato et al.,2016),以及混合物质的可变剂量比。不同SCAs之间的这些相互作用导致不可预测的影响,其危害甚至可能比任何一种特定物质更大。

最近流行病学研究表明,在使用传统毒品的人群中,SCAs 的摄入越来越普遍。从临床角度来看,是在管理这类患者的医疗从业人员中引起额外警惕的原因。某些 NPS 群体的模仿效应,例如旨在复制大麻的 SCAs,决定了它们在阿片类、可卡因和苯丙胺使用者中的受欢迎程度。从传统高危毒品向伪合法类似物"转移"的现象在过去 5~7 年中持续发展。这一现象在世界不同地区已有报道,如爱尔兰(McNamara, Stokes, & Coleman, 2010)、芬兰(Ojanperä, Heikman, & Rasanen, 2011)、美国(Dickson, Vorce, Levine, & Past, 2010; Wagner et al., 2014)、匈牙利(Péterfi et al., 2014)、哈萨克斯坦(Prilutskaya & Bersani et al., 2017)等。多种 NPS 滥用是医疗保健专家关注的一个重要问题,因为(a)它可能增加健康风险和危害(EMCDDA, 2013),(b)它可能使治疗效果更差,(c)它可能造成意识改变和由多种精神活性物质随机组合而产生抑制(Iudici, Castelnovo, & Faccio, 2015)。

除了在全球不同国家的毒品报告中广泛提到合成卡西酮和阿片类药物联合使用日益增加的趋势外,SCAs 是注射吸毒者第二受欢迎的 NPS 群组(Wagner et al., 2014)。根据 Bonar 团队的一项研究(Bonar, Ashrafioun, & Ilgen, 2014),与未使用 SCAs 的患者相比,长期使用 SCAs 的住院戒毒治疗患者(a)更有可能使用海洛因、美沙酮、处方阿片类药物、处方镇静剂、苯丙胺、摇头丸、大麻、迷幻剂、吸入剂、烟草。(b)有更高水平的抑郁、痛苦、偏执和精神疾病症状。据报道,在药物使用障碍患者中,使用 SCAs 的人更年轻,受教育水平更低,住院人数更少,药物滥用时间更短,与刑事司法系统接触的时间更长,与未使用 SCAs 的患者相比,复发和退出治疗更频繁(Nurmedov, Yilmaz, Darcin, Noyan, & Dilbaz, 2015)。在 Orsini 等(2017)的单中心、前瞻性、观察性研究中,在重症监护病房因药物中毒入院的患者中,有三分之一的患者有滥用 SCAs 症状。超过11%的患者表现出阿片类药物的共同滥用(Orsini et al., 2017)。根据 Green 和 Simkins 等的研究,过去一年处方阿片类药物的使用与吸毒者中更频繁地使用 SCA 有关(Green & Doe-Simkins, 2014)。与仅使用传统注射药物或 NPS(EMCDDA, 2013; Wagner et al., 2014)的人群相比,使用 SCAs 或其他 NPS 作为传统药物替代品的注射毒品使用者被认为是发生与合成药物相关的不良健康影响风险特别高的人群。以往的研究观察到(a)在阿片类药物使用障碍患者中明确的 SCAs 阳性结果;(b)阿片受体拮抗剂纳曲酮对 SCAs 相关戒断症状的影响;(c)在临床环境中使用 SCAs 和阿片类药物之间的关联;(d)与单纯使用阿片类药物或 SCAs 药物(Bonar et al., 2014；Nurmedov et al., 2015；Rodgman,
Verrico, Worthy, & Lewis, 2014；Wagner et al., 2014)相比,在使用多种药物的
情况下,药物依赖更为严重。本章将介绍 SCAs 使用者中多药物滥用的情况以
及阿片类药物对这一人群的风险。将更具体地讨论 SCAs 和阿片类药物共现的
坊间报道的临床背景。SCAs 的调节作用将在使用 NPS 寻求治疗的阿片类药物
使用者样本中进行评估,因为它们具有增强、纠正或伪合法效果。还将测试
SCAs 的模式,以了解其对原发性阿片类药物使用障碍的精神病理学症状严重程
度的潜在影响。本章还将对前瞻性队列研究的数据进行分析,这些研究着眼于
阿片类药物戒断如何因 SCAs 滥用而加剧和扩大的动态特征,以评估一些专门
关注初级阿片类药物成瘾的治疗策略如何忽略多种药物依赖的可能性。本章最
后讨论了 SCAs 对阿片类药物的药效学影响如何决定可能有利于多种药物滥用
者的新治疗方案的重要性。

合成大麻素和阿片类药物在药物滥用者中的使用

在药物滥用领域出现的 NPS(新精神活性物质,又称"实验室毒品"),给面
对传统单一毒品使用者的临床医师带来了新的挑战。据欧洲毒品和毒瘾监测中
心(EMCDDA)统计,近十几年来,多种药滥用者的比率持续增加(EMCDDA,
2009),最近有经验的吸毒者根据经验将新物质与他们的偏好结合起来(Sande &
Šabić, 2018；MacLeod et al., 2016)。然而,有证据表明,一些新人最初是滥用
"合法兴奋剂"等药品,紧接着是滥用非法药品(包括阿片类药物)(Moore et al.,
2013；Prilutskaya & Ayaganova et al., 2017)。在流行病学调查 *Monitoring the
Future* 中,在一组美国高中毕业班学生中,使用 SCAs 的学生中有 2.9% 更有可能
使用非法药物,如非医疗类阿片类药物(13.6%)和海洛因(5.9%)(Palamar
et al., 2017)。在 Caviness、Tzilos、Anderson 和 Stein(2015)的队列研究中也发现
了类似的结果,该研究注意到高中学生使用"K2"和长期摄入阿片类药物之间的
联系(Caviness et al., 2015)。一项对哈萨克斯坦各医院 NPS 使用者的流行病
学评估表明,在四分之三的病例中,SCAs 是与传统毒品(如在中亚非常普遍的
阿片类药物)联合使用的次级药物(Prilutskaya, Ayaganova et al., 2017)。这项
研究表明,超过 50% 的患者将 SCAs 与传统阿片类药物联合使用。阿片类药物
使用者向 NPS 滥用者的转变,需要认真地重新考虑目前阿片类药物单药滥用治
疗在这类患者中的有效性(Prilutskaya Bersani et al., 2017)。同样重要的是,考

虑到攻击性和冲动性增加与 NPS 的使用有关,以及被证明的较低的治疗依从性和较高的患者流失率,这些都是多药物滥用面临的严重挑战(Nurmedov et al., 2015;Shalit, 2016)。尽管有这些初步证据,但迄今为止,尚未有文献对 SCAs 与阿片类药物误用在不同地区和环境中的共现现象进行清晰地描述。缺乏评估 SCAs 在影响阿片类药物成瘾过程中所起作用的研究也是本章试图讨论的一个主要研究空白。

合成大麻素和阿片类药物的相互作用

讨论伴发 SCAs 和阿片类药物滥用时的一个关键问题是多药物消费中 NPS 滥用的普遍性。短暂和零星使用 SCAs 后,通常会出现中毒症状,而定期和每日使用 SCAs 与戒断综合征风险增加有关。从临床角度来看,中毒和戒断症状往往具有相似的特征(Macfarlane & Christie, 2015),因此,根据类似的原则进行管理(Cooper, 2016)。与此同时,阿片类药物成瘾可以"消除"或"隐藏"典型的 SCAs 症状,从而使它们难以评估。临床医生可能只捕捉到阿片类药物戒断和表面渴求,因此准确指导 NPS 病史记录和身体体征以及症状登记至关重要。在 Prilutskaya、Bersani 以及其他人(2017)的研究中也发现了这一问题。在 47 例与常规 SCAs 使用相关的阿片类药物戒断病例中,戒断症状的严重程度与单阿片类药物成瘾对照组没有明显差异。在相同情况下,两组间的小差别是 SCAs 组的心率更高,情绪更不稳定(焦虑和易怒)。在戒断过程中,SCAs 滥用者的渴望和情感症状明显延长。在已查明的 NPS 使用模式中,有与阿片类药物戒断持久性相关的高风险,例如 SCAs 使用的时间长度、剂量和过去 30 天内 SCAs 摄入的强度。相反,自最后一次使用 SCAs 以来,阿片类药物戒断和渴求的风险随着时间的推移而降低。本研究证明了 SCAs 对初级阿片类成瘾的影响,强调需要深入了解 NPS 与传统成瘾之间交叉的临床性质。作者没有排除伴随 SCAs 戒断综合征的可能性。同时,由于 NPS 和阿片类药物之间的药物动力学相互作用,可能会加剧临床效果,而这些药物在偶发性 SCAs 使用者中已经存在(Prilutskaya, Bersani et al., 2017)。关于 SCAs 症状的实证临床数据除考虑其他因素外,应考虑多物质相互作用的影响,包括与合成和天然阿片类药物的相互作用(表 10.1)。

这些相互作用已经在不同范围中被检测到,如生化、生理、解剖和临床范围(Maguire & France, 2016;Wakley & Craft, 2011)。这种相互关联的关键点是大麻素和阿片类药物对奖励、镇痛机制和运动系统的调节活性。阿片类药物和大

表 10.1 SCAs 和阿片类药物联合应用的临床病例描述

序号	作 者	观察次数	研 究 描 述	检查发现的情况
1	Orsini et al., 2017	$n=21$ 例病患	对纽约北布鲁克林重症监护病房收治的 65 名患者进行前瞻性观察研究	21 名因怀疑 SCAs 中毒入院的患者表现出精神状态改变和癫痫发作,占 11.52%,阿片类药物是这些病例中最常见的毒理学结果
2	Alon & Saint-Fleur, 2017	$n=1$	纽约市立医院收治的四例呼吸抑制病例描述	一名患有严重呼吸窘迫的 27 岁男性报告了摄入了 SCAs;观察到阿片类药物和苯二氮卓类药物的尿液检测呈阳性
3	Yazici et al., 2017	$n=1$	土耳其医院治疗两例 SC 停药情况说明	一名 30 岁男性多物质使用者(包括海洛因和 SCAs)因精神错乱和高肌酸激酶和肌红蛋白水平作为 SCAs 戒断的症状而入院
4	Sampson et al., 2015	$n=1$	哥伦比亚神经科服务一例	一名目前服用曲马多和 SCAs 的多物质滥用者因反复发作而被送入急诊室
5	Wagner et al., 2014	$n=146$	圣地亚哥 485 名注射吸毒者的代表性研究	92 名 SCAs 在过去六个月中使用过海洛因,49 名患者将可卡因、冰毒和海洛因混合使用;其中 96 人使用了处方药,包括阿片类药物
6	Katz et al., 2016	$n=4$	描述 11 名就诊于宾夕法尼亚州三级医疗机构的 SC 患者	在 11 例 MAB - CHMINACA 中毒病例中,4 例尿液标本因以下阿片类药物呈阳性:吗啡、去甲芬太尼和芬太尼
7	Prilutskaya, Bersani et al., 2017	$n=47$	对哈萨克斯坦两家吸毒成瘾医院治疗的 146 名阿片类药物使用者的前瞻性病例对照研究	47 名定期使用 SCAs 的阿片类药物成瘾患者表现出长期的阿片类药物戒断和渴望

麻素之间的拮抗和竞争相互作用在动物(Maguire & France, 2016; Wakley & Craft, 2011)和人类研究(Haney, 2007)中均有报道。阿片类药物和大麻素的同时使用可导致细胞外内源性阿片类药物水平的增加,促进它们的信号传导和对阿片类药物 μ-受体的调节;同时,长期使用阿片类药物和大麻素可增加内源性阿片类药物的数量,激活蓝斑去甲肾上腺素能通路(Scavone et al., 2010)。根据动物研究,大麻素的竞争性影响支持抗伤害性耐受性的增长,因为它减弱和调节吗啡戒断综合征(Gerak et al., 2015)。然而,却存在相反的发现,例如,Nava 等研究人员没有发现在接受美沙酮维持治疗(Nava et al., 2007)的患者中,慢性

大麻使用与海洛因戒断和渴望之间的显著相关性,而 Wasserman 等研究人员则发现在类似美沙酮治疗的(Wasserman et al., 1998)患者中,大麻素摄入过程中海洛因复发增加。然而,这些研究的主要缺点是,它们大多数研究测试的是大麻植物来源的大麻素,这些大麻素往往是从市场上可获得的 SCAs 中移除的。大多数关于 SCAs 的现有证据都是零散和有限的。考虑到天然大麻素与 SCAs 之间的相似性,以及在生化机制方面的一些相似性,一些作者在实验中观察到与这两种物质相关的类似依赖和戒断模式(Gunderson et al., 2012)。然而,与天然大麻相比,SCAs 对 1 型和 2 型大麻素受体(CB1 和 CB2)的亲和力更强,这解释了与 SCAs 相关的更早出现的成瘾以及依赖和戒断症状更严重的原因(Fantegrossi et al., 2014)。此外,重要的是要考虑,随着天然大麻素成为非法物质,以及市场上出现新的毒品,SCAs 如何继续远离天然大麻。人们可以观察到,目前 SCAs 和大麻在结构和临床上都有很大的不同,特别是在不断引入专门为逃避现行法律而开发的新物质之后。

戒断中的合成大麻素和阿片类药物

据我们所知,还没有研究表明在戒断过程中 SCAs-阿片类物质相互作用的生物学性质。SCAs 的长期摄入会抑制 GABA 和谷氨酸的神经传递,以及 CB1-受体的脱敏和内化(Atwood et al., 2010),从而增加这些物质的耐受性和成瘾效应。包括 μ-受体调节和多巴胺调节在内的 μ-阿片通路也参与了 SCAs 的急性和慢性效应。具体而言,SCAs 可以增加 μ-阿片类信号传导并增强阿片类抗伤害效应(Gerak & France, 2016),这有助于解释为什么个体可能使用 SCAs 作为替代品(Prilutskaya, Bersani et al., 2017)。SCAs 与阿片类药物的交叉耐受性可导致这两类物质的共同成瘾效应(Gerak et al., 2015)。

Rodman 等研究人员(2014)关于纳曲酮治疗 SCAs 相关渴求的数据从临床角度间接证实了 SCAs 与阿片类药物戒断和渴求机制之间的同源性(Rodman et al., 2014)。戒断症状持续时间与 SCAs 临床特征之间的相关性,如 SCAs 的服用时间、用量和摄入量,可以推测性地解释假设 SCAs 成瘾(Spaderna et al., 2013)的存在使原发性阿片类药物使用障碍复杂化,并使其症状的严重程度增强。在临床观察中,SCAs 戒断综合征包括焦虑、心动过速、焦躁、易怒、情绪波动、厌食、渴望和癫痫发作(Nacca et al., 2013)。因此,SCAs 戒断症状在很大程度上与阿片类药物戒断症状重叠,从而可能导致戒断症状延长或加重。一些研究人员推测,SCAs 在延长阿片类相关戒断和渴求症状方面的潜在作用是因为合成产品可能含有几种异构化合物,包括类苯丙胺物质(Nacca et al.,2013)。事实上,一系列研究发现,SCAs 混合物中存在许多不同的组分(Adamowicz et al.,2016;Helander et al.,2014;Klavž et al.,2016)。研究人员还经常发现 SCAs 与合成卡西酮和苯丙胺类物质的组合(Zamkova & Nurgaliev,2015)。

关于 SCAs 滥用和成瘾治疗建议的文献数据较少。其中大多数都是以经验的方式描述成功管理的案例,并避免详细解释其反 SCAs 效应的性质(Kekelidze et al.,2017;Nacca,2013)。这限制了研究结果在临床实践中的直接使用。这方面的一个例子是 Cooper(2016)、Macfarlane 和 Christie(2015)的研究发现,喹硫平(25～400 mg)和地西泮(5～25 mg)减轻了 SCAs 患者的烦躁和焦虑,尽管没有解释药物发挥作用的效果和原因(Cooper,2016;Macfarlane & Christie,2015)。然而,有证据表明,在 SCAs 和阿片类药物(Prilutskaya,Bersani et al.,2017)联合使用的情况下,一些药物策略并不那么有效。在 SCAs 和阿片类药物之间的分子和临床相互作用的背景下,关于使用阿片类拮抗剂成功控制 SCA 症状的初步数据(Rodgman et al.,2014;Jones,Nolan,Daver,Comer,& Paone,2017)可能是解决 NPS 滥用的特殊治疗方案,包括与阿片类药物成瘾联合使用的治疗方案。Rodgman 等研究人员(2014)报告的临床病例表明,纳曲酮可以降低因长期使用 NPS 而导致严重渴求的 SCAs 患者的焦虑和抑郁发生率(Rodgman et al.,2014)。在 Jones 等研究人员在 2017 年报告的 4 例急性 SCAs 中毒病例分析中,纳洛酮成功用于治疗嗜睡和困倦(Jones et al.,2017)。作者强调了内源性阿片类药物和大麻素之间的潜在相互关系,认为它们是对观察到的效应的明显解释。

SCAs 和阿片类药物在寻求治疗人群中的联合使用

除了急诊护理单位外,药物成瘾诊所是面临 SCAs 滥用严重危害的第一线医疗保健机构。尽管迄今为止,滥用 NPS 的流行率仍不明朗,但关键是要弄清寻求心理健康治疗的人群中滥用 SCAs 的比率不断增加的原因。据英国《NPS 在安全心理健康中的研究进展》报道,2017 年英国患者长期使用 NPS 的比例刚刚超过 10%。三分之二的单位报告说,在过去 12 个月中至少有 1 名患者出现了与 NPS 相关的精神症状,SCAs 在所有类型的 NPS 中的滥用发生率最高(Public Health England, 2017)。在对 2014 年 7 月 1 日至 2014 年 12 月 31 日期间苏格兰精神医院(Stanley, Mogford, Lawrence, & Lawrie, 2016)的 NPS 入院情况的研究中,入院时使用 NPS 的流行率为 22.2%,其中四分之一的案例使用 SCAs。这项研究表明,NPS 消费者对除苯二氮䓬类和 γ-丁内酯外的所有物质的使用率较高。替代阿片类药物处方是另一个与医院样本中 NPS 使用显著相关的特征(Stanley et al., 2016)。

这些结果与哈萨克斯坦药物成瘾治疗医院等阿片类药物消费历史高发国家患者使用 NPS 的流行病学数据一致。在两年期间(2016~2017 年),该国长期使用 NPS 的平均流行率在 1% 左右波动。然而,流行病学分析显示,在寻求治疗的吸毒者中,NPS 使用率高的地区存在聚集性,其中高达 15.64% 的人在使用 NPS。具体来说,这些病例中有 75% 使用了 SCAs,其中四分之一的病例将 SCAs 和卡西酮结合。在入院前至少使用一次 SCAs 的患者中,有一半因为 SCAs 成瘾症状而入院治疗。与之前提到的研究一样,使用多种药物是与 NPS 滥用显著相关的一个因素(OR: 26.36 CI: 15.15~45.86)。在 SCAs 使用者中,41% 的病例主要诊断为阿片类成瘾,其中三分之一同时患有 SCAs 和阿片类成瘾。与使用卡西酮的患者相比,SCAs 滥用者表现出更高的精神疾病发作比例(OR: 1.87 CI: 1.22~2.86),而阿片类药物和 SCAs 滥用者发生精神疾病并发症的比例更低(OR: 0.38 CI: 0.23~0.63)。导致这种差异的部分原因可能是阿片类药物成瘾者中的 SCAs 滥用模式(SCAs 使用强度较低、SCAs 滥用历史较短以及日常使用 SCAs 的流行率较低)。另一种解释是精神疾病风险较低的可能是 SCAs-阿片类药物的相互作用。同时服用阿片类药物的 SCAs 使用者的平均年龄低于未服用阿片类药物者(分别为 34.17 SD: 6.96 和 27.86 SD: 6.48)。因此,可以推断 SCAs 和阿片类药物共同滥用者的亚组可能反映了传统阿片类药物使用者的全国样本。这可能是因为它们受到非法药物市场新趋势的影响,或者可能将特殊情况评估纳入其中,以应对解决阿片类危机的短缺和减少供应措施。对 SCAs 和阿片类药物组合背后的行为动机评估可能会证实这一想法,因为 SCAs 被更频繁地用来替代阿片类药物或增强其不良精神活性作用(Prilutskaya, Ayaganova et al., 2017)。相比之下,考虑到其准法律地位,将 NPS 和注射阿片类药物结合使用的 SCAs 年轻使用者很少选择口服非处方阿片类药物(曲马多)。

SCAs 和阿片类药物滥用案例研究

这里提供了 10 例临床表现为 SCAs 和阿片类药物成瘾症状的患者。所有患者在医院观察长达 60 天。分析的数据包括(a) 首次使用 SCAs 的动机以及使用何种类型的 SCAs 和阿片类药物组合;(b) 定期使用 SCAs 的时间和剂量的增加;(c) 精神疾病发作;(d) SCAs 和类阿片消费模式;(e) 使用药物治疗临床症状;(f) 药物治疗结果。如表 10.2 所强调的,这些案例中的大多数都与阿片类药物成瘾和 SCAs 滥用有关,其中 SCAs 被用来替代阿片类药物或增强其影响。滥用 SCAs 和阿片类药物的历史跨度为 2 个月至 2 年。使用阿片类药物时,SCAs 依赖综合征发展相对较快(开始使用后 3~10 周)。只有 2 名患者在使用 SCAs 后未报告精神疾病发作。在戒断期,五分之二的病例被随访,出现了典型的阿片类药物戒断症状:身体疼痛、抑郁、强迫性渴望、失眠、躁动和焦虑。从入院第一天起就开始用药,并根据多种药物滥用症状进行治疗。服用苯二氮卓(地西泮)和神经抑制剂(利培酮、喹硫平、左美丙嗪)治疗躁动和渴求。使用卡马西平治疗情绪波动和不稳定及预防癫痫发作。在一个案例中,出现抑郁症状需要服用文拉法辛。当使用利培酮和喹硫平、地西泮和卡马西平等药物组合时,对渴求的治疗结果是有效的。与此同时,吩噻嗪类镇静剂如甲氧异丁嗪也没有控制渴求症状的效果。根据 Nacca 等(2013)和 Rodgman 等(2014)的案例描述,苯二氮卓类药物和非典型神经抑制剂是表现为躁动和攻击的渴求症状的首选(Nacca et al., 2013; Rodgman et al., 2014)。在这些情况下,在戒断期计划治疗时,应考虑控制神经抑制剂可能产生的躯体副作用(Saglam, Bahsi, Akkoca, & Filik, 2016)。在文献中,强调了抗精神疾病药物对 SCAs(Hurst, Loeffler, & McLay, 2011; Roberto et al., 2016)引起的急性和慢性精神障碍的积极作用。大多数研究的结果中不包括精神疾病症状,仅由戒断和渴求综合征的严重程度决定。非典型抗精神疾病药物在控制行为和情绪不稳定方面表现出积极作用。利培酮和喹硫平通常长期持续服用(至少 20 天),并伴有标准的 CBT 治疗。Nosatovsky 等研究人员建议抗精神疾病药物作为门诊抗复发治疗(Nosatovsky et al., 2015)。到目前为止,这些治疗包括两个月每天服用 2~4 mg 的利培酮和 100~400 mg 的喹硫平。缓解期的前瞻性监测结果确定 6 个月没有服用 SCAs 和阿片类药物。

表 10.2　对 SCAs 和阿片类药物成瘾的观察

患者的社会人口学概况	SCAs 使用和持续联合使用阿片类药物的动机	从首次使用 SCAs 到开始成瘾之间的时间段症状（周）	回忆中的精神疾病发作	SCAs 和阿片类药物组合模式	治疗（疗程剂量）	治疗结果
1 号病人 男性,29 岁	首次使用：缓解阿片类药物戒断症状。SCAs 常规偏好：令人愉快的效果	6	3 次伴有偏执症状的精神戒断病发作/其中 1 次配合药物排毒	使用 SCAs 和阿片类药物的组合一年；主要是替代缺乏的阿片类药物；同时摄入 SCAs 和阿片类药物	利培酮——184 mg；卡马西平——8 000 mg；地西洋——20 mg；佐匹克隆——60 mg	完成整个康复过程，出院第 57 天，渴望显著减少
2 号病人 男性,21 岁	首次使用：寻求新感觉；SCAs 的常规偏好：令人愉快的效果	8	服药解毒精安 1 次	SCAs 联合阿片类药物治疗 2 个月；主要是由于替代阿片类药物；阿片类药物作用结束后立即间歇性使用 SCAs	左美丙嗪——125 mg；卡马西平——600 mg	在第 15 天停止治疗，出现渴望和不依从心理
3 号病人 男性,36 岁	首次使用：强化阿片类药物中毒效果。SCAs 的常规偏好：令人愉快的效果	3	吸入 SCAs 后药物解毒出现 1 次急性幻觉和妄想	SCAs 联合阿片类药物治疗 6 个月；主要是由于替代阿片类药物；SCs 和阿片类药物使用的周期交替	利培酮——120 mg；地西洋——80 mg；卡马西平——3 000 mg	第 46 天出院，渴望反复发作，并伴有情感不稳定的症状
4 号病人 男性,22 岁	首次使用：寻求新感觉；SCs 的常规偏好：低价格	6	无	SCAs 联合阿片类药物治疗 6 个月；加剧了阿片类药物的副作用	地西洋——290 mg；卡马西平——3 200 mg	在第 16 天停止治疗，出现真正渴望的症状，表现出对心理治疗的攻击性和不依从性
5 号病人 男性,35 岁	首次使用：寻求新感觉；SCAs 的常规偏好：令人愉快的效果	4	1 次精安发作，随后服用药物排毒	SCAs 联合阿片类药物治疗 6 个月；对 SCAs 和阿片类药物的渴望程度相等，并诊断出多物质依赖综合征；同时摄入 SCAs 和阿片类药物	卡马西平——12 000 mg	完成了整个康复过程，在第 60 天出院时，渴望大大减少

续 表

患者的社会人口学概况	SCAs 使用和持续联合使用阿片类药物的动机	从首次使用 SCAs 到开始成瘾之间的时间段症状（周）	回忆中的精神疾病发作	SCAs 和阿片类药物组合模式	治疗（疗程剂量）	治疗结果
6号病人 男性,33岁	首次使用：寻求新感觉 SCAs 的常规偏好：可用性	6	一次妄想和神志不清需要药物解毒	SCAs 联合阿片类药物治疗 5 个月；多物质药物和阿片类药物依赖被诊断；同时摄入 SCAs 和阿片类药物	地西泮——100 mg；卡马西平——6 000 mg	第 32 天停止治疗，有保留 SC 渴望的症状
7号病人 男性,36岁	首次使用：缓解阿片类药物戒断 SCAs 的常规偏好：可用性	6	一次谵妄需要药物解毒	SCAs 联合阿片类药物治疗 3 个月；主要用于替代阿片类药物；交替使用 SCAs 和阿片类药物	地西泮——100 mg；卡马西平——4 000 mg	第 28 天停止治疗，出现渴望 SC 的症状
8号病人 男性,33岁	首次使用：在朋友的压力下 SCAs 的常规偏好：令人愉快的效果	8	急性幻觉发作一次，通过药物解毒治疗	SCAs 联合阿片类药物治疗 6 个月；代替阿片类药物；交替使用 SCAs 和阿片类药物	利培酮——180 mg；卡马西平——6 100 mg	完成了整个康复疗程，在 60 天出院时，渴望大大减少
9号病人 男性,31岁	首次使用：寻找新感觉 SCAs 的常规偏好：令人愉悦的效果	10	无	SCAs 联合阿片类药物治疗 2 年；诊断为阿片类药物和 SCAs 多物质依赖综合征；交替使用 SCAs 和阿片类药物	利培酮——92 mg；卡马西平——6 200 mg；地西泮——55 mg；托非索泮——3 300 mg；文拉法辛——975 mg	完成了整个康复疗程，在 60 天出院时，渴望大大减少
10号病人 男性,28岁	首次使用：缓解阿片类药物戒断 SCAs 的常规偏好：可用性	10	一次通过药物排挤治疗的伴有偏执症状的精神疾病发作	SCAs 联合阿片类药物治疗 20 个月；诊断为阿片类药物和 SCAs 多物质依赖综合征；阿片类药物作用结束后立即同歇性使用 SCAs	喹硫平——24 800 mg；卡马西平——38 400 mg；地西泮——140 mg；佐匹克隆——75 mg	完成了整个康复疗程，在 60 天出院时，渴望大大减少

结论

在世界各地已发现的数百种 NPS 中,SCAs 是滥用最广泛的一种,由于其独特的化学异质性和各种毒性危害,给公共卫生带来了极大的挑战。这部分研究描述了其毒性的药效学和药代动力学途径。根据实验数据,从三代化学品中已经检测到 300 多个 SCAs,并根据其与 CB-受体的亲和性和化学相似性进行了分类。对特定 SCAs 的行为和毒性特性主要是探索性研究。与此同时,有效的临床管理策略和急慢性 SCAs 危害的研究和了解仍然很少。

SCAs 在传统毒品使用者中越来越受欢迎,这给临床医生带来了更大的挑战。最近在不同国际药物滥用治疗环境中不同程度出现从传统药物"转向"到伪合法类似物的现象。在与 NPS 联用的非法药物中,考虑到滥用的高风险模式,例如较短的半衰期,需要静脉注射的物质引起了最多的临床关注。除了人工合成卡西酮外,SCAs 是阿片类药物使用者第二大最常见滥用药物。一系列流行病学研究发现,在哈萨克斯坦的一个受调查关键群体中,SCAs 使用的阳性流行率已达到 20%(Prilutskaya, Ayaganova et al., 2017)。SCAs 与阿片类共现具有 CB-和 μ-阿片受体之间的生化相互作用。这种相互作用和其他神经递质参与的药效学意义的准确描述仍在很大程度上是未知的。同时,考虑到 SCAs 的毒性,多巴胺和 5-羟色胺能系统在多物质滥用中的作用可能对理解其性质至关重要。

与其他多物质使用障碍一样,SCAs 和阿片类药物共同成瘾通常具有严重的临床特征,包括精神疾病、攻击性和暴力行为的高发率以及危及生命的并发症风险增加(Wagner et al., 2014;Nurmedov et al., 2015;Prilutskaya, Ayaganova et al., 2017)。值得注意的是,SCAs 滥用使阿片类药物成瘾的治疗预后复杂化。关于这一主题的零星观察证实了 NPS 和传统药物联合用药的患者病情倾向恶化(Nurmedov et al., 2015)。攻击性和冲动性的增加,以及治疗依从性的降低和患者损耗的增加都是临床实践中显示阿片类药物与 SCAs 相互作用严重后果的客观指标。

本章介绍的在寻求治疗的人群中使用 SCAs 的临床案例表明,NPS 滥用的增加可能会对传统阿片类药物市场产生影响。SCAs 和阿片类药物共现的盛行表明阿片类药物吸食是如何转变为多物质成瘾的,这需要新的解决方案、管理和预防标准(包括二级和三级)。

　　系列病例分析强调了需要为 SCAs -阿片类药物滥用患者量身定制循证临床建议的必要性。迄今为止,关于 SCAs 危害及其急性毒性作用的传闻报告很少在文献中描述。解决 SCAs 戒断和渴求的治疗方案是缺乏和分散的。制定以证据为基础的临床途径和指南以解决 SCAs 滥用问题,包括 NPS 与其他传统药物联合使用导致的成瘾问题至关重要。

参考文献

Adamowicz, P., Gieroń, J., Gil, D., Lechowicz, W., Skulska, A., & Tokarczyk, B. (2016). The prevalence of new psychoactive substances in biological material-a three-year review of casework in Poland. Drug Testing and Analysis, 8(1), 63 - 70. https://doi.org/10.1002/dta. 1924. Epub 2015 December 14.

Alon, M. H., & Saint-Fleur, M. O. (2017). Synthetic cannabinoid induced acute respiratory depression: Case series and literature review. Respir Med Case Rep, 22, 137 - 141. doi: 10. 1016/j.rmcr.2017.07.011. eCollection 2017.

Atwood, B. K., Huffman, J., Straiker, A., & Mackie, K. (2010). JWH018, a common constituent of "Spice" herbal blends, is a potent and efficacious cannabinoid CB1 receptor agonist. Br J Pharmacol, 160(3), 585 - 593. doi: 10.1111/j.1476 - 5381.2009.00582.x.

Bonar, E. E., Ashrafioun, L., & Ilgen, M. A. (2014). Synthetic cannabinoid use among patients in residential substance use disorder treatment: Prevalence, motives, and correlates. Drug and Alcohol Dependence, 143, 268 - 271. https://doi.org/10.1016/j.drugalcdep.2014. 07.009.

Caviness, C. M., Tzilos, G., Anderson, B. J., & Stein, M. D. (2015). Synthetic cannabinoids: Use and predictors in a community sample of young adults. Subst Abus, 36(3), 368 - 373. doi: 10.1080/08897077.2014.959151. Epub 2014 September 15.

Cooper, Z. D. (2016). Adverse effects of synthetic cannabinoids: Management of acute toxicity and withdrawal. Curr Psychiatry Rep, 18(5), 52. doi: 10.1007/s11920 - 016 - 0694 - 1.

Dickson, A. J., Vorce, S. P., Levine, B., & Past, M. R. (2010). Multiple-drug toxicity caused by the coadministration of 4 - methylmethcathinone (mephedrone) and heroin. J Anal Toxicol, 34(3), 162 - 168.

EMCDDA. (2009). Polydrug use: patterns and responses (pp. 5 - 25). Lisbon, Portugal: European Monitoring Centre for Drugs and Drug Addiction.

EMCDDA. (2013). EU drug markets report: A strategic analysis. Lisbon, Portugal: European Monitoring Centre for Drugs and Drug Addiction. Retrieved from www.emcdda.europa.eu/system/files/publications/741/TD31123.

Fantegrossi, W. E., Moran, J. H., Radominska-Pandya, A., & Prather, P. L. (2014). Distinct pharmacology and metabolism of K2 synthetic cannabinoids compared to $\Delta 9$ - THC: Mechanism underlying greater toxicity? Life Sciences, 97(1), 45 - 54. http://doi.org/10. 1016/j.lfs.2013.09.017.

Gamage, T. F., Farquhar, C. E., Lefever, T. W., Marusich, J. A., Kevin, R. C., McGregor,

I. S., Thomas, B. F. (2018, March 16.). Molecular and behavioral pharmacological characterization of abused synthetic cannabinoids MMB- and MDMB-FUBINACA, MN-18, NNEI, CUMYLPICA, and 5 - fluoro-CUMYL-PICA. J Pharmacol Exp Ther, pii: jpet.117. 246983. doi: 10.1124/jpet.117.246983.

Gerak, L. R., & France, C. P. (2016). Combined treatment with morphine and Δ9 - tetrahydrocannabinol in rhesus monkeys: Antinociceptive tolerance and withdrawal. The Journal of Pharmacology and Experimental Therapeutics, 357(2), 357 - 366. https://doi.org/10. 1124/jpet.115.231381. Epub 2016 March 2.

Gerak, L. R., Zanettini, C., Koek, W., & France, C. P. (2015). Cross-tolerance to cannabinoids in morphine-tolerant rhesus monkeys. Psychopharmacology, 232(19), 3637 - 3647. https://doi.org/10.1007/s00213 - 015 - 4023 - x.

Green, T. C., & Doe-Simkins, M. (2014). Synthetic cannabinoids, cathinones, and illicitly synthesized opioids: Use prevalence, risk perception, and risk reduction behaviors among people who use internet drug discussion forums. 142nd APHA Annual Meeting and Exposition. Retrieved from https://apha.confex.com/apha/142am/webprogram/Paper309020.html.

Gunderson, E. W., Haughey, H. M., Ait-Daoud, N., Joshi, A. S., & Hart, C. L. (2012). "Spice" and "K2" herbal highs: A case series and systematic review of the clinical effects and biopsychosocial implications of synthetic cannabinoid use in humans. Am J Addict, 21(4), 320 - 326. doi: 10.1111/j.1521 - 0391.2012.00240.x.

Haney, M. (2007). Opioid antagonism of cannabinoid effects: Differences between marijuana smokers and nonmarijuana smokers. Neuropsychopharmacology, 32(6), 1391 - 1403.

Helander, A., Bäckberg, M., Hultén, P., Al-Saffar, Y., & Beck, O. (2014). Detection of new psychoactive substance use among emergency room patients: Results from the Swedish STRIDA project. Forensic Science International, 243, 23 - 29. https://doi.org/10.1016/ j. forsciint.2014.02.022.

Hurst, D., Loeffler, G., & McLay, R. (2011) Psychosis associated with synthetic cannabinoid agonists: A case series. Am J Psychiatry, 168(10), 1119. doi: 10.1176/appi.ajp.2011. 11010176.

Ismail, F. M. D. (2002). Important fluorinated drugs in experimental and clinical use. Journal of Fluorine Chemistry, 118, 27 - 33.

Iudici, A., Castelnuovo, G., & Faccio, E. (2015). New drugs and polydrug use: Implications for clinical psychology. Frontiers in Psychology, 6, 267. https://doi.org/10.3389/fpsyg.2015. 00267.

Jones, J. D., Nolan, M. L., Daver, R., Comer, S. D., & Paone, D. (2017). Can naloxone be used to treat synthetic cannabinoid overdose? Biol Psychiatry, 81(7), e51 - e52. doi: 10. 1016/j.biopsych.2016.08.013. Epub 2016 August 18.

Katz, K. D., Leonetti, A. L., Bailey, B. C., Surmaitis, R. M., Eustice, E. R., Kacinko, S., & Wheatley, S. M. (2016). Case series of synthetic cannabinoid intoxication from one toxicology center. West J Emerg Med, 17(3), 290 - 294.

Kekelidze, Z. I., Klimenko, T. V., Kozlov, A. A., & Shakhova, S. M. (2017). Differential approaches to the treatment of acute psychosis due to the use of synthetic cannabinoids. Zh Nevrol Psikhiatr Im S S Korsakova, 117(12), 21 - 26. doi: 10.17116/jnevro201711712121 - 26.

Klavž, J., Gorenjak, M., & Marinšek, M. (2016). Suicide attempt with a mix of synthetic cannabinoids and synthetic cathinones: Case report of non- fatal intoxication with AB-CHMINACA, AB-FUBINACA, alpha-PHP, alpha-PVP and 4 – CMC. Forensic Science International, 265, 121 – 124. https://doi.org/10.1016/j.forsciint.2016.01.018. Epub 2016 January 28.

Macfarlane, V., & Christie, G. (2015). Synthetic cannabinoid withdrawal: A new demand on detoxification services. Drug Alcohol Rev, 34, 147 – 153.

MacLeod, K., Pickering, L., Gannon, M., Greenwood, S., Liddell, D., Smith, A., Burton, G. (2016). Understanding the patterns of use, motives, and harms of new psychoactive substances in Scotland (pp. 1 – 92). Final Report to the Scottish Government. Edinburgh.

Maguire, D. R., & France, C. P. (2016). Interactions between cannabinoid receptor agonists and mu opioid receptor agonists in rhesus monkeys discriminating fentanyl. European Journal of Pharmacology, 784, 199 – 206. https://doi.org/10.1016/j.ejphar.2016.05.018.

McNamara, S., Stokes, S., & Coleman, N. (2010). Head shop compound abuse amongst attendees of the Drug Treatment Centre Board. Ir Med J, 103(5), 134, 136 – 137.

Moore, K., Dargan, P. I., Wood, D. M., & Measham, F. (2013). Do novel psychoactive substances displace established club drugs, supplement them or act as drugs of initiation? The relationship between mephedrone, ecstasy and cocaine. Eur Addict Res, 19(5), 276 – 282. doi: 10.1159/000346678. Epub 2013 April 22.

Nacca, N., Vatti, D., Sullivan, R., Sud, P., Su, M., & Marraffa, J. (2013). The synthetic cannabinoid withdrawal syndrome. J Addict Med, 7(4), 296 – 298. doi: 10.1097/ADM.0b013e31828e1881.

Nosatovsky, I. A., Krilov, E. N., Khanikov, V. V., & Gofman, A. G. (2015). Antirelapsing risperidone monotherapy of drug addiction. European Neuropsychopharmacology, 15, 281.

Nava, F., Manzato, E., & Lucchini, A. (2007). Chronic cannabis use does not affect the normalization of Hypothalamic-Pituitary-Adrenal (HPA) axis induced by methadone in heroin addicts. Progress in Neuro-Psychopharmacology & Biological Psychiatry, 31(5), 1089 – 1094.

Nurmedov, S., Yilmaz, O., Darcin, A. E., Noyan, O. C., & Dilbaz, N. (2015). Frequency of synthetic cannabinoid use and its relationship with socio-demographic characteristics and treatment outcomes in alcohol- and substance-dependent inpatients: A retrospective study. Klinik Psikofarmakol Bulteni, 25 (4), 348 – 354. https://doi.org/10.5455/bcp.20150207072424.

Ojanperä, I. A., Heikman, P. K., & Rasanen, I. J. (2011). Urine analysis of 3, 4 – methylenedioxypyrovalerone in opioid-dependent patients by gas chromatography-mass spectrometry. Ther Drug Monit, 33(2), 257 – 263. doi: 10.1097/FTD.0b013e318208b693.

Orsini, J., Din, N., Elahi, E., Gomez, A., Rajayer, S., Malik, R., & Jean, E. (2017). Clinical and epidemiological characteristics of patients with acute drug intoxication admitted to ICU. JCommunity Hosp Intern Med Perspect, 7(4), 202 – 207. doi: 10.1080/20009666.2017.1356189. eCollection 2017 October.

Ossato, A., Canazza, I., Trapella, C., Vincenzi, F., De Luca, M. A., Rimondo, C., Marti, M. (2016, June 3). Effect of JWH-250, JWH-073 and their interaction on "tetrad", sensorimotor, neurological and neurochemical responses in mice. Progress in Neuro-

Psychopharmacology and Biological Psychiatry, 67, 31－50.

Palamar, J. J., Barratt, M. J., Coney, L., & Martins, S. S. (2017). Synthetic cannabinoid use among high school seniors. Pediatrics, 40(4). pii: e20171330. doi: 10. 1542/peds. 2017－1330. Epub 2017 September 11.

Péterfi, A., Tarján, A., Horváth, G. C., Csesztregi, T., & Nyírády, A. (2014). Changes in patterns of injecting drug use in Hungary: A shift to synthetic cathinones. Drug Test Anal, 6 (7－8), 825－831. doi: 10.1002/dta.1625.

Prilutskaya, M., Ayaganova, D., & Molchanov, S. (2017). Analysis of novel psychoactive substances' consumption in the drug addicted patients of the republic of Kazakhstan. Vestnik KAZNMU, 3, 137－141.

Prilutskaya, M., Bersani, F. S., Corazza, O., & Molchanov, S. (2017). Impact of synthetic cannabinoids on the duration of opioid-related withdrawal and craving among patients of addiction clinics in Kazakhstan: A prospective case-control study. Hum Psychopharmacol, 32 (3). doi: 10.1002/hup.2618. Epub 2017 June 20.

Public Health England. (2017). A review of new psychoactive substances in secure mental health settings (pp. 4－8). Summary document. London.

Roberto, A. J., Lorenzo, A., Li, K. J., Young, J., Mohan, A., Pinnaka, S., & Lapidus, K. A. (2016). First-episode of synthetic cannabinoid-induced psychosis in a young adult, successfully managed with hospitalization and risperidone. Case Rep Psychiatry, 7257489. doi: 10.1155/2016/7257489. Epub 2016 June 26.

Rodgman, C. J., Verrico, C. D., Worthy, R. B., & Lewis, E. E. (2014). Inpatient detoxification from a synthetic cannabinoid and control of postdetoxification cravings with naltrexone. Prim Care Companion CNS Disord, 16(4). https://doi. org/10. 4088/PCC. 13l01594.

Saglam, O., Bahsi, R., Akkoca, Y., & Filik, L. (2016). Risperidone-induced hepatotoxicity in a patient addicted to synthetic cannabinoid. Eur J Gastroenterol Hepatol, 28(3), 360－361. doi: 10.1097/MEG.0000000000000524.

Sampson, C. S., Bedy, S. M., & Carlisle, T. (2015). Withdrawal seizures seen in the setting of synthetic cannabinoid abuse. Am J Emerg Med, 33(11), 1712.e3. doi: 10.1016/j.ajem.2015. 03.025. Epub 2015 March 14.

Sande, M., & Šabić, S. (2018). The importance of drug checking outside the context of nightlife in Slovenia. Harm Reduct J, 15(1), 2. doi: 10.1186/s12954－018－0208－z.

Scavone, J. L., Mackie, K., & Van Bockstaele, E. (2010). Characterization of cannabinoid-1 receptors in the locus coeruleus: Relationship with mu-opioid receptors. J. Brain Res, 1312, 18－31. https://doi.org/10.1016/j.brainres.2009.11.023.

Shalit, N., Barzilay, R., Shoval, G., Shlosberg, D., Mor, N., Zweigenhaft, N., & Krivoy, A. (2016). Characteristics of synthetic cannabinoid and cannabis users admitted to a psychiatric hospital: A comparative study. J ClinPsychiatry, 77, e989－e995. https://doi.org/10.4088/ JCP.15 m09938.

Spaderna, M., Addy, P. H., & D'Souza, D. C. (2013). Spicing things up: Synthetic cannabinoids. Psychopharmacology (Berl), 228(4), 525－540. doi: 10.1007/s00213－013－3188－4. Epub 2013 July 9.

Stanley, J. L., Mogford, D. V., Lawrence, R. J., & Lawrie, S. M. (2016). Use of novel psychoactive substances by inpatients on general adult psychiatric wards. BMJ Open, 6(5), e009430. doi: 10.1136/bmjopen-2015-009430.

Wagner, K. D., Armenta, R. F., Roth, A. M., Maxwell, J. C., Cuevas-Mota, J., & Garfein, R. S. (2014). Use of synthetic cathinones and cannabimimetics among injection drug users in San Diego, California. Drug Alcohol Depend, 141, 99 – 106. doi: 10.1016/j.drugalcdep.2014. 05.007.

Wakley, A. A., & Craft, R. M. (2011). THC—methadone and THC—naltrexone interactions on discrimination, antinociception, and locomotion in rats. Behavioural Pharmacology, 22(5 – 6), 489 – 497. https://doi.org/10.1097/FBP.0b013e328348ed22.

Wasserman, D. A., Weinstein, M. G., Havassy, B. E., & Hall, S. M. (1998). Factors associated with lapses to heroin use during methadone maintenance. Drug and Alcohol Dependence, 52(3), 183 – 192.

Wiley, J. L., Marusich, J. A., & Thomas, B. F. (2017). Combination chemistry: Structure-activity relationships of novel psychoactive cannabinoids. Curr Top Behav Neurosci, 32, 231 – 248. doi: 10.1007/7854_2016_17.

Wilkinson, S. M., Banister, S. D., & Kassiou, M. (2015). Bioisosteric fluorine in the clandestine design of synthetic cannabinoids. Aust J Chem, 68(1), 4 – 8.

Yazici, A. B., Yazici, E., & Erol, A. (2017). Delirium and high creatine kinase and myoglobin levels related to synthetic cannabinoid withdrawal. Case Rep Med, 3894749. doi: 10.1155/ 2017/3894749. Epub 2017 April 10.

Zamkova, V., & Nurgaliev, Z. (2015). Investigation of synthetic cannabinoids: Indole and indazole. East-West partnership for forensic expertise. Actual problems of the theory and practice of forensic. Committee on Legislation and Judicial-Legal Reform of the Majilis of the Parliament of the Republic of Kazakhstan. Astana. Retrieved April 20, 2018, from http:// online.zakon.kz/Document/?doc_id = 32382557&doc_id2 = 32382557#pos = 1;-8&pos2 = 2329;- 100.

第十一章
英国合成卡西酮及相关死亡率

John M. Corkery, Christine Goodair, and Hugh Claridge

简介

阿拉伯茶(Catha edulis forsk)是常绿铁芹科(月籽或纺锤树)家族的成员(Corkery, 2016)。其鲜叶含有多种苯丙胺型生物碱,其中两种主要的精神活性成分是兴奋剂卡西酮(S-(-)-α-氨基苯丙酮)和卡辛(S, S-(+)-去甲伪麻黄碱)。卡西酮(α-氨基丙苯酮)已从不同数量鲜叶中分离出。这些分子作用于两种主要的神经化学途径——多巴胺和去甲肾上腺素。研究表明,卡西酮和苯丙胺一样,释放血清素进入中枢神经系统(CNS),诱导多巴胺从中枢神经系统末端释放,增加多巴胺通路活性(Kalix & brenenden, 1985)。卡西酮促进去甲肾上腺素的传递。有研究认为,卡西酮和卡西林抑制去甲肾上腺素的摄取(Drake, 1988)。卡西酮具有比卡西林更强的兴奋作用,通常被认为是阿拉伯茶中最主要的成分。然而,氧气的存在使卡西酮不稳定,它在采摘或干燥后的几天内就会分解(Griffiths et al., 1997)。它的精神活性迅速下降,大约36 h后其生理活性会变得很低。

咀嚼阿拉伯茶是通过唾液酶的作用获取卡西酮和卡西林的一种有效方法。然而,它需要很长时间才能达到最大血浆水平。因此,与苯丙胺和可卡因等其他兴奋剂相比,阿拉伯茶的增强作用较小。

去甲伪麻黄碱 SD-(-)-卡西酮类主要代谢为 R/S-(-)-去麻黄碱,R-(+)-卡西酮类主要代谢为 R/R-(-)-去甲伪麻黄碱(Brenneisen, Geisshüsler, & Schorno, 1986)。这两种分子(麻黄碱和伪麻黄碱)是生产甲卡西酮(一种合成卡西酮)的关键化学前体。

什么是合成卡西酮?

合成卡西酮是结构类似苯丙胺/儿茶酚胺的 β-酮基苯乙胺类物质,并产生类似于这类物质的效应和拟交感神经特性。然而,它们的化学性质、效价、药代动力学和药效学都存在着变化。因此,每个分子对血清素、多巴胺、去甲肾上腺素和血清素通路的影响各不相同(Schifano, 2014, 2015)。

甲氧麻黄酮的代谢方式与环取代的苯丙胺相似。然而,对于较新的合成卡西酮新陈代谢知之甚少,合成卡西酮的半衰期可能存在较大变化。例如,据报道甲氧麻黄酮的半衰期短至 1 h,因此,重新给药会产生风险(Papaseit et al., 2015)。然而,α-吡咯烷酮(α-PHP)似乎具有 37 h 的血清消除半衰期(Fujita et al., 2018)。人们认为亚甲二氧基戊二酮(MDPV)的半衰期为3~5 h。安非他酮的半衰期为12~30 h。

合成卡西酮与其他兴奋剂的比较

卡西酮通常是根据其药理作用或性质或与"传统"兴奋剂类药物的比较来进行分类的。一些分类考虑它们与不同底物或非底物转运抑制剂的关系(SimmLer et al., 2013)。另一些与摇头丸/MDMA、苯丙胺/甲基苯丙胺、可卡因(Concheiro, Anizan, Ellefsen, & Huestis, 2013)或组合(如 MDMA/可卡因)以及化学结构类别进行比较(Valente, Guedes de Pinho, de Lourdes Bastos, Carvalho, & Carvalho, 2014; Concheiro et al., 2013; Assi, Gulyamova, Kneller, & Osselton, 2017)。有些分类把吡咯烷视为一个单独的类别。

四类合成卡西酮通常被描述为行为效应(Guirguis et al., 2017):

- 可卡因-MDMA-混合分子,如甲氧麻黄酮、4-甲基甲卡西酮(4-MEC)、甲基酮、乙基酮、丁酮和萘酮是多巴胺转运体(DAT)、去甲肾上腺素转运体(NET)和血清素转运体(SERT)的底物。口服后,这些物质会产生内致作用,类似于 MDMA 的效果,但鼻吸服用时,它们会产生精神兴奋,类似于可卡因的效果(Liechti, 2015)。

- MDMA 类分子,如美甲酮和4-三氟甲基甲卡西酮(SimmLer, Rickli, Hoener, & Liechti, 2014)等分子在 SERT 中表现出较高的抑制效力,但相对它们对 DAT 的预防,同时促进 NE 和 5-HT 类苯丙胺类似物的释放,如 MDMA、对甲氧基甲基苯丙胺(PMMA)、对甲氧基苯丙胺(PMA)和

4-乙基硫代苯丙胺(4-MTA)。

- 甲基苯丙胺类分子,如卡西酮、甲基卡西酮、氟哌酮、乙基卡西酮和 3-氟甲基卡西酮等是具有 DAT 选择性的单胺转运体底物,在 DAT 时表现出高抑制效力,而在 SERT 时表现出低抑制效力(SimmLer et al., 2013, 2014)。它们以类似于甲基苯丙胺的方式促进 NE 和 DA 的释放(Liechti, 2015)。

- 吡咯戊酮类分子,如吡咯戊酮、MDPV 和 α-吡咯烷二酮(α-PVP)是非底物转运抑制剂,在 NET 和 DAT ≥ 甲基苯丙胺(Aarde, Huang, Creehan, Dickerson, & Taffe, 2013)或可卡因(Baumann et al., 2013)时表现出抑制效力。MDPV 和 α-PVP 都被认为是可卡因类似物(Smith, Blough, & Banks, 2017)。最近对焦戊酮类似物 α-吡咯烷二硫噻吩酮(α-PVT)的研究表明,它具有类似于甲基苯丙胺和可卡因的强化和奖励效应(Cheong et al., 2017)。

除这些观察外,还有一些报告指出,一些使用者发现低剂量卡西酮引起的兴奋作用可与哌醋甲酯相媲美,高剂量时可与可卡因和苯丙胺的综合作用相媲美(Coppola & Mondola, 2012)。EMCDDA(欧洲毒品监测中心)(2012)指出,一些合成卡西酮消费者认为这种分子在药理学上类似于苯丙胺、可卡因和摇头丸/MDMA。

合成卡西酮的制备,配方和使用

虽然处方卡西酮,如安非他酮(丁氨苯丙酮)是片剂形式,但英国法医进行调查的非法卡西酮通常以白色或棕色粉末的形式出现;这些分子的自由基形式不稳定,很容易分解。因此,它们通常以盐酸盐的形式存在。2006 年 1 月至 2010 年 2 月中旬的数据表明,提交给英国法医机构的卡西酮衍生物中,95%为粉状,4%为片剂或胶囊(ACMD, 2010)。这些药物与它们出售的形式相呼应——通常是白色或棕色粉末,有时是胶囊,更罕见的是药丸。

过去,合成卡西酮可以通过一系列合法的零售渠道购买,包括便利店、加油/气站、"头部"/"智能"商店(head/smart shops)、"成人"商店等(Meyers et al., 2015)。在过去十年左右的时间里,互联网已经成为获取 NPS 信息的主要渠道,不仅是一般购买 NPS 的主要市场,也是购买这些分子的主要市场。然而,爱尔兰共和国和英国等国家政府实施的"全面禁令",不仅导致了零售店铺关闭,比如:"头"/"智能"商店以及 NPS 的开放来源,而且还将 NPS 市场与苯丙胺、大麻、可卡因和海洛因等传统毒品一起推向了秘密街头市场(Shapiro & Daly, 2017),并推向了互联网更黑暗的深处。Wadsworth、Drummond、Kimergárd和Deluca(2017)报告称,随着2016年5月26日《2016精神活性物质法案》的生效,英国卡西酮的销售(以及其他毒品)从表层网络转向深层网络,包括暗网。

卡西酮通常被宣传为"高"纯度(>95%),然而,卡西酮的历史纯度数据无法从英国法医部门获得,因为它通常不会在常规法医分析中确定。然而,随着时间的推移,卡西酮的纯度,除了那些广告上宣传的"科研用化学品"外,似乎已经下降了。在同一产品中发现许多不同的卡西酮并不罕见。此外,卡西酮中还添加了一系列掺假剂和增稠剂,如苯佐卡因、咖啡因、利多卡因、非那西丁和普鲁卡因,因为它们会模仿、增强和加强受管制药物的效果(Guirguis et al., 2017)。这种混合物的存在意味着使用者可能不知道他们摄入的是什么,也使得毒理学结果变得更加难以理解,特别是在解释卡西酮在死亡中可能发挥的作用(如果有的话)方面。

合成卡西酮的传统给药途径是鼻吸或嗅吸(吸入),有时使用一种称为"键控"的技术;口服(包括"轰炸"或"涂抹"——用卷烟纸包着,和饮料一起吞咽),或更多情况下通过静脉注射。据报道,MDPV已被用于舌下、肌内注射、直肠、吸烟和气化(吸入)(Coppola & Mondola, 2012)。

合成卡西酮的使用

合成卡西酮的发现、创造和初步用途

最初人工合成卡西酮分子是在寻找可能的治疗药物时被创造或"发现"的。其中一些药物已有近90年的历史,例如甲氧麻黄酮(Saem de Burnaga Sanchez, 1929),而其他药物的历史可追溯到20世纪60年代,例如用于食欲抑制的二乙基卡西酮(安非帕酮),于1961年获得专利;焦戊酮,1964年首次合成;以及1969年首次合成的MDPV(Boehringer Ingelheim, 1969)。最近,甲基酮作为一种抗抑郁药和抗帕金森病药物获得了专利(Jacob & Shulgin, 1996)。另一种历史悠久的分子是20世纪30年代在前苏联用作抗抑郁药的甲基卡西酮(麻黄酮),然而,它在那里被用于娱乐,特别是在20世纪70年代和80年代以及随后在美国的十年里。

一些合成卡西酮仍被许可用于医学用途。例如,安非他酮(安非他酮、赛班、维布特林)主要用作抗抑郁药和戒烟辅助药物,也被用于娱乐目的,因为它

具有类似可卡因的效果(McCormick,2002;Vento et al.,2013)。与 MDPV 结构相关的吡咯戊酮由于其具有兴奋剂效果,已被用于临床治疗嗜睡和慢性疲劳(Gardos & Cole,1971)。在法国及其他地方,它也被用作食欲抑制剂和厌食症药物。然而,由于滥用和依赖问题,近年来很少有人开这种处方(Deniker,Lôo,Cuche,& Roux,1975)。吡咯戊酮列于 1971 年《联合国精神药物公约》附表四。在英国,根据 1971 年《滥用药物法》,在 2010 年 4 月列管卡西酮类药物(例如甲氧麻黄酮)之前,它被归为 C 类药物。安非帕酮也被归为 C 类药物。

至少在过去的三十年里,人们对滥用(娱乐或不恰当使用)和依赖某些合成卡西酮表示了担忧(例如使用吡咯戊酮)(Deniker et al.,1975)。在 1997~2004 年期间,德国报道了六种吡咯戊酮衍生物。然而,直到 21 世纪中期,合成卡西酮的非法市场才变得明显起来。在欧洲,甲基酮于 2005 年出现,随后在 2007 年出现了甲氧麻黄酮和 MDPV,后者于次年在英国首次被报告会造成健康问题。到 2009 年,甲氧麻黄酮在英国迅速传播和相关严重不良健康问题(包括死亡)的报告导致了对此类分子的管控。自 2010 年以来,越来越多的合成卡西酮进入了非法市场;最受欢迎的包括 3,4-二甲基甲卡西酮、3-氟甲卡西酮、4-氟甲卡西酮、4-甲基甲卡西酮、α-PVP、α-吡咯烷基苯丙酮(α-PPP)、丁麻酮、丁酮、美甲酮、甲基酮、美西酮、萘酮和戊酮。

卡西酮的法律地位

在阿拉伯茶植物(Cathula edulis)中存在的两种主要精神活性物质卡西酮和卡西林在国际上是受管制的。这是因为在 1980 年早期,所有类似苯丙胺的物质都被集体体置于国际管制之下(ECCD,1985)。卡西酮被列入 1971 年《联合国公约》(1988)附表一,去甲伪麻黄碱被列入附表三,卡西酮和去甲伪麻黄碱被列入英国 1971 年《滥用药物法案》的 C 类管制药品,在 1986 年《滥用药物法案(修订)》中被列入附表一和附表三。

几种合成卡西酮在 1971 年《联合国公约》中被列入附表二而最近几年已受到国际管制(UNODC,2017)MDPV、甲氧麻黄酮和甲基酮于 2015 年被列管;α-PVP 2016 年被列管;乙烯酮、戊甲酮、4-MEC、MDPV、甲氧麻黄酮和甲基酮均被纳入 1970 年《美国管制物质法案》附表一。

在欧盟(EU)层面,欧洲理事会 2010 年 12 月 2 日的决定(2010/759/EU)已将甲氧麻黄酮提交欧盟成员国采取管制措施。一些卡西酮衍生物被毒品管制或类似立法抓获的,例如:甲氧麻黄酮(比利时、克罗地亚、丹麦、爱沙尼亚、法国、德国、爱尔兰、意大利、立陶宛、挪威、罗马尼亚和瑞典);甲基酮(丹麦、爱尔兰、罗马尼亚和瑞典);丁酮(丹麦、爱尔兰、挪威、罗马尼亚和瑞典);MDPV(丹麦、爱尔兰、芬兰和瑞典);和氟吡酮(丹麦、爱尔兰和罗马尼亚)。芬兰和荷兰控制甲氧麻黄酮。在英国,几代/几类合成卡西酮及其衍生物在 1971 年法案中被定义为 B 类药物,并列入《药物滥用条例》(2003 年修订)附表一。

合成卡西酮的数量

联合国毒品和犯罪问题办公室(UNODC)报告称,成员国和地区识别/报告的合成卡西酮数量从 2008 年的 7 种增加到 2014 年底的 68 种,2015 年增加约 55 种(临时数据)(UNODC,2016)。2015 年至 2016 年,向 EMCDDA 报告的此类分子累计数量为 118 个(EMCDDA Europol,2017);截至 2017 年底,这一数字已增至 130。其中,2016 年首次报告的有 14 例,2017 年首次报告的有 12 例。

合成卡西酮的流行

目前还没有关于合成卡西酮作为毒品类别或单个分子的全球或欧洲范围的流行数据。关于欧洲特定分子的任何信息都在 EMCDDA 的《风险评估》和 EMCDDA 与欧洲刑警组织联合报告系列出版物(可在 www.emcdda.europa.eu/activities/action-on-new drugs 上查阅)中找到。目前关于合成卡西酮的风险评估仅涉及 α‑PVP(EMCDDA,2016)、MDPV(EMCDDA,2014a)和甲基麻黄酮(EMCDDA,2011)。

最近代表英国卫生部(Department of Health)开展的吸烟、饮酒和毒品使用调查发现,去年 11~15 岁学生的甲氧麻黄酮使用率从 2012 年的 0.7% 下降到 2013 年和 2014 年的 0.5%,然后又下降到 2016 年的 0.4%。从 2012 年开始,男生的比例(0.8%)高于女生(0.6%),但 2014 年两者的比例(0.5%)相同,2016 年分别降至 0.4% 和 0.1%(NHS Digital,2017)。2016 年,正如预期的那样,患病率随着年龄的增长而上升:男性的患病率从 11 岁的 0.0% 上升到 15 岁的 1.0%;在这个年龄段的女孩中,患病从 0.0% 上升到 0.5%。曾经使用甲氧麻黄酮的学生比例从 11 岁学生的 24% 上升到 15 岁学生的 44%。几年前对苏格兰高中和高等教育机构的学生进行的一项调查显示,甲氧麻黄酮的长期使用率为 20.3%,日常使用率为 4.4%;7.6% 报告有成瘾或依赖症状(Dargan,Albert,& Wood,2010)。

英格兰和威尔士犯罪调查(CSEW)报告称,16~59 岁人群的甲氧麻黄酮终生使用量从 2012/2013 年的 1.9% 上升至次年的 2.3%,但在 2016/2017 年下降到 1.8%;在同一时期,16~24 岁人群的失业率从 4.5% 上升到 6.3%,然后下降到 3.3%。大年龄组去年使用率从 2010/2011 年的 1.3% 下降到 2016/2017 年的 0.1%;在年轻人中,这一比例从 4.1% 下降到 0.3%(Broadfield,2017)。这些流行率从 2013/2014 年度调查前一年报告失业情况的估计峰值 21.1 万人下降到 2016/2017 年度的仅 4.8 万人。综合 2013/2014 年和 2014/2015 年对 CSEW 的调查结果显示,甲氧麻黄酮是最有可能与其他药物同时使用的药物(68%),远高于摇头丸(57%)和苯丙胺(50%)(Lader,2015)。

根据一般家庭调查,在北爱尔兰,2010/1 至 2014/5 年间,甲氧麻黄酮的长期使用量从 2.0% 上升至 2.5%,而去年使用量从 1.1% 下降至 0.5%,但上月同期使用量从 0.1% 上升至 0.3%(National Advisory Committee on Drugs and Alcohol & Department of Health Northern Ireland,2016)。在这两个时期,男性甲氧麻黄酮使用率均高于女性:男性长期使用率分别为 3.1% 和 3.6%,而女性分别为 0.9% 和 1.4%;去年分别为 1.9% 和 0.9%,而前两年为 0.3%;上个月分别为 0.1% 和 0.5% 对 0.0% 和 0.1%。15~34 岁的患病率高于 35~64 岁的患病率:长期患病率分别为 4.3% 和 5.1%,0.4% 和 0.7%;去年分别为 2.2% 和 1.2% 对 0.3% 和 0.1%;上个月分别为 0.1% 和 0.5% 对 0.0% 和 0.1%。在甲氧麻黄酮使用量下降期间,政府对 NPS 实施了国家管制,政府机构正在提高吸毒者对 NPS 健康风险的认识。

使用合成卡西酮的原因

研究表明,人们使用合成卡西酮的原因有很多,包括以下预期效果:兴奋作用、感官体验的强化、致幻体验、欣快感、情绪增强、共情、社交能力增强、交流开放、信心增强、思维清晰、警觉性增强、失眠、精力增加、食欲下降、性欲和性表现增强(Brookman,Bennett,& Hills,2017;Rosenbaum,Carreiro,& Babu,2012;Schifano,Papanti,Orsolini,& Corkery,2016)。在药物性行为背景下,Djezzar、Batisse、Marillier 和 Chevallier(2017)报告了使用卡西酮的原因,其重要性依次为:性快感增加、意识改变、性生活困难、抑制解除、非典型性行为和勃起时间延长。

报告还提到了"减少问题",例如,使用甲氧麻黄酮来帮助处理情绪问题和减少心理问题(Brookman et al.,2017)。吸食者和医疗从业人员都报告说,海洛因带来的快感没有甲氧麻黄酮持续的时间长,甲氧麻黄酮需要的"次数"更少,而且它可以减少海洛因戒断的影响(Brookman et al.,2017)。一些阿片类药物替代疗法的患者用卡西酮替代海洛因,是因为在获得和使用药物方面存在实际问题,而不是出于对其特殊精神药理学作用的偏好。这些原因包括好奇心、替代其他药物、增加可获得性,因为其他的患者使用它,更强烈的主观效果,价格低廉,法律地位不高,可检测性差,异国品牌,感知安全,较短的疗效持续时间,以及诱人的包装。其中最受欢迎的卡西酮是 4 - MEC、MDPV、甲氧麻黄酮和甲基酮(Kapitány-Fövény et al.,2017;Bretteville-Jensen,Tuv,Bilgrei,Fjeld,& Bachs,2013)。从海洛因和强效可卡因及其相关成瘾和戒断问题转移到甲氧麻黄酮可能有助于减少危害(Brookman et al.,2017)。

使用者提出使用合成卡西酮的其他实际原因包括可以采取一系列方法、缺乏长期或短期伤害、其他使用者或互联网上的良好评价、低纯度苯丙胺、可卡因和摇头丸/MDMA 的优质替代品、缺乏与摇头丸和其他俱乐部毒品相似效果的检测(ACMD,2010;Bretteville-Jensen et al.,2013;Brookman et al.,2017;Carhart-Harris,King,& Nutt,2011;Measham,Moore,Newcombe,& Welch,2010;Nelson,Bryant,& Aks,2014;Sutherland et al.,2017)。

在不同国家、不同时间、不同用户群体中,使用合成卡西酮的动机是不同的。在某种程度上,这些差异的产生可能是不同模式以及对这些分子的知识和使用扩散速度所致。

与合成卡西酮相关的发病率

合成卡西酮引起的不良反应

服用合成卡西酮产生的有害精神作用包括兴奋性谵妄、幻觉、躁动和攻击。在长期服用卡西酮的患者中观察到情绪紊乱和偏执思维(Corkery et al.,2011;Corkery,Schifano,& Ghodse,2012;Loi et al.,2015;Schifano,Corkery,& Ghodse,2012)。存在长期精神问题的潜在风险。正电子发射断层扫描发现,一些戒断甲卡西酮使用者的纹状体 DA 转运蛋白密度降低(McCann et al.,1998)。

生理并发症,如心动过速、高血压和瞳孔扩大也可能与这些症状有关。还可以观察到腹痛、潮红、出汗、发冷、烦躁和焦虑(Schifano, 2015; Schifano et al., 2012)。其他报告的甲氧麻黄酮严重影响包括高热、横纹肌溶解、肾功能衰竭和癫痫发作。

此外,欧盟层面的风险评估已经确定注射合成卡西酮会导致艾滋病毒和丙型肝炎的风险(EMCDDA,2014b)。高危人群包括男男性行为者(MSM)、"长期戒酒的前阿片类药物使用者、注射海洛因和苯丙胺等其他毒品的人、转向注射合成卡西酮的人以及从鼻吸转向注射的人"(UNODC, 2017)。在英国,在药物性行为环境中——特别是在 MSM 环境中,使用甲氧麻黄酮和其他合成卡西酮(单独使用或与甲基苯丙胺和/或 GHB/GBL 一起使用)与共用注射器和无保护的性行为有关,同时增加了性传播疾病和血液传播疾病的风险(Bourne, Reid, Hickson, Torres Rueda, & Weatherburn, 2014, 2015; UNODC, 2017)。注射卡西酮人群的艾滋病毒感染率高于注射"传统"毒品人群,例如英国的甲氧麻黄酮注射者(Public Health England, 2015);爱尔兰无家可归者的 α - PVP 注射器重复使用和共享过滤器(Giese et al., 2015);匈牙利戊酮注射器(Rácz, Gyarmathy, & Csák, 2016);以及加利福尼亚圣地亚哥的甲氧麻黄酮、MDPV 和甲基酮注射器(Wagner et al., 2014)。

此外,注射毒品还会引起其他问题。例如,注射碾碎的药丸(例如合成卡西酮)或液体稀释的粉末会对注射部位和静脉系统造成损伤,并导致血栓等阻塞(其中包含死亡风险)。注射兴奋剂(包括卡西酮)的使用者容易更频繁地进行注射,因为兴奋剂的作用时间相对较短,而且共用受污染的注射器具,这两种情况都增加了健康问题的可能性(Fischer, Curruthers, Power, Allsop, & Degenhardt, 2013; UNODC, 2017)。

耐受、依赖和戒断

许多合成卡西酮使用者都报告有耐受、依赖和戒断症状(Schifano et al., 2011)。然而,关于这些方面以及渴求和成瘾的信息仍然非常有限(Prosser & Nelson, 2012)。这些结果很可能是由于多巴胺能的激活或卡西酮分子(Ross & Peselow, 2009)对奖赏系统的刺激,这些方面可能使停止使用成为问题。甲氧麻黄酮使用者报告了一系列类似于可卡因和苯丙胺依赖者所经历的问题,即:耐受性、渴望或"欲求更强"、需要重新服药、失去控制、成瘾和兴奋剂戒断综合征(Bajaj, Mullen, & Wylie, 2010; Brookman et al., 2017; Carhart-Harris et al.,

2011；Dargan et al.，2010；EMCDDA，2011；Reed，2010；Winstock，Mitcheson，Ramsey et al.，2011）。到目前为止，还没有关于甲基酮的相应信息（Karila，Billieux，Benyamina，Lançon，&Cottencin，2016）。动物研究提供了一些有限的证据证明这些特征是由 MDPV 引起的（Coppola & Mondola，2012；Gannon，Rice，& Collins，2017）。α‐PVP 的使用似乎可以产生暴饮暴食和极端渴求（EMCDDA，2016）。

虽然没有关于合成卡西酮（Dargan et al.，2011；Prosser & Nelson，2012）的物理戒断综合征描述，但停止使用会导致令人不愉快的精神体验。Dargan 等人（2011）认为甲氧麻黄酮可引起心理依赖。Winstock、Mitcheson、Ramsey（2011）认为甲氧麻黄酮戒断症状包括失眠、疲劳、注意力不集中和鼻塞，突然戒断这种物质还会导致渴求、快感缺乏、神经痛，以及焦虑和抑郁[Centers for Disease Control and Prevention（CDC），2011；Winstock，Mitcheson，Deluca et al.，2011]。对于 4‐MEC 的使用者，没有注意到关于甲氧麻黄酮类戒断症状的报告（Van Hout，2014）。然而，一份病例报告描述了一个新生儿戒断综合征的实例，其母亲是一个慢性 4‐MEC 使用者："新生儿表现为越来越紧张和易怒，高声啼哭，四肢亢奋和肌腱反射活跃"（Pichini et al.，2014）。安非他酮也是一种合成卡西酮，已被建议用于卡西酮戒断的治疗（Coppola & Mondola，2012；Lev-Ran，2012）。

对合成卡西酮依赖的治疗

发病率和死亡率是 NPS 风险评估的关键指标，是决定在法律管制和其他类型管制方面采取何种必要行动的关键指标，也是向服务提供者和一系列卫生专业人员，特别是参与处理中毒和其他严重症状的临床医生决策提供信息的关键指标。

国家药物治疗监测系统（National Drug Treatment Monitoring System，NDTMS）收集的数据可以为卡西酮使用引起的问题提供一些证据。来自英格兰的数据表明，对于成年人来说，涉及甲氧麻黄酮的新报告数量从 2010/2011 年的 953 例（这是收集此类信息的第一年）上升到 2014/2015 年的 2 024 例；从那时起，2015/2016 年度下降到 1 647，2016/2017 年度下降到 502（Knight，Brand，Willey，& van der Merwe，2017）。针对年轻人发布的信息没有提供甲氧麻黄酮的具体分类。英国联络点（UK Focal Point）的最新年度报告显示，2016 年，

28.4% 以合成卡西酮为主要药物的患者报告称,注射是他们的主要给药途径(Crawford, Clare, Sharpe, & Wright, 2018)。

涉及合成卡西酮的紧急情况

英国国家毒物信息服务(NPIS)关于甲氧麻黄酮的访问次数可以为医疗保健界对合成卡西酮的关注提供一些启示。虽然公布的 2009/2010 年度和 2010/2011 年度数据(Jackson, Good, & Bateman, 2010; Jackson & Bateman, 2011)似乎与之后几年的数据(Jackson & Eddleston, 2012; Gordon & Eddleston, 2013; Gordon, Jackson, & Eddleston, 2014; Gordon, Jackson, & Sandilands, 2017)有些出入,可以说,电话查询数量从 2011/2012 年度的 78 起(比上年下降55.7%)下降到 2013/2014 年度的 57 起,2014/2015 年度再次上升到 85 起,但随后迅速下降——2015/2016 年度为 55 起,2016/2017 年度仅为 14 起。与此同时,2011/2012 年度 TOXBASE 的访问量为 6 196 人次(比上年下降 19.1%);2012/2013 年度,这一数字达到了 8 432 的峰值,随后几年有所下降: 2013/2014 年度为 7 061;2014/2015 年度为 6 622 人;2015/2016 年度为 4 385 人;2016/2017 年度为 1 454。

在欧洲,因使用卡西酮(UNODC, 2017)而向急诊部门(ED)报告身体和精神健康相关毒性的病例有所增加。根据 Euro-DEN 项目,2014～2015 年,NPS 在欧洲 10 个城市 16 个中心占到了 7.3%($n = 10\ 709$);卡西酮类占61.2%,其中73.9%涉及甲氧麻黄酮。在这项研究中的 67 例死亡病例中,有 9 例均归因于与 NPS 相关的卡西酮(Dargan, 2017)。目前没有关于英国病例分类的最新信息。2010 年 1 月至 2016 年 1 月期间,德国南部报告给 EDs 的卡西酮使用者中,三分之二(64%)($n=81$)为男性,平均年龄 34 岁。所致中毒率较高的原因依次为 MDPV、甲基酮和 3 -甲基甲卡西酮(3 - MMC)(Romanek et al., 2017)。

合成卡西酮导致的死亡率

死亡概述

死亡与一系列合成卡西酮有关(Schifano, Orsolini, Papanti, & Corkery, 2017)。其中包括 3 - MMC(Adamowicz et al., 2016a; Bottinelli, Gaillard, Fanton, & Bévalot, 2016; Bottinelli, Cartiser, Gaillard, Boyer, & Bévalot, 2017; Jamey, Kintz, Martrille, & Raul, 2016; Karinen et al., 2014);α - PVP——已报

告超过 130 人死亡,其中包括死者来自英国(Sellers, Jones, & Chan, 2014;Dy & Lankford, 2015;Holliday & Tran, 2015);安非他酮(Vento et al., 2013);克莱麻酮(Spillet, 2016;Grifell et al., 2017);甲氧麻黄酮——据报道有数百人死亡(Corkery et al., 2012;Schifano et al., 2012;Loi et al., 2015;Maskell, De Paoli, Seneviratne, & Pounder, 2011;Papaseit, Olesti, de la Torre, & Torrens et al., 2017;Papaseit, Olesti, de la Torre, & Corkery et al., 2017;Torrance & Cooper, 2010);甲基酮和丁酮(Warrick et al., 2012);乙酮(Lee, Chronister, Hoyer, & Goldberger, 2015);MDPBP[1-(3,4-亚甲基二氧基苯基)-2-(1-吡咯烷基)-1-丁酮](Wiergowski, Woźniak, Kata, & Biziuk, 2016);MDPV(EMCDDA, 2014a;Murray, Murphy, & Beuhler, 2012;Ojanperä, Heikman, & Rasanen, 2011;Young, Schwarz, Velez, & Gardner, 2013);美甲酮(Wikström, Thelander, Nyström, & Kronstrand, 2010);N-乙基戊酮(Thirakul, Hair, Bergen, & Pearson, 2017);戊酮(Adamowicz et al., 2016b;Liveri, Constantinou, Afxentiou, & Kanari, 2016;Richards-Waugh et al., 2013;Sykutera, Cychowska, & Bloch-Boguslawska, 2015)。

据我们所知,目前还没有合成卡西酮导致死亡的综述性研究。迄今为止最全面的是那些着眼于特定物质的研究,这类研究集中于那些在中毒和死亡方面造成最严重临床问题的化合物,通常是构成为了考虑控制或监管而进行的正式风险评估的一部分,例如,世卫组织药物依赖问题专家委员会(ECDD)、EMCDDA 和英国药物滥用问题咨询委员会(ACMD)开展的工作。这些数据包括专题报告、学术论文和基于对特定数据库或死亡登记册中病例分析的书籍章节。国家药物滥用死亡计划(NPSAD)已经提交了报告,此报告是基于英国卡西酮风险评估数据(例如,ACMD, 2010 年)和 EMCDDA 水平(例如,EMCDDA, 2011, 2014a, 2016)提出的。

这些分析报告显示,大多数受害者是男性,通常在 35 岁以下,死于服药过量或毒品中毒。然而,据报道还有其他死亡原因,如从高处坠落、溺水和上吊(Corkery et al., 2012;Schifano et al., 2012;unpublished EU-MADNESS data from Hungary)。后者和其他机械或暴力死亡手段在自杀中经常出现(Corkery et al., 2012;Schifano et al., 2012;Elliott & Evans, 2014)。多物质滥用是死亡的一般规律,同步使用一种以上的卡西酮并不少见。大多数死亡都与甲氧麻黄酮有关——尽管现在甲氧麻黄酮的使用量有所下降,但它已成为一种常见毒品。

在极少数情况下,单一地合成卡西酮会导致死亡。这在确定什么可能构成毒性或致命水平,以及确定一个特定的卡西酮分子是否促成或导致死亡方面产生了一些问题。

英国与合成卡西酮相关的死亡数据

在国际上和英国,都缺乏关于 NPS 与个别合成卡西酮参与的已公开死亡详细统计数据。可用的数据仅限于甲氧麻黄酮或合成卡西酮类毒品。

在英格兰和威尔士,登记的与合成卡西酮相关的中毒死亡人数从 2010 年的 6 人上升到 2015 年的 49 人(占 NPS 死亡人数的 43%),2016 年下降到 25 人(占 NPS 死亡人数的 20%),累计死亡人数为 157 人;其中大多数(122 人)涉及甲氧麻黄酮。在苏格兰,登记的因卡西酮死亡的人数从 2009 年 1 例上升到 2010 年 8 例,2014 年和 2015 年下降到 6 例,2016 年下降到 1 例,累计总数为 32 例,其中大多数(17 例)涉及甲氧麻黄酮。在北爱尔兰,登记的这类死亡人数从 2010 年 1 例上升到 3 例,然后在 2016 年下降到 1 例,累计总数为 27 例;其中只有 6 例与甲氧麻黄酮有关。总之,自 2009 年以来,截至 2016 年底,英国登记的与合成卡西酮相关的中毒死亡人数累计为 216 例,其中 145 例与甲氧麻黄酮有关(Corkery, Guirguis, Papanti, Orsolini, & Schifano, 2018)。

本章使用的英国数据来源

使用了三个数据源。苏格兰和北爱尔兰的数据分别由相关的一般死亡率登记册、苏格兰国家统计局(NRS)和北爱尔兰统计研究机构(NISRA)提供。英格兰和威尔士以及北爱尔兰的数据来自提交给专家数据库的资料。所有个案均已进行彻底筛查,以确保合并数据集时不会出现重复。分析这些数据不需要伦理认可,因为研究对象已死亡,只需要对文件进行审查。

该项目从 2000 年至 2016 年期间登记在苏格兰的主要死亡数据库中专门提取了苏格兰的病例,其中提到卡西酮(a)被认为与死亡原因有牵连或可能导致死亡,(b)存在但不被认为与死亡有任何直接关系。通过在“毒物”和“同时存在”字段中搜索特定卡西酮的名称可以确定死亡,前者来自“死亡原因”字段。“毒物”字段包含病理学家认为导致死亡的信息,而“同时存在”字段表示在毒理学报告中发现的其他物质。个人死亡的匿名数据以 Excel 电子表格的形式提供给了主要作者。

以 Excel 表格的形式提供了北爱尔兰 1997 年至 2016 年药物中毒数据库中每年登记的死亡个案资料。然后人工提取所有相关病例。这是通过在 Excel 表格中对"卡西酮"进行文本搜索，以及对合成卡西酮名称进行目视检查来完成的。

NPSAD 是一个专门的死亡登记机构，自 1997 年以来一直在英国收集和分析与毒品有关的死亡，这些是由验尸官和相关区域当局自愿提交的与毒品有关的死亡信息（Claridge & Goodair，2015）。迄今为止，已收到 33 000 多人死亡的详细资料。就本项目而言，一个案件要符合"与合成卡西酮有关的死亡"的标准，它必须符合下列一项或多项标准："卡西酮"和/或与"死因"有关和/或在验尸官的判决或发现中提到的特定合成卡西酮的名称，或苏格兰有关当局（财政检察官和/或警察）的结论。本章包括截至 2018 年 3 月通报给 NPSAD 的案例。

使用不同来源的共同变量进行分析。这里的重点是社会人口学统计、死亡原因、死亡性质和方式、毒理学、相关物质和事件细节。由于本章的重点是与使用合成卡西酮有关的死亡，因此只选择与此类化合物有关和/或导致死亡的案例进行分析；只有在毒理学报告中才出现合成卡西酮的案例被省略。使用 IBM SPSS 统计软件（版本 22）和 Microsoft Excel 2016 进行分析。

英国与合成卡西酮相关的死亡情况

2001~2017 年，英国共发现与使用合成卡西酮相关的死亡 263 例：165 例来自英格兰，6 例来自威尔士，44 例来自苏格兰，48 例来自北爱尔兰。2000 年之前没有死亡病例，其后各年的死亡频率见图 11.1。死亡发生的时间在几个月内分布均匀（平均＝21.33，范围为 15 至 28 之间）；但是，第一季度（77 人）和第二季度（71 人）的死亡人数比第三季度（56 人）和第四季度（52 人）多。

除安非他酮外，合成卡西酮在 2009 年底首次成为死亡问题，当时甲氧麻黄酮和其他卡西酮被广泛使用。死亡人数的高峰时期是 2010~2015 年，但随后几年出现下降可能完全是报告和记录数据的方式造成的。与前几年发生的死亡事件相比，调查和报告病例的时间更短。

甲氧麻黄酮于 2010 年 4 月得到管制，但仍然与许多死亡事件有关。2010~2015 年期间，涉及甲氧麻黄酮的死亡人数为 144 人，占所有合成卡西酮死亡人

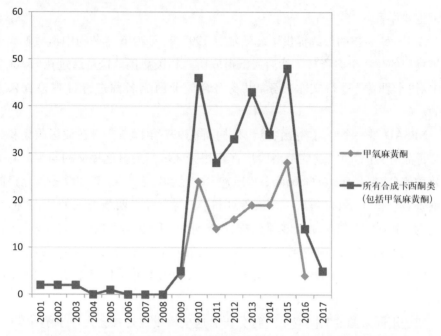

图 11.1 2001~2017 年甲氧麻黄酮与所有合成卡西酮死亡人数比较

数(*n* = 232)的 62.07%。2010 年以来导致死亡的其他主要卡西酮分子是 4‐MEC、甲基酮、MDPV、氟甲酮和 α‐PVP(表 11.1)。

在涉及合成卡西酮类药物的死亡案例中,通常涉及 3.06(SD = 1.92,max = 9)种药物,在死后发现的平均药物为 4.10 种(SD = 2.19,max = 11)。有 58 例 (22.1%)的死亡原因涉及单一的合成卡西酮(即不含其他卡西酮或任何其他药物)。其中 33 例(12.5%)涉及两种或两种以上合成卡西酮。

除合成卡西酮外,最常见的物质类别是:兴奋剂(例如,可卡因、苯丙胺/甲基苯丙胺、MDMA/MDA);阿片类药物(例如吗啡、曲马多、可待因);苯二氮卓类药物(主要是地西泮);酒精;抗抑郁药(例如氟西汀、米氮平、文拉法辛);GHB/GBL(γ‐羟基丁酸/γ‐丁内酯);抗精神疾病药物(例如喹硫平、奥氮平);氯胺酮;4,4′‐二甲基氨基雷克斯(一种与氨基雷克斯相关的致敏/移情药物,曾是食欲抑制剂,于 1972 年停用)(表 11.2)。这里列出的物质类型在报告的最常见组合中也很明显(表 11.2)。最显著的组合是卡西酮和兴奋剂,占病例的五分之一(20.2%)。其他组按卡西酮±兴奋剂±阿片类药物±苯二氮卓类药物±酒精±其他物质组合。

表 11.1　2001~2017 年按死亡年份分列的涉及特定卡西酮的死亡人数

分子	2001	2002	2003	2004	2005	2006	2007	2008	2009	2010	2011	2012	2013	2014	2015	2016	2017	合计
4－MEAP																	1	1
4－MEC											6	11	9	6	3	1		36
α－PVP														3	2	4		9
安非他酮	2	2	2		1						1		1					9
丁酮													1		2		2	5
卡西酮/混合卡西酮											1		3	1				6
甲苯二酮															3	1	1	5
叶松																1	1	2
乙烯酮													1	1	2			4
氟胺黄酮										2	2	3		2	1			10
MDPBP											1							1
MDPV										5	3	1	2	2	2			15
甲氧麻黄酮									5	34	16	18	21	22	33	4		153
甲氧二酮											2		1					3
甲酮										2		4	8	4	1			19
美西酮															3	4		7
萘酮										3								3
戊烯酮											1							1
吡咯戊酮										1								1
任何合成卡西酮	2	2	2	0	1	0	0	0	5	46	28	33	43	34	48	14	5	263

表 11.2　死亡中涉及合成卡西酮的药物组合

最常见的物质组合	No	（%）
卡西酮+兴奋剂	53	20.2
卡西酮+酒精	10	3.8
卡西酮+兴奋剂+酒精	8	3.0
卡西酮+阿片类药物+苯二氮卓类药物	8	3.0
卡西酮+阿片类药物+苯二氮卓类药物+抗抑郁药	8	3.0
卡西酮+兴奋剂+阿片类药物+苯二氮卓类药物	8	3.0
卡西酮+4,4'-二甲基氨基雷克斯	8	3.0
卡西酮+GHB/GBL	7	2.7
卡西酮+阿片类药物	6	2.3
卡西酮+兴奋剂+阿片类药物	6	2.3
卡西酮+兴奋剂+阿片类药物+苯二氮卓类药物+抗精神疾病药	5	1.9
卡西酮+抗抑郁药	4	1.5
卡西酮+苯二氮卓类药物	4	1.5
卡西酮+阿片类药物+酒精	4	1.5
常见物质的百分比：兴奋剂（39.5）；阿片类药物（21.3）；苯二氮卓类药物（17.5）；酒精（16.7）；抗抑郁药（14.1）；GHB/GBL（6.1）；抗精神疾病药（4.2）；氯胺酮（3.8）；4,4'-二甲基氨基雷克斯（3.4）	N=263	100.0

注释：对于单一物质给出的百分比总和可能超过总体总数，因为在某些情况下，有不止一种物质与死亡有关。

　　五分之四（80.6%）的死者为男性。平均年龄 32.20 岁（SD=11.13），年龄范围 14.00~69.57 岁。在已知的信息中，样本具有以下社会人口统计学特征：73.86%（n=153）有吸毒史；51.22%（n=41）有注射史；43.17%的人失业，45.36%的人有工作（n=183）；54.69%的人与他人一起生活，40.10%的人独居（n=192）。在已知病例（n=209 例）中，大多数病例死于家中（49.76%）、另一居住地址（16.27%）、医院（21.05%）、街道/停车场（5.74%）；海洋、河流、小溪（2.87%）或露天地方（2.39%）。

　　主要的死亡方式是意外（80.2%），其次是不确定（13.7%）、自杀（5.7%）和他杀（0.4%）。表 11.3 列出了死亡的近因和基本原因。绝大多数病例都提到以下术语之一：毒性、毒性作用、不良反应、效果、中毒、中毒或超剂量——近端死亡原因占 66.9%，基本死亡原因占 76.0%。此外，在死亡的基本原因方面，14.1%提到使用/滥用/误用某种毒品、摄入或存在卡西酮。

表 11.3　2001～2017 年英国合成卡西酮死亡的近因和基本死因

死 亡 原 因	近　端		潜在的	
	数字	%	数字	%
毒性	101	38.4	112	42.6
毒性作用	9	3.4	12	4.6
不良影响	11	4.2	11	4.2
效果	2	0.8	2	0.8
中毒	11	4.2	12	4.6
中毒	25	9.5	29	11.0
过量	17	6.5	22	7.6
上吊	10	3.8	10	3.8
窒息/吸入血液	3	1.1	2	0.8
伤口失血/低血容量性休克	3	1.1	0	0.0
伤害	4	1.5	3	1.1
溺水	6	2.3	6	2.3
低温	3	1.1	0	0.0
交通事故	0	0.0	2	0.8
肺炎和其他肺部疾病	9	3.4	0	0.0
呼吸衰竭/抑郁	3	1.1	0	0.0
心肺功能衰竭/骤停和心血管问题	26	9.9	10	3.8
多器官衰竭	3	1.1	0	0.0
癫痫发作	2	0.8	0	0.0
血清素中毒综合征	1	0.4	0	0.0
缺氧性脑损伤/脑病	5	1.9	0	0.0
偏执反应	0	0.0	2	0.8
兴奋性谵妄	0	0.0	1	0.4
甲氧麻黄酮戒断	0	0.0	1	0.4
对大脑的其他影响	2	0.8	0	0.0
使用/滥用/误用药物	9	3.4	14	5.3
卡西酮的使用/摄入	0	0.0	16	6.1
卡西酮的存在	0	0.0	7	2.7
其他	2	0.8	0	0.0
N	263	100.0	263	100.0

注：可能会给出不止一种死因。

第二大病因组(3.8%为基本病因,9.9%为近因)与使用或存在卡西酮(单独或与其他药物联合使用)引起的心肺系统、现有心脏疾病或心肺骤停相关。心脏骤停在某些情况下导致缺氧性脑损伤和相关并发症。心脏病也被列为导致死亡的原因之一,因此心脏病病例的实际比例至少为 21/263,即 8.0%。

卡西酮引起的妄想症导致至少一人上吊,一人从高处跳下。使用卡西酮造成的其他暴力后果是用刀或火器自残。在卡西酮影响下暴露于自然元素中(单独或与其他物质一起)导致溺水或体温过低。从精神病学的角度来看,值得关注的是兴奋性谵妄和甲氧麻黄酮戒断的例子。

讨论

演变

英国与使用合成卡西酮相关的死亡人数趋势反映了之前使用 NPSAD 数据库观察甲氧麻黄酮死亡的研究中所展示的模式(Corkery et al., 2012; Schifano et al., 2012)。考虑到甲氧麻黄酮在与合成卡西酮相关的所有死亡中占如此大的比例,而且 NPSAD 数据库具有广泛的地理覆盖范围,因此并不令人惊奇。虽然这里提出的分析,即根据死亡年份和登记年份从英国一般死亡率登记册获得的数据之间的定义存在一些差异,但模式大体上一致。

2010 年,在英国的死亡证明中,合成卡西酮突然且迅速出现在死亡原因中,主要与甲氧麻黄酮有关。在 2010 年 4 月英国对甲氧麻黄酮和其他卡西酮实施管制后,这类药物导致的死亡人数有所下降。然而,到 2015 年,死亡人数达到了一个新的高峰,其中甲氧麻黄酮仍发挥重要作用。在对前几代卡西酮类药物实施管制后,由于生产商和零售商试图逃避管制,毒品市场上可获得的卡西酮分子的变化反映在死亡证明中的名称上。新的卡西酮继续从一些国家的地下实验室中出现,而且很可能在未来几年内继续出现。因此,可能有更多新的分子名称出现在死亡证明上,尤其是在英国。然而,人们可能认为,诸如甲氧麻黄酮和吡咯戊酮衍生物等主要分子将继续存在。

虽然在英国登记的所有药物中毒死亡中,与合成卡西酮和其他 NPS 有关的死亡只占相对较小的比例(2015 年为 1.4%),但试图减少这一比例仍然很重要。近年来,它们每年造成 40~50 人死亡。与其他兴奋剂如可卡因/强效可卡因、苯丙胺和 MDMA(King & Corkery, 2018)相比,甲氧麻黄酮似乎具有相对较低的内在致命毒性。

死亡情况

服用合成卡西酮死亡的个体情况与传统兴奋剂类似:男性,35 岁以下,有娱乐性药物使用史,受雇和失业的可能性相同,与家人或朋友生活在一起的可能性略高。死亡地点通常与涉及兴奋剂的死亡地点相似：通常是住宅地址（在自己家里或熟人家里），尽管相当一部分人在死亡或被宣布死亡之前被送往医院。

这些特征反映了服用兴奋剂后死亡的个体的特征，这一事实是可以预料的。这一点尤其如此，因为与其他兴奋剂的使用一样，单一类别的毒品消费是例外而不是规律性的。这里提供的数据表明，卡西酮不仅与一系列其他兴奋剂（主要是可卡因、摇头丸/MDMA、苯丙胺/甲基苯丙胺和较新的 NPS）一起使用，而且还与其他物质一起使用，其他物质通常涉及以下一种或多种类别的各种组合形式：酒精、阿片类药物、苯二氮卓类药物和抗抑郁药，还有 GHB/GBL 和氯胺酮。后一种物质在某些亚群中与卡西酮结合使用是很流行的（Corkery et al.，2015）。

死亡原因

大多数死亡都是意外事故。然而，有些案件涉及暴力手段，如上吊、伤人和溺水。与本报告所调查的死亡相关的主要根本死因是所服用或给药的物质的毒性作用。在相当一部分病例中，合成卡西酮（单独使用或与其他兴奋剂联合使用）可能会导致心脏呼吸系统问题或加重现有的基本疾病。通常情况下，是几种不同的卡西酮一起使用，这可能会产生协同效应，如 MDPV 和甲氧麻黄酮联合使用的情况。在这里所调查病例的死亡原因中，包括酒精、苯二氮卓类药物和阿片类药物在内的中枢神经抑制剂是常见的死亡原因。

这类事件造成或导致死亡的全部程度尚不清楚。死亡证明上对死亡机制的记录很少，因此在一般死亡登记册上仍无法查明死亡原因（Corkery，Claridge，Goodair，& Schifano，2017）。要更全面地了解导致死亡的全过程，唯一的办法是使用一种称为"心理解剖"的技术，对验尸官、检察官或法医持有的案件档案进行检查。与此特别相关的是尸检和毒理学报告。

信息需求

在大多数死亡证明上，即使提到了特定的毒品，死亡原因和机制都没有明确的定义，更不用说以非常模糊的方式描述死亡，如"服用多种药物过量"。在某些情况下，可能会给予个别类别的毒品，如"混合卡西酮"，但同样缺乏具体性。

合成卡西酮可能发挥作用的其他类型死亡（交通事故，溺水，从高处坠落，"受影响"时的自残等）也不太可能由一般死亡登记册确定，这一低估令人困惑。

这个问题不仅与卡西酮所导致死亡有关,而且与所有服用或使用精神活性物质的死亡有关。

许多物质中毒死亡的一个主要问题是将死亡归因于特定的毒品类别或特定的分子。只有通过核对与单一物质有关的若干死亡事件的信息并分享此类信息,才能就何种物质可能构成致死水平提供指导。这些数据可以协助病理学家和毒理学家解释毒理学结果,并协助验尸官、法医和检察官确定(可能的)死亡原因。这反过来又可以带来与毒品相关死亡率更高的流行病学数据。有必要开发有助于这一解释的辅助手段,例如 King 和 Corkery(2018)开发的致命指数。

然而,所有这些解释都依赖于对合成卡西酮和其他 NPS 如何影响大脑和其他身体系统的更全面认识和理解。临床医生需要这些信息,以便他们能够有效地处理急诊和精神病院的入院病例。

部分看法可以通过监测卡西酮的特定化学类别是否比市场上其他类型的卡西酮更常见更易得到,市场可能反映了不同用户群体预期的期望效果范围,他们可能需要一种以上类型的效果,并试图尝试不同类型的卡西酮来实现该目标。因此,从不同类型卡西酮的预期/预期影响以及这些类型卡西酮与其他类别相比(无论是单独使用还是联合使用)的危害是大是小的角度来研究死亡可能是有益的。

本研究的优缺点

这是英国首个在如此长的时间范围内对与合成卡西酮相关的死亡进行详细调查研究。它利用了提供给一个特别死亡率数据库(National Programm on Substance Abuse Deaths, NPSAD)的深度信息,该数据库比一般死亡率登记册有更详细的背景资料和毒理学资料。这里使用的英国资料来源在地理和病例覆盖范围、长期数据的可获得性以及特别死亡率登记册获取信息的质量方面比大多数其他国家更全面。本研究的数据收集、记录、识别和分析都是由对相关数据来源和数据集有深入了解的人进行的。

这里进行的分析侧重于与消费/使用合成卡西酮有关的致命中毒,这些中毒源自死亡证书上"死因"一栏所包含的信息。在特殊死亡率登记册(如 NPSAD)可获得详细信息的情况下,也提到了此类毒品可能发挥作用的其他类型死亡(如上吊、低温、溺水等)。

本研究使用的数据不完整,没有得到英格兰和威尔士国家统计局登记的死者详细资料。苏格兰国家档案局只收到有限的毒理学数据,北爱尔兰统计和研究局的情况也是如此,不过,在可能的情况下,他们的数据会由验尸官提供给NPSAD的毒理学数据加以补充。

结论

调查显示,近年来甲氧麻黄酮在英国的使用有所下降。然而,它和其他合成卡西酮已被添加到精神兴奋剂使用者的现有毒品列表中,而不是替代或取代可卡因和摇头丸(Schifano et al.,2017)。

这意味着需要继续了解合成卡西酮的市场动态,以及对这些分子的药理学、药效学和药代动力学进行研究。特别重要的是需要了解合成卡西酮所造成的毒理学威胁,无论是单独使用,还是与其他卡西酮结合使用,或与其他娱乐性药物和/或掺假结合使用。这一深化证据基础要求是持续的(但可能被低估的)归因于这些分子的死亡人数所支撑的。

我们还需要提高死亡证明的准确性,特别是涉及死亡原因的物质名称方面。反过来,这就要求定期向死亡登记册提供详细的毒理学和病理学数据。

致谢

苏格兰和北爱尔兰国家记录统计和研究局提供了未公开的关于与 NPS 相关/卡西酮死亡数据,本研究从中提取了数据。感谢验尸官向国家药物滥用死亡方案提供了与毒品有关的死亡信息。

利益声明

作者并不知道有任何潜在的利益冲突。J.C.曾是联合王国药物滥用咨询委员会(ACMD)毒品相关死亡工作组成员(1999~2000 年和 2016~2017 年),目前是技术委员会(2016 年至今)和国家药物管制委员会(2009 年至今)的增选成员。C.G.和 H.C.代表 NPSAD 参加 ACMD 的 NPS 委员会(2009 年至今),也是 ACMD 毒品相关死亡工作组的成员(2016~2017 年)。J. C.是英国毒品问题协调中心(总部设在卫生部,后来又设在英格兰公共卫生部)负责与毒品有关的死亡和吸毒有关的死亡率问题(2000~2015 年),并担任这些协调中心和苏格兰国家记录局顾问。在此期间,他还向毒品和犯罪问题办公室提交了 1994~2013 年期间英国年度报告调查表。这里表达的观点仅反映作者的观点,而不一定反映内政部、ACMD 或英国公共卫生的观点。

参考文献

Aarde, S. M., Huang, P. K., Creehan, K. M., Dickerson, T. J., & Taffe, M. A. (2013). The novel recreational drug 3, 4 - methylenedioxypyrovalerone (MDPV) is a potent psychomotor stimulant: Self-administration and locomotor activity in rats. Neuropharmacology, 71, 130 - 140.

ACMD. (2010, March 31). ACMD report on the consideration of the cathinones. London: Advisory Council on the Misuse of Drugs. Retrieved April 20, 2018, from www. gov. uk/government/uploads/system/uploads/attachment_data/file/119173/acmd-cathinodes-report-2010.pdf.

Adamowicz, P., Gieroń, J., Gil, D., Lechowicz, W., Skulska, A., & Tokarczyk, B. (2016a). 3 - Methylmethcathinone—interpretation of blood concentrations based on analysis of 95 cases. J Anal Toxicol, 40(4), 272 - 276.

Adamowicz, P., Gieroń, J., Gil, D., Lechowicz, W., Skulska, A., & Tokarczyk, B. (2016b). The prevalence of new psychoactive substances in biological material—a three-year review of casework in Poland. Drug Test Anal, 8(1), 63 - 70.

Assi, S., Gulyamova, N., Kneller, P., & Osselton, D. (2017). The effects and toxicity of cathinones from the users' perspectives: A qualitative study. Hum Psychopharmacol, 32(3).

Bajaj, N., Mullen, D., & Wylie, S. (2010). Dependence and psychosis with 4 - methylmethcathinone (mephedrone) use. BMJ Case Rep, 3.

Baumann, M. H., Partilla, J. S., Lehner, K. R., Thorndike, E. B., Hoffman, A. F., Holy, M., Schindler, C. W. (2013). Powerful cocaine-like actions of 3, 4 - methylenedioxypyrovalerone (MDPV), a principal constituent of psychoactive "bath salts" products. Neuropsychopharmacology, 38(4), 552 - 562.

Boehringer Ingelheim. (1969). 1 - (3′, 4′-Methylenedioxyphenyl)-2 - pyrrolidinoalkan-1 - ones as central nervous system stimulants in warm blooded animals.

Koeppe, Herbert; Ludwig, Gerhard; Zeile, Karl. (Boehringer Ingelheim G. m. b. H.). U. S. (1969), 5 pp. CODEN: USXXAM US 3478050 19691111 Patent written in English. Application: US 66 - 546197 19660429.

CAN 77: 114383 AN 1972: 514383 CAPLUS. Retrieved April 2, 2018, from http://catbull. com/alamut/Bibliothek/Boehringer_MDPV_Patent.htm.

Bottinelli, C., Cartiser, N., Gaillard, Y., Boyer, B., & Bévalot, F. (2017). A fatal case of 3 - methylmethcathinone (3 - MMC) poisoning. Toxicologie Analytique et Clinique, 29(1), 123 - 129.

Bottinelli, C., Gaillard, Y., Fanton, L., & Bévalot, F. (2016). À propos de deux décès par intoxication impliquant la 3 - MMC. Toxicologie Analytique et Clinique, 28(2S), S25.

Bourne, A., Reid, D., Hickson, F., Torres Rueda, S., & Weatherburn, P. (2014). The chemsex study: Drug use in sexual settings among gay and bisexual men in Lambeth, Southwark and Lewisham. London: Sigma Research, London School of Hygiene & Tropical Medicine. Retrieved April 26, 2018, from www. lambeth. gov. uk/sites/default/files/ssh-chemsex-study-final-main-report.pdf.

Bourne, A., Reid, D., Hickson, F., Torres-Rueda, S., & Weatherburn, P. (2015). Illicit drug use in sexual settings ("chemsex") and HIV/STI transmission risk behaviour among gay men in South London: Findings from a qualitative study. Sex Transm Infect, 91(8), 564 – 568.

Brenneisen, R., Geisshüsler, S., & Schorno, X. (1986). Metabolism of cathinone to (-)-norephedrine and (-)-norpseudoephedrine. J Pharm Pharmacol, 38(4), 298 – 300.

Bretteville-Jensen, A. L., Tuv, S. S., Bilgrei, O. R., Fjeld, B., & Bachs, L. (2013). Synthetic cannabinoids and cathinones: Prevalence and markets. Forensic Sci Rev, 25(1 – 2), 7 – 26.

Broadfield, D. (Ed.). (2017, July 27). Drug misuse: Findings from the 2016/17 crime survey for England and Wales. Statistical Bulletin 11/17. London: Home Office. Retrieved April 26, 2018, from www.gov.uk/government/uploads/system/uploads/attachment_data/file/642738/drugmisuse-2017-hosb1117.pdf, www.gov.uk/government/uploads/system/uploads/attachment_data/file/633263/drug-misuse-1617-tables.xlsx.

Brookman, F., Bennett, T. H., & Hills, R. (2017). The pleasures and pains of mephedrone use: Perceptions of users and practitioners. Drugs Educ Prev Policy, 24(1), 103 – 110.

Carhart-Harris, R. L., King, L. A., & Nutt, D. J. (2011). A web-based survey on mephedrone. Drug Alcohol Depend, 118(1), 19 – 22.

Centers for Disease Control and Prevention (CDC). (2011). Emergency department visits after use of a drug sold as "bath salts"-Michigan, November 13, 2010 – March 31, 2011. MMWR Morb Mortal Wkly Rep, 60(19), 624 – 627.

Cheong, J. H., Choi, M. J., Jang, C. G., Lee, Y. S., Lee, S., Kim, H. J., Yoon, S. S. (2017). Behavioral evidence for the abuse potential of the novel synthetic cathinone alphapyrrolidinopentiothiophenone (PVT) in rodents. Psychopharmacology (Berl), 234(5), 857 – 867.

Claridge, H., & Goodair, C. (2015). Drug-related deaths in England, Northern Ireland, the channel islands and the Isle of Man: January-December 2013. London: St George's, University of London, National Programme on Substance Abuse Deaths. ISBN: 978 – 1 – 897778 – 99 – 9. Retrieved from www.sgul.ac.uk/images/NPSAD_-_Drug-related_deaths_in_England _Northern_ Ireland_ the_Channel_Islands_and_the_Isle_of_Man_January-December_2013.pdf.

Concheiro, M., Anizan, S., Ellefsen, K., & Huestis, M. A. (2013). Simultaneous quantification of 28 synthetic cathinones and metabolites in urine by liquid chromatography-high resolution mass spectrometry. Anal Bioanal Chem, 405(29), 9437 – 9448.

Coppola, M., & Mondola, R. (2012). 3,4 – methylenedioxypyrovalerone (MDPV): Chemistry, pharmacology and toxicology of a new designer drug of abuse marketed online. Toxicol Lett, 208(1), 12 – 15.

Corkery, J. M. (2016, July 14). Khat-chewing it over: Continuing "cultural cement", cardiac challenge or catalyst for change? In S. Davies, A. Johnston, & D. Holt (Eds.), Forensic toxicology—drug use and misuse (pp. 165 – 207). London: Royal Society of Chemistry. ISBN: 9781782621560. Retrieved April 26, 2018, from http://pubs.rsc.org/en/content/ebook/978 – 1 – 78262 – 156 – 0#!divbookcontent.

Corkery, J. M., Claridge, H., Goodair, C., & Schifano, F. (2017). An exploratory study of information sources and key findings on UK cocaine-related deaths. J Psychopharmacol,

31(8), 996 – 1014.

Corkery, J. M., Guirguis, A., Papanti, D. G., Orsolini, L., & Schifano, F. (2018, April 17). Synthetic cathinones—prevalence and motivationsr use. In J. Zawilska (Ed.), Synthetic cathinones: Novel addiction and stimulatory psychoactive substances (pp. 153 – 189). Poland: University of Lodz. Series: Current topics in neurotoxicity. Co-editors: T. Archer & R. Kostrzewa. Cham, Switzerland: Springer International. Hardback ISBN: 978 – 3 – 319 – 78706 – 0 Hardback. eBook ISBN: 978 – 3 – 319 – 78707 – 7. doi: 10.1007/978 – 3 – 319 – 78707 – 7. Retrieved from https://link.springer.com/chapter/10.1007%2F978 – 3 – 319 – 78707 – 7_9.

Corkery, J. M., Loi, B., Claridge, H., Goodair, C., Corazza, O., Elliott, S., & Schifano, F. (2015). Gamma hydroxybutyrate (GHB), gamma butyrolactone (GBL) and 1, 4 – butanediol (1, 4 – BD; BDO): A literature review with a focus on UK fatalities related to non-medical use. Neurosci Biobehav Rev, 53, 52 – 78.

Corkery, J. M., Schifano, F., & Ghodse, A. H. (2012, March 14). Mephedrone-related fatalities in the United Kingdom: Contextual, clinical and practical issues. In Dr. L. Gallelli (Ed.), Pharmacology (Chapter 17, pp. 355 – 380). Rijeka, Croatia: InTech—Open Access Publisher. ISBN: 979 – 953 – 307 – 482 – 4. doi: 10.5772/32935. Retrieved April 20, 2018, from www.intechopen.com/books/pharmacology/mephedrone-related-fatalities-in-the-united-kingdomcontextual-clinical-and-practical-issues.

Corkery, J. M., Schifano, F., Oyefeso, A., Ghodse, A. H., Tonia, T., Naidoo, V., & Button, J. (2011). "Bundle of fun" or "bunch of problems"? Case series of khat-related deaths in the UK. Drugs Educ Prev Policy, 18(6), 408 – 425.

Crawford, C., Clare, C., Sharpe, C., & Wright, C. (2018, April 9). United Kingdom drug situation: Focal point annual report 2017. London: United Kingdom Focal Point at Public Health England. Retrieved April 20, 2018, from https://assets.publishing.service.gov.uk/government/uploads/system/uploads/attachment_data/file/697805/UK_drug_situation_Focal_Point_annual_report_2017.pdf.

Dargan, P. I. (2017). The Euro-DEN Plus project—use of a sentinel centre model to collect data on acute drug and New Psychoactive Substance (NPS) toxicity in Europe. Oral presentation at Fifth International Conference on Novel Psychoactive Substances, United Nations Office on Drugs & Crime, Vienna International Centre, Austria, October 23 – 24, 2017.

Dargan, P. I., Albert, S., & Wood, D. M. (2010). Mephedrone use and associated adverse effects in school and college/university students before the UK legislation change. QJM, 103 (11), 875 – 879.

Dargan, P. I., Sedefov, R., Gallegos, A., & Wood, D. M. (2011). The pharmacology and toxicology of the synthetic cathinone mephedrone (4 – methylmethcathinone). Drug Test Anal, 3(7 – 8), 454 – 463.

Deniker, P., Lôo, H., Cuche, H., & Roux, J. M. (1975). Utilisation abusive par les toxicomanes d'un psycho-stimulant, la pyrovalérone [abuse of pyrovalerone by drug addicts]. Ann Med Psychol (Paris), 2(4), 745 – 748.

Djezzar, S., Batisse, A., Marillier, M., & Chevallier, C. (2017). Chemsex in France through addictovigilance network tools and researches. Oral presentation at Fifth International Conference on Novel Psychoactive Substances, United Nations Office on Drugs & Crime,

Vienna International Centre, Austria, October 23－24, 2017.

Drake, P. H. (1988). Khat-chewing in the near East. Lancet, 1(8584), 532－533.

Dy, I., & Lankford, S. (2015). Bath salt thrombosis. J Clin Toxicol, 5, 230.

ECCD. (1985). WHO Expert Committee on drug dependence. 22nd meeting. World Health Organization Technical Report Series, 729. Retrieved April 26, 2018, from http://apps.who. int/iris/bitstream/handle/10665/39635/WHO_TRS_729.pdf;jsessionid=B84BA295FCEE3B 12C1867B3A03910E45?sequence=1.

Elliott, S., & Evans, J. (2014). A 3-year review of new psychoactive substances in casework. Forensic Sci Int, 243, 55－60.

EMCDDA. (2011, May). Report on the risk assessment of mephedrone in the framework of the Council Decision on new psychoactive substances. Luxembourg: Publications Office of the European Union. ISBN: 978-92-9168-457-1. doi: 10.2810/40800. Retrieved April 8, 2018, from www.emcdda.europa.eu/system/files/publications/571/TDAK11001ENC_WEB-OPTIMISED_ FILE_280269.pdf.

EMCDDA. (2012). The state of the drugs problem in Europe: Annual report 2012. https://doi. org/10.2810/64775. Retrieved November 13, 2017, from www. emcdda. europa. eu/ attachements.cfm/att_190854_EN_TDAC12001ENC_.pdf.

EMCDDA. (2014a, May). Report on the risk assessment of 1-(1, 3-benzodioxol-5-yl)-2- (pyrrolidin-1-yl) pentan-1-one (MDPV) in the framework of the council decision on new psychoactive substances. Luxembourg: Publications Office of the European Union. ISBN: 978- 92-9168-749-7. doi: 10.2810/57789. Retrieved April 8, 2018, from www.emcdda.europa.eu/ system/files/publications/773/TDAK14003ENN_480908.pdf.

EMCDDA. (2014b, May 27). Perspectives on drugs: Injection of synthetic cathinones. Perspectives on Drugs Series. Lisbon: European Monitoring Centre for Drugs and Drug Addiction. Retrieved April 8, 2018, from www. emcdda. europa. eu/publications/pods/ synthetic-cathinones-injection.

EMCDDA. (2016, July). Report on the risk assessment of 1-phenyl-2-(pyrrolidin-1-yl) pentan- 1-one (α-pyrrolidinovalerophenone, α-PVP). Luxembourg: Publications Office of the European Union. ISBN: 978-92-9168-931-6. doi: 10.2810/71700. Retrieved April 8, 2018, from www. emcdda.europa.eu/system/files/publications/2934/TDAK16001ENN.pdf.

EMCDDA—Europol. (2016, 2017). 2016 Annual report on the implementation of council decision 2005/387/JHA. Luxembourg: Publications Office of the European Union. Print ISBN: 978-92-9497-195-1, ISSN: 1831-4929, doi: 10.2810/435216. PDF ISBN: 978-92-9497-194- 4, ISSN: 1977-7841, doi: 10.2810/430586. Retrieved April 26, 2018, from www.emcdda. europa.eu/system/files/publications/4724/TDAN17001ENN_PDFWEB.pdf.

Fischer, A., Curruthers, S., Power, R., Allsop, S., & Degenhardt, L. (2013). The link between amphetamine-type stimulant use and the transmission of HIV and other blood-borne viruses in the Southeast Asia region (ANCD Research Paper no. 25). Melbourne: National Drug Research Institute, Australian National Council Drugs. Retrieved April 26, 2018, from www. leahn. org/wp-content/uploads/2013/12/rp25-amphetamine-type-stimulants-ANCD-2012. pdf.

Fujita, Y., Mita, T., Usui, K., Kamijo, Y., Kikuchi, S., Onodera, M., Inoue, Y. (2018).

Toxicokinetics of the synthetic cathinone α-pyrrolidinohexanophenone. J Anal Toxicol, 42(1), e1 – e5. doi: 10.1093/jat/bkx080. PubMed PMID: 29036640.

Gannon, B. M., Rice, K. C., & Collins, G. T. (2017). Reinforcing effects of abused "bath salts" constituents 3, 4-methylenedioxypyrovalerone and α-pyrrolidinopentiophenone and their enantiomers. Behav Pharmacol, 28(7), 578 – 581.

Gardos, G., & Cole, J. O. (1971). Evaluation of pyrovalerone in chronically fatigued volunteers. Curr Ther Res Clin Exp, 13(10), 631 – 635.

Giese, C., Igoe, D., Gibbons, Z., Hurley, C., Stokes, S., McNamara, S., Outbreak Control Team. (2015). Injection of new psychoactive substance snow blow associated with recently acquired HIV infections among homeless people who inject drugs in Dublin, Ireland, 2015. Euro Surveill, 20(40).

Gordon, L., & Eddleston, M. (Eds.). (2013, August). National Poisons Information Service report 2012/13. London: Public Health England. Retrieved April 3, 2018, from www.npis. org/NPISAnnualReport2012-13.pdf.

Gordon, L., Jackson, G., & Eddleston, M. (Eds.). (2014, October). National Poisons Information Service report 2013/14. London: Public Health England. Retrieved April 3, 2018, from www.npis.org/NPISAnnualReport2013-14.pdf.

Gordon, L., Jackson, G., & Sandilands, E. A. (Eds.). (2017, September). National Poisons Information Service report 2016/17. London: Public Health England. Retrieved April 3, 2018, from www.npis.org/NPISAnnualReport2016-17.pdf.

Grifell, M., Ventura, M., Carbón, X., Quintana, P., Galindo, L., Palma, Á., Torrens, M. (2017). Patterns of use and toxicity of new para-halogenated substituted cathinones: 4-CMC (clephedrone), 4-CEC (4-chloroethcatinone) and 4-BMC (brephedrone). Hum Psychopharmacol, 32(3).

Griffiths, P., Gossop, M., Wickenden, S., Dunworth, J., Harris, K., & Lloyd, C. (1997). A transcultural pattern of drug use: qat (khat) in the UK. Br J Psychiatry, 170, 281 – 284.

Guirguis, A., Corkery, J. M., Stair, J. L., Kirton, S. B., Zloh, M., & Schifano, F. (2017). Intended and unintended use of cathinone mixtures. Hum Psychopharmacol, 32(3).

Holliday, S. M., & Tran, H. A. (2015). Death due to intravenous use of α-pyrrolidinopentiophenone. Med J Aust, 202(11), 574.

Jackson, G., & Bateman, D. N. (Eds.). (2011, October). National Poisons Information Service annual report 2010/2011. London: Health Protection Agency. Retrieved April 3, 2018, from www.npis.org/NPISAnnualReport2010-11.pdf.

Jackson, G., & Eddleston, M. (Eds.). (2012, September). National Poisons Information Service report 2011/12. London: Health Protection Agency. Retrieved April 3, 2018, from www.npis.org/NPISAnnualReport2011-12.pdf.

Jackson, G., Good, A. M., & Bateman, D. N. (Eds.). (2010, October). National Poisons Information Service annual report 2009/2010 and five year review. London: Health Protection Agency. Retrieved April 3, 2018, from www.npis.org/NPISAnnualReport2009-2010.pdf.

Jacob, P., & Shulgin, A. T. (1996). Patent WO9639133. Neurobiological Technologies Inc., 19 pp. CA 126: 117961.

Jamey, C., Kintz, P., Martrille, L., & Raul, J. S. (2016). Fatal combination with

3-methylmethcathinone (3-MMC) and Gamma-Hydroxybutyric Acid (GHB). J Anal Toxicol, 40(7), 546 - 552.

Kalix, P., & Braenden, O. (1985). Pharmacological aspects of the chewing of khat leaves. Pharmacol Rev, 37(2), 149 - 164.

Kapitány-Fövény, M., Farkas, J., Pataki, P. A., Kiss, A., Horváth, J., Urbán, R., & Demetrovics, Z. (2017). Novel psychoactive substance use among treatment-seeking opiate users: The role of life events and psychiatric symptoms. Hum Psychopharmacol, 32(3).

Karila, L., Billieux, J., Benyamina, A., Lançon, C., & Cottencin, O. (2016). The effects and risks associated to mephedrone and methylone in humans: A review of the preliminary evidences. Brain Res Bull, 126(Pt 1), 61 - 67.

Karinen, R., Tuv, S. S., Rogde, S., Peres, M. D., Johansen, U., Frost, J., Øiestad, Å. M. (2014). Lethal poisonings with AH-7921 in combination with other substances. Forensic Sci Int, 244, e21 - e24.

King, L. A., & Corkery, J. M. (2018). An index of fatal toxicity for new psychoactive substances. J Psychopharmacol, 1, 269881118754709.

Knight, J., Brand, P., Willey, P., & van der Merwe, J. (2017). Adult substance misuse statistics from the National Drug Treatment Monitoring System (NDTMS) 1 April 2016 to 31 March 2017. London: Public Health England. Retrieved April 3, 2018, from www.ndtms.net/Publications/downloads/Adult%20Substance%20Misuse/Adult-statistics-from-the-national-drug-treatmentmonitoring-system-2016-17.pdf.

Lader, D. (Ed.). (2015, July). Drug misuse: Findings from the 2014/15 crime survey for England and Wales (2nd ed.). London: Home Office. Retrieved April 26, 2018, from www.gov.uk/government/uploads/system/uploads/attachment_data/file/462885/drug-misuse-1415.pdf.

Lee, D., Chronister, C. W., Hoyer, J., & Goldberger, B. A. (2015). Ethylone-related deaths: Toxicological findings. J Anal Toxicol, 39(7), 567 - 571.

Lev-Ran, S. (2012). A case of treating cathinone dependence and comorbid depression using bupropion. J Psychoactive Drugs, 44(5), 434 - 436.

Liechti, M. (2015). Novel psychoactive substances (designer drugs): Overview and pharmacology of modulators of monoamine signaling. Swiss Med Wkly, 145, w14043.

Liveri, K., Constantinou, M. A., Afxentiou, M., & Kanari, P. (2016). A fatal intoxication related to MDPV and pentedrone combined with antipsychotic and antidepressant substances in Cyprus. Forensic Sci Int, 265, 160 - 165.

Loi, B., Corkery, J. M., Claridge, H., Goodair, C., Chiappini, S., Gimeno Clemente, C., & Schifano, F. (2015). Deaths of individuals aged 16 - 24 years in the UK after using mephedrone. Hum Psychopharmacol, 30(4), 225 - 232.

Maskell, P. D., De Paoli, G., Seneviratne, C., & Pounder, D. J. (2011). Mephedrone (4-methylmethcathinone)-related deaths. J Anal Toxicol, 35(3), 188 - 191.

McCann, U. D., Wong, D. F., Yokoi, F., Villemagne, V., Dannals, R. F., & Ricaurte, G. A. (1998). Reduced striatal dopamine transporter density in abstinent methamphetamine and methcathinone users: Evidence from positron emission tomography studies with [11C] WIN-35, 428. J Neurosci, 18(20), 8417 - 8422.

McCormick, J. (2002). Recreational bupropion abuse in a teenager. Br J Clin Pharmacol, 53 (2), 214.

Measham, F., Moore, K., Newcombe, R., & Welch, Z. (2010). Tweaking, bombing, dabbing and stockpiling: The emergence of mephedrone and the perversity of prohibition. Drugs Alcohol Today, 10(1), 14 – 21.

Meyers, K., Kaynak, Ö., Bresani, E., Curtis, B., McNamara, A., Brownfield, K., & Kirby, K. C. (2015). The availability and depiction of synthetic cathinones (bath salts) on the Internet: Do online suppliers employ features to maximize purchases? Int J Drug Policy, 26 (7), 670 – 674.

Murray, B. L., Murphy, C. M., & Beuhler, M. C. (2012). Death following recreational use of designer drug "bath salts" containing 3, 4-Methylenedioxypyrovalerone (MDPV). J Med Toxicol, 8(1), 69 – 75.

National Advisory Committee on Drugs and Alcohol & Department of Health Northern Ireland. (2016). Prevalence of drug use and gambling in Ireland and drug use in Northern Ireland (Bulletin No. 1). Dublin: National Advisory Committee on Drugs and Alcohol. Retrieved April 26, 2018, from http://health.gov.ie/wp-content/uploads/2016/11/Bulletin-1.pdf.

Nelson, M. E., Bryant, S. M., & Aks, S. E. (2014). Emerging drugs of abuse. Emerg Med Clin North Am, 32(1), 1 – 28.

NHS Digital. (2017, November 2). Smoking, drinking and drug use among young people in England—2016. Statistics Team, The Health and Social Care Information Centre. ISBN: 978-1-78734-116-6. Retrieved from https://digital.nhs.uk/data-and-information/publications/statistical/smoking-drinking-and-drug-use-among-young-people-in-england/smoking-drinkingand-drug-use-among-young-people-in-england-2016. Tables-drug use prevalence, England 2016 (Chapter 9). Retrieved April 26, 2018, from https://files.digital.nhs.uk/publication/6/k/sdd-2016-tab9.xlsx.

Ojanperä, I. A., Heikman, P. K., & Rasanen, I. J. (2011). Urine analysis of 3, 4-methylenedioxypyrovalerone in opioid-dependent patients by gas chromatography-mass spectrometry. Ther Drug Monit, 33(2), 257 – 263.

Papaseit, E., Olesti, E., de la Torre, R., Corkery, J. M., Torrens, M., & Farré, M. (2017). Poster. Concentrations of mephedrone in cases of fatal and non-fatal clinical intoxications. Fifth International Conference on Novel Psychoactive Substances (NPS), United Nations Office for.

Drugs & Crime, Vienna, October 23 – 24, 2017. Abstract in Research and Advances in Psychiatry, 4(2), 61.

Papaseit, E., Olesti, E., de la Torre, R., Torrens, M., & Farre, M. (2017). Mephedrone concentrations in cases of clinical intoxication. Curr Pharm Des, 23(36), 5511 – 5522.

Papaseit, E., Perez-Maña, C., Pujadas, M., Fonseca, F., Torrens, M., De la Torre, R., & Farre, M. (2015). Human pharmacology of mephedrone: A dose-finding pilot study. Drug Alcohol Depend, 146, e61.

Pichini, S., Rotolo, M. C., García, J., Girona, N., Leal, L., García-Algar, O., & Pacifici, R. (2014). Neonatal withdrawal syndrome after chronic maternal consumption of 4-methylethcathinone. Forensic Sci Int, 245, e33 – e35.

Prosser, J. M., & Nelson, L. S. (2012). The toxicology of bath salts: A review of synthetic cathinones. J Med Toxicol, 8(1), 33 – 42.

Public Health England. (2015, November). Shooting up: Infections among people who injected drugs in the United Kingdom, 2014. London: Public Health England, Health Protection Scotland, Public Health Wales, and Public, Health Agency Northern Ireland. Retrieved April 26, 2018, from https://assets. publishing. service. gov. uk/government/uploads/system/ uploads/attachment_data/file/370707/Shooting_Up_2014.pdf.

Rácz, J., Gyarmathy, V. A., & Csák, R. (2016). New cases of HIV among people who inject drugs in Hungary: False alarm or early warning? Int J Drug Policy, 27, 13 – 16.

Reed, J. (2010, January 13) Clubbers are "turning to new legal high mephedrone". BBC Newsbeat. Retrieved April 26, 2018, from www. bbc. co. uk/newsbeat/article/10004366/ clubbers-are-turning-to-new-legal-high-mephedrone.

Richards-Waugh, L. L., Bailey, K. M., Clay, D. J., Gebhardt, M. A., Newsome-Sparks, C. L., Mahmoud, H. E., Kraner, J. C. (2013). Deaths involving the recreational use of a-PVP (α-pyrrolidinopentiophenone). AAFS Proceedings, Vol. XIX, Abstract K16, Washington, DC. Retrieved April 26, 2018, from www. aafs. org/sites/default/files/pdf/Proceedings WashingtonDC2013.pdf.

Romanek, K., Stenzel, J., Schmoll, S., Schrettl, V., Geith, S., Eyer, F., & Rabe, C. (2017). Synthetic cathinones in Southern Germany-characteristics of users, substance-patterns, co-ingestions, and complications. Clin Toxicol (Phila), 55(6), 573 – 578.

Rosenbaum, C. D., Carreiro, S. P., & Babu, K. M. (2012). Here today, gone tomorrow and back again? A review of herbal marijuana alternatives (K2, Spice), synthetic cathinones (bath salts), Kratom, Salvia divinorum, methoxetamine, and piperazines. J Med Toxicol, 8(1), 15 – 32.

Ross, S., & Peselow, E. (2009). The neurobiology of addictive disorders. Clin Neuropharmacol, 32(5), 269 – 276.

Saem de Burnaga Sanchez, J. (1929). Sur un homologue de l'éphédrine [About an analogue of ephedrine]. Bulletin de la Société Chimique de France, 45, 284 – 286.

Schifano, F. (2014). Novel psychoactive substances also known as "legal highs". In S. C. Davies (Ed.), Annual report of the Chief Medical Officer 2013 (p.259). London: Department of Health, Public Mental Health Priorities: Investing in the Evidence. Retrieved March 26, 2018, from www. gov. uk/government/uploads/system/uploads/attachment_data/file/413196/ CMO_web_doc.pdf.

Schifano, F. (2015). Novel Psychoactive Substances (NPS): Clinical and pharmacological issues. Drug and Alcohol Today, 15(1), 21 – 27.

Schifano, F., Albanese, A., Fergus, S., Stair, J. L., Deluca, P., Corazza, O., Ghodse, A. H. (2011). Psychonaut Web Mapping; ReDNet Research Groups. Mephedrone (4-methylmethcathinone; "meow meow"): Chemical, pharmacological and clinical issues. Psychopharmacology (Berl), 214(3), 593 – 602.

Schifano, F., Corkery, J. M., & Ghodse, A. H. (2012). Suspected and confirmed fatalities associated with mephedrone (4-methylmethcathinone, "meow meow") in the United Kingdom. J Clin Psychopharmacol, 32(5), 710 – 714.

Schifano, F., Orsolini, L., Papanti, D., & Corkery, J. M. (2017). NPS: Medical consequences associated with their intake. Curr Top Behav Neurosci, 32, 351 – 380.

Schifano, F., Papanti, G. D., Orsolini, L., & Corkery, J. M. (2016). Novel psychoactive substances: The pharmacology of stimulants and hallucinogens. Expert Rev Clin Pharmacol, 9 (7), 943 – 954.

Sellors, K., Jones, A., & Chan, B. (2014). Death due to intravenous use of α-pyrrolidinopentiophenone. Med J Aust, 201(10), 601 – 603.

Shapiro, H., & Daly, M. (2017). Highways and buyways: A snapshot of UK drug scenes 2016. London: DrugWise. Retrieved April 26, 2018, from www. drugwise. org. uk/wp-content/ uploads/Highwaysandbyways.pdf.

SimmLer, L. D., Buser, T. A., Donzelli, M., Schramm, Y., Dieu, L. H., Huwyler, J., Liechti, M. E. (2013). Pharmacological characterization of designer cathinones in vitro. Br J Pharmacol, 168(2), 458 – 470.

SimmLer, L. D., Rickli, A., Hoener, M. C., & Liechti, M. E. (2014). Monoamine transporter and receptor interaction profiles of a new series of designer cathinones. Neuropharmacology, 152 – 160.

Smith, D. A., Blough, B. E., & Banks, M. L. (2017). Cocaine-like discriminative stimulus effects of amphetamine, cathinone, methamphetamine, and their 3,4-methylenedioxy analogs in male rhesus monkeys. Psychopharmacology (Berl), 234(1), 117 – 127.

Spillet, R. (2016, December 15). Engineer, 24, is the first person in UK to die from deadly new "legal high" clephedrone which can cause fatal seizures. Mailonline. Retrieved April 8, 2018, from www.dailymail.co.uk/news/article-4036700/Engineer-24-person-UK-die-drug-clephedrone. htmL.

Sutherland, R., Bruno, R., Peacock, A., Lenton, S., Matthews, A., Salom, C., Barratt, M. J. (2017). Motivations for new psychoactive substance use among regular psychostimulant users in Australia. Int J Drug Policy, 43, 23 – 32.

Sykutera, M., Cychowska, M., & Bloch-Boguslawska, E. (2015). A fatal case of pentedrone and α-pyrrolidinovalerophenone poisoning. J Anal Toxicol, 39(4), 324 – 329.

Thirakul, P., Hair, L. S., Bergen, K. L., & Pearson, J. M. (2017). Clinical presentation, autopsy results and toxicology findings in an acute N-ethylpentylone fatality. J Anal Toxicol, 41 (4), 342 – 346.

Torrance, H., & Cooper, G. (2010). The detection of mephedrone (4-methylmethcathinone) in 4 fatalities in Scotland. Forensic Sci Int, 202(1 – 3), e62 – e63.

UNODC. (2016). Global SMART update 2016 (Vol. 16). Vienna: United Nations Office on Drugs and Crime. Retrieved April 26, 2018, from www. unodc. org/documents/scientific/ GlobalSMART-Update-2016-vol-16.pdf.

UNODC. (2017). World drug report 2017, Vol 4. Market analysis of synthetic drugs: Amphetamine-type stimulants, new psychoactive substances. Vienna: United Nations Office on Drugs and Crime. Retrieved April 26, 2018, from www.unodc.org/wdr2017/field/Booklet_4_ ATSNPS.pdf.

Valente, M. J., Guedes de Pinho, P., de Lourdes Bastos, M., Carvalho, F., & Carvalho, M. (2014). Khat and synthetic cathinones: A review. Arch Toxicol, 88(1), 15 – 45.

Van Hout, M. C. (2014). An Internet study of user's experiences of the synthetic cathinone 4-methylethcathinone (4-MEC). J Psychoactive Drugs, 46(4), 273 – 286.

Vento, A. E., Schifano, F., Gentili, F., Pompei, F., Corkery, J. M., Kotzalidis, G. D., & Girardi, P. (2013). Bupropion perceived as a stimulant by two patients with a previous history of cocaine misuse. Ann Ist Super Sanita, 49(4), 402 – 405.

Wadsworth, E., Drummond, C., Kimergård, A., & Deluca, P. (2017, May). A market on both "sides" of the law: The use of the hidden web for the sale of new psychoactive substances. Hum Psychopharmacol, 32(3).

Wagner, K. D., Armenta, R. F., Roth, A. M., Maxwell, J. C., Cuevas-Mota, J., & Garfein, R. S. (2014). Use of synthetic cathinones and cannabimimetics among injection drug users in San Diego, California. Drug Alcohol Depend, 141, 99 – 106.

Warrick, B. J., Wilson, J., Hedge, M., Freeman, S., Leonard, K., & Aaron, C. (2012). Lethal serotonin syndrome after methylone and butylone ingestion. J Med Toxicol, 8(1), 65 – 68.

Wiergowski, M., Woźniak, M. K., Kata, M., & Biziuk, M. (2016). Determination of MDPBP in postmortem blood samples by gas chromatography coupled with mass spectrometry. Monatsh Chem, 147, 1415 – 1421.

Wikström, M., Thelander, G., Nyström, I., & Kronstrand, R. (2010). Two fatal intoxications with the new designer drug methedrone (4-methoxymethcathinone). J Anal Toxicol, 34(9), 594 – 598.

Winstock, A. R., Mitcheson, L. R., Deluca, P., Davey, Z., Corazza, O., & Schifano, F. (2011). Mephedrone, new kid for the chop? Addiction, 106(1), 154 – 161.

Winstock, A. R., Mitcheson, L. R., Ramsey, J., Davies, S., Puchnarewicz, M., & Marsden, J. (2011). Mephedrone: Use, subjective effects and health risks. Addiction, 106(11), 1991 – 1996.

Young, A. C., Schwarz, E. S., Velez, L. I., & Gardner, M. (2013). Two cases of disseminated intravascular coagulation due to "bath salts" resulting in fatalities, with laboratory confirmation. Am J Emerg Med, 31(2), 445.e3 – 5.

第十二章
合成卡西酮滥用的两个案例：
偏执机器人 Marvin 和 Alice 梦游仙境

Pierluigi Simonato, Attilio Negri, Marco Solmi, and Rita Santacroce

简介

　　近年来,合成卡西酮(SC)在新精神活性物质(NPS)市场上越来越受欢迎。自 NPS 兴起以来,NPS 缉获的大部分是这类化合物与合成大麻素类化合物。2015 年,缉获的合成卡西酮较上年增长 205%,缉获总量超过 1.8 吨(EMCDDA,2017a)。欧洲药物和毒品成瘾监测中心(EMCDDA,2017b)的上一份欧洲毒品报告中称,这些化合物在欧洲 15 个国家广泛使用,显示出一种快速变化的消费模式,因为每个国家使用最多的物质各不相同(英国的甲氧麻黄酮,芬兰的 α-PVP,匈牙利的戊甲酮)。合成卡西酮的使用通常与特定的亚群体有关,如俱乐部会员/派对爱好者(Kelly et al.,2013;Palamar, Salomone, Vincenti, & Cleland,2016),"脑航员"(Orsolini, Papanti, Francesconim, & Schifano,2015),以及高危吸毒者(EMCDDA,2017b)。NPS(和合成卡西酮)用户的概况似乎是一种戏剧性变化:近年来出现了新的用户群体,他们的特征不同于传统的成瘾群体。

　　此外,2010 年对英国高中生和大学生的自我报告研究表明,SC 滥用的流行率似乎在年轻人中更高(Martinotti et al.,2015;Patrick et al.,2016;Dargan, Albert, & Wood,2010),报告称 20% 的被调查样本至少使用过一次甲氧麻黄酮,4% 的被调查样本显示每天使用甲氧麻黄酮(Dargan et al.,2010)。

　　此外,这些化合物的消费似乎与精神疾病患者有关(Martinotti et al.,2015),这意味着精神卫生服务部门的精神疾病学家和卫生专业人员必须进一步关注这一话题。

使用者漏报的情况也很常见，特别是由于这些化合物常常作为其他产品出售，因为它们模仿了效果，使一些使用者不知道自己在消费什么，并呈现出与预期不同的症状或效果。由于只有少数人因 NPS 相关问题而接受治疗（2015 年在英国，所有寻求治疗的入院患者中只有 1% 报告使用了合成卡西酮，EMCDDA，2017b），目前有关普通人群中合成卡西酮使用流行率的信息仍然有限。因此，考虑到这些化合物的存在，特别是在一些人群中（例如，LGTB）（Rukus, Stogner, Miller, 2017），卫生服务部门对这些化合物的识别和评估可能较差。作者认为，这可能是由于物质类型和使用者情况的快速变化，以及缺乏与 NPS 相关的生理和心理危害的研究和认识（Bowden-Jones, 2014; Simonato et al., 2013）。

本章在简要概述了主要合成卡西酮药理学特征和急慢性作用的同时，还报告了帕多瓦 Parco dei Tigli 疗养院双重诊断室收治的 2 例患者的概况、评估和临床治疗。由于他们分别披露了甲氧麻黄酮和 α-吡咯烷酮滥用，以及之前未向他们接受治疗的心理健康和成瘾服务机构报告的其他 NPS，"Alice" 和 "Marvin" 代表了合成卡西酮对临床医生构成挑战的一个重要例子，以及与此类滥用有关的精神健康威胁。

合成卡西酮：故事到此为止

合成卡西酮来源于阿拉伯茶（Catha edulis）中提取的天然活性分子，一种原产于非洲之角和阿拉伯半岛的开花灌木，也就是卡西酮。该化合物及其合成衍生物在化学上与苯乙胺家族有关，其中包括苯丙胺和甲基苯丙胺，它们与苯乙胺家族的区别在于其侧链上存在一个 β-羰基。卡西酮模仿苯乙胺的兴奋作用，但效力较低（Prosser & Nelson, 2012; Kelly, 2011）：阿拉伯茶由于具有抑制食欲、欣快和兴奋作用，数百年来在东非和红海地区作为一种兴奋剂被广泛种植和使用。阿拉伯茶通常被咀嚼、熏制或晒干后制成饮品饮用，传统上与社会习俗有关，类似于南美国家的古柯叶（Al-Mugahed, 2008）。在也门，大约 60% 的男性和 35% 的女性使用阿拉伯茶（Balint, Falkay, & Balint, 2009; Nakajima et al., 2013）。虽然阿拉伯茶不受国际管制，但卡西酮已列入 1971 年《联合国公约》附表一（United Nations Office on Drug and Crime, 1971）。自 20 世纪 20 年代末以来，人们就由这种物质合成了各种衍生物作为研究药物，主要被推荐用作抗抑郁药和促厌食症药（Cunningham, 1963; Markantonis, Kyroudis & Beckett, 1986）。其中一些衍生物已被应用于临床，如用于治疗肥胖（Soto Molina et al., 2015）的

N,N-二乙基卡西酮(安非帕酮),以及常用的处方抗抑郁剂和戒烟辅助剂 m-氯-N-叔丁基卡西酮(安非他酮)。其他化合物,如吡咯戊酮,作为一种潜在的慢性疲劳治疗选择,由于其具有明显的滥用和成瘾潜力,已经被迅速停用(Goldberg, Gardos, & Cole, 1973)。

　　在这种情况下,最重要的变化发生在 2005 年,当时卡西酮衍生物作为 NPS 通过在线药物市场的扩散呈爆炸式增长。第一个取代卡西酮的是甲卡西酮,它被报告给欧洲药物和毒品成瘾监测中心(EMCDDA),不久之后,4-甲基甲卡西酮(甲氧麻黄酮)被警告(EMCDDA, 2007)。此后,大量不同取代合成卡西酮的毒品涌入市场,如萘酮、3,4-亚甲基二氧基吡戊酮(MDPV)和 α-吡咯烷酮(α-PVP)(UNODC, 2013)。随着新化合物的迅速上市,给使用者带来了巨大的风险,科学文献开始报道它们的药理学前体(Schifano et al., 2011; Coppola & Mondola, 2012; Dunne, Jaffar, & Hashmi, 2015; Germanm, Fleckenstein, & Hanson, 2014),而相应的法规修订进展缓慢。近年来共发现 118 例新 SC,其中 2016 年首次报道 14 例(EMCDDA, 2017b)。据 EMCDDA 统计,2015 年最常被查获的 5 种卡西酮类物质分别是 α-PVP、3-甲基甲卡西酮(3-MMC)、乙基酮、4-氯甲卡西酮(4-CMC)和戊卡西酮,其中一些,如 3-MMC,在缉获时并不在国际管制之下。随着新的类似物(在药物监管部门正式禁止之前,拥有它是合法的)在低成本实验室中合成并销售(Archer et al., 2014),一些国家政府面临制定新管控策略的需要。卡西酮和甲卡西酮列于联合国 1971 年《精神药物公约》附表一,安非帕酮和吡咯戊酮列于附表四。在欧洲,管控新精神活性物质的法律框架可追溯到 2005 年,目前正在修订之中,以便制定更有效的政策并限制与合成卡西酮有关的危害。在国家层面,许多欧洲国家采取的应对措施是,利用消费者安全立法,随后扩大或修改现有的毒品法律,将 NPS 纳入其中,如英国、比利时、丹麦、德国、爱沙尼亚、爱尔兰、法国、意大利、立陶宛、罗马尼亚、瑞典、克罗地亚和挪威对甲氧麻黄酮采取的措施(EMCDDA, 2018; Advisory Council on the Misuse of Drugs, 2010)。

合成卡西酮的药理作用

　　SC 的主要临床特征是其兴奋剂的性质,由于其药理学特性,大多数 SC 比原阿拉伯茶更强大。其中许多化合物来自卡西酮,但对其结构进行单一的化学修饰可能会产生截然不同的临床效果。合成卡西酮以白色或棕色粉末的形式存在,具有强烈持久的气味,很少以片剂或药丸的形式出现。给药途径通常是口服和鼻吸,但也有直肠、静脉和肌内注射的摄入方式(Prosser & Nelson, 2012)。有报道称注射合成卡西酮可代替甲氧麻黄酮、MDPV、灭多威和 α – PVP,并与其他健康风险有关,如局部感染、血栓性静脉炎、皮肤糜烂、艾滋病和丙型肝炎感染(UNODC, 2016)。

　　卡西酮的简单衍生物可以很容易地由麻黄碱、N – 甲基麻黄碱、苯丙酮或吡咯烷制得,其中许多前体可自由获得,不受国际控制。在毒品市场上出现的大多数合成卡西酮是环取代卡西酮,与苯乙胺类物质不同的是在 β 碳上连接的酮官能团,这是它们穿过血脑屏障的能力较低的关键,因此与其他苯乙胺相比,它们的效力较低(Coppola & Mondola, 2012; De Felice, Glennon, & Negus, 2014)。因此,使用者报告的合成卡西酮的剂量高于通常使用苯丙胺的剂量。重新给药更加频繁。卡西酮类的吡咯烷亚群是一个例外,如 MDPV,其极性显著降低,自我报告的剂量范围从几毫克到超过 1 克。

　　科学文献中关于合成卡西酮的药代动力学信息很少,这是由于毒品市场上可获得毒品的浓度和纯度各不相同,这使得它们的动力学具有相当大的不确定性。I 期代谢研究表明,主要合成卡西酮,如甲基酮、甲氧麻黄酮、丁酮、MDPV 和 α – PVP 都通过人肝微粒体酶进行去甲基化(Meyer, Du, Schuster, & Maurer, 2010),尽管已经提出了替代代谢途径,特别是 α – PVP 和 MDPV 等吡咯烷衍生物(Meyer, Wilhelm, Peters, & Maurer, 2010),所产生的代谢物主要与葡萄糖醛酸酯和硫酸盐结合并随尿液排出。

　　卡西酮因其化学亲和力和咀嚼阿拉伯茶(Kalix, 1992)的主观效果而被定义为“天然苯丙胺”。事实上,虽然卡西酮及其衍生物代表了一大类具有多种作用机制和影响的化合物,但它们与苯丙胺一样具有中枢神经兴奋和拟交感神经作用(Marusich et al., 2012)。因此,由于人工合成卡西酮缺乏其在人体模型中可靠的药效学数据,对这类物质的研究往往依赖于与其他具有相似特征的药物的类比,如苯丙胺和可卡因。众所周知,人工合成卡西酮可根据特定化合物(Kelly, 2011; Mayer et al., 2016)的不同而发挥其抑制质膜多巴胺(DAT)、去甲肾上腺素(NET)和血清素(SERT)转运体的作用,从而导致此类生物胺的突触浓度增加。甲氧麻黄酮、甲基酮、乙基酮和丁基酮作为非选择性转运体激动剂,而 MDPV 及相关化合物,如 α – PVP 对 SERT 的影响很小(Weinstein, Rosca, Fattore, & London, 2017; Baumann, Partilla, & Lehner, 2013; Baumann et al.,

2017）。有趣的是,甲氧麻黄酮导致多巴胺释放的水平高于 3,4 -亚甲二氧基甲基苯丙胺(MDMA);作为副作用,这种多巴胺传递的增强可能是造成更大潜在成瘾可能性的原因(Kehr et al., 2011)。主要的合成卡西酮和已知的药理特征见表 12.1。

表 12.1　最常见合成卡西酮的药理学特征。摘自意大利国家预警系统(NEWS),2014

	外　形	摄入途径	中等剂量	发病时间	效果持续时间
甲氧麻黄酮	粉末,药片	口服、吸入、静脉注射	15~250 mg	15~45 min (口服) 1~5 min (吸入)	2~3 h
甲酮	粉末	口服、吸入、静脉注射	60~200 mg	30~45 min	2~3 h
3,4 -亚甲基二氧吡戊酮(MDPV)	粉末	口服、静脉注射、吸入、直肠、肌内注射	4~25 mg	15~30 min	2~8 h
丁酮	粉末	口服	20~200 mg	15~60 min	1~2 h
4 -氯甲卡西酮(4 - CMC)	粉末	口服	20~100 mg	10~20 min	1~2 h
戊酮	粉末	口服	5~25 mg	15~30 min	2~6 h
3 -氟甲卡西酮(3 - FMC)	药片	口服	100~200 mg	15 min	1~2 h
3 -甲基甲卡西酮(3MMC)	粉末	口服、吸入	15~300 mg	45 min	1~2 h
乙酮	粉末	口服、吸入	5~300 mg	15~45 min	2~3 h
α -吡咯烷戊烯酮(α - PVP)	粉末,药片	口服、吸入、肌内注射、静脉注射	10~25 mg	20~40 min	3 h
氟麻黄酮	粉末,药片	口服、吸入	未知	30~45 min	3~4 h
萘醌	粉末	口服、吸入	30~100 mg	30~60 min	3~4 h
苯甲酮	粉末	口服、吸入	100~400 mg	未知	未知
4 -甲基- α -吡咯烷基苯丙酮(MPPP)	粉末	口服、吸入	5~25 mg	15~30 min	2 h
戊烯酮	粉末	吸入	10~20 mg	未知	未知
3,4 -二甲基甲卡西酮(3,4 - DMMC)	药片	口服、吸入	100 mg	10 min	未知

　　使用气相色谱-质谱或液相色谱-质谱技术可以在血液、尿液和头发中识别合成卡西酮。由于各种合成卡西酮的浓度在采集的样本中可能存在显著差异,所以浓度与临床疗效的相关性还不太清楚(Prosser & Nelson, 2012)。

合成卡西酮的急性效应

当临床工作者面对使用市场上一些新毒品的患者时，这类 NPS 化合物的作用会使临床工作者面临新的问题；合成卡西酮是一种强效兴奋剂，由于其化学结构，它们能够模仿可卡因和苯丙胺的作用，即使其原因尚不完全清楚。它们用于娱乐的主要原因是，它们可以增加多巴胺、血清素和肾上腺素的水平，使不愉快的情绪消失。

在线论坛上（Psychonautwiki.org，2018；Erowid.org，2018）有关用户的体验表明，SC 消费的预期效果包括增加精力、兴奋、性唤醒、去抑制、增强身体感觉、同理心和社交能力。虽然使用者报告了致动作用，但由于兴奋剂作用普遍存在，这些内致效应似乎没有 MDMA 和其他苯乙胺的作用那么强。已将合成卡西酮的精神活性特征与低剂量哌醋甲酯以及高剂量可卡因和苯丙胺进行了比较（Coppola & Mondola，2012），值得注意的是，多物质滥用在服用 SC 的个体中很常见，目的是增强预期效果或减少副作用（Baumann & Volkow，2016）。合成卡西酮和可卡因、苯丙胺、甲基苯丙胺、致幻剂、酒精、大麻和苯二氮卓类药物的组合经常被"脑航员"报道，这对临床医生是一个重要的提醒。在如此复杂的药理学情况下，他们为更好地认识其效果所做的工作可能是非常具有挑战性的。

使用者经常提到与滥用合成卡西酮有关的不良反应（Mindnautwiki，2018；Erowid，2018），这些症状可能不同于身体症状，如心率和血压升高、脱水、恶心、呕吐、眩晕、排尿困难和暴力行为，也可能不同于精神疾病，如焦虑加重、恐慌发作、妄想和精神疾病。精神疾病发作可能与任何家族或个人病史有关，也可能与此类疾病无关（Dragogna，Oldani，Buoli，& Altamura，2014），并经常以妄想性寄生虫病的形式出现听觉和视觉幻觉。

在服用合成卡西酮后向中毒控制中心寻求帮助的患者中，最常见的不良反应是心血管（心动过速、高血压）和精神（躁动、幻觉）疾病（Murphy et al.，2013；James et al.，2011；Forrester，2012）。此外，人们已经将暴力事件以及驾驶障碍与合成卡西酮中毒联系起来（Marinetti & Antonides，2013；Institoris et al.，2017）。科学文献中有若干与使用各种合成卡西酮有关的严重急性中毒和死亡案例（Wood，Davies，& Greene et al.，2010；Durham，2011；Dargan，Albert，& Wood，2010；Torrance & Cooper，2010）。虽然在许多情况下，尸检分析表明存在多种毒品滥用,但致命性中毒与这一类化合物有关,如甲氧麻黄酮、MDPV 和丁酮(Prosser & Nelson, 2012)。对合成卡西酮毒性的另一个担忧是使用者为了达到或维持预期效果而重新给药,这可能导致使用者面临过量服用的重大风险。严重中毒的症状有高热、高血压、肾功能衰竭、横纹肌溶解症等——一般来说,这是血清素能综合征的典型表现。甲氧麻黄酮、丁酮和 MDPV 都被证明与血清素能综合征相关(Warrick et al., 2012; Garrett & Sweeney, 2010; Froberg et al., 2015);虽然指导治疗的信息有限,但苯二氮卓类药物在治疗躁动时通常是有效的,需要积极降温来控制高烧。低钠血症是一种已知的 MDMA 使用并发症,也有报道称是合成卡西酮中毒病例中的主要死亡原因(Prosser & Nelson, 2012; Wood, Davies, & Puchnarewicz et al., 2010)。

合成卡西酮的长期效应

合成卡西酮的慢性和长期影响尚不清楚,因为它们最近才出现在毒品市场上,但众所周知,它们对身体和精神健康都构成威胁,包括成瘾、耐受性和戒断症状的风险。

反复使用这些化合物与一种被称为"兴奋性谵妄综合征"的偏执性幻觉谵妄有关,其特征是妄想症、严重的躁动和暴力行为(Penders, Gestring, & Vilensky, 2012)。这种情况在 MDPV 及其衍生物中毒中更为常见,如 α - PVP(Karch, 2015)。精神症状通常与严重疾病状况有关:脱水、横纹肌炎和肾功能衰竭,这可能会导致多器官衰竭。

人工合成卡西酮神经毒性的潜在机制已有研究(Karch, 2015; Angoa-Pérez, Anneken, & Kuhn, 2016; Valente et al., 2017),这些影响似乎与增加的神经炎症和氧化应激,以及多巴胺神经递质系统的失调有关,导致高多巴胺状态。有趣的是,甲氧麻黄酮不会直接损伤纹状神经末梢,但能增强其他兴奋剂如甲基苯丙胺和苯丙胺(Karch, 2015)的神经毒性。这可能在多药滥用者的神经风险增加中发挥重要作用。

虽然文献中关于这一话题的数据很少,但是研究人员认为长期服用合成卡西酮会引起耐受、依赖、渴求和停药后的戒断综合征(Coppola & Mondola, 2012)。虽然身体戒断综合征尚未被明确描述,但是服用者的报告表明抑郁、焦虑、快感缺乏、失眠和渴求这些症状在停药后可能会持续数周(Winstock et al., 2011)。此外,在使用者中还观察到他们有随着时间的推移而改变剂量的习惯。

在一项对甲氧麻黄酮使用者的调查中,近半数报告连续使用超过 48 h,而超过三分之一的样本符合依赖诊断标准(Winstock et al.,2011)。MDPV 和甲基酮,以及"第二代"合成卡西酮,α-PVP 和 4-MEC,已被证明能够诱导强化模式,并以剂量依赖性增强大脑奖赏功能,这表明这些化合物具有很高的成瘾潜力(Watterson & Olive,2014)。

临床案例 1：Alice 梦游仙境

案例介绍和 Alice 的到来

"Alice"是一名 30 岁的女性,2014 年在公共卫生服务机构转诊后,因被诊断为人格边缘性障碍(BDD)、兴奋剂使用障碍(可卡因)、酗酒、赌博和暴饮暴食障碍而首次入住双重诊断中心(Casa di Cura Parco dei Tigli),她是主动来戒毒并更换药物的。

Alice 来自一个有问题的家庭。在她 8 岁时,她的母亲因酗酒而离家。她读完高中,然后上了大学。住院期间,她正在完成她的最后一篇护理论文。这些记忆元素旨在强调患者在过去几年有良好的整体功能水平。

2009 年,她因饮食失调(神经性厌食症)第一次接触公共心理健康服务机构,当时她在医院接受了为期数周的认知行为治疗,没有服用任何药物。2012 年,她因自杀和抑郁情绪(15 天)以及持续 3 天的精神运动性躁动而接受精神疾病治疗。在那之后,2013 年 9 月,她在人格科接受了 3 个月的随访,然后得到了当地精神科门诊服务机构的支持。

她在治疗中心接受了以下药物治疗：舍曲林(200 mg/日);丙戊酸(900 mg/日);喹硫平(400 mg/日);阿立哌唑(10 mg/日);氯噻平(40 mg/日);劳拉西泮(5 mg/日);氯硝西泮(2 mg/日),同时她也证实了对氯甲西泮有依赖。通过临床访谈进行对物质的评估,进一步收集"传统"和"新"化合物(NPS)的记忆信息。

Alice 以前的吸毒史

12 岁时,她与朋友为了娱乐开始每周使用大麻和酒精;13 岁时,她第一次接触到可卡因,开始偶尔吸食。多年来,Alice 的可卡因滥用量不断增加,并持续使用大麻和酒精。这与她不稳定的人际关系以及由此产生的心理压力密切相关。

从 18 岁开始,Alice 对可卡因和大麻的滥用明显减少,20 岁时,她开始参加"狂欢派对",每个周末都吸食大量俱乐部提供的毒品。她证实滥用 MDMA

(3,4-亚甲二氧基甲基苯丙胺)和 LSD(麦角酸二乙胺)。这位病人陈述说她"为了诱发幻觉,尝试了所有可能的方法"。所以她的朋友们给她起了个外号叫"Alice",就像"Alice 梦游仙境"一样。

当 Alice 来到治疗中心时,她也接受了关于 NPS 的访谈,她第一次报告了大量使用合成卡西酮,主要是甲氧麻黄酮。此外,她还详细介绍了不同类别的各种 NPS 的使用情况。

- 甲氧麻黄酮:她在街头市场上获得了这种合成卡西酮,并与朋友一起服用了一整年(2012 年)来代替可卡因。她报告说,每周有 4 天鼻吸和吸食甲氧麻黄酮,剂量逐渐增加(从 0.5 g 到 4 g)。她使用甲氧麻黄酮是因为它(a)"容易获得",(b)"非常便宜",(c)"具有强大的兴奋剂效果,不同于可卡因,比可卡因更好"。她特别提到了许多"糟糕的经历",尤其是在 24 h 情绪低落、有自杀想法的时候。所描述的常见戒断症状有出汗、头痛和失眠。
- 其他合成卡西酮:她报告偶尔使用该家族的几种物质;她只记得一种叫 MDPV(亚甲二氧吡戊酮)的物质,是以水晶"浴盐"的形式出售。
- 死藤水:她报告只摄取这种植物的提取物一次,描述了一种典型的寄生虫妄想症(埃克博姆综合征)。
- 迷幻蘑菇("魔法蘑菇"):服用三到四次;她报告了由于含有色胺(裸盖菇素和二甲-4-羟色胺)而产生的传统致幻剂效应。
- 合成大麻("香料药物"):吸食了四次属于这一广泛类别的化合物,称其效果与大麻"类似",但更"游离",还具有视觉幻觉效果。她无法确定具体的化学成分。
- 墨西哥鼠尾草:她服用了这种药物两次,经历了短暂的视觉幻觉效果和无法控制的笑声。

评估、干预和治疗

在抵达治疗中心后,患者接受了 SCID Ⅰ 和 SCID Ⅱ 的问诊,确认诊断为人格边缘性障碍(BPD),符合 DSM-Ⅳ 的可卡因和酒精依赖标准(对应于 DSM-Ⅴ 中的可卡因和酒精使用障碍),也符合病态赌博、暴食症和重度氯甲西泮依赖。

根据康复后收集的其他信息,以及根据 DSM-Ⅳ(DSM-Ⅴ 中兴奋剂使用障碍),她还被诊断为兴奋剂 NPS 滥用。

血常规和心电图均正常,丙戊酸在治疗范围内(56.9 ug/mL),而在刚到达时,毒理学尿样(方法 KIMS COBAS)可卡因(617 ng/mL)和苯二氮卓类药物(879 ng/mL)呈阳性,大麻、酒精、美沙酮、巴比妥酸盐和阿片类药物呈阴性。在她到达精神科病房时,没有进行 NPS 尿样检测。住院结束时,毒理学检查仅苯二氮卓类药物呈阳性(416 ng/mL),而大麻、酒精、美沙酮、巴比妥酸盐、阿片类药物和可卡因呈阴性。

住院期间,她参加了戒毒计划,通过精神疾病学和心理学访谈接受了精神病学、毒理学和人格评估,在整个计划(30 天)之后,她参加了为成瘾开发的系统和认知行为团体心理治疗。

出院时精神药物治疗分别为文拉法辛(225 mg/d)、丙戊酸(900 mg/d)、喹硫平(400 mg/d)和氯硝西泮(1 mg/d)。

对 Alice 病例报告的评论

该病例报告是新精神活性物质(NPS)在意大利扩散和可获得的一个例子,它是在多重毒理学场景中使用更多受管控化合物的廉价替代品。在地区卫生服务中,对该患者进行了 BPD、传统药物依赖(包括苯二氮卓类药物)和病态赌博障碍评估;在前一年,她的精神疾病医生报告说她的情绪高度不稳定,但没有发现严重滥用甲氧麻黄酮。这种记忆元素似乎表明,意大利的合成卡西酮现象对医疗保健专业人员来说仍然是陌生的。事实上,这个案例确认了不同类别化合物的消费和实验,包括俱乐部毒品(LSD 和 MDMA)和合成大麻素,还包括阿亚华斯卡、墨西哥鼠尾草和二甲 - 4 -羟色胺。

如表 12.2 所示,在 Alice 的案例中,在转诊到精神科病房前,由于严重的自杀念头和精神运动性躁动,NPS 的滥用导致了多重精神药理学治疗。

关于病态赌博,它是在最近 6 个月开始使用阿立哌唑治疗后才出现的,在治疗中心住院期间,阿立哌唑被停用。

在康复结束时,患者还接受了 MMPI - 2 评估,以获得有关患者性格、致幻剂倾向和 NPS 使用情况的一些更具体的信息。具体来说,MMPI - 2 档案帮助医生在他们的临床活动中正确评估 Alice 的情况,提出最关键的和精神病理学的领域(Schill & Wang, 1990)。这些发现即使是初步的,也可能有助于具体评估指南的制定。Alice 案例也强调了多重中毒是如何给评估和治疗带来困难的。在她转诊过来时,Alice 正在服用 SSRI、一种情绪稳定剂、三种神经抑制剂和两

表 12.2　Alice 的全部历史

童　年	社会和家庭困难
12 岁	第一次接触物质(四氢大麻酚;酒精;可卡因)
18~20 岁	关系问题,增加物质使用量
22~23 岁	使用俱乐部毒品;寻找致幻效果
25 岁	首次接触饮食失调的心理健康服务
27 岁	大量使用甲氧麻黄酮和其他新精神活性物质
27~28 岁	三种不同的方式进入精神科病房治疗抑郁发作、精神运动激动和情绪不稳定 多种精神药物治疗
29 岁	可卡因(快克)、酒精和氯甲西泮依赖,病理性赌博

种苯二氮卓类药物,这是她的精神病医生开的处方。除此之外,她对氯甲西泮有严重依赖,但她仍然感到焦虑、情绪低落,还有一种"不稳定"的感觉;在康复结束时,医务人员建议使用精神药理学药物,包括 SNRI(文拉法辛)、情绪稳定剂(丙戊酸)和非典型抗精神疾病药物(喹硫平),后者是一个众所周知的用于酒精和兴奋剂依赖的药物,以稳定最关键的精神病理区域。

临床案例 2: 多疑的机器人 Marvin

案例介绍和 Marvin 的到来

Marvin 是一名 28 岁的高加索人,没有任何过去或正在发生的器质性疾病。患者无重大家族病史[译者注: Marvin 是道格拉斯·亚当斯的小说《银河系漫游指南》中的角色。它是来自天狼星机器人公司(Sirius Cybernetics Corporation)生产的拥有 GPP(真实人类性格,Genuine People Personalities)的机器人,具有人类情绪,患有严重忧郁症,疑心病极其重,极其沮丧,极其唠叨]。单身,在当地的高中就读,并在植物科学技术学院读大学两年。他于 2014 年住进双重诊断病房(Casa di Cura"Parco dei Tigli"),因为过去四周出现了抑郁症状。住院时,现实测试不受主动幻觉或妄想的影响,一到医院,他就按照医生的规定接受治疗,但他诉苦说全身"乏力"。除胆固醇(220 mg/dL)和甘油三酯(226 mg/dL)水平升高外,血检没有显示其他显著特征。心电图显示活动正常。毒理学测试和尿液样本显示苯二氮卓类药物呈阳性(地洛西泮 246 ng/mL),可卡因、大麻、酒精、美沙酮、巴比妥酸盐和阿片类药物呈阴性。他的精神疾病医生曾给他开过地洛西泮。在 Marvin 被送到双重诊断病房时,当地心理健康服务机构(CSM)已经认识他了。因为大麻和臭鼬引起的精神疾病性发作，他从 16 岁起就成了这个服务机构的病人。他被诊断为物质诱发性精神疾病（DSM Ⅳ‑R），并接受抗精神疾病和抗抑郁药物治疗：利培酮（4 mg/天）、文拉法辛（75 mg/天）、双哌啶（4 mg/天）和地洛西泮（2 mg/天）。Marvin 也因为过去滥用大麻而被当地毒品服务机构（Ser.D）短暂随访，但他从未透露使用过其他毒品，特别是 NPS。

表 12.3　Alice 的 MMPI‑2 结果

规　　模	t 一分数（50~65）
L	54
F	65
K	38
Hs	57
D	62
Hy	54
Pd	76
MF	48
Pa	54
Pt	59
Sc	68
Ma	59
Si	52
焦虑	69
强迫症	65
抑郁症	67
健康	58
奇怪的心理	56
愤怒	72
愤世嫉俗	51
反社会行为	60
A 型	61
低自尊	67
社交不适	47
家庭问题	67
工作干扰	69
阴性治疗指标	60
成瘾潜能量表	68
成瘾认知量表	102

Marvin 的过往历史

在双重诊断室,Marvin 详细地陈述了他滥用药物的情况。虽然合成卡西酮,如甲氧麻黄酮和 MDPV,发挥了主要作用,但他作为一名"脑航员"的经历是在很长一段时间里发展起来的,并涉及各种 NPS(表 12.4)。在过去几年里,Marvin 对 NPS 的使用一直是试验性和零星尝试,但是在他进入双重诊断室之前的 8 个月,他对 α - PVP 的使用频率有所增加。与此同时,他的抑郁症症状不断恶化,直到最后一次发作,他出现了视觉幻觉,导致他从 CSM 转到双重诊断室。

表 12.4　Marvin 在其作为精神疾病患者的活动期间使用的化合物

	类　别	频　率	剂　量
四氢大麻酚	传统化合物	多年来不断	多变的
酒精	传统化合物	多年来不稳定(每周)	多变的
JWH 210	新精神活性物质	几次	25 mg
N,N-二甲基色胺	新精神活性物质	1 次	不可用
4-羟基-N,N-乙基甲基色胺	新精神活性物质	1 次	15~20 mg
4-乙基-2,5-二甲氧基苯乙胺	新精神活性物质	1 次	18 mg
3,4-亚甲二氧基吡咯戊酮	新精神活性物质	2 次	不记得
克拉通	新精神活性物质	1 次	不可用
丹参	新精神活性物质	5~6 次	不可用
麻黄碱+咖啡因	传统化合物/新精神活性物质	5~6 次	不可用
氯胺酮	新精神活性物质	3~4 次	不可用
甲氧沙胺	新精神活性物质	1 次	50 mg
α-甲氨基-戊苯酮	新精神活性物质	2~3 次	不可用
哌乙酯	新精神活性物质	1 次	不可用
25 C and I NBOMe	新精神活性物质	2 次	不可用
羟考酮	新精神活性物质	1 次	不可用
AH-7921 和 MT-45(多西兰)	新精神活性物质	1 次	不可用

Marvin 决定尝试 α - PVP 是因为其(a)兴奋剂性质,(b)在网络市场上可买到,(c)法律地位。Marvin 报告说,α - PVP 很容易通过在线网站获得,几天后,粉末形式的化合物以匿名包裹的形式送到了他的地址。Marvin 在一周的大部分时间里每天都吸食 α - PVP,这种情况持续了五到六个月。而且剂量逐渐增

加，达到每天 300~400 mg。Marvin 知道网上论坛的建议剂量是 25~30 mg，但他希望得到更强烈的刺激和性唤醒，因为他开的抗精神疾病药物药效似乎减弱了。Marvin 报告了兴奋带来的精神愉悦、高水平的体力、失眠、性唤起、焦虑和心动过速的"恐慌发作"、高烧（体温为 40℃）和妄想（同时具有视觉幻觉和听觉幻觉）等效应，特别是在高剂量时（100~300 mg）。该患者报告，他患有埃克博姆综合征和严重的被害妄想症，这是他最后一次住院的原因。

为了避免法律后果，Marvin 没有向 CSM 透露 α‐PVP 的摄入情况，他在那里接受了精神症状治疗。结果，他的症状被视为具有精神疾病特征的原发性情绪障碍的表现，直到他被送到双重诊断室。

评估、干预和治疗

Marvin 在双重诊断室住院治疗期间，停止使用 α‐PVP 后，通过临床访谈对他进行了评估（DSM‐Ⅳ Ⅰ 和 Ⅱ 结构化临床访谈；症状检查表 90；明尼苏达多相人格测验）。对 Marvin 的最终诊断结论是：

- 兴奋剂和大麻依赖：大麻成瘾诊断是记忆性的。
- 药物诱发精神疾病发作。
- 分裂型人格障碍。

Marvin 在双重诊断病房治疗持续了 40 d，在此期间，他参与了康复计划，其中包括：个人（每两周）和小组（每天 2~3 次）心理治疗、精神药理学评估和精神运动康复。当服用安非他酮（150 mg/d）时，Marvin 的恢复情况发生了显著变化。选择这种抗抑郁药是因为它的化学结构（它是唯一用于医疗的合成卡西酮），以及其改善了他的抑郁症状。然而，回顾性科学文献中没有使用 α‐PVP 治疗精神疾病患者的建议。

对 Marvin 病例报告的评论

这个案例报告强调了 NPS 在新用户群体（如精神病患者）中的作用，以及探究他们的困难。

合成卡西酮对于急诊室服务和处理急性症状的医生，以及从事成瘾服务和心理健康服务的医生和精神科医生来说，可能是一个新的挑战，这需要他们准备好迎接这些面临新的、复杂的精神疾病的患者。

结论

尽管关于 SC 使用流行率的官方数据没有强调其消费量的增加,但由于其显著的健康和精神疾病风险,这些化合物的知识应该在卫生工作者中传播。此外,在精神疾病患者等特定人群中,随着其他药物和酒精滥用的频繁并发,死亡风险和长期后果可能更加严重。为了应对新 SC 和其他 NPS,还需要进一步的执法,并需要对在线(表面和深层网络)和"真实世界"市场进行更密切的监控。

参考文献

Advisory Council on the Misuse of Drugs (AMCD). (2010). Consideration of cathinones. London: Advisory Council on the Misuse of Drugs.

Al-Mugahed, L. (2008). Khat chewing in Yemen: Turning over a new leaf: Khat chewing is on the rise in Yemen, raising concerns about the health and social consequences. Bulletin of the World Health Organization, 86(10), 741 – 742.

Angoa-Pérez, M., Anneken, J. H., & Kuhn, D. M. (2016). Neurotoxicology of synthetic cathinone analogs. Current Topics in Behavioral Neurosciences, 32, 209 – 230.

Archer, J. R., Dargan, P. I., Lee, H. M., Hudson, S., & Wood, D. M. (2014). Trend analysis of anonymised pooled urine from portable street urinals in central London identifies variation in he use of novel psychoactive substances. Clin Toxicol, 52(3), 160 – 165.

Balint, E. E., Falkay, G., & Balint, G. A. (2009). Khat: A controversial plant. Wiener Klinische Wochenschrift, 121(19 – 20), 604 – 614.

Baumann, M. H., & Volkow, N. D. (2016). Abuse of new psychoactive substances: Threats and solutions. Neuropsychopharmacology, 41(3), 663 – 665.

Baumann, M. H., Bukhari, M. O., Lehner, K. R., Anizan, S., Rice, K. C., Concheiro, M., & Huestis, M. A. (2017). Neuropharmacology of 3, 4-methylenedioxypyrovalerone (MDPV), its metabolites, and related analogs. Curr Top Behav Neurosci, 32, 93 – 117.

Baumann, M. H., Partilla, J. S., & Lehner, K. R. (2013). Psychoactive "bath salts": Not so soothing. Eur J Pharmacol, 698(1 – 3), 1 – 5.

Bowden-Jones, O. (2014). From Club to Clinic: What every clinician needs to know about NPS harms and treatment. Paper presented at Third International Conference on Novel Psychoactive Substances, 2014, Rome.

Coppola, M., & Mondola, R. (2012). Synthetic cathinones: Chemistry, pharmacology and toxicology of a new class of designer drugs of abuse marketed as "bath salts" or "plant food". Toxicol Lett, 211(2): 144 – 149.

Cunningham, G. L. (1963). Diethylpropion in the treatment of obesity. J Coll General Pract, 6, 347 – 349.

Dargan, P. I., Albert, S., & Wood, D. M. (2010). Mephedrone use and associated adverse effects in school and college/university students before the UK legislation change. QJM, 103

(11), 875 – 879.

Dargan, P. I., & Wood, D. (2010). Technical report on mephedrone, 2010. Risk assessment report of a new psychoactive substance: 4-methylmethcathinone (mephedrone). Lisbon: EMCDDA.

De Felice, L., Glennon, R. A., & Negus, S. S. (2014). Synthetic cathinones: Chemical phylogeny, physiology, and neuropharmacology. Life Sciences, 97(1), 20 – 26.

Dragogna, F., Oldani, L., Buoli, M., & Altamura, A. C. (2014). A case of severe psychosis induced by novel recreational drugs. F1000Research, 3, 21.

Dunne, F. J., Jaffar, K., & Hashmi, S. (2015). Legal Highs - Not so new and still growing in popularity. BJMP, 8(1), a801.

Durham, M., 2011. Ivory wave: The next mephedrone? Emerg Med J, 28, 1059 – 1060.

Erowid.org. (2018). Erowid cathinones vault. Retrieved from https://erowid.org/chemicals/cathinone/.

European Monitoring Centre for Drugs and Drugs Addiction (EMCDDA). (2007). European drug report 2007: The state of the drugs problem in Europe. Lisbon: EMCDDA.

European Monitoring Centre for Drugs and Drug Addiction (EMCDDA). (2017a). EMCDDA—Europol 2016 annual report on the implementation of council decision 2005/387/JHA, implementation reports. Luxembourg: Publications Office of the European Union.

European Monitoring Centre for Drugs and Drugs Addiction (EMCDDA). (2017b). European drug report 2017: Trends and developments. Lisbon: EMCDDA.

European Monitoring Centre for Drugs and Drug Addiction (EMCDDA). (2018). Synthetic cathinones. Drug Profiles. Retrieved from www.emcdda.europa.eu.

Forrester, M. B. (2012). Synthetic cathinone exposures reported to Texas poison centers. Am J Drug Alcohol Abuse, 38(6), 609 – 615. doi: 10.3109/00952.

Froberg, B. A., Levine, M., Beuhler, M. C., Judge, B. S., Moore, P. W., Engebretsen, K. M., Investigators Consortium (ToxIC). (2015). Acute methylenedioxypyrovalerone toxicity. Journal of Medical Toxicology, 11(2), 185 – 194.

Garrett, G., & Sweeney, M. (2010). The serotonin syndrome as a result of mephedrone toxicity. BMJ Case Reports. Published 21 September 2010. https://doi.org/10.1136/bcr.04.2010.2925.

German, C. L., Fleckenstein, A. E., & Hanson, G. R. (2014). Bath salts and synthetic cathinones: An emerging designer drug phenomenon. Life Sci, 97(1), 2 – 8.

Goldberg, J., Gardos, G., & Cole, J. O. (1973). A controlled evaluation of pyrovalerone in chronically fatigued volunteers. Int Pharmacopsychiatry, 8(1), 60 – 69.

Institóris, L., Hidvégi, E., Dobos, A., Sija, É., Kereszty, É. M., Tajti, L. B., Varga, T. (2017). The role of illicit, licit, and designer drugs in the traffic in Hungary. Forensic Sci Int, 275, 234 – 241.

Italian National Early Warning System (NEWS). (2014). New drugs. Catinoni sintetici. Retrieved from www.politicheantidroga.gov.it/media/1281/32_catinoni.pdf.

James, D., Adams, R. D., Spears, R., Cooper, G., Lupton, D. J., Thompson, J. P., on behalf of the National Poisons Information Service. (2011). Clinical characteristics of mephedrone toxicity reported to the UK National Poisons Information Service. Emergency Medicine Journal, 28(8), 686 – 689.

Kalix, P. (1992). Cathinone, a natural amphetamine. Pharmacol Toxicol, 70(2), 77 – 86.

Karch, S. (2015). Cathinone neurotoxicity (The "3Ms"). Current Neuropharmacology, 13(1), 21 – 25.

Kehr, J., Ichinose, F., Yoshitake, S., Goiny, M., Sievertsson, T., Nyberg, F., & Yoshitake, T. (2011). Mephedrone, compared to MDMA (ecstasy) and amphetamine, rapidly increases both dopamine and serotonin levels in nucleus accumbens of awake rats. British Journal of Pharmacology, 164(8), 1949 – 1958.

Kelly, B. C., Wells, B. E., Pawson, M., Leclair, A., Parsons, J. T., & Golub, S. A. (2013). Novel psychoactive drug use among younger adults involved in US nightlife scenes. Drug and Alcohol Review, 32(6), 588 – 593.

Kelly, J. P. (2011). Cathinone derivatives: A review of their chemistry, pharmacology and toxicology. Drug Testing and Analysis, 3(7 – 8), 439 – 453.

Marinetti, L. J., & Antonides, H. M. (2013). Analysis of synthetic cathinones commonly found in bath salts in human performance and postmortem toxicology: Method development, drug distribution and interpretation of results. J Anal Toxicol, 37(3), 135 – 146.

Markantonis, S. L., Kyroudis, A., & Beckett, A. H. (1986). The stereoselective metabolism of dimethylpropion and monomethylpropion. Bio-Chem Pharmacol, 35(3), 529 – 532.

Martinotti, G., Lupi, M., Carlucci, L., Cinosi, E., Santacroce, R., Acciavatti, T., Di Giannantonio, M. (2015). Novel psychoactive substances: Use and knowledge among adolescents and young adults in urban and rural areas. Hum Psychopharmacol, 30(4), 295 – 301.

Marusich, J. A., Grant, K. R., Blough, B. E., & Wiley, J. L. (2012). Effects of synthetic cathinones contained in "bath salts" on motor behavior and a functional observational battery in mice. Neurotoxicology, 33(5), 1305 – 1313.

Mayer, F. P., Wimmer, L., Dillon-Carter, O., Partilla, J. S., Burchardt, N. V., Mihovilovic, M. D., Sitte, H. H. (2016). Phase I metabolites of mephedrone display biological activity as substrates at monoamine transporters. Br J Pharmacol, 173(17), 2657 – 2668.

Meyer, M. R., Du, P., Schuster, F., & Maurer, H. H. (2010). Studies on the metabolism of the alpha-pyrrolidinophenone designer drug methylenedioxy-pyrovalerone (MDPV) in rat and human urine and human liver microsomes using GC-MS and LC-high-resolution MS and its detectability in urine by GC-MS. J Mass Spectrom JMS, 45(12), 1426 – 1442.

Meyer, M. R., Wilhelm, J., Peters, F. T., & Maurer, H. H. (2010). Beta-keto amphetamines: Studies on the metabolism of the designer drug mephedrone and toxicological detection of mephedrone, butylone, and methylone in urine using gas chromatography-mass spectrometry. Anal Bioanal Chem, 397(3), 1225 – 1233.

Murphy, C. M., Dulaney, A. R., Beuhler, M. C., & Kacinko, S. (2013). "Bath salts and plant food" products: The experience of one regional US poison center. J Med Toxicol, 9(1), 42 – 48. https://doi.org/10.1007/s13181-012-0243-1.

Nakajima, M., al'Absi, M., Dokam, A., Alsoofi, M., Khalil, N. S., & Al Habori, M. (2013). Gender differences in patterns and correlates of khat and tobacco use. Nicotine Tob Res, 15(6), 1130 – 1135.

Orsolini, L., Papanti, G. D., Francesconi, G., & Schifano, F. (2015). Mind navigators of chemicals' experimenters? A Web-based description of e-psychonauts. Cyberpsychology, Behavior, and Social Networking, 18(5), 296–300.

Palamar, J. J., Salomone, A., Vincenti, M., & Cleland, C. M. (2016). Detection of "bath salts" and other novel psychoactive substances in hair samples of ecstasy/MDMA/"Molly" users. Drug and Alcohol Dependence, 161, 200–205.

Patrick, M. E., O'Malley, P. M., Kloska, D. D., Schulenberg, J. E., Johnston, L. D., Miech, R. A., & Bachman, J. G. (2016). Novel psychoactive substance use by US adolescents: Characteristics associated with use of synthetic cannabinoids and synthetic cathinones. Drug and Alcohol Review, 35(5), 586–590.

Penders, T. M., Gestring, R. E., & Vilensky, D. A. (2012). Excited delirium following use of synthetic cathinones (bath salts). General Hospital Psychiatry, 34(6), 647–650.

Prosser, J., & Nelson, L. (2012). The toxicology of bath salts: A review of synthetic cathinones. Journal of Medical Toxicology, 8(1), 33–42.

Psychonautwiki.org. (2018). Substituted cathinones. Retrieved from psychonautwiki.org/wiki/Substituted_cathinone.

Rukus, J., Stogner, J., & Miller, B. (2017). LGBT novel drug use as contextualixed through control, strain and learning theories. Social Science Quarterly, 98(5), 1711–1730.

Schifano, F., Albanese, A., Fergus, S., Stair, J. L., Deluca, P., Corazza, O., Ghodse, A. H. (2011). Psychonaut Web Mapping; ReDNet Research Groups. Mephedrone (4-methylmethcathinone; "meow meow"): Chemical, pharmacological and clinical issues. Psychopharmacology, 214(3), 593–602.

Schill, T., & Wang, S. (1990). Correlates of the MMPI-2 anger content scale. Psychological Reports, 67(3), 800–802.

Simonato, P., Corazza, O., Santonastaso, P., Corkery, J. M., Deluca, P., Davey, Z., Schifano, F. (2013). Novel psychoactive substances as a novel challenge for health professionals: Results from an Italian survey. Hum Psychopharmacol, 28(4), 324–331.

Soto-Molina, H., Pizarro-Castellanos, M., Rosado-Pérez, J., Rizzoli-Córdoba, A., Lara-Padilla, E., del Valle-Laisequilla, C. F., & Reyes-García, J. G. (2015). Six-month efficacy and safety of amfepramone in obese Mexican patients: A double-blinded, randomized, controlled trial. Int J Clin Pharmacol Ther, 53(7), 541–549.

Torrance, H., & Cooper, G. (2010). The detection of mephedrone (4-methyl-methcathinone) in 4 fatalities in Scotland. Forensic Sci Int, 202, e62–e63.

United Nation Office on Drugs and Crime (UNODC). (1971). Convention on psychotropic substances. Wien: UNODC.

United Nations Office on Drugs and Crime (UNODC). (2013). The challenge of new psychoactive substances: A report from the global SMART programme. Wien: UNODC.

United Nations Office on Drugs and Crime (UNODC). (2016). Global SMART update 2016. Wien: UNODC.

Valente, M. J., Bastos, M. de L., Fernandes, E., Carvalho, F., Guedes De Pinho, P., & Carvalho, M. (2017). Neurotoxicity of β-keto amphetamines: Deathly mechanisms elicited by methylone and MDPV in human dopaminergic, SH-SY5Y cells. ACS Chemical Neuroscience, 8(4), 850–859.

Warrick, B. J., Wilson, J., Hedge, M., Freeman, S., Leonard, K., & Aaron, C. (2012). Lethal serotonin syndrome after methylone and butylone ingestion. Journal of Medical Toxicology, 8(1), 6.

Watterson, L. R., & Olive, M. F. (2014). Synthetic cathinones and their rewarding and reinforcing effects in rodents. Advances in Neuroscience (Hindawi), 209875.

Weinstein, A. M., Rosca, P., Fattore, L., & London, E. D. (2017). Synthetic cathinone and cannabinoid designer drugs pose a major risk for public health. Frontiers in Psychiatry, 8, 156.

Winstock, A. R., Mitcheson, L. R., Deluca, P., Davey, Z., Corazza, O., & Schifano, F. (2011). Mephedrone, new kid for the chop? Addiction, 106(1), 154 – 161.

Wood, D., Davies, S., Greene, S. L., Button, J., Holt, D. W., Ramsey, J., & Dargan, P. I. (2010). Case series of individuals with analytically confirmed acute mephedrone toxicity. Clinical Toxicology, 48(9), 924 – 927.

Wood, D., Davies, S., Puchnarewicz, M., Button, J., Archer, R., Ovaska, H., Dargan, P. I. (2010). Recreational use of mephedrone (4-methylmethcathinone, 4-MMC) with associated sympathomimetic toxicity. Journal of Medical Toxicology, 6(3), 327 – 330.

第十三章
哌醋甲酯类新精神活性物质的临床表现

Dino Lüthi and Matthias E. Liechti

引言

　　近年来,大量新精神活性物质(NPS)的迅速出现给全世界临床工作带来了巨大挑战。由于缺乏 NPS 的临床对照研究,因此治疗方法的建立至关重要。本章讨论了使用基于哌醋甲酯(MPH)的 NPS 患者相关的临床表现和管理方法。MPH 用于治疗注意力缺陷多动障碍(ADHD)和嗜睡症。最早是由 CibaGeigy 制药公司以 Ritalin 作为品牌销售。Ritalin 自 20 世纪 50 年代开始使用,1990 年之后处方量大幅增加(Morton & Stockton,2000)。MPH 是一种在结构上与苯丙胺相似的哌啶衍生物,苯丙胺曾作为成瘾性兴奋剂被滥用(Bruggisser,Bodmer, & Letchti, 2011；Garland, 1998；Jaffe, 1991；Jensen, Pagsberg, & Dalhoff, 2015；Levine, Caplan, & Kauffman, 1986；Massello & Carpenter, 1999；McCabe、Knight、Teter & Wechsler, 2005；Parran & Jasinski, 1991；Vogel et al., 2016)。最近,MPH 除了作为兴奋剂滥用外,还作为一种"认知增强剂"或"变聪明的药物"在大学生、高中生以及忙碌的上班族中广受欢迎(Arria et al., 2008；Dietz, Soyka, & Franke, 2016；Emanuel et al., 2013；Liakoni, Schaub, Maier, Glauser, & Letchti, 2015；Maier, Letchti, Herzig, & Schaub, 2013；Repantis, Schlattmann, Laisney, & Heuser, 2010)。近年来,毒品市场上出现了结构上基于 MPH 的 NPS,它们大多来源于学术研究和药物开发(Deutsch, Shi, Gruszecka Kowalik, & Schweri, 1996；Markowitz, Zhu, & Patrick, 2013；Misra et al., 2010),随后便在街头和网上进行售卖(Bailey et al., 2015；Parks, McKeown, & Torrance, 2015)。与处方药 MPH 不同,相当多 NPS 通常没有/尚未受到管制,在非法市场中通过互联网和其他途径进行分销和购买比 MPH 更容易。

　　调查 NPS 类药物时发现,当这些非法药物受到管制时,新的结构相似的药物就可能出现并取代它们。哌醋乙酯是 MPH 的衍生物和代谢物,2011 年欧洲药物和毒瘾监测中心(EMCDDA, 2012)首次报告,现已成为常见的 NPS 类毒品。哌醋乙酯以粉末、晶体或颗粒的形式在许多网站上出售,名称有"Gogaine""Ching""Nopaine"和"Burst"等(Bailey et al., 2015;Ho, Bailey, Archer, Dargan & Wood, 2015;Parks et al., 2015)。据网上买家描述,哌醋乙酯有刺激兴奋作用,让人感到快乐、更加自信、提高专注力和社交能力(Ho et al., 2015;Soussan & Kjellgren, 2015)。然而,许多使用者报告停药后会出现难以忍受的戒断症状(Soussan & Kjellgren, 2015),这表明哌醋乙酯具有高成瘾性。跟踪非法毒品市场上的 MPH 发现,还有多种基于 MPH 的 NPS,例如 N -苄基乙基哌醋酯、3,4 -二氯乙基哌醋酯、3,4 -二氯甲基哌醋酯、乙基萘甲酸酯、4 -氟乙基哌醋酯、4 -氟甲基哌醋酯、异丙基哌醋酯、4 -甲基哌醋酯、甲基吗啉酸酯、甲基萘甲酸酯和丙基哌醋酯等(图 13.1)(EMCDDA, 2016,2017;Klare et al., 2017;Luethi,

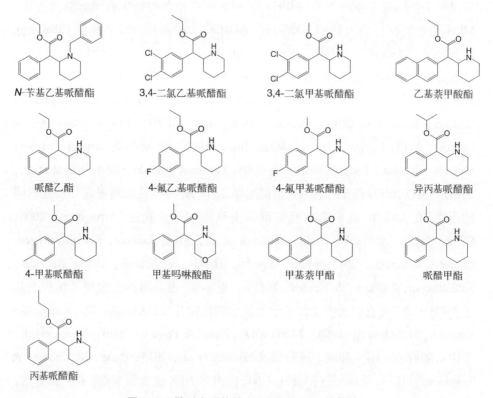

图 13.1　最近出现的基于 MPH 的 NPS 的结构

Kaeser et al., 2017），其中一些化合物纯度极高，说明制备人员具有很高的专业水平（Klare et al., 2017）。

目前，基于 MPH 的 NPS 研究还很少，对其影响的了解几乎完全来源于使用者的调查和临床中毒病例报告。与其他基于 MPH 的 NPS 相比，哌醋乙酯在药物市场上出现较早且使用广泛，现已成为主要的毒性物质，还有一些致死案例。通过使用者调查、结构相似性检验和早期体外药理学数据（Luethi, Kaeser et al., 2017）表明，MPH 衍生物在临床表现上与 MPH 相似。

哌醋甲酯的滥用

在 MPH 进入毒品市场后不久，一份关于一名患者每天服用 125 片 MPH 的病例报告让人对其滥用产生担忧（Rioux，1960）。随着近年来 MPH 产量和处方量的增加，MPH 被滥用的可能性大大增加。滥用或误用包括非医疗目的以外的摄入、未经处方擅自摄入、高于规定剂量摄入以及非口服摄入等形式。一般来说，MPH 的滥用可分为体验快感的娱乐性使用和作为认知增强剂的使用。DSM V（美国精神病学协会，2013）的兴奋剂滥用诊断标准表明，经常性滥用 MPH 可能导致心理和生理损伤。

娱乐性哌醋甲酯滥用的临床表现

MPH 的处方剂量通常太低，无法产生欣快感，而商业 MPH 的药理作用可通过缓释配方延迟。因此，在娱乐场所中，消费者会口服高剂量的商品化 MPH，以引起欣快感或兴奋感，或者可以通过鼻吸或静脉注射来增加药物的兴奋度（Bruggisser, Bodmer, & Letchti, 2012；Vogel et al., 2016）。通过药物处方获得 MPH 的滥用者也很常见（Arria et al., 2008；Bruggisser et al., 2011；Vogel et al., 2016）。瑞士一急诊科大夫布鲁基塞尔及其同事在回顾性病例中记载，曾有 14 名患者在口服、鼻吸和静脉注射 MPH 后出现躁动、心动过速、高血压、焦虑、产生幻觉、头痛、震颤和头晕等交感神经系统刺激症状（Bruggisser et al., 2011）。其中一名患者接受苯二氮䓬类药物治疗，两名患者被转移到精神科治疗。另有两名患者意外地在自己动脉内注射了 MPH，导致组织坏死，需要对其前臂和几个指尖实施截肢手术。静脉注射 MPH 的临床毒性与可卡因和苯丙胺相似，但肺部发病率较高，这是由 MPH 中的水不溶性成分引起的（Parran & Jasinski，1991）。

哌醋甲酯作为认知增强剂

在追求健康的人群中,MPH 和其他兴奋剂作为所谓的神经增强剂很受欢迎,据说能够提高认知和行动能力(Arria et al., 2008;Liakoni et al., 2015;Maier et al., 2013;McCabe et al., 2005)。人们误认为 MPH 可以提高注意力、专注力及消除疲劳(Repantis et al., 2010)。近年来,在学生中进行了一些大型调查,评估处方药在何种情况下会被滥用作神经增强剂以及被滥用频率。在一项针对美国一年级大学生的调查中发现,有 18% 未被诊断为多动症的学生曾以非医疗方式使用过兴奋剂(Arria et al., 2008)。73.4% 的滥用者主要是为了提高学习成绩、注意力或工作能力。苯丙胺和右旋苯丙胺是最常用的药物,其次就是MPH。有意思的是,在被诊断为多动症并服药的学生中,15.6% 的人也使用过其他的处方兴奋剂,其中 71.4% 的人是为了提高学习成绩、注意力或工作能力。Arria 团队的研究表明,非处方兴奋剂的使用非常普遍。最近,Maier 及其同事对瑞士大学生进行的一项在线调查发现,13.8% 的学生曾至少使用过一次处方药(7.6%)或滥用药物(包括酒精)(7.8%)专门用于神经增强(Maier et al., 2013)。在这项调查中,MPH 是滥用最多的神经增强处方药,占比 4.1%。有非法药物使用经历的学生使用处方药或滥用药物来增强认知能力的频率明显高于没有非法药物使用经历的学生。用于增强神经能力的处方药并不是每天使用,主要在考试前使用。Liakoni 及其同事在一项针对瑞士 10 至 12 年级学生的研究中也报告了类似的发现(Liakoni et al., 2015)。这项研究发现,13.3% 的学生至少有一次使用处方药(9.2%)或滥用药物(包括酒精)(6.2%)的经历。同样,MPH 是最常被滥用的处方药,占比 4.0%。然而,神经增强药物的使用者不仅限于学生,在上班族中也普遍存在(Dietz et al., 2016)。之前还有研究表明,医学生和医生中酗酒和非法吸毒现象普遍存在(Newbury Birch, Walshaw, & Kamali, 2001),医学生中滥用精神刺激剂以增强认知能力也很普遍(Emanuel et al., 2013)。这说明这些未来的医生很可能会继续服用神经增强药物。事实上,如果神经认知增强药物能够提高医生,特别是外科医生的工作表现,那么这些药物能否合理使用,在伦理上存在争议(Warren, Leff, Athanasiou, Kennard, & Darzi, 2009),主要争议是内科医生和外科医生使用认知增强剂后,是否会对患者的安全产生影响(Warren et al., 2009)。

关于 MPH 衍生物的神经增强功能已有报道(Beharry & Gibbons, 2016;

Soussan & Kjellgren, 2015）。如前所述, 在互联网上销售新研发的 NPS 药物, 通常不会受到法律制裁。因此, 人们在网上购买合法的 MPH 类似物可能比获得 MPH 处方药更容易。据报道, 在短暂的合法期内, 4 - 甲基哌醋甲酯被越来越多地用作认知增强剂（Beharry & Gibbons, 2016）。用户反馈用药后变得清醒而专注, 有效提高了工作或学习的效率（Beharry & Gibbons, 2016）。4 - 甲基哌醋甲酯的例子说明, 新出现的 NPS 可能是受管控药物的取代品, 应当健全法律对其进行防范。鉴于 NPS 的易获得性和使用效果, 用于神经增强的 NPS 还会持续存在。

已有多项临床研究评估了 MPH 对认知的影响。Repantis 团队的系统性文献回顾表明, 单次给药后, MPH 对记忆有显著影响, 但没有一致的证据表明 MPH 对注意力、情绪或执行能力有帮助（Repantis et al., 2010）。由于缺乏基础对照数据, 目前还无法判断 MPH 是否有助于提高认知水平。在一项对健康志愿者的临床研究中发现, 当志愿者做数学题时, 20 mg 的 MPH 会显著增加细胞外多巴胺水平, 但当志愿者做普通脑力任务时, 则没有显著增加细胞外多巴胺水平（Volkow et al., 2004）, 这说明多巴胺水平与诱因有关, 在一项任务中提高注意力或工作兴趣可能使注意力更加集中, 从而提高效率。在对健康志愿者的重复剂量研究中, 要求志愿者填写情绪状态量表, 研究发现每日 20 mg MPH 的剂量会显著影响主观能量感受, 但对人的镇静、注意力或自信心没有显著影响（Gobbi, Slater, Boucher, Debonnel, & Blier, 2003）。另外, 对受试者进行睡眠剥夺实验, 向剥夺 24 h 睡眠的健康年轻人分别提供 20 mg 的 MPH 和安慰剂（Bray et al., 2004）, 与安慰剂组相比, MPH 受试人员的收缩压和心率增加, 但不影响认知测试表现。然而, MPH 组的感知水平更高, 这可能与用药后对自信心、幸福感的提升和交感神经系统刺激有关（Bray et al., 2004）。在 Repantis 团队的研究中发现服用 MPH 后, 典型的副作用是心率增加, 可能会引起头痛、焦虑、紧张、头晕、嗜睡和失眠等症状, 但并未持续观察到血压升高（Repantis et al., 2010）。

总之, 滥用 MPH 作为认知增强剂的现象在学生中很普遍。对健康志愿者的临床研究表明了某些积极作用, 如单次给药后记忆改善或重复给药后主观能量感受增加。用于神经增强的剂量似乎有良好的耐受性, 具有相当轻微的拟交感神经副作用。

哌醋甲酯及相关新精神活性物质的药理作用

　　MPH 是一种单胺转运阻断剂,主要抑制肾上腺素(NET)和多巴胺(DA)转运,是一种非常弱的 5 -羟色胺转运体(SERT)抑制剂(Han & Gu, 2006; Luethi, Kaeser et al., 2017)。Volkow 及其同事发现,大剂量 MPH 与大脑吸收速度之间存在关联,但与大脑清除速率无关(Volkow et al., 1995)。高浓度药物会影响多巴胺浓度变化,与维持高浓度多巴胺无关,抑制肾上腺素会增加对心脏和精神的刺激(Hysek et al., 2011)。团队进行了 MPH 急性效应临床对照研究,让健康受试者使用单剂量为 40 ~ 60 mg 的 MPH(Dolder, Müller, Schmid, Borgwardt, & Letchti, 2017; Hysek et al., 2014; Schmid et al., 2015; Schmid et al., 2014)。MPH 会刺激急性交感神经,引起血压心率和体温的上升,使人兴奋(Dolder et al., 2017; Hysek et al., 2014; Schmid et al., 2014)。MPH 剂量依赖性的急性主观效应研究,包括药效、剂量、药物喜好、不良反应和注意事项等(Schmid et al., 2014),基于 MPH 的 NPS 药理学作用目前尚不清楚。然而,关于 NPS 的中毒病例报道了一些 NPS 和 MPH 类似的中毒情况,表明它们在药理上有相似性。体外筛选有助于更好地了解 NPS 的药理特性。最近,对 10 种基于 MPH 的 NPS 药理学特征进行了评估,并与 MPH 和可卡因进行了比较(Luethi, Kaeser et al., 2017)。测试的 NPS 有: N -苄基乙基哌酸盐、3,4 -二氯乙基哌酸盐、3,4 -二氯甲基哌酸盐、萘甲酸乙酯、哌酸乙酯、4 -氟甲基哌酸盐、异丙基哌酸盐、4 -甲基哌酸盐、吗啡酸甲酯和哌酸丙酯(图 13.1)。该研究的半抑制浓度(IC_{50})和 DAT/SERT 抑制率如表 13.1 所示。与 MPH 类似,所有这些化合物比 5 -羟色胺转运体(SERT)能更有效地抑制去甲肾上腺素转运体(NET)和多巴胺转运体(DAT),DAT 的选择性比 SERT 高 5 ~ >1 000 倍。这种选择性表明滥用的可能性很高(Letchti, 2015; Suyama et al., 2016)。与大多数苯丙胺不同,所有新化合物都抑制了单胺类物质的摄取,但没有一种能调节单胺类物质的排出(Hysek et al., 2012; SimmLer et al., 2013; SimmLer, Rickli, Hoener, & Letchti, 2014)。因此,NPS 之间的药理学差异主要表现在其抑制单胺转运体的效力方面,但就其受体相互作用方面而言,它们是一类物质(Luethi, Kaeser et al., 2017)。综上所述,MPH 和相关 NPS 的药理学特征表明两者产生相似的刺激作用,都是通过对 DAT 和 NET 的抑制进行调节,不同在于药效和剂量关系。

表 13.1　苯醋酸盐和可卡因的单胺转运抑制作用

	NET	DAT	SERT	DAT/SERT
	$IC_{50}[\mu mol/L]$	$IC_{50}[\mu mol/L]$	$IC_{50}[\mu mol/L]$	Ratio
哌醋甲酯	0.12	0.13	274	2 108
4-甲基哌醋酯	0.09	0.15	164	1 093
哌醋乙酯	0.81	0.61	257	421
4-氟哌甲酯	0.04	0.15	40	267
3,4-二氯哌甲酯	0.01	0.05	12	240
哌醋异丙酯	2.3	0.82	147	179
吗啡酸甲酯	9.3	13	1 831	141
3,4-二氯乙基哌醋酯	0.13	0.08	8	100
哌醋丙酯	0.94	1.2	84	70
N-苄基乙基哌醋酯	95	60	2 515	42
萘甲酸乙酯	0.42	0.34	1.7	5
可卡因	0.48	0.9	1.5	1.7

备注: 所有值均为平均值,并已发表在(Luethi, kaeser et al., 2017)。DAT/SERT = 1/DAT IC_{50} : 1/SERT IC_{50}。

药代动力学

由于新出现的 NPS 药代动力学还未摸清,本节将讨论 MPH 药代动力学。口服 MPH 后,会被迅速完全吸收(Kimko, Cross, & Abernethy, 1999),给药后 1~2 h 血液中药物浓度达到峰值(Faraj et al., 1974; Gualtieri et al., 1982; Srinivas, Hubbard, & Midha, 1990; Wargin et al., 1983)。注射 MPH 后,大脑中的药物浓度在 4~10 min 达到峰值,并能维持 15~20 min(Volkow et al., 1995)。MPH 的 D 型对映体比 L 型对映体更活跃(Patrick, Caldwell, Ferris, & Breese, 1987),由于其代谢过程具有立体结构选择性,导致血浆中 D 型 MPH 浓度升高(Aoyama, Kotaki, Honda, & Nakagawa, 1990; Srinivas et al., 1990),其主要代谢途径是通过肝酯酶将 MPH 脱酯化为药理上不活跃的哌甲酯酸(Faraj et al., 1974; Patrick, Kilts, & Breese, 1981; Wargin et al., 1983)。在药代动力学研究中发现,约 70%~75%的 D 型 MPH 和 L 型 MPH 分别以 D 型利他林酸和 L 型利他林酸的形式回收(Aoyama et al., 1990)。在对健康志愿者的临床对照研究中发现,MPH 的平均半衰期为 2.8 h(Hysek et al., 2014)。口服 60 mg MPH 出现的急性主观和心脏刺激效应能较好地反映血浆中 MPH 的浓度-时间曲线,可持

续 4~6 h(Dolder et al., 2017；Hysek et al., 2014)。

有趣的是,哌醋乙酯不仅是一种 NPS,也是 MPH 和酒精混合使用的特异性生物标记物(Koehm, Kauert & Toennes, 2010；Markowitz et al., 2000；Zhu, Patrick, & Markowitz, 2011)。哌醋乙酯是在两名自杀人员的血液和肝脏样本中首次检测到的,他们服用过量 MPH 的同时摄入酒精(Markowitz, Logan, Diamond, & Patrick, 1999)。在这种情况下,哌醋乙酯的浓度比 MPH 和哌甲酯酸都低。除特定的哌醋乙酯代谢物外,在哌醋乙酯体外代谢研究中也检测到了 MPH 和哌甲酯酸(Negerira, Erratico, van Nuijs, & Covaci, 2016)。研究发现,在甲醇中哌醋乙酯会非酶转化为哌甲酯酸和 MPH。

尽管缺乏临床数据,但可以参考互联网上的数据和用户报告对 NPS 的药代动力学进行评估。数据显示,对于哌醋乙酯,经鼻吸和口服给药的平均起效时间分别为 13 min 和 23 min(Ho et al.,2015)。持续作用时间为 15~300 min,这一数据不是很准确,因为使用者经常在前一次服药作用消退前重新给药而产生重叠(Ho et al., 2015)。此外,从临床研究中也可获得一些哌醋乙酯药代动力学信息,例如哌醋乙酯是酒精与 MPH 一起摄入后形成的代谢物(Koehm et al., 2010；Markowitz et al., 2000)。哌醋乙酯的浓度低于血浆中 MPH 浓度的 10%,其消除半衰期比 MPH 短。同样,这些研究中发现的哌醋乙酯的消除半衰期可能存在偏差。此外,哌醋乙酯的清除率可能取决于 MPH 的形成速率(Markowitz et al., 2000),MPH 和酒精都会抑制哌醋乙酯的代谢(Maskell, Smith, Cole, Hikin, & Morley, 2016)。哌醋乙酯和其他相关 NPS 的代谢可能具有类似于 MPH 那样的立体选择性(Markowitz et al., 2000)。为了更精确评估其药代动力学效应,需要将这些药物作为单一化合物进行临床对照研究。

哌醋甲酯与可卡因的相似性

据报道,尽管可卡因的结构与苯丙胺相似,但哌醋乙酯的药效与可卡因更相似(Pignon, Muyssen, Deheul, Cottencin, & Rolland, 2015)。含哌醋乙酯的 NPS 产品,如"Gogaine",已被当作可卡因的替代品,其中一些还含有局部麻醉剂,如利多卡因,以模拟可卡因的鼻腔麻醉效果(Santacroce et al., 2015)。在互联网上的药物讨论群里有 19 人讨论哌醋乙酯与可卡因的相似性问题,12 人表示哌醋乙酯的药效弱于可卡因或与低质量可卡因相似,5 人表示发现两者效果相似(Ho et al., 2015),只有 2 人表示更喜欢哌醋乙酯。可卡因和 MPH 之间的相似性取决于给药途径。MPH 通过鼻腔吹入会产生类似于可卡因的受体效应,因此会产生瞬间兴奋和欣快感(Morton & Stockton, 2000; Vogel et al., 2016)。另外在单胺转运体的相互作用上,MPH、哌醋甲酯类似物、NPS 和可卡因之间也是相似的。苯丙胺是一种底物型单胺释放剂(SimmLer et al., 2013),与苯丙胺不同,可卡因、MPH 和哌醋甲酯相关的 NPS 为转运阻断剂(Fleckenstein, Volz, Riddle, Gibb, & Hanson, 2007; Luethi, Kaeser et al., 2017; SimmLer et al., 2013; SimmLer, Rickli, Schramm et al., 2014; Sitte & Freissmuth, 2015; Torres, Gainetdinov, & Caron, 2003)。大脑中 MPH 和可卡因的分布区域几乎相同,纹状体中浓度最高,皮质和小脑中浓度较低(Volkow et al., 1995)。纹状体中药物摄取率与 MPH 和可卡因浓度相关(Volkow et al., 1995)。MPH 和可卡因之间的一个区别是它们抑制 DAT 和 SERT 的选择性不同,可卡因在药理学相关浓度下抑制 SERT(Luethi, Kaeser et al., 2017)。这可能部分解释了 MPH 和可卡因在精神活性方面的微小差异。此外,大脑吸收 MPH 和可卡因的百分比及其摄取率相似,但 MPH 的大脑清除率明显低于可卡因(Volkow et al., 1995),此差异可以用来解释其药效和成瘾特性的差异(Volkow et al., 1995)。MPH 诱导药物的兴奋速率与 MPH 的大脑清除率之间的差异表明存在快速适应过程。Volkow 及其同事推测,可卡因在大脑中快速清除促使适应过程被最小化。

在一些病例中,MPH 作为治疗可卡因依赖性药物具有良好的效果(Khantzian, 1983; Khantzian, Gawin, Kleber, & Riordan, 1984),但这种效果在随机临床对照研究中没有得到一致性证实(Dürsteler et al., 2015; Grabowski et al., 1997)。一些服用阿片类药物的患者承认使用 MPH 作为可卡因替代品的滥用情况(Vogel et al., 2016)。患者对 MPH 和可卡因总体给予正面评价,然而 MPH 的总分明显高于可卡因。研究人员推测,与可卡因相比,MPH 评分更高可能是由于大脑清除速度较慢,因此主观影响更为"平稳"。然而,与可卡因不同的是,MPH 诱导的高浓度药物下降速度远快于 MPH 从大脑中的清除速度,这一事实与推测相悖(Volkow et al., 1995),Vogel 团队提出的解释是,由于 MPH 的大脑清除速度较慢,先前摄入的 MPH 可能会通过阻断多巴胺的增加,进而减弱后续可卡因使用的主观感受(效应)。

哌醋甲酯类新精神活性物质的使用及危害

哌醋甲酯类 NPS 受到吸毒患者的广泛使用(Parks et al., 2015)。由于口服起效相对缓慢,烫吸时热不稳定(Klare et al., 2017),鼻腔吹入(鼻吸)和注射可能是服药者的首选方式。事实上,服用哌醋乙酯的回顾性报告表明,鼻腔吹入是最常见的,其次是多种途径,包括口服和静脉注射(Ho et al., 2015; Soussan & Kjellgren, 2015)。互联网上调查到的其他使用频率较低的用药方式有直肠给药、舌下含服、吸烟和肌内注射。大多数哌醋乙酯使用者超剂量使用,并且经常同时使用其他毒品(Ho et al., 2015)。Ho 及其同事报道,最常见的共同使用的物质是苯二氮卓类,其次是酒精、兴奋剂、大麻、镇静剂/催眠药和 γ-羟基丁酸酯,最常见的效果是产生兴奋或欣快感,其次是产生兴奋、提高社交能力、注意力、专注力、精力、性欲和自信,让人放松、更加清醒和冷静(Ho et al., 2015)。最常见的不良反应是由于吸入引起的鼻痛,其他不良反应主要与药物的拟交感神经作用有关。

哌醋甲酯类新精神活性物质中毒

由于新出现的 NPS 缺乏临床研究,因此,病例报告对于了解其临床毒性非常重要。哌醋甲酯类 NPS 的中毒症状与苯丙胺类兴奋剂相似。Bailey 及其同事报道了三例急性哌醋乙酯中毒病例(Bailey et al., 2015)。第一例是一名 21 岁男性,因焦虑、偏执、激动和视觉障碍被送往急诊室,患者有短时间的左侧胸骨后胸痛,伴有心悸和手刺痛感。据患者描述,他在几个小时内,通过鼻吸和吸烟方式并逐渐增加剂量吸食了 500 mg 的哌醋乙酯,同时饮用七罐啤酒。在服用哌醋乙酯 3 h 后,又服用了 3 mg 的苯二氮卓类似物乙唑仑,药物是他在网上购买的。17 h 后,他因心动过速(114 次/分钟)、血压升高(184/98 毫米汞柱)和瞳孔扩张(4 毫米汞柱)被送到急诊室。心电图显示窦性心动过速,校正 QT 间期正常,肌酸激酶高于正常范围(290 IU/L),但静脉血气、全血计数和肾脏状况正常,体温为 37.1℃。医生为患者分次口服 15 mg 地西泮,症状缓解,患者在急诊科就诊10 h 后出院。第二个病例是一名 37 岁女性,她在静脉注射 1 g 哌醋乙酯后感到昏昏欲睡和发烧,并出现心悸,后因心动过速(143 bpm)、高血压(186/96 mmHg)和发烧(38.4℃)被送往急诊室。除窦性心动过速外,心电图未见异常。乳酸水平为2.7 mmol/L,无酸血症,除了血尿素氮(7.9 mmol/L)增加外,全血计数、肾功能和肝脏功能正常。医生给患者口服 5 mg 地西泮,心率、血压和体温恢复正常,这名患者入院 4 h 后出院。第三个病例是一名 23 岁男性,他因心悸和焦虑送往急诊室。这名患者在三天内通过鼻吸摄入 2 g 哌醋乙酯。他的心率为 80 bpm,血压为 148/100 mmHg,体温为 36.8℃。除了轻微的双侧意图性震颤外,神经系统检查未见异常,心电图、全血计数和肾脏状况正常,但肌酸激酶升高(579 IU/L)。患者分三次服用 11 mg 的地西泮后,症状缓解。这名患者在 3 h 后出院。

治疗方法

MPH 中毒的治疗方法与苯丙胺类兴奋剂相似,主要是支持性治疗。基于 MPH 的 NPS 目前还未广泛研究,针对 MPH 中毒提出的治疗方案(Bruggisser et al., 2012)也可应用于基于 MPH 的 NPS。患者应主要根据其临床表现进行治疗,并对拟交感神经毒性症状进行评估和治疗。注意观察轻度中毒患者,并在其数小时内无症状后予以出院。出现如幻觉、严重高血压、心律失常、体温过高、运动障碍或胸痛等严重拟交感神经症状的患者,应在急诊室进行监测。对具有明显拟交感神经毒性或胸痛的病例,建议进行心电图检查,可能还应进行心肌肌钙蛋白检查。医生应该仔细评估这些症状是否是由多种药物中毒引起的,或是由其他兴奋剂引起的。苯二氮䓬类药物可用于控制躁动、高血压或惊厥,治疗是支持性的,并且没有特效治疗或解药。

血管内用药是一个危险因素

如前所述,口服 MPH 和相关的 NPS 时起效较慢。由于热不稳定性,通过吸烟或烫吸效果不好(Klare et al., 2017)。因此,鼻腔吸入和血管内注射是常用的给药途径,尤其在重度患者中经常使用。此类吸食方式会带来其他风险,例如鼻腔吸入后的鼻中隔穿孔或与血管内注射后相关的感染(Parks et al., 2015),以血管内注射海洛因最为常见,也尤其令人担忧(Lafferty, Smith, Coull, & Shanley, 2016; Parks et al., 2015)。在苏格兰洛锡安的哌醋乙酯注射剂案例研究中,提到了哌醋乙酯注射后的并发症(Lafferty et al., 2016)。皮肤伤口是常见的并发症,意外注射到组织中可能导致皮肤破裂并留下坏死性溃疡。此外,频繁注射和某一部位过度注射可导致多处易感染伤口,严重时可能需要截肢。血管内注射 NPS 面临的问题是 NPS 产品含量往往不明确,并且可能随着时间推移而变化,其副产物和杂质有造成伤害的风险。Lafferty 及其同事列举了一些措施,以减少与 NPS 注射相关的危害(Lafferty et al., 2016)。减少危害的策略一般也适用于血管内注射药物使用。具体而言,每次注射都应使用清洁器具,用药部位不应过度使用,应尽可能使用最小的针头以减少静脉损伤。Lafferty 及其同事提供的策略特别适用于哌醋乙酯,但也可能适用于其他基于 MPH 的 NPS。海洛因和哌醋乙酯使用的一个区别是,哌醋乙酯溶于水不需要加热,而且在制备注射剂时不需要酸化剂,可能会进一步增强侵蚀(Lafferty et al., 2016; Parks et al., 2015)。哌醋乙酯在加热时会凝固,某些 NPS 产品可能含有不溶性微晶纤维素,这可能导致软组织感染(Lafferty et al., 2016)。因此,注射前过滤药物是减少杂质对静脉造成损害的方法之一。

成瘾

药物的起始作用(Oldendorf, 1992)及其对 DAT 与 SERT 抑制潜力(Letchti, 2015)可用于预测其滥用程度。因此,基于 MPH 的 NPS 的药理学特征(Luethi, Kaeser et al., 2017)表明,当通过鼻腔吸入或注射吸食时,此类化合物具有很高的滥用潜力。最近报道了一例哌醋乙酯依赖性病例(Pignon et al., 2015)。患者是一名 24 岁男子,除滥用大麻和兴奋剂外,还有烟草、海洛因和吗啡依赖史。患者在使用哌醋乙酯前两年停止使用阿片类药物,但他仍然吸烟,偶尔使用其他兴奋剂。他在网上订购了少量的哌醋乙酯作为兴奋剂应对繁忙的工作。哌醋乙酯抑制了患者的睡眠,让他觉得提升了创造力。此外,哌醋乙酯会产生快感和幸福感。患者逐渐服用越来越多的哌醋乙酯,直到每天服用 50 片 20 mg 的药片。大量的哌醋乙酯使他无法入睡,因此他被迫每天再次使用海洛因,以消除哌醋乙酯的提升作用。在最初的医疗会诊中,患者表现为情绪激动、心动过速(120 bpm)。医生使用美沙酮和普萘洛尔来调节心率,当患者停止使用哌醋乙酯时,他经历了三天的情绪低落和疲劳期。两个月来,患者一直在戒除海洛因和兴奋剂,但没有后续跟踪随访报道。

哌醋乙酯相关的死亡

在静脉、鼻内吸入和口服等方式滥用药物后,仅有由 MPH 造成的死亡病例报道(Cantrell, Ogera, Mallett, & McIntyre, 2014; Levine et al., 1986; Massello & Carpenter, 1999)。然而,相对于 MPH 的大处方量和频繁滥用,此类死亡病例比例较少。

目前仅报道了使用哌醋乙酯的相关死亡病例(Krueger et al., 2014; Maskell et al., 2016; Parks et al., 2015)。Krueger 及其同事首次报道了两例在死后血液中检测到哌醋乙酯的病例(Krueger et al., 2014)。第一个病例是一名 32 岁男子,他死在自己的公寓里,旁边有一个标有"哌醋乙酯"的塑料袋。尸检发现死者有二尖瓣心内膜炎和肺炎,常规股动脉血液分析发现少量 MPH,但含有大量的利他酸,芬太尼、吗啡和美沙酮。另外一项分析中,在基质中检出了哌醋乙酯。研究团队将检测的哌醋乙酯浓度与已知的 MPH 毒性水平进行了比较,发现检测浓度下的哌醋乙酯不在直接致死范围内(股血中的哌醋乙酯浓度为 0.11 mg/L,MPH 的毒性水平从 0.5 mg/L 开始),其他药物的检测浓度也为非致死浓度。然而,这些药物可能导致死亡,表明死者是经常吸毒者。定量全血分析显示,利他酸水平>2 mg/L,发现死者尸体时已处于腐烂状态。这表明最初使用了高剂量的哌醋乙酯,但由于死亡和分析之间有时间间隔,检测到的剂量较低。此外,有效的 NET 和 DAT 抑制会导致血管收缩、血压和心率升高,因此长期滥用哌醋乙酯可能导致心内膜炎,而心内膜炎会合并肺炎是死亡的原因,在所分析的头发样本中也检测到哌醋乙酯,这支持了死者长期服药的假设。另一个病例毒理学分析没有发现或只有很少的 MPH,但对高浓度利他酸进行了哌醋乙酯追溯性鉴定和分析(Krueger et al., 2014)。第二个病例是一名 38 岁男子,是一名已知的吸毒者。验尸结果显示他死于吸入胃内容物。在常规筛查中,未检测到 MPH,但发现了大量的利他酸。此外,还检出了芬太尼和普瑞巴林,均处于非致死浓度。在头发样本和股动脉血液中检出了不足以致命的哌醋乙酯(0.023 mg/L)。研究人员推测,吸入的胃内容物是芬太尼和普瑞巴林,但无法确定真正的死亡原因。与 Krueger 及其同事描述的第一个病例类似,第二个病例死亡时的哌醋乙酯浓度可能高于检测时的浓度。研究人员认为,由于在所有病例中均未检测到酒精,因此哌醋乙酯不是通过酯交换反应作为 MPH 的代谢物形成的。

Parks 及其同事报道了与哌醋乙酯相关的死亡事件,他们介绍了苏格兰东部和西部 18 个月期间的一系列死亡案例,其中哌醋乙酯是在死后检测到的(Parks et al., 2015)。19 例患者的平均年龄为 36 岁,其中 14 例为男性。值得注意的是,在 19 例患者中,16 例有海洛因使用史,16 例曾使用过 NPS。静脉注射是此类 NPS 产品的常规吸食途径。所有死者都是多种药物滥用者,有 10 例的药物毒性被确定为死亡的唯一原因或潜在因素。检测到的其他药物包括苯二氮卓类(15 例)、鸦片类(11 例)和美沙酮(8 例)。此外,在 6 例患者中检测到抗抑郁药物,在 2 例患者中检测到抗精神病药物。在 5 例的死因中特别提到了哌醋乙酯,尸检骨血液中的哌醋乙酯浓度为 0.008~2 mg/L。Parks 及其同事报道的大多数病例都是通过患者的病例记录,这些记录中特别提到了使用过大剂量哌醋乙酯。由于没有使用哌醋乙酯的特征指标,或在分解的样品中未检测到哌醋乙酯,其他使用哌醋乙酯的病例也可能未被发现。

Maskell 及其同事报告了另外 7 例尸检股骨血液中证实存在哌醋乙酯的死亡病例(Maskell et al., 2016)。7 例患者均为男性,23~49 岁。在一个病例中,检测到哌醋乙酯是唯一使用的药物,并且确定哌醋乙酯中毒是唯一的死亡原因,在本例中测得的哌醋乙酯浓度为 2.18 mg/L。在其他病例中检测到多种其他药物,其中 4 例的死亡原因是药物中毒,其余两例死因与药物无关。

总之,基于 MPH 的 NPS 经常与苯二氮卓类和阿片类等其他药物联合使用。迄今为止,仅报道了一例以哌醋乙酯的直接毒性被确定为死因的病例。然而,在这种情况下测得的哌醋乙酯浓度并没有明显高于其他病例,死因也不仅仅是哌醋乙酯中毒(Maskell et al., 2016; Parks, 2015)。这表明娱乐性使用哌醋乙酯的浓度可能导致中毒,由于这些药物分析筛查时有可能检测不到,基于 MPH 的 NPS 相关的死亡人数很可能被低估。

结论

基于 MPH 的 NPS 是合成类药物,其结构和药理与处方药 MPH 相似。MPH 本身有被滥用的历史,无论是在娱乐场所还是作为认知增强剂。基于 MPH 的 NPS 信息主要来自病例报告和早期体外研究,目前还缺乏临床研究。MPH 和相关 NPS 精神活性作用主要通过有效抑制 NET 和 DAT 调节。使用者描述的基于 MPH 的 NPS 药理学特征和作用表明 MPH 与可卡因的滥用相似。鼻腔吹入、口服和静脉注射是常见的服药途径,静脉注射给使用者带来了特别严重的健康风险。中毒症状与苯丙胺类兴奋剂相似,大多数情况下症状较轻。对于中毒的治疗主要是支持性的,但苯二氮卓类药物可用于治疗拟交感神经症状。哌醋乙酯是第一种出现在非法药物市场上的以 MPH 为基础的 NPS,它与几起死亡事件有关。然而,大多数死者都是重度吸毒者,并伴有其他药物中毒。

致谢

这项工作得到了联邦公共卫生办公室(批准号 16.921318)和瑞士应用人体毒理学中心的支持。

参考文献

American Psychiatric Association. (2013). Substance-related and addictive disorders. In *Diagnostic and statistical manual of mental disorders* (5th ed.). Washington, DC: APA. doi: 10.1176/appi.books.9780890425596.dsm16.

Aoyama, T., Kotaki, H., Honda, Y., & Nakagawa, F. (1990). Kinetic analysis of enantiomers of threo-methylphenidate and its metabolite in two healthy subjects after oral administration as determined by a gas chromatographic-mass spectrometric method. *J Pharm Sci*, *79*(6), 465－469.

Arria, A. M., Caldeira, K. M., O'Grady, K. E., Vincent, K. B., Johnson, E. P., & Wish, E. D. (2008). Nonmedical use of prescription stimulants among college students: Associations with attention-deficit-hyperactivity disorder and polydrug use. *Pharmacotherapy*, *28*(2), 156－169. doi: 10.1592/phco.28.2.156.

Bailey, G. P., Ho, J. H., Hudson, S., Dines, A., Archer, J. R., Dargan, P. I., & Wood, D. M. (2015). Nopaine no gain: Recreational ethylphenidate toxicity. *Clin Toxicol*, *53*(5), 498－499. doi: 10.3 109/15563650.2015.1033062.

Beharry, S., & Gibbons, S. (2016). An overview of emerging and new psychoactive substances in the United Kingdom. *Forensic Sci Int*, *267*, 25－34. doi: 10.1016/j.forsciint.2016.08.013.

Bray, C. L., Cahill, K. S., Oshier, J. T., Peden, C. S., Theriaque, D. W., Flotte, T. R., & Stacpoole, P. W. (2004). Methylphenidate does not improve cognitive function in healthy sleep-deprived young adults. *J Investig Med*, *52*(3), 192－201. doi: 10.1136/jim-52-03-34.

Bruggisser, M., Bodmer, M., & Liechti, M. E. (2011). Severe toxicity due to injected but not oral or nasal abuse of methylphenidate tablets. *Swiss Med Wkly*, *141*, w13267. doi: 10.4414/smw.2011.13267.

Bruggisser, M., Bodmer, M., & Liechti, M. E. (2012). Methylphenidate misuse. *Praxis*, *101*(5), 299－305. doi: 10.1024/1661-8157/a000856.

Cantrell, F. L., Ogera, P., Mallett, P., & McIntyre, I. M. (2014). Fatal oral methylphenidate intoxication with postmortem concentrations. *J Forensic Sci*, *59*(3), 847－849. doi: 10.1111/1556-4029.12389.

Deutsch, H. M., Shi, Q., Gruszecka-Kowalik, E., & Schweri, M. M. (1996). Synthesis and phar- macology of potential cocaine antagonists. 2. Structure-activity relationship studies of aromatic ring-substituted methylphenidate analogs. *J Med Chem*, *39*(6), 1201－1209. doi: 10.1021/jm950697c.

Dietz, P., Soyka, M., & Franke, A. G. (2016). Pharmacological neuroenhancement in the field of economics-poll results from an online survey. *Front Psychol*, *7*, 520. doi: 10.3389/fpsyg.2016.00520.

Dolder, P. C., Müller, F., Schmid, Y., Borgwardt, S. J., & Liechti, M. E. (2017). Direct comparison of the acute subjective, emotional, autonomic, and endocrine effects of MDMA, methylphenidate, and modafinil in healthy subjects. *Psychopharmacology* (*Berl*), *235*, 467－479. doi: 10.1007/s00213-017-4650-5.

Dürsteler, K. M., Berger, E. M., Strasser, J., Caflisch, C., Mutschler, J., Herdener, M., & Vogel, M. (2015). Clinical potential of methylphenidate in the treatment of cocaine addiction: A review of the current evidence. *Substance Abuse and Rehabilitation*, *6*, 61－74. doi: 10.2147/sar.s50807.

Emanuel, R. M., Frellsen, S. L., Kashima, K. J., Sanguino, S. M., Sierles, F. S., & Lazarus,

C.J. (2013). Cognitive enhancement drug use among future physicians: Findings from a multi-institutional census of medical students. *Journal of General Internal Medicine*, 28(8), 1028 – 1034. doi: 10.1007/s11606-012-2249-4.

European Monitoring Centre for Drugs and Drug Addiction. (2012). *Europol 2011 annual report on the implementation of council decision 2005/387/JHA*. Retrieved July 24, 2017, from www.emcdda.europa. eu/system/files/publications/689/EMCDDA-Europol_Annual_Report_2011_2012_final_335568.pdf_en.

European Monitoring Centre for Drugs and Drug Addiction. (2016). *Europol 2015 annual report on the implementation of council decision 2005/387/JHA*. Retrieved July 24, 2017, from www.emcdda.europa.eu/system/files/publications/2880/TDAS16001ENN.pdf.

European Monitoring Centre for Drugs and Drug Addiction. (2017). *Europol 2016 annual report on the implementation of council decision 2005/387/JHA*. Retrieved September 7, 2017, from www.emcdda.europa.eu/system/files/publications/4724/TDAN17001ENN_PDFWEB.pdf_en.

Faraj, B. A., Israili, Z. H., Perel, J. M., Jenkins, M. L., Holtzman, S. G., Cucinell, S. A., & Dayton, P. G. (1974). Metabolism and disposition of methylphenidate-14C: Studies in man and animals. *J Pharmacol Exp Ther*, 191(3), 535 – 547.

Fleckenstein, A. E., Volz, T. J., Riddle, E. L., Gibb, J. W., & Hanson, G. R. (2007). New insights into the mechanism of action of amphetamines. *Annu Rev Pharmacol Toxicol*, 47, 681 – 698. doi: 10.1146/annurev.pharmtox.47.120505.105140.

Garland, E. J. (1998). Intranasal abuse of prescribed methylphenidate. *J Am Acad Child Adolesc Psychiatry*, 37(6), 573 – 574. doi: 10.1097/00004583-199806000-00006.

Gobbi, G., Slater, S., Boucher, N., Debonnel, G., & Blier, P. (2003). Neurochemical and psychotropic effects of bupropion in healthy male subjects. *J Clin Psychopharmacol*, 23(3), 233 – 239. doi: 10.1097/01.jcp.0000084023.22282.03.

Grabowski, J., Roache, J. D., Schmitz, J. M., Rhoades, H., Creson, D., & Korszun, A. (1997). Replacement medication for cocaine dependence: Methylphenidate. *J Clin Psychopharmacol*, 17(6), 485 – 488. doi: 10.1097/00004714-199712000-00008.

Gualtieri, C. T., Wargin, W., Kanoy, R., Patrick, K., Shen, C. D., Youngblood, W., . Breese, G.R. (1982). Clinical studies of methylphenidate serum levels in children and adults. *J Am Acad Child Psychiatry*, 21(1), 19 – 26.

Han, D. D., & Gu, H. H. (2006). Comparison of the monoamine transporters from human and mouse in their sensitivities to psychostimulant drugs. *BMC Pharmacol*, 6, 6. doi: 10.1186/1471-2210-6-6.

Ho, J. H., Bailey, G. P., Archer, J. R., Dargan, P. I., & Wood, D. M. (2015). Ethylphenidate: Availability, patterns of use, and acute effects of this novel psychoactive substance. *Eur J Clin Phar-macol*, 71(10), 1185 – 1196. doi: 10.1007/s00228-015-1906-z.

Hysek, C. M., SimmLer, L. D., Ineichen, M., Grouzmann, E., Hoener, M. C., Brenneisen, R., . Liechti, M. E. (2011). The norepinephrine transporter inhibitor reboxetine reduces stimulant effects of MDMA ("ecstasy") in humans. *Clin Pharmacol Ther*, 90(2), 246 – 255. doi: 10.1038/clpt.2011.78.

Hysek, C. M., SimmLer, L. D., Nicola, V., Vischer, N., Donzelli, M., Krähenbühl, S., . Liechti, M. E. (2012). Duloxetine inhibits effects of MDMA ("ecstasy") *in vitro* and in humans in a randomized placebo-controlled laboratory study. *PLoS One*, 7, e36476. doi: 10. 1371/journal. pone.0036476.

Hysek, C. M., SimmLer, L. D., Schillinger, N., Meyer, N., Schmid, Y., Donzelli, M., . Liechti, M. E. (2014). Pharmacokinetic and pharmacodynamic effects of methylphenidate and MDMA administered alone or in combination. *Int J Neuropsychopharmacol*, 17(3), 371 – 381. doi: 10.1017/s1461145713001132.

Jaffe, S. L. (1991). Intranasal abuse of prescribed methylphenidate by an alcohol and drug abusing adolescent with ADHD. *J Am Acad Child Adolesc Psychiatry*, 30(5), 773 – 775. doi: 10.1016/S0890-8567(10)80014-0.

Jensen, L. S., Pagsberg, A. K., & Dalhoff, K. (2015). Methylphenidate misuse in adult patients and the impact of therapeutic use. *Hum Exp Toxicol*, 34(5), 460 – 467. doi: 10.1177/ 0960327114543935 Khantzian, E. J. (1983). An extreme case of cocaine dependence and marked improvement with methylphenidate treatment. *Am J Psychiatry*, 140(6), 784-F., Kleber, H. D., & Riordan, C. E. (1984). Methylphenidate (Ritalin) treatment of cocaine dependence: A preliminary report. *J Subst Abuse Treat*, 1(2), 107 – 112.

Kimko, H. C., Cross, J. T., & Abernethy, D. R. (1999). Pharmacokinetics and clinical effectiveness of methylphenidate. *Clin Pharmacokinet*, 37(6), 457 – 470. doi: 10.2165/ 00003088-199937060-00002.

Klare, H., Neudörfl, J. M., Brandt, S. D., Mischler, E., Meier-Giebing, S., Deluweit, K., Laussmann, T. (2017). Analysis of six "neuro-enhancing" phenidate analogs. *Drug Testing and Analysis*, 9(3), 423 – 435. doi: 10.1002/dta.2161.

Koehm, M., Kauert, G. F., & Toennes, S. W. (2010). Influence of ethanol on the pharmacokinetics of methylphenidate's metabolites ritalinic acid and ethylphenidate. *Arzneimittelforschung*, 60(5), 238 – 244.

Krueger, J., Sachs, H., Musshoff, F., Dame, T., Schaeper, J., Schwerer, M., Roider, G. (2014). First detection of ethylphenidate in human fatalities after ethylphenidate intake. *Forensic Sci Int*, 243, 126 – 129. doi: 10.1016/j.forsciint.2014.07.017.

Lafferty, C., Smith, L., Coull, A., & Shanley, J. (2016). The experience of an increase in the injection of ethylphenidate in Lothian April 2014—March 2015. *Scott Med J*, 61(2), 74 – 83. doi: 10.1177/0036933016649871.

Levine, B., Caplan, Y. H., & Kauffman, G. (1986). Fatality resulting from methylphenidate over-dose. *J Anal Toxicol*, 10(5), 209 – 210. doi: 10.1093/jat/10.5.209.

Liakoni, E., Schaub, M. P., Maier, L. J., Glauser, G. V., & Liechti, M. E. (2015). The use of prescription drugs, recreational drugs, and "soft enhancers" for cognitive enhancement among Swiss secondary school students. *PLoS One*, 10(10), e0141289. doi: 10.1371/journal. pone.0141289.

Liechti, M. (2015). Novel psychoactive substances (designer drugs): Overview and pharmacology of modulators of monoamine signaling. *Swiss Med Wkly*, 145, w14043. doi: 10.4414/ smw.2015.14043.

Luethi, D., Kaeser, P. J., Brandt, S. D., Krähenbühl, S., Hoener, M. C., & Liechti, M. E. (2017). Pharmacological profile of methylphenidate-based designer drugs. *Neuropharmacology*, 134(Pt A), 133 – 140.

Maier, L. J., Liechti, M. E., Herzig, F., & Schaub, M. P. (2013). To dope or not to dope: Neuroenhancement with prescription drugs and drugs of abuse among Swiss university students. *PLoS One*, *8*(11), e77967. doi: 10.1371/journal.pone.0077967.

Markowitz, J. S., DeVane, C. L., Boulton, D. W., Nahas, Z., Risch, S. C., Diamond, F., & Patrick, K. S. (2000). Ethylphenidate formation in human subjects after the administration of a single dose of methylphenidate and ethanol. *Drug Metab Dispos*, *28*(6), 620–624.

Markowitz, J. S., Logan, B. K., Diamond, F., & Patrick, K. S. (1999). Detection of the novel metabolite ethylphenidate after methylphenidate overdose with alcohol coingestion. *J Clin Psychopharmacol*, *19*(4), 362–366. doi: 10.1097/00004714-199908000-00013.

Markowitz, J. S., Zhu, H. J., & Patrick, K. S. (2013). Isopropylphenidate: An ester homolog of methylphenidate with sustained and selective dopaminergic activity and reduced drug interaction liability. *J Child Adolesc Psychopharmacol*, *23*(10), 648–654. doi: 10.1089/cap. 2013.0074.

Maskell, P. D., Smith, P. R., Cole, R., Hikin, L., & Morley, S. R. (2016). Seven fatalities associated with ethylphenidate. *Forensic Sci Int*, *265*, 70–74. doi: 10.1016/j.forsciint.2015. 12.045 Massello, W., 3rd, & Carpenter, D. A. (1999). A fatality due to the intranasal abuse of methylphe-nidate (Ritalin). *J Forensic Sci*, *44*(1), 220–221. doi: 10.1520/JFS14440J.

McCabe, S. E., Knight, J. R., Teter, C. J., & Wechsler, H. (2005). Non-medical use of prescription stimulants among US college students: Prevalence and correlates from a national survey. *Addiction*, *100*(1), 96–106. doi: 10.1111/j.1360–0443.2005.00944.x.

Misra, M., Shi, Q., Ye, X., Gruszecka-Kowalik, E., Bu, W., Liu, Z., Venanzi, C. A. (2010). Quantitative structure-activity relationship studies of threo-methylphenidate analogs. *Bioorg Med Chem*, *18*(20), 7221–7238. doi: 10.1016/j.bmc.2010.08.034.

Morton, W. A., & Stockton, G. G. (2000). Methylphenidate abuse and psychiatric side effects. *Prim Care Companion J Clin Psychiatry*, *2*(5), 159–164.

Negreira, N., Erratico, C., van Nuijs, A. L., & Covaci, A. (2016). Identification of *in vitro* metabolites of ethylphenidate by liquid chromatography coupled to quadrupole time-of-flight mass spectrometry. *J Pharm Biomed Anal*, *117*, 474–484. doi: 10.1016/j.jpba.2015.09.029.

Newbury-Birch, D., Walshaw, D., & Kamali, F. (2001). Drink and drugs: From medical students to doctors. *Drug Alcohol Depend*, *64*(3), 265–270. doi: 10.1016/S0376-8716(01) 00128-4.

Oldendorf, W. H. (1992). Some relationships between addiction and drug delivery to the brain. *NIDA Res Monogr*, *120*, 13–25.

Parks, C., McKeown, D., & Torrance, H. J. (2015). A review of ethylphenidate in deaths in east and west Scotland. *Forensic Sci Int*, *257*, 203–208. doi: 10.1016/j.forsciint.2015.08.008.

Parran, T. V., Jr., & Jasinski, D. R. (1991). Intravenous methylphenidate abuse: Prototype for prescription drug abuse. *Arch Intern Med*, *151*(4), 781–783. doi: 10.1001/archinte.1991. 00400040119027.

Patrick, K. S., Caldwell, R. W., Ferris, R. M., & Breese, G. R. (1987). Pharmacology of the enantiomers of threo-methylphenidate. *J Pharmacol Exp Ther*, *241*(1), 152–158.

Patrick, K. S., Kilts, C. D., & Breese, G. R. (1981). Synthesis and pharmacology of hydroxylated metabolites of methylphenidate. *J Med Chem*, *24*(10), 1237–1240.

Pignon, B., Muyssen, A., Deheul, S., Cottencin, O., & Rolland, B. (2015). Dependence on Internet-purchased ethylphenidate. *J Clin Psychopharmacol*, *35*(4), 472 – 473. doi: 10.1097/jcp.0000000000000360.

Repantis, D., Schlattmann, P., Laisney, O., & Heuser, I. (2010). Modafinil and methylphenidate for neuroenhancement in healthy individuals: A systematic review. *Pharmacol Res*, *62*(3), 187 – 206. doi: 10.1016/j.phrs.2010.04.002.

Rickli, A., Hoener, M. C., & Liechti, M. E. (2015). Monoamine transporter and receptor interaction profiles of novel psychoactive substances: *Para*-halogenated amphetamines and pyrovalerone cathinones. *Eur Neuropsychopharmacol*, *25*(3), 365 – 376. doi: 10.1016/j.euroneuro.2014.12.012.

Rickli, A., Kopf, S., Hoener, M. C., & Liechti, M. E. (2015). Pharmacological profile of novel psychoactive benzofurans. *Br J Pharmacol*, *172*(13), 3412 – 3425. doi: 10.1111/bph.13128.

Rioux, B. (1960). Is ritalin an addiction-producing drug? *Dis Nerv Syst*, *21*, 346 – 349.

Santacroce, R., Corazza, O., Martinotti, G., Bersani, F. S., Valeriani, G., & Di Giannantonio, M. (2015). Psyclones: A roller coaster of life? Hidden synthetic cannabinoids and stimulants in apparently harmLess products. *Human Psychopharmacology*, *30*(4), 265 – 271. doi: 10.1002/hup.2410.

Schmid, Y., Hysek, C. M., Preller, K. H., Bosch, O. G., Bilderbeck, A. C., Rogers, R. D., Liechti, M. E. (2015). Effects of methylphenidate and MDMA on appraisal of erotic stimuli and intimate relationships. *Eur Neuropsychopharmacol*, *25*(1), 17 – 25. doi: 10.1016/j.euroneuro.2014.11.020.

Schmid, Y., Hysek, C. M., SimmLer, L. D., Crockett, M. J., Quednow, B. B., & Liechti, M. E. (2014). Differential effects of MDMA and methylphenidate on social cognition. *Journal of Psy-chopharmacology*, *28*(9), 847 – 856. doi: 10.1177/0269881114542454.

SimmLer, L. D., Buser, T. A., Donzelli, M., Schramm, Y., Dieu, L. H., Huwyler, J., ... Liechti, M.E. (2013). Pharmacological characterization of designer cathinones in vitro. *Br J Pharmacol*, *168*(2), 458 – 470. doi: 10.1111/j.1476 – 5381.2012.02145.x.

SimmLer, L. D., Rickli, A., Hoener, M. C., & Liechti, M. E. (2014). Monoamine transporter and receptor interaction profiles of a new series of designer cathinones. *Neuropharmacology*, *79*, 152 – 160. doi: 10.1016/j.neuropharm.2013.11.008.

SimmLer, L. D., Rickli, A., Schramm, Y., Hoener, M. C., & Liechti, M. E. (2014). Pharmacological profiles of aminoindanes, piperazines, and pipradrol derivatives. *Biochem Pharmacol*, *88*(2), 237 – 244. doi: 10.1016/j.bcp.2014.01.024.

Sitte, H. H., & Freissmuth, M. (2015). Amphetamines, new psychoactive drugs and the mono-amine transporter cycle. *Trends Pharmacol Sci*, *36*(1), 41 – 50. doi: 10.1016/j.tips.2014.11.006 Soussan, C., & Kjellgren, A. (2015). "Chasing the high": Experiences of ethylphenidate as described on international internet forums. *Substance Abuse*, *9*, 9 – 16. doi: 10.4137/sart.s22495.

Srinivas, N. R., Hubbard, J. W., & Midha, K. K. (1990). Enantioselective gas chromatographic assay with electron-capture detection for dl-ritalinic acid in plasma. *J Chromatogr*, *530*(2), 327 – 336.

Suyama, J. A., Sakloth, F., Kolanos, R., Glennon, R. A., Lazenka, M. F., Negus, S. S., & Banks, M. L. (2016). Abuse-related neurochemical effects of *para*-substituted methcathinone analogs in rats: Microdialysis studies of nucleus accumbens dopamine and serotonin. *J Pharmacol Exp Ther*, *356*(1), 182 – 190. doi: 10.1124/jpet.115.229559.

Torres, G. E., Gainetdinov, R. R., & Caron, M. G. (2003). Plasma membrane monoamine transporters: Structure, regulation and function. *Nat Rev Neurosci*, *4*(1), 13 – 25. doi: 10.1038/nrn1008.

Vogel, M., Bucher, P., Strasser, J., Liechti, M. E., Krähenbühl, S., & Dürsteler, K. M. (2016). Similar and different? Subjective effects of methylphenidate and cocaine in opioid-maintained patients. *J Psychoactive Drugs*, *48*(2), 93 – 100. doi: 10.1080/02791072.2015.1130883.

Volkow, N. D., Ding, Y. S., Fowler, J. S., Wang, G. J., Logan, J., Gatley, J. S., Wolf, A. P. (1995). Is methylphenidate like cocaine? Studies on their pharmacokinetics and distribution in the human brain. *Arch Gen Psychiatry*, *52*(6), 456 – 463.

Volkow, N. D., Wang, G. J., Fowler, J. S., Telang, F., Maynard, L., Logan, J., Swanson, J. M. (2004). Evidence that methylphenidate enhances the saliency of a mathematical task by increasing dopamine in the human brain. *Am J Psychiatry*, *161*(7), 1173 – 1180. doi: 10.1176/appi. ajp.161.7.1173.

Wargin, W., Patrick, K., Kilts, C., Gualtieri, C. T., Ellington, K., Mueller, R. A., ... Breese, G. R. (1983). Pharmacokinetics of methylphenidate in man, rat and monkey. *J Pharmacol Exp Ther*, *226*(2), 382 – 386.

Warren, O. J., Leff, D. R., Athanasiou, T., Kennard, C., & Darzi, A. (2009). The neurocognitive enhancement of surgeons: An ethical perspective. *J Surg Res*, *152*(1), 167 – 172. doi: 10.1016/j. jss.2007.12.761.

Zhu, H. J., Patrick, K. S., & Markowitz, J. S. (2011). Enantiospecific determination of DL-methylphenidate and DL-ethylphenidate in plasma by liquid chromatography-tandem mass spectrometry: Application to human ethanol interactions. *J Chromatogr B Analyt Technol Biomed Life Sci*, *879*(11 – 12), 783 – 788. doi: 10.1016/j.jchromb.2011.02.033.

第十四章

"草本类兴奋剂"的全球传播：
克拉托姆案例

Jessica Neicun，Darshan Singh，and Eduardo Cinosi

引言

使用药物提高能力是人类的一个永恒追求。数千年来，鸦片、古柯叶、麦斯卡林和其他天然物质被用于治疗、改善或改造身心能力等目的。尽管随着时间推移发生了很大变化，但人类对意识状态的增强和探索动力并没有减弱。此外，在过去几十年中，人们对传统医学理论重新产生了兴趣，一些民间医药和保健实践也越来越多地跨越不同文化和地域（Tupper，2008）。

与此同时，生活方式的改变和互联网的普及，为生活提供了便捷的知识和商业交流平台，这也导致了天然精神活性药物在娱乐性使用方面的新趋势。一些具有致幻作用的物质，如乌羽玉（*Lophophora williamsii*）、鼠尾草（*Salvia divinorum*）、圣佩德罗（仙人掌）（*Trichocereus pachanoi*）、死藤水（*Banisteriopsis caapi* 和 *Psychotria viridis*）和伊博格碱（*Tabernan iboga*），或是具有认知增强功能的药剂，如阿拉伯茶（*Catha edulis*）或克拉通（克拉托姆，*Mitragyna speciosa korth*）等药物以前被认为是"外来的"，很少被消费使用（Ujváry，2014）。这些精神活性植物的使用量在近年来有所增加，被正式归类为天然新精神活性物质（NPS）（UNODC，2013）。

这些精神活性植物在全世界范围内通过互联网广泛传播，因此，精神活性植物的消费已引起了广泛的兴趣，这些物质的流通往往伴随着误导性的营销策略，使用它们常伴有更大的风险（Cinosi et al.，2014；Corazza et al.，2013；Deluca et al.，2012；Schifano & Deluca，2005）。

通常用作增强剂的天然物质在其化学和药理作用方面可能异常复杂。这些天然物质的毒理学相关数据往往很少,与传统滥用药物和处方药物相互作用的数据甚至更少(Dargan & Wood, 2013)。这些潜在的不利影响可能会因为药物相互掺杂而进一步复杂化(Scott, Yeakel, & Logan, 2014)。这些复杂、多变的具有未知特性的制剂,加上精神活性物质本身的风险,可能会造成严重的健康影响,甚至危及生命(Corazza et al., 2013)。

在本章,我们将介绍克拉托姆(Korth),一种来自东南亚热带的药用树,因其多种特性而闻名。如今,克拉托姆在全世界范围内被广泛使用,从社交和娱乐用途到常见健康障碍治疗,如慢性疼痛和心理问题,以及治疗药物成瘾,特别是阿片类药物依赖。

在新精神活性物质迅速发展的背景下,西方国家使用 NPS 的趋势表明,在未来几年内,克拉托姆的使用将进一步增加(Stogner, 2015)。由于克拉托姆的多用途,具有复杂的剂量依赖性和阿片类药理学效应,以及对其潜在毒性和长期副作用的担忧,而受到科学界、医疗从业者和执法机构的特别关注。

从当地传统药物到全球潜在的有害毒品: 消费和扩散模式

克拉托姆(克拉托姆来自茜草科)是一种原产于东南亚的植物(Lee, 1957;Singh, Narayanan, & Vicknasingam, 2016)。克拉托姆在泰国也称为 katawan、kratawm 和 tawn,在马来西亚称为 ketum、kutum、bia 或 biak(Burkill, 1935)。数千年来,在传统医学中,克拉托姆的树叶一直被用作药物,作为一种增强体力的物质,以增加对艰苦工作的耐受性,并作为东南亚农村社会发展的促进剂(Grewal, 1932;Jansen & Prast, 1988)。与其他精神活性植物或"植物类毒品"一样,克拉托姆在过去几十年中已经开始跨越其传统的地理和文化界限,流行程度和用途也在不断增加并多样化(Cinosi et al., 2015;Grundmann, 2017;Hassan et al., 2013;Prozialeck, Jivan, & Andurkar, 2012;Singh et al., 2016;Ujváry, 2014)。

目前,虽然马来西亚和泰国的克拉托姆使用率很高,但没有关于克拉托姆产地使用率的详细数据。2002~2004 年在泰国对 13~16 岁学生进行的一项研究(n = 8 708~12 148)表明,克拉托姆的长期使用率从 3.97% 增加到 9.43%(EMCDDA, n.d.)。2006 年对 1 635 名机动车驾驶员进行的另一项研究表明,0.9% 的人帽柱木碱呈阳性反应(Ingathit et al., 2009)。2007 年,泰国全国住户调查(26 633 名 12~65 岁的受访者)表明,克拉托姆的长期使用率、过去一年使用率和过去30天使用率分别为2.32%、0.81%和0.57%。除长期使用率外，其他指标明显高于大麻，使克拉托姆成为泰国使用最广泛的非法药物。2016年，关于药物和酒精使用的全国家庭调查(32 410名12~65岁的受访者)显示，1 000人中有16.6%在过去一年中使用过克拉托姆，克拉托姆仍然是泰国最普遍的滥用物质之一，与甲基苯丙胺、盐酸甲基苯丙胺晶体(Ice)和大麻并列(Saingam，2018)。根据国家药物滥用数据收集系统——药物滥用监测和报告系统(SAMRS)数据显示，自2000年以来，中国台湾已发现海洛因、甲基苯丙胺和一些如合成卡西酮(甲酮、甲氧麻黄酮、MDPV)和合成大麻素(K2)等新型毒品。然而，SAMRS收集的信息中还未出现克拉托姆的主要生物碱成分帽柱木碱的数据(Chang，1998)。

克拉托姆在许多东南亚国家，很容易从社区的非法贸易商那里买到，(Suwanlert，1975)。克拉托姆的新鲜或干燥叶子一般用来泡茶、咀嚼或熏制(HighWise Research Group，2015)。Amattayakul(1960)报告说，1片克拉托姆绿叶的平均重量约为1.7克，1片干叶的重量约为0.43克，20片叶子含有约17 mg的帽柱木碱。为了体验兴奋和快感，人们一般一次会咀嚼一到三片新鲜树叶(Ahmad & Aziz，2012；Suwanlert，1975)，而对此上瘾的人群一天最多会咀嚼三到十次(Suwanlert，1975)。克拉托姆口感偏苦，因此糖或甜味饮料(如可口可乐、百事可乐、茶等)是常见的添加剂(HighWise Research Group，2015)。在泰国，克拉托姆常常被咀嚼使用，但在马来西亚，克拉托姆常常泡在饮料或凉茶/果汁中食用(Singh et al.，2016)。

在其传统文化背景下，克拉托姆因具有抗炎、治腹泻、解热、镇咳和镇痛等特性，一直被用于治疗一些常见疾病(Hassan et al.，2013)。它也被农民和渔民等用作身体增强剂，以提高他们在烈日下劳苦工作的耐受性(Cinosi et al.，2015)，并在较高剂量下作为一种用于娱乐或社交目的的温和镇静剂(Assanangkornchai，Muekthong，Samangsri，& Pattanasattayaong，2007；Suwanlert，1975)。近几十年来，克拉托姆作为大麻、吗啡和苯丙胺等毒品的替代品，因为更安全、更便宜，以及戒断症状更轻，已越来越受欢迎。关于克拉托姆的娱乐用途，在泰国和马来西亚进行的研究表明，克拉托姆在年轻人中很受欢迎，他们通常饮用含有克拉托姆的茶或果汁以获得愉悦效果或增强其他药物的效果。克拉托姆的剂量依赖性效应为低剂量时具有兴奋作用，高剂量时具有镇静作用(Prozialeck et al.，2012)。因此，克拉托姆叶子也被煮沸混合苏打水、止咳糖浆、抗焦虑药、抗抑郁药和止痛药使用(Tanguay, 2011; Tungtananuwat & Lawanprasert, 2010)。

由于克拉托姆不是国家药物滥用调查中的常规监测物质,因此关于其在西方国家使用流行情况的信息很少。2014 年,美国药物滥用和心理健康服务管理局开展的全国药物滥用与健康调查(NSDUH)首次确定了克拉托姆的使用,但观察到的长期使用率并不明显。2017 年全球毒品调查记录了全球约 2 700 人使用过克拉托姆,占国际毒品使用人群样本的 2.4%(Winstock, Barratt, Ferris, & Maier, 2017)。

在国际毒品市场,各种与克拉托姆相关的产品越来越多地在当地商店和网上销售,广告宣传为安全的"植物类兴奋剂"或"合法兴奋剂",能够帮助减肥和减轻阿片类药物戒断症状,或治疗其他疾病,具有止痛特性,无须医生处方(Boyer, Babu, Adkins, McCurdy, & Halpern, 2008; Cinosi et al., 2015; Prozialeck, 2016; Prozialeck et al., 2012; Singh et al., 2016)。

早在 2005 年,缉毒署就对这一现象发出了预警(DEA, 2005)。EMCDDA 在 2008 年进行的互联网调查表明,克拉托姆是流通最广泛的"合法毒品"之一,在欧盟调查的 27 家在线商店中,有 44% 的商店提供这种毒品(EMCDDA, n.d.)。2011 年 7 月,一项更广泛的 EMCDDA 互联网调查显示,克拉托姆是最受欢迎的产品,631 家在线零售商中有 128 家(占比 20%)将其销往欧盟。进一步的研究发现了 314 家销售 NPS 的在线商店,这些网店向至少一个欧盟成员国特别是英国销售 NPS(High Wise Research Group, 2015)。克拉托姆和迷幻鼠尾草是最常提供的 NPS,分别在 92 家和 72 家网上商店(美国新泽西州 EMCDDA)提供。2012 年,在 200 多万条搜索结果中发现了"克拉托姆"一词;在列出的前 100 个网站中,78 个与克拉托姆的销售有关,另 22 个发布克拉托姆的相关信息(Prozialeck et al., 2012)。

克拉托姆的许多配方产品可在互联网上购买,包括生叶、贴片、胶囊、片剂、粉末和浓缩提取物等(High Wise Research Group, 2015; Singh et al., 2016; Swogger et al., 2015)。根据购买产品的类型和数量,价格有所不同,"克拉托姆-15X"提取物的价格为每克 2 至 10 欧元,干克拉托姆提取物的价格为每克 6 至 15 欧元(High Wise Research Group, 2015),有时甚至价格会更低一些("克拉托姆"粉每克不到 1 欧元起)(Cinosi et al., 2015)。有时可以通过煮沸新鲜或干燥的叶子来制备类似克拉托姆提取物的糊状物,所制备的糖浆可以与切碎的棕榈叶混合,制成药丸装在烟斗中抽("madatin")。这种小颗粒可以口服,或者再次溶解在热水中,单独食用或与其他普通花茶混合饮用,以使其更可口(即所谓的"搅拌和浸泡,toss and wash")(Hanapi, Ismail, & Mansor, 2013)。还有人更喜欢将其与酒精饮料或食物一起摄入(例如,将其与酸奶混合或制作成饼干以抵消苦味)。根据非传统使用者的说法,克拉托姆可以用来熏吸,但与咀嚼或冲泡相比,没有更强的刺激效果。

此外,在西方国家,克拉托姆可用于治疗和娱乐,经常配合多种药物摄入(Cinosi et al., 2015)。研究报告称,克拉托姆被用作替代品或与典型毒品、各种其他天然毒品联合使用(Boyer et al., 2008;Hillebrand, Olszewski, & Sedefov, 2010;Warner, Kaufman, & Grundmann, 2016)。在特殊医疗中,服用克拉托姆可治疗急性或慢性疼痛,被认为是缓解阿片类毒品戒断症状较便宜的替代品(Grundmann, 2017;Singh, Müller, Vicknasingam, & Mansor, 2015;Singh et al., 2016)。此外,最近在美国对克拉托姆使用者进行的一项在线调查显示,克拉托姆目前还用于心理健康的自我治疗,如抑郁、焦虑(Grundmann, 2017;Swogger & Walsh, 2018)。这些克拉托姆的新用途,让人对其成分(主要是帽柱木碱和7-羟基帽柱木碱)和作用机制更加关注(Grundmann, 2017)。虽然克拉托姆有很大的药用价值,但还需要更多的临床对照研究来考察克拉托姆药用的安全性。

克拉托姆的法律地位

自1943年《克拉托姆法案》规定种植克拉托姆树为非法活动以来,泰国一直控制着克拉托姆树叶的所有权(HighWise Research Group, 2015)。后来,克拉托姆被列入《泰国麻醉品法》(1979)包括大麻和神奇蘑菇在内的第四类,对生产、进口、出口和拥有克拉托姆的人进行依法惩处(Tanguay, 2011)。尽管泰国的毒品政策相当严格,但过去十年中与克拉托姆有关的犯罪仍有所增加,与克拉托姆有关的缉获数量在2005至2011年期间增加了五倍(UNODC, 2013),而与克拉托姆有关的案件数量在2008至2016年间从54.5%上升到71.1%(Saingam, 2018)。2017年,泰国麻醉品管制局指派毒品作物调查和监测研究所进行一项研究,旨在为克拉托姆树在国内种植提出新的法律框架。

克拉托姆在缅甸、马来西亚等其他几个亚洲国家也受到管控。为了控制其广泛滥用,克拉托姆在马来西亚被禁止,并根据1952年的《毒物法》进行管制。那些因拥有或加工克拉托姆树叶而被捕的人如果罪名成立,将面临大约2 000令吉(450美元)的罚款或监禁。2015年,马来西亚政府试图对1952年《危险药品法》进行修正,以将克拉托姆列为一种类似于阿片类和苯丙胺的有害药物(HighWise Research Group,2015)。然而,该修正案遭到了巨大的政治压力,因为在马来西亚,人们普遍承认克拉托姆是一种传统药物,同时考虑到对广泛使用的物质进行刑事定罪可能造成社会经济影响(Rahman,2015),修正案最终被暂停。

总的来说,自 2000 年以来,整个东南亚与克拉托姆有关的犯罪有所增加。泰国的缉获量在 2005 至 2011 年间猛增,而马来西亚和缅甸的缉获量在 2011 年达到了创纪录的水平,大约各为 1 吨。2007 至 2011 年间,泰国、马来西亚和缅甸与克拉托姆有关的案件增加了一倍多(UNODC,2013)。

和其他精神活性植物一样,克拉托姆的法律界定在全世界各不相同。克拉托姆,帽柱木碱和 7 -羟基帽柱木碱目前仅在丹麦、芬兰、拉脱维亚、立陶宛、波兰、罗马尼亚、瑞典和英国,以及澳大利亚和新西兰等少数欧盟成员国受到管控(EMCDDA,n.d.;Singh et al.,2016)。然而,随着克拉托姆相关产品在网上以"合法高价"大量销售,禁止该物质的国家数量可能会增加。

在美国,克拉托姆在联邦层面上基本上是不受管制,而在印第安纳州、艾奥瓦州、路易斯安那州和马萨诸塞州等也有一些例外。这意味着可以在没有许可证或处方的情况下种植、购买、存储和分销,在作为补充剂出售时,销售必须符合美国补充剂法律。2016 年 12 月,美国食品药品监督管理局(FDA)发布了"进口预警 54 -15",这为海关和边境管理提供了更大的权限,可以从美国以外的多家供应商手中扣押克拉托姆产品(FDA,2016)。

2010 年,美国食品药品监督管理局的药物和化学品关注列表指出,在美国克拉托姆没有任何药用价值(Prozialeck et al.,2012)。2016 年 8 月,由于报告的与克拉托姆相关的不良反应和毒性反应越来越多,DEA 临时将克拉托姆及其活性成分(帽柱木碱和 7 -羟肟三嗪)列入《管制物质法》附表 1,目的是将克拉托姆列入无任何有效医疗用途且极有可能滥用,类似海洛因和 LSD 的物质中(DEA,2016)(DEA,2016)。尽管如此,计划中的克拉托姆禁令在将克拉托姆用于医疗的使用者中引起了轩然大波,因此克拉托姆的重新分类最终被暂停(DEA,2016)。

克拉托姆化学成分鉴定及药理作用

从克拉托姆植物不同部位分离出的化学物质包括 40 多种结构相近的生物碱(Dargan & Wood,2013),其中帽柱木碱最具代表性(泰国叶提取物纯度高达

66%)。这种生物碱被认为与克拉托姆的镇痛活性有关,更重要是因为它具有阿片类兴奋剂特性(Takayama,2004)。虽然帽柱木碱可以作为κ,μ和δ-型阿片受体,但在结构上不同于吗啡或传统阿片受体,并且有人认为帽柱木碱可能具有更广泛的受体结合活性(Thongpradichote et al.,1998)。

克拉托姆中的帽柱木碱及其类似物[包括 speciogynine(7%)、paynantheine (9%)和 speciociliatine(1%)]是柯楠型吲哚生物碱,具有单萜(环烯醚萜)部分结构(Takayama,2004)。与此不同的是,7-羟基帽柱木碱是克拉托姆的次要成分,占比2%,在小鼠分离中发现,具有抗疼痛活性(Ponglux et al.,1994),由于其对μ和κ型阿片受体具有选择性,它被认为是克拉托姆镇痛的主要成分(Dargan & Wood,2013)。无论在体外或体内,C7上羟基的存在使7-羟基帽柱木碱的效力分别比吗啡和帽柱木碱高13倍和46倍(Horie et al.,2005;Takayama,2004;Utar,Majid,Adenan,Jamil,& Lan,2011)。这可能是克拉托姆药效的主要药理标志物之一。

现有研究表明克拉托姆的药理学较为复杂,它与阿片类、多巴胺D1、5-羟色胺和肾上腺素在内的不同受体具有广泛的亲和力(Kinzo Matsumoto et al.,1996;Stolt et al.,2014),事实上,其活性成分的药理机制尚未明确(Ujváry,2014;White,2018)。另一个复杂因素可能是一些化合物的特定作用,例如,在动物研究中,纳洛酮不会抑制哌噻西林、哌噻嗪和巴那他因等化合物的作用(Horie et al.,2005;Takayama,2004)。

帽柱木碱起效的标准时间为3.85±1 h,这取决于个体的自然酶水平和其他因素。7-羟基帽柱木碱的持续时间较短,平均起效时间为2.5±0.7 h(Manda et al.,2014;Ramanathan et al.,2015)。然而,据报道克拉托姆会产生亢奋、焦虑、易怒、具有攻击性等兴奋剂作用效果和镇静、镇痛、恶心、便秘和瘙痒等阿片类作用效果(Prozialeck et al.,2012)。然而,克拉托姆不断变化的药理学使其难以确定具体的剂量阈值。根据使用者的经验和在线报告(Cinosi et al.,2015),克拉托姆的作用效果可能取决于剂量,但也存在明显的个体差异(Grundmann,2017)。报告描述,在中低剂量(1~5 g生树叶)下,轻度愉快的刺激作用不如苯丙胺类药物强烈。据报道,在中高剂量(5~15 g)下,该化合物具有典型的阿片类效应,如镇痛和镇静(Sabetghadam,Ramanathan,Sasidharan,& Mansor,2013)。到目前为止,还没有确定人体血液浓度阈值,未来的研究应考虑建立对纳洛酮的风险阈值(Bäckstrom,Classon,Löwenhielm,& Thelander,2010;

Holler et al., 2011)。帽柱木碱在较低剂量下可能相对安全,但在较高剂量下可能表现出毒性(Sabetghadam et al., 2013)。最近一项研究发现,长期饮用混有克拉托姆的茶或果汁不会改变使用者的血液和生化参数(Singh et al., 2018)。

有文献报道,帽柱木碱的水溶性差、药物释放的易变性以及酸性分解特性可能进一步影响其药理学反应的多变性(Ramanathan et al., 2015)。通过平衡透析测定,帽柱木碱、7-羟基帽柱木碱具有较高的血浆蛋白结合率(>90%)(Manda et al., 2014)。克拉托姆主要在肝脏中代谢,虽然帽柱木碱可能对 CYP3A4 活性没有显著影响,但它会干扰其他细胞色素 P450 酶活性,特别是 CYP2D6,这可能会引起药物之间的相互作用(Azizi, Ismail, & Mansor, 2013; Hanapi et al., 2013)。

临床和生化研究试图描述克拉托姆的其他相关特性。急性服用帽柱木碱可能通过阿片受体系统产生抗焦虑作用(Hazim, Ramanathan, Parthasarathy, Muzaimi, & Mansor, 2014)。其他研究也试图揭示与应激相关的促肾上腺皮质激素途径的可能联系(Khor, Jamil, Adenan, & Shu Chien, 2011)。有证据表明,帽柱木碱在动物行为模型中发挥抗抑郁作用,与神经内分泌 HPA 轴对称系统相互作用(Idayu et al., 2011)。其潜在的益处是具有镇痛活性(Shamima et al., 2012; Thongpradichote et al., 1998),帽柱木碱可通过抑制环氧化酶 2(COX-2)途径中前列腺素 E2(PGE-2)的产生而成为克拉托姆抗炎特性的关键组分(Utar et al., 2011)。此外,一些研究表明克拉托姆可能含有抗氧化剂和抗癌或化疗预防作用(Goh, Yian, Mordi, & Mansor, 2014)。克拉托姆提取物和帽柱木碱已被证明对一些人类癌症细胞,即 SH-SY5Y 细胞(神经细胞)具有细胞毒性(Saidin, Randall, Takayama, Holmes, & Gooderham, 2008),并减弱小鼠和人类神经母细胞瘤 SK-N-SH 对慢性吗啡治疗的耐受性和依赖性(Fakurazi et al., 2013; Jamil, Subki, Lan, Majid, & Adenan, 2013)。该化合物的其他性质有调节肌肉神经元收缩能力(Chittrakarn, Keawpradub, Sawangjaroen, Kansenalak, & Janchawee, 2010; Kenjiro Matsumoto et al., 2005; Purintrapiban et al., 2011)和胃液分泌功能(Tsuchiya et al., 2002)。

虽然克拉托姆可能作为治疗剂使用(Swogger & Walsh, 2018),但也要重视其潜在的严重不良反应。目前关于克拉托姆的临床研究表明,这种含有几种不同活性生物碱的草药具有有害的毒理学特征,必须进行详细研究,以便更好地确定其作为治疗药物的潜力(Hassan et al., 2013)。迄今为止,克拉托姆的临床药理学、药代动力学和临床数据尚不多见，因此无法得出任何关于安全性和疗效的确切结论（White，2018）。

克拉托姆的生理和心理预期效果

历史上，马来西亚北部和泰国南部的体力劳动者（如渔民、农民、橡胶开孔工和机器操作员）在闷热的天气条件下使用克拉托姆缓解疲劳，提高工作效率（Suwanlert，1975）。在农村，人们也通过食用克拉托姆叶来治疗常见疾病，如腹泻、发烧、疼痛和皮肤伤口（Burkill & Haniff，1930；Grewal，1932）。在东南亚农村，克拉托姆被视为体能和认知增强剂，比甲基苯丙胺和海洛因等非法药物更安全（Assanangkornchai et al.，2007；Singh，Müller，& Vicknasingam，2014）。尤其是农民，在使用克拉托姆五到十分钟后，会感到"快乐""强壮、活跃、头脑平静"（Suwanlert，1975）。由于具有兴奋作用，克拉托姆在农村的聚会中仍然具有社交功能（Jansen & Prast，1988）。

在马来西亚等克拉托姆原产地进行的研究表明，男性使用者没有明显的社会耻辱感，对克拉托姆的依赖不会被视为主要问题或禁忌。根据传统的性别分工，东南亚社会接受为养家糊口而工作的男性对克拉托姆上瘾，而女性的克拉托姆消费似乎受到强烈反对（Suwanlert，1975）。此外，一些研究表明对克拉托姆的依赖性和社会损害有争议（Singh et al.，2015）。2012 年在马来西亚半岛北部三个州对 293 名克拉托姆上瘾人群进行的横断面调查显示，尽管长期依赖克拉托姆，但克拉托姆上瘾人群的社会性似乎并未受到严重损害（Singh et al.，2014）。此外，使用克拉托姆并不存在与艾滋病毒相关的风险行为，例如共用针头，这在海洛因依赖者中很常见，这进一步促进了克拉托姆的社会接受度（Martin et al.，2014）。最后，还记录了克拉托姆在马来西亚北部和泰国被用作阿片类替代品，因为克拉托姆的供应范围更广，价格更低（Singh et al.，2016）。2007 年，在马来西亚北部进行的一项横断面调查显示，绝大多数活跃的克拉托姆消费者使用它来减少对其他毒品的依赖（90%），治疗阿片类药物戒断症状（84%），这也因为克拉托姆的价格相对较低（65%）（Vicknasingam，Narayanan，Beng，& Mansor，2010）。

除了原产地外，越来越多的药物网站和克拉托姆使用者论坛报道了与克拉托姆使用相关的经验。但是，应考虑互联网上用户报告的准确性（Cinosi et al.，2015）。根据这些资料，非上瘾的克拉托姆使用者在低剂量下描述了它的兴奋作用：扩展思维,增加体力,有时还有性唤起,体力劳动的能力可能会提高。他们还描述了"内生"效应和精神愉快。在更高剂量下,使用者将克拉托姆的效果描述为镇静和镇痛,而对身体疼痛、情感感觉如平静感、舒适愉悦感不太敏感。在西方国家,克拉托姆也越来越多地用于自我治疗(EMCDDA, n.d.; Boyer et al., 2008),特别是用于自我治疗慢性疼痛;改善阿片类药物、美沙酮或苏泊松(subuxone)的戒断症状(Drugs-Forum.com, 2013; Erowid.org, n.d.; Siebert, 2016; Boyer et al., 2008);或是治疗焦虑抑郁(Reddit.com, 2013)。克拉托姆经常在网上做广告,作为阿片类替代疗法的廉价替代品,无须医生处方(Hassan et al., 2013; Martinotti et al., 2014)。

关于克拉托姆的娱乐性使用,亚洲和西方国家都报告了涉及克拉托姆的多药混合使用案例。除了"传统"物质和许多 NPS(如合成苯乙胺和卡西酮)之外,还有一些案例是在克拉托姆饮料中添加可待因以获得更多的兴奋或快感。在泰国南部,自制的冰镇鸡尾酒被称为"4×100",因其具有模仿酒精的效果而在青年中广受欢迎。这种鸡尾酒是由克拉托姆叶、含咖啡因的软饮料和含有可待因或苯海拉明的止咳糖浆作为三种基本成分制成的(还添加了冰块、抗焦虑药、抗抑郁药或镇痛药)(EMCDDA, n.d.; Tungtananuwat & Lawanprasert, 2010)。

在欧盟和美国,克拉托姆近年来作为一种娱乐性 NPS 而广受欢迎(EMCDDA, n.d.; Forrester, 2013; UNODC, 2013)。各种并不总是经过验证的与帽柱木碱相关的产品,可从当地商店轻松购买,并越来越多地在互联网上销售,特别是在网上的"合法兴奋剂"药店(Boyer et al., 2008; Hillebrand et al., 2010)。克拉托姆易于购买,通常与多种其他娱乐"传统"物质(如酒精、大麻、苯二氮䓬类、美沙酮、可卡因、苯丙胺、致幻蘑菇)和 NPS 联合服用(例如,卡瓦、甲氧麻黄酮和其他合成卡西酮、色胺和苯乙胺,如 2C - e、ALLAD、4 - HO - MiPT)(Erowid.org, n.d.)。

克拉托姆的副作用和毒性

来自动物和人类研究的初步证据表明,克拉托姆(特别是其主要成分帽柱木碱)可能具有潜在危害,并产生各种不良反应,包括肝功能损伤(Azizi et al., 2010, 2013; Harizal, Mansor, Hasnan, Tharakan, & Abdullah, 2010; Kamal, Ghazali, Yahya, Wasimanand Ismail, 2012; Kapp, Maurer, Auwärter, Winkelmann, & Hermanns Clausen, 2011; Kupferschmidt, 2011)、多器官毒性、认知障碍和身心

戒断症状（Apryani, Hidayat, Moklas, Fakurazi, & Idayu, 2010; Forrester, 2013; Lu et al., 2014; Sabetghadam et al., 2013; Yusof et al., 2016）。

在过去的几十年中，已经进行了几项研究以确定克拉托姆的安全性和可能的毒性作用，帽柱木碱对动物的实验结果存在争议。Macko、Weisbach 和 Douglas（1972）是最早研究帽柱木碱毒性作用的研究人员，他们发现给狗服用每天 40 mg/kg 的帽柱木碱，28 天后会导致狗的白细胞减少、粒细胞减少、淋巴细胞增多、单核细胞增多以及非典型和未成熟淋巴细胞等指示白细胞（WBC）异常。然而，单次口服 806 mg/kg 和 920 mg/kg 剂量的帽柱木碱对大鼠和小鼠均未造成毒性（Macko et al., 1972）。相比之下，Janchawee 等（2007）和 Azizi 等（2010）观察到单次大剂量的帽柱木碱（200 mg/kg）会导致大鼠死亡。同样，Harizal 等（2010）发现克拉托姆剂量为 100、500 和 1000 mg/kg 的甲醇提取物会增加血压，并导致大鼠的一些生化参数（ALT、AST、白蛋白、TG 和胆固醇）显著升高，而剂量更高时（1 000 mg/kg）大鼠血压升高，会诱导大鼠发生严重肝毒性和轻度肾毒性。Sabetghadam 等（2013）的另一项研究发现，100 mg/kg 的帽柱木碱浓度会导致红细胞、白细胞、血红蛋白和 DLH 显著降低。据报道，与大鼠的高剂量（100 mg/kg;28 天）相比，慢性低剂量（1～10 mg/kg）的帽柱木碱相对安全。这些发现通过肝脏、肾脏和大脑组织病理学变化以及在小鼠中观察到的血液和生化变化得到证实（Sabetghadam et al., 2013）。然而，Kamal 等（2012）发现克拉托姆 175、500 和 2 000 mg/kg 的水提取物不会导致任何死亡，只对大鼠产生轻微毒性作用。这表明克拉托姆水提取物的毒性比甲醇提取物小（Kamal et al., 2012）。

克拉托姆在人类使用过程中的毒性证据仍然很有限，迫切需要立即展开研究加以阐明。案例研究表明，服用克拉托姆后会出现严重疾病，包括肝功能衰竭、癫痫和昏迷（Forrester, 2013; Kapp et al., 2011; Kupferschmidt, 2011; Roche, Hart, Sangalli, Bayer, & Lefberg, 2008）、成人呼吸窘迫综合征（Pathak, Hahn, Cabellon, & Aris, 2014）、甲状腺功能减退（Sheleg & Collins, 2011）和心脏毒性（Lu et al., 2014）。

关于克拉托姆对人类肝功能的影响，Kapp 等（2011）研究了粉末克拉托姆对使用两周的年轻人的影响。研究表明，肝损伤发生在开始定期使用克拉托姆粉或片剂后的两到八周内，症状为疲劳、恶心、瘙痒和黑尿，随后出现黄疸。肝脏出现典型的胆汁淤积，并且随着血清胆红素水平升高（超过 20 mg/dL），可能会变得严重(Kapp et al., 2011)。最近,Singh 等(2018)在马来西亚经常使用克拉托姆的人群中开展的一项研究表明,根据对血液学和临床生化参数的分析,克拉托姆仅产生中度的生化参数改变。这些变化仍然在其正常参考范围内,与已经在大鼠中观察到变化比较并不显著(Singh et al., 2018)。

同时,很少有临床证据表明使用克拉托姆会导致呼吸和内分泌功能障碍。近年来,美国一名年轻男子摄入克拉托姆胶囊导致严重成人呼吸窘迫综合征(ARDS),需要机械通气(Pathak et al., 2014),而 Sheleg 和 Collins 等(2011)报道了一例服用帽柱木碱后出现原发性甲状腺功能减退的病例。

克拉托姆成分也被确定具有潜在的心脏毒性,可能会通过抑制人体心肌细胞中的快速延迟整流钾电流(IKr)来增强尖端扭转型室性心动过速(Lu et al., 2014)。

关于使用者自述的克拉托姆影响,现有数据也表明了具有广泛不良影响和潜在危害,包括长期使用可能出现依赖性和胃肠道疾病(Grundmann, 2017; Singh et al., 2016)。在一些网站和博客上报道了不同国家自服药物使用者所经历的一般不良反应。这些影响通常包括恶心、便秘、腹泻、呕吐、脱发、睡眠问题、暂时性勃起功能障碍、瘙痒、出汗、色素沉着、震颤、厌食和长期消瘦等。克拉托姆使用者还表示,他们产生了耐受性,需要服用更高剂量才能获得与其他阿片类相同的效果,以及“交叉耐受”,长期服用后出现令人不快的戒断症状(Saingam, Assanangkornchai, Geater, & Balthip, 2013)。身体上的戒断症状包括厌食、体重减轻、性欲下降、失眠、肌肉痉挛、肌肉和骨骼疼痛、四肢抽搐、流泪流鼻涕、潮热、发烧、食欲下降和腹泻(Burkill & Haniff, 1930; Singh et al., 2014)。通常报告的心理脱瘾症状包括紧张、躁动、焦虑、愤怒、敌意、攻击性和悲伤(Singh et al., 2014; Suwanlert, 1975)。长期吸毒者被描述为消瘦、面颊上有色素沉着,这一现象归因于帽柱木碱增加了黑色素细胞物质产生的能力(Grewal, 1932; Suwanlert, 1975)。据报道,经常使用克拉托姆也有可能引起精神病症状,如精神错乱、妄想和幻觉(Suwanlert, 1975)。在对东南亚经常使用克拉托姆的人群研究一致证实,克拉托姆具有依赖性,会产生戒断症状(Prozialeck, 2016; Singh et al., 2018, 2014; Vicknasingam et al., 2010)。其他研究人员认为,其心理和生理戒断症状似乎比传统阿片类毒品的戒断症状要轻(Hassan et al., 2013; Prozialeck et al., 2012)。其他报告表明,克拉托姆的毒性可能低于其他阿片类毒品,并具有有限的精神健康风险(Prozialeck, 2016; Swogger & Walsh, 2018; Vicknasingam et al., 2010)。

严重的中毒事件和死亡案例一般与使用掺假的克拉托姆产品有关，通常是在使用多种毒品的情况下发生（Kronstrand，Roman，Thelander，& Eriksson，2011）。在东南亚，年轻人食用含有克拉托姆的果汁等（如苏打水、止咳糖浆和其他药物）混合物会导致严重的健康问题（Singh et al.，2017；Tanguay，2011；Tungtananuwat & Lawanprasert，2010）。尽管东南亚地区使用克拉托姆的情况持续存在，但与克拉托姆相关的入院治疗人数相当低，仅占2011年泰国所有入院治疗人数的2%。然而，在2007年至2011年间克拉托姆的使用几乎增加了三倍（UNODC，2013）。这可能是由于更严格的毒品政策所致，比如被抓到的克拉托姆使用者必须接受治疗。

除了对克拉托姆使用者相关诊疗情况的日益关注外，到目前为止，还没有在亚洲范围内报告任何与使用克拉托姆直接相关的死亡事件。这可能是由于传统环境下的克拉托姆使用者通常从农村当地知名供应商处购买新鲜克拉托姆果汁，这不太可能是掺假制剂。克拉托姆在亚洲因其兴奋剂作用而被使用，其摄入剂量可能低于娱乐目的的摄入剂量（Ujváry，2014）。不过，亚洲的医疗保健观念也可能认为克拉托姆是一种安全的传统草本植物饮料，而不会将患者报告的一些医疗问题归因于克拉托姆的使用；在这种情况下，与克拉托姆相关的死亡率也可能被低估（Singh et al.，2016）。

相比之下，西方国家越来越多的证据表明，克拉托姆与其他化合物或非法物质混合时可能有害。近年来，与克拉托姆相关的案例稳步上升，截至2017年11月，美国食品药品监督管理局官方公布的与克拉托姆使用相关的死亡人数高达44人（FDA，2018）。

据报道，瑞典有9例使用了一种名为"氪星"的克拉托姆产品而导致死亡的病例（Kronstrand et al.，2011，Bäckstrom et al.，2010）。随后的法医研究显示，名为"氪星"的克拉托姆含有大量的O-去甲基曲马多，这是一种阿片类镇痛剂，是曲马多的主要活性代谢产物，被添加到植物性原料中。已有详细记录显示在一些网购产品中发现这种物质（Bäckstrom et al.，2010；Kronstrand et al.，2011；Scott et al.，2014）。目前还无法确定这两种物质如何相互作用导致死亡。文献中还出现了与克拉托姆有关的其他死亡病例：有文章报道了一种致命反应，该反应与克拉托姆和丙基己啶（一种α-激动剂和苯丙胺类兴奋剂，用于减充血剂）的混合有关。另一个病例显示，一名17岁男孩的死亡是由克拉托姆、抗感冒药物和苯二氮卓类药物混合所致。在一名24岁男子尸体上发现了克拉托姆、文拉法辛、苯海拉明和米氮平。一名正在接受佐匹克隆、西酞普兰和拉莫三嗪治疗的中年男子在家中死亡,对外周血的尸检分析显示,除摄入治疗用药物外,帽柱木碱和 7 -羟基帽柱木碱的浓度较高。一名患有自闭症的 20 岁男子,其死因无法确定,发现滥用多种药物,包括丁烷- 1,4 -二醇和克拉托姆粉末。一名 22 岁的男子在服用了一种名为"Red Vein"(以其强烈的镇静作用而闻名)的克拉托姆草本混合物以及乙唑仑和氟西汀后,因窒息死亡,可能是由于帽柱木碱和乙唑仑联用导致了意识丧失(Domingo et al., 2017; Holler et al., 2011; Karinen, Fosen, Rogde, & Vindenes, 2014; McIntyre, Trochta, Stolberg, & Campman, 2015; Neerman, Frost, & Deking, 2013)。

表 14.1 克拉托姆 毒理学不良效应报告

短期使用效果	恶心,便秘,睡眠问题,暂时性勃起功能障碍,瘙痒或出汗
长期使用效果	厌食,口干,利尿问题,皮肤变黑,脱发,便秘,体重减轻,排尿,红细胞,血红蛋白和白细胞疲劳减少尿素,钙和总胆红素水平降低,无机磷酸盐,高密度脂蛋白和低密度脂蛋白,胆固醇水平升高
戒断症状	敌对,攻击,不安,肌肉和骨骼疼痛(抽筋),四肢抽搐(震颤),厌食和体重减轻,失眠,渴望,疲劳,焦虑和紧张,情绪低落,性欲下降,恶心,潮热,出汗,腹泻,呕吐,流泪流涕
罕见效应	癫痫发作(使用大剂量克拉托姆,单独使用或与其他药物合用),肝内胆汁淤积,精神病症状,成人呼吸窘迫综合征,甲状腺功能减退,心脏毒性
死亡	克拉托姆与其他物质混合:去甲基曲马朵,六氢脱氧麻黄碱,非处方感冒药和苯二氮卓类药物,文拉法辛,苯海拉明和米氮平,佐匹克隆,西酞普兰,拉莫三嗪,丁烷- 1,4 -丁二醇依替唑仑和氟西汀

结论

在过去几十年中,国际毒品市场增加了一系列天然毒品的供应,现称为植物源性或天然 NPS。因此,热带树木克拉托姆现已在全球范围内扎根。克拉托姆在本土很容易获得,而且广大新用户可在网上购买获得,因其无害化的宣传,一些人也希望体验克拉托姆的效果。迄今为止,克拉托姆使用者的确切分布情况尚不清楚,互联网是促进其商业化的一个重要原因,同时也为特定群体提供了信息资源,这些群体可以通过在线论坛、聊天室、博客和视频分享经验并讨论新产品或新的摄入方式(Bersani et al., 2014; Corazza et al., 2013; Corazza, Bersani et al., 2014; Corazza, Valeriani et al., 2014; Corazza, Simonato, Corkery, Trincasand Schifano, 2014; Santacroce et al., 2015; Schifano et al.，2010；Valeriani et al.，2015）。迄今为止，关于克拉托姆的使用研究还很少，克拉托姆引起了科学界、公众、在线社区、执法机构和政府等有关部门越来越多的关注。

正如 Suwanlert 在 1975 年指出的那样，"人们希望将预防教育作为控制克拉托姆使用的有效手段"（Suwanlert，1975）。Suwanlert 的报告一开始就预测了限制性立法措施的失败，在普遍错误地认为某一特定产品的合法性或禁止性分别等同于其安全性或危害性的背景下，仍然具有相关性（Cinosi et al.，2014）。克拉托姆在东南亚是一种受欢迎的药用植物，一般用于提高工作能力，即使受到监管，也可在当地医学和文化背景下使用。与此同时，克拉托姆在西方社会的迅速传播并且不受管制，被认为是替代非法毒品的"天然"和"更安全"的选择，引起了人们对其影响、安全状况和摄入动机或模式的日益关注。

根据现有的临床数据、已发表的病例报告及网上的讨论报道，长期使用克拉托姆可能导致药物依赖、戒断症状、成瘾以及严重的副作用和危及生命，特别是当它与其他非法毒品结合使用时更加危险（Domingo et al.，2017；Helander，Bäckberg，Hultén，Al-Saffar，& Beck，2014；Holler et al.，2011；Karinen et al.，2014；McIntyre et al.，2015；Neerman et al.，2013）。

此外，克拉托姆的药理学比较复杂，需要进一步地研究。下一步将对其几种成分（与阿片类、多巴胺、5-羟色胺、γ-氨基丁酸和肾上腺素相关的成分）的药理机制活性（Stolt et al.，2014；Ujváry，2014）进行研究。虽然克拉托姆的毒理学特征需要优先关注，因为其可能对公众健康构成威胁，但克拉托姆的潜在治疗效果也值得进一步研究探索，最好是在大型随机临床对照试验中盲测（Hassan et al.，2013；Swogger & Walsh，2018）。

从精神兴奋剂到镇静麻醉剂，克拉托姆对主观影响似乎不典型。总体而言，克拉托姆的消费者可分为三大类：1）使用克拉托姆作为药物或改善身体表现的人群（Hassan et al.，2013；Singh et al.，2014，2015，2016）；2）使用克拉托姆以减少对阿片类药物和其他药物的依赖或抑制阿片类药物戒断症状的患者（Grundmann，2017；Swogger et al.，2015；Vicknasingam et al.，2010）；3）在社交聚会中使用克拉托姆作为娱乐性药物的人，通常伴随多种药物混用（Assanangkornchai et al.，2007；Singh et al.，2017，2016；Warner et al.，2016）。这些情况对于使用者以及临床医生来说都特别令人担忧和具有挑战性（Helander et al.，2014）。在网上销售的含有克拉托姆的产品可能带有掺假制造的未知风险。此外,传统毒品筛选试验无法检测到克拉托姆成分,因此,检测克拉托姆成分仍然需要先进的仪器,如液相色谱-串联质谱或离子质谱,这些仪器目前应用还不广泛(Dargan & Wood, 2013)。临床医生在开止痛药或阿片类替代疗法处方时,可能会遇到不可预测的不良反应和误诊风险,因为他们不知道定期服用克拉托姆的使用者身体或精神健康状况(Forrester, 2013;Kupferschmidt, 2011;Roche et al., 2008)。此外,鉴于目前多种毒品滥用趋势,即使使用克拉托姆本身不会造成急性毒性作用,但在多种毒品滥用的复杂情况下使用克拉托姆可能会增加危及生命的中毒风险。

当然,这些问题需要多学科和国际合作,以提高我们对长期使用克拉托姆对人类影响的了解。

说明:

1. 2014 年,估计有 5 800 名 12 岁及以上的人已经使用过克拉托姆,这在美国 12 岁及以上的人口中占比不到 0.1%。
2. 用户在专业博客上报告的主观体验:http://pszichoaktiv.blog.hu/tags/kratom.
3. https://idpc.net/blog/2015/04kratom-ketum-criminalisation-successfully-shelved-in-malaysia.
4. 吸毒网站和博客包括:erowid.org, drugs-forum.com, sagewisdom.org, reddit.com, http://pszichoaktiv.blog.hu.

参考文献

Ahmad, K., & Aziz, Z. (2012). *Mitragyna speciosa* use in the northern states of Malaysia: A cross-sectional study. *Journal of Ethnopharmacology*, *141*(1), 446 - 450. https://doi.org/10.1016/j. jep.2012.03.009.

Amattayakul, T. (1960). The kraton leaves. *Journal of Department of Medical Sciences*, *Thailand*, *2*(2), 104 - 106.

Apryani, E., Hidayat, M. T., Moklas, M. A., Fakurazi, S., & Idayu, N. F. (2010). Effects of mitragynine from *Krathom* leaves on working memory. *Journal of Ethnopharmacology*, *129* (3), 357 - 360. https://doi.org/10.1016/j.jep.2010.03.036.

Assanangkornchai, S., Muekthong, A., Sam-angsri, N., & Pattanasattayawong, U. (2007). The use of *Mitragynine speciosa* ("Krathom"), an addictive plant, in Thailand. *Substance Use & Misuse*, *42*(14), 2145 - 2157. https://doi.org/10.1080/10826080701205869.

Azizi, J., Ismail, S., & Mansor, S. M. (2013). *Krathom* leaves extracts induced the CYP450 catalyzed aminopyrine-N-demethylase (APND) and UDP-Glucuronosyl Transferase (UGT) activities in male Sprague-Dawley rat livers. *Drug Metabolism and Personalized Therapy*, *28* (2), 95 - 105. https://doi.org/10.1515/dmdi-2012-0039.

Azizi, J., Ismail, S., Mordi, M. N., Ramanathan, S., Said, M. I. M., & Mansor, S. M.

(2010). In vitro and in vivo effects of three different *Krathom* leaf extracts on phase II drug metabolizing enzymes-Glutathione Transferases (GSTs). *Molecules*, *15*(1), 432 – 441. https：//doi. org/10.3390/molecules15010432.

Bäckstrom, B. G., Classon, G., Löwenhielm, P., & Thelander, G. (2010). Krypton—new, deadly Internet drug：Since October 2009 have nine young persons died in Sweden. *Lakartidningen*, *107*(50), 3196 – 3197.

Bersani, F. S., Corazza, O., Albano, G., Valeriani, G., Santacroce, R., Bolzan Mariotti Posocco, F., Schifano, F. (2014). 25C-NBOMe：Preliminary data on pharmacology, psychoactive effects, and toxicity of a new potent and dangerous hallucinogenic drug. *BioMed Research International*, *2014*. https：//doi.org/10.1155/2014/734749.

Boyer, E. W., Babu, K. M., Adkins, J. E., McCurdy, C. R., & Halpern, J. H. (2008). Self-treatment of opioid withdrawal using Krathom (*Krathom*). *Addiction*, *103*(6), 1048 – 1050. https：//doi.org/10.1111/j.1360-0443.2008.02209.x.

Burkill, I. H., Birtwistle, W., Foxworthy, F., Scrivenor, J. B., & Watson, J. G. (1935). *A dictionary of the economic products of the Malay Peninsula*. Published on behalf of the governments of the Straits settlements and Federated Malay states by the Crown agents for the colonies, London.

Burkill, I. H., & Haniff, M. (1930). Malay village medicine. *The Garden's Bulletin Straits Settlement*, *6*, 165 – 207.

Chang, H.J. (1998). Health care systems in transition. II. Singapore, Part II. The current status of HIV-AIDS. *Journal of Public Health Medicine*, *20*(1), 11 – 15. Retrieved from www.ncbi. nlm. nih.gov/pubmed/9602444.

Chittrakarn, S., Keawpradub, N., Sawangjaroen, K., Kansenalak, S., & Janchawee, B. (2010). The neuromuscular blockade produced by pure alkaloid, mitragynine and methanol extract of Krathom leaves (*Krathom*). *Journal of Ethnopharmacology*, *129*(3), 344 – 349. https：//doi.org/10.1016/j.jep.2010.03.035.

Cinosi, E., Corazza, O., Santacroce, R., Lupi, M., Acciavatti, T., Martinotti, G., & Di Giannantonio, M. (2014). New drugs on the internet：The case of Camfetamine. *BioMed Research International*, *2014*. Figure 2. https：//doi.org/10.1155/2014/419026.

Cinosi, E., Martinotti, G., Simonato, P., Singh, D., Demetrovics, Z., Roman-Urrestarazu, A., Corazza, O. (2015). Following "the roots" of Krathom (*Mitragyna speciosa*)：The evolution of an enhancer from a traditional use to increase work and productivity in Southeast Asia to a recreational psychoactive drug in Western countries. *BioMed Research International*, *2015*, 1 – 11. https：//doi.org/10.1155/2015/968786.

Corazza, O., Assi, S., Simonato, P., Corkery, J. M., Bersani, F. S., Demetrovics, Z., Schifano, F. (2013). Promoting innovation and excellence to face the rapid diffusion of novel psychoactive substances in the EU：The outcomes of the ReDNet project. *Human Psychopharmacology*, *28*(4), 317 – 323. https：//doi.org/10.1002/hup.2299.

Corazza, O., Bersani, F. S., Brunoro, R., Valeriani, G., Martinotti, G., & Schifano, F. (2014). The diffusion of Performance and Image-Enhancing Drugs (PIEDs) on the Internet：The abuse of the cognitive enhancer piracetam. *Substance Use & Misuse*, *49*(14), 1849 – 1856. https：//doi.org/10.3109/10826084.2014.912232.

Corazza, O., Simonato, P., Corkery, J. M., Trincas, G., & Schifano, F. (2014). "Legal highs": Safe and legal "heavens"? A study on the diffusion, knowledge and risk awareness of novel psychoactive drugs among students in the UK. *Rivista Di Psichiatria*, *49*(2), 89 – 94. https://doi. org/10.1708/1461.16147.

Corazza, O., Valeriani, G., Bersani, F. S., Corkery, J. M., Martinotti, G., Bersani, G., & Schifano, F. (2014). "Spice," "kryptonite," "black mamba": An overview of brand names and marketing strategies of novel psychoactive substances on the web. *Journal of Psychoactive Drugs*, *46*(4), 287 – 294. https://doi.org/10.1080/02791072.2014.944291.

Dargan, P., & Wood, D. (2013). *Novel psychoactive substances: Classification, pharmacology and toxicology.* San Diego: Academic Press.

DEA. (2005). *Microgram Bulletin*, *XXXVIII*(7), 114 – 115.

DEA. (2016a). Schedules of controlled substances: Temporary placement of mitragynine and 7-hydroxymitragynine into schedule I, *81*(169), 59929 – 59934.

DEA. (2016b). Withdrawal of notice of intent to temporarily place mitragynine and 7-hydroxymitragynine into schedule I, *81 §*.

DEA. (2016c). *DEA Announces Intent to Schedule Krathom. SE Asian drug is imminent hazard to public safety.* Retrieved from www.dea.gov/divisions/hq/2016/hq083016.shtmL.

Deluca, P., Davey, Z., Corazza, O., Di Furia, L., Farre, M., Holmefjord Flesland, L., Schifano, F. (2012). Identifying emerging trends in recreational drug use; outcomes from the Psychonaut Web Mapping project. *Progress in Neuro-Psychopharmacology and Biological Psychiatry*, *39*(2), 221 – 226. https://doi.org/10.1016/j.pnpbp.2012.07.011.

Domingo, O., Roider, G., Stöver, A., Graw, M., Musshoff, F., Sachs, H., & Bicker, W. (2017). Mitragynine concentrations in two fatalities. *Forensic Science International*, *271*, e1 – e7. https://doi.org/10.1016/j.forsciint.2016.12.020.

EMCDDA. (n.d.). *Krathom (Mitragyna speciosa) drug profile.* Retrieved from www.emcdda. europa.eu/publications/drug-profiles/Krathom.

Fakurazi, S., Rahman, S. A., Hidayat, M. T., Ithnin, H., Moklas, M. A. M., & Arulselvan, P. (2013). The combination of mitragynine and morphine prevents the development of morphine tolerance in mice. *Molecules*, *18* (1), 666 – 681. https://doi.org/10.3390/molecules18010666.

FDA. (2016). *Import alert 54 – 15.* Retrieved from www.accessdata.fda.gov/cms_ia/importalert_1137.htmL.

FDA. (2018). Krathom now an opioid. *FDA Says-Medscape.* Retrieved from www.medscape. com/viewarticle/892375.

Forrester, M. B. (2013). Krathom exposures reported to Texas poison centers. *Journal of Addictive Diseases*, *32*(4), 396 – 400. https://doi.org/10.1080/10550887.2013.854153.

Goh, T., Yian, K. R., Mordi, M. N., & Mansor, S. M. (2014). Antioxidant value and antiproliferative efficacy of mitragynine and a silane reduced analogue. *Asian Pacific Journal of Cancer Prevention*, *5*(14), 5659 – 5665.

Grewal, K. S. (1932). Observations on the pharmacology of mitragynine. *Journal of Pharmacology and Experimental Therapeutics*, *46*(3), 251 – 271.

Grundmann, O. (2017). Patterns of Krathom use and health impact in the US-results from an online survey. *Drug & Alcohol Dependence*, *176*, 63 – 70. https：//doi. org/10. 1016/j. drugalcdep.2017.03.007.

Hanapi, N. A., Ismail, S., & Mansor, S. M. (2013). Inhibitory effect of mitragynine on human cytochrome P450 enzyme activities. *Pharmacognosy Research*, *5*(4), 241 – 246. https：//doi. org/10.4103/0974-8490.118806.

Harizal, S. N., Mansor, S. M., Hasnan, J., Tharakan, J. K. J., & Abdullah, J. (2010). Acute toxicity study of the standardized methanolic extract of *Krathom* in rodent. *Journal of Ethnopharmacology*, *131*(2), 404 – 409. https：//doi.org/10.1016/j.jep.2010.07.013.

Hassan, Z., Muzaimi, M., Navaratnam, V., Yusoff, N. H. M., Suhaimi, F. W., Vadivelu, R., Müller, C. P. (2013). From Kratom to mitragynine and its derivatives：Physiological and behavioural effects related to use, abuse, and addiction. *Neuroscience and Biobehavioral Reviews*, *37*(2), 138 – 151. https：//doi.org/10.1016/j.neubiorev.2012.11.012.

Hazim, A. I., Ramanathan, S., Parthasarathy, S., Muzaimi, M., & Mansor, S. M. (2014). Anxiolyticlike effects of mitragynine in the open-field and elevated plus-maze tests in rats. *The Journal of Physiological Sciences*, *64*(3), 161 – 169. https：//doi.org/10.1007/s12576-014-0304-0.

Helander, A., Bäckberg, M., Hultén, P., Al-Saffar, Y., & Beck, O. (2014). Detection of new psychoactive substance use among emergency room patients：Results from the Swedish STRIDA project. *Forensic Science International*, *243*, 23 – 29. https：//doi. org/10. 1016/j. forsciint.2014.02.022.

HighWise Research Group. (2015). *Krathom factsheet*. Hatflied：University of Hertfordshire.

Hillebrand, J., Olszewski, D., & Sedefov, R. (2010). Legal highs on the Internet. *Substance Use and Misuse*, *45*(3), 330 – 340. https：//doi.org/10.3109/10826080903443628.

Holler, J. M., Vorce, S. P., McDonough-Bender, P. C., Magluilo, J., Solomon, C. J., & Levine, B. (2011). A drug toxicity death involving propylhexedrine and mitragynine. *Journal of Analytical Toxicology*, *35*(1), 54 – 59. https：//doi.org/10.1093/anatox/35.1.54.

Horie, S., Koyama, F., Takayama, H., Ishikawa, H., Aimi, N., Ponglux, D., Murayama, T. (2005). Indole alkaloids of a Thai medicinal herb, *Mitragyna speciosa*, that has opioid agonistic effect in guinea-pig ileum. *Planta Medica*, *71*(3), 231 – 236. https：//doi.org/10. 1055/s-2005-837822.

Idayu, N. F., Hidayat, M. T., Moklas, M. A., Sharida, F., Raudzah, A. R., Shamima, A. R., & Apryani, E. (2011). Antidepressant-like effect of mitragynine isolated from *Krathom* in mice model of depression. *Phytomedicine*, *18*(5), 402 – 407. https：//doi. org/10. 1016/j. phymed.2010.08.011.

Ingsathit, A., Woratanarat, P., Anukarahanonta, T., Rattanasiri, S., Chatchaipun, P., Wattayakorn, K., Suriyawongpaisal, P. (2009). Prevalence of psychoactive drug use among drivers in Thailand：A roadside survey. *Accident Analysis and Prevention*, *41*(3), 474 – 478. https：//doi. org/10.1016/j.aap.2009.01.010.

Jamil, M. F. A., Subki, M. F. M., Lan, T. M., Majid, M. I. A., & Adenan, M. I. (2013). The effect of mitragynine on cAMP formation and mRNA expression of mu-opioid receptors mediated by chronic morphine treatment in SK-N-SH neuroblastoma cell. *Journal of Ethnopharmacology*, *148*(1), 135 – 143. https：//doi.org/10.1016/j.jep.2013.03.078.

Janchawee, B., Keawpradub, N., Chittrakarn, S., Prasettho, S., Wararatananurak, P., & Sawang jareon, K. (2007). A high-performance liquid chromatographic method for determination of mitragynine in serum and its application to a pharmacokinetic study in rats. *Biomedical Chromatography*, *21*, 176 – 183. doi: 10.1002/bmc.731.

Jansen, K., & Prast, C. (1988). Ethnopharmacology of *Krathom* and the Mitragyna alkaloids. *Journal of Ethnopharmacology*, *23*(1), 115 – 119.

Kamal, M. S. A., Ghazali, A. R., Yahya, N., Ashikin, Wasiman, M. I., & Ismail, Z. (2012). Acute toxicity study of standardized *Krathom* aqueous extract in Sprague Dawley rats. *Journal of Plant Studies*, *1*(2), 120 – 129. https://doi.org/10.5539/jps.v1n2p120.

Kapp, F. G., Maurer, H. H., Auwärter, V., Winkelmann, M., & Hermanns-Clausen, M. (2011). Intrahepatic cholestasis following abuse of powdered *Krathom* (*Mitragyna speciosa*). *Journal of Medical Toxicology*, *7*(3), 227 – 231. https://doi.org/10.1007/s13181-011-0155-5.

Karinen, R., Fosen, J. T., Rogde, S., & Vindenes, V. (2014). An accidental poisoning with mitragynine. *Forensic Science International*, *245*, e29 – e32. https://doi. org/10. 1016/j. forsciint.2014.10.025.

Khor, B. S., Jamil, M. F., Adenan, M. I., & Shu-Chien, A. C. (2011). Mitragynine attenuates withdrawal syndrome in morphine-withdrawn zebrafish. *PLoS One*, *6*(12), 1 – 8. https://doi. org/10.1371/journal.pone.0028340.

Kronstrand, R., Roman, M., Thelander, G., & Eriksson, A. (2011). Unintentional fatal intoxications with mitragynine and odesmethyltramadol from the herbal blend krypton. *Journal of Analytical Toxicology*, *35*(4), 242 – 247. https://doi.org/10.1093/anatox/35.4.242.

Kupferschmidt, H. (2011). Toxic hepatitis after *Krathom* (*Mitragyna* sp.) consumption. *Clinical Toxicology*, *49*(6), 532 – 532.

Lee, C. T. (1957). Addiction to *Mitragyna speciosa*. In *Proceedings of the Alumni Association*. Kuala Lumpur: University of Malaya.

Lu, J., Wei, H., Wu, J., Jamil, M. F. A., Tan, M. L., Adenan, M. I., ... Shim, W. (2014). Evaluation of the cardiotoxicity of Mitragynine and its analogues using human induced pluripotent stem cell-derived cardiomyocytes. *PLoS One*, *9*(12), 1 – 18. https://doi.org/10. 1371/journal. pone.0115648.

Macko, E., Weisbach, J., & Douglas, B. (1972). Some observations on the pharmacology of mitragynine. *Archives Internationales de Pharmacodynamie et de Thérapie*, *198*(1), 145 – 161.

Manda, V. K., Avula, B., Ali, Z., Khan, I. A., Walker, L. A., & Khan, S. I. (2014). Evaluation of *in vitro* Absorption, Distribution, Metabolism, and Excretion (ADME) properties of mitragynine, 7-hydroxymitragynine, and mitraphylline. *Planta Medica*, *80*(7), 568 – 576. https://doi. org/10.1055/s-0034-1368444.

Martin, M., Vanichseni, S., Suntharasamai, P., Sangkum, U., Mock, P. A., Leethochawalit, M., Choopanya, K. (2014). Risk behaviors and risk factors for HIV infection among participants in the Bangkok Tenofovir study, an HIV pre-exposure prophylaxis trial among people who inject drugs. *PLoS One*, *9*(3), 1 – 7. https://doi. org/10. 1371/journal. pone. 0092809.

Martinotti, G., Lupi, M., Acciavatti, T., Cinosi, E., Santacroce, R., Signorelli, M. S., Di Giannantonio, M. (2014). Novel psychoactive substances in young adults with and without psychiatric comorbidities. *BioMed Research International*, *2014*. https：//doi. org/10. 1155/ 2014/815424.

Matsumoto, K., Mizowaki, M., Suchitra, T., Murakami, Y., Takayama, H., Sakai, S. I., Watanabe, H. (1996). Central antinociceptive effects of mitragynine in mice：Contribution of descending noradrenergic and serotonergic systems. *European Journal of Pharmacology*, *317* (1), 75 – 81. https：//doi.org/10.1016/S0014-2999(96)00714-5.

Matsumoto, K., Yamamoto, L. T., Watanabe, K., Yano, S., Shan, J., Pang, P. K. T., Horie, S. (2005). Inhibitory effect of mitragynine, an analgesic alkaloid from Thai herbal medicine, on neurogenic contraction of the vas deferens. *Life Sciences*, *78*(2), 187 – 194. https：//doi. org/10.1016/j.lfs.2005.04.042.

McIntyre, I. M., Trochta, A., Stolberg, S., & Campman, S. C. (2015). Mitragynine "*Krathom*" related fatality：A case report with postmortem concentrations. *Journal of Analytical Toxicology*, *39*(2), 152 – 155. https：//doi.org/10.1093/jat/bku137.

Neerman, M. F., Frost, R. E., & Deking, J. (2013). A drug fatality involving *Krathom*. *Journal of Forensic Sciences*, *58*(s1), S278 – S279. https：//doi.org/10. 1111/1556-4029. 12009.

Pathak, V., Hahn, C., Cabellon, M., & Aris, R. (2014). Adult respiratory distress syndrome secondary to the use of herbal drug *Krathom*. *American Journal of Respiratory and Critical Care Medicine*, *189*.

Ponglux, D., Wongseripipatana, S., Takayama, H., Kikuchi, M., Kurihara, M., Kitajima, M., Sakai, S. (1994). A new indole alkaloid, 7α-hydroxy-7H-mitragynine, from *Mitragyna speciosa* in Thailand. *Planta Medica*, *60*(6), 580 – 581. https：//doi. org/10. 1055/s-2006- 959578.

Prozialeck, W. C. (2016). Update on the pharmacology and legal status of *Krathom*. *The Journal of the American Osteopathic Association*, *116*(12), 802. https：//doi.org/10.7556/jaoa.2016. 156 Prozialeck, W. C., Jivan, J. K., & Andurkar, S. V. (2012). Pharmacology of *Krathom*： An emerging botanical agent with stimulant, analgesic and opioid-like effects. *The Journal of the American Osteopathic Association*, *112*(12), 792 – 799. https：//doi. org/10.7556/JAOA. 2012.112.12.792.

Purintrapiban, J., Keawpradub, N., Kansenalak, S., Chittrakarn, S., Janchawee, B., & Sawang-jaroen, K. (2011). Study on glucose transport in muscle cells by extracts from *Mitragyna speciosa* (Korth) and mitragynine. *Natural Product Research*, *25*(15), 1379 – 1387. https：//doi. org/10.1080/14786410802267627.

Rahman, F. (2015). *Krathom* (*Ketum*) *criminalisation successfully shelved in Malaysia*. Retrieved from https：//idpc. net/blog/2015/04/*Krathom*-ketum-criminalisation-successfully- shelved-in-malaysia.

Ramanathan, S., Parthasarathy, S., Murugaiyah, V., Magosso, E., Tan, S. C., & Mansor, S. M.(2015). Understanding the physicochemical properties of mitragynine, a principal alkaloid of Mitragyna speciosa, for preclinical evaluation. *Molecules*, *20*(3), 4915 – 4927. https：//doi. org/10.3390/molecules20034915.

Roche, K. M., Hart, K., Sangalli, B., Bayer, M., & Lefberg, J. (2008). *Krathom*：A case of a legal high. *Clinical Toxicology*, *46*(7), 598.

Sabetghadam, A., Ramanathan, S., Sasidharan, S., & Mansor, S. M. (2013). Subchronic exposure to mitragynine, the principal alkaloid of *Mitragyna speciosa*, in rats. *Journal of Ethnopharmacology*, *146*(3), 815 – 823. https://doi.org/10.1016/j.jep.2013.02.008.

Saidin, N. A., Randall, T., Takayama, H., Holmes, E., & Gooderham, N. J. (2008). Malaysian *Krathom*, a phyto-pharmaceutical of abuse: Studies on the mechanism of its cytotoxicity. *Toxicology*, *253*(1 – 3), 18 – 19. https://doi.org/10.1016/j.tox.2008.07.024.

Saingam, D. (2018). Substance abuse policy in Thailand: Current challenges and future strategies.*Journal of Drug and Alcohol Research*, *7*, 1 – 10. doi: 10.4303/jdar/236058.

Saingam, D., Assanangkornchai, S., Geater, A. F., & Balthip, Q. (2013). Pattern and consequences of krathom (*Krathom*) use among male villagers in southern Thailand: A qualitative study. *International Journal of Drug Policy*, *24*(4), 351 – 358. https://doi.org/10.1016/j.drugpo.2012.09.004.

Santacroce, R., Corazza, O., Martinotti, G., Bersani, F. S., Valeriani, G., & Di Giannantonio, M. (2015). Psyclones: A roller coaster of life? Hidden synthetic cannabinoids and stimulants in apparently harmLess products. *Human Psychopharmacology*, *30*(4), 265 – 271. https://doi.org/10.1002/hup.2410.

Schifano, F., Corazza, O., Ricciardi, A., Rafanelli, C., Deluca, P., Davey, Z., ... Van der Kreeft, P. (2010). New drugs of abuse on the Web: The role of the Psychonaut Web Mapping project. *Rivista Di Psichiatria*, *45*(2), 88 – 93. https://doi.org/10.1708/490.5812.

Schifano, F., & Deluca, P. (2005). The Psychonaut 2002 project-final report. *Public Health*. Scott, T. M., Yeakel, J. K., & Logan, B. K. (2014). Identification of mitragynine and O-desmethyltramadol in *Krathom* and legal high products sold online. *Drug Testing and Analysis*, *6*, 959 – 963. https://doi.org/10.1002/dta.1673.

Shamima, A. R., Fakurazi, S., Hidayat, M. T., Hairuszah, I., Moklas, M. A. M., & Arulselvan, P. (2012). Antinociceptive action of isolated mitragynine from mitragyna speciosa through activation of opioid receptor system. *International Journal of Molecular Sciences*, *13*(9), 11427 – 11442. https://doi.org/10.3390/ijms130911427.

Sheleg, S. V., & Collins, G. B. (2011). A coincidence of addiction to "*Krathom*" and severe primary hypothyroidism. *Journal of Addiction Medicine*, *5*(4), 300 – 301. https://doi.org/10.1097/ADM.0b013e318221fbfa.

Siebert, D. (2016). The *Krathom* User's Guide. Retrieved from http://www.sagewisdom.org/Krathom guide.htmL.

Singh, D., Müller, C. P., Murugaiyah, V., Hamid, S. B. S., Vicknasingam, B. K., Avery, B., Mansor, S. M. (2018). Evaluating the hematological and clinical-chemistry parameters of *Krathom* (*Mitragyna speciosa*) users in Malaysia. *Journal of Ethnopharmacology*, *214*, 197 – 206. https://doi.org/10.1016/j.jep.2017.12.017.

Singh, D., Müller, C. P., & Vicknasingam, B. K. (2014). *Krathom* (*Mitragyna speciosa*) dependence, withdrawal symptoms and craving in regular users. *Drug and Alcohol Dependence*, *139*, 132 – 137. https://doi.org/10.1016/j.drugalcdep.2014.03.017.

Singh, D., Müller, C. P., Vicknasingam, B. K., & Mansor, S. M. (2015). Social Functioning of *Krathom* (*Mitragyna speciosa*) users in Malaysia. *Journal of Psychoactive Drugs*, *47*(2), 125 – 131. https://doi.org/10.1080/02791072.2015.1012610.

Singh, D., Narayanan, S., & Vicknasingam, B. (2016). Traditional and non-traditional uses of Mitragynine (*Krathom*): A survey of the literature. *Brain Research Bulletin*, *126*, 41 – 46. https://doi.org/10.1016/j.brainresbull.2016.05.004.

Singh, D., Narayanan, S., Vicknasingam, B., Corazza, O., Santacroce, R., & Roman-Urrestarazu, A. (2017). Changing trends in the use of *Krathom* (*Mitragyna speciosa*) in Southeast Asia. *Human Psychopharmacology*, *32*(3), 1 – 6. https://doi.org/10.1002/hup.2582.

Stogner, J. M. (2015). Predictions instead of panics: The framework and utility of systematic forecasting of novel psychoactive drug trends. *The American Journal of Drug and Alcohol Abuse*, *41*(6), 519 – 526. https://doi.org/10.3109/00952990.2014.998367.

Stolt, A.-C., Schröder, H., Neurath, H., Grecksch, G., Höllt, V., Meyer, M. R., Becker, A. (2014). Behavioral and neurochemical characterization of *Krathom* (*Mitragyna speciosa*) extract. *Psychopharmacology*, *231*(1), 13 – 25. https://doi.org/10.1007/s00213-013-3201-y.

Suwanlert, S. (1975). *A study of Krathom eaters in Thailand*. Retrieved from https://erowid.org/plants/*Krathom*/*Krathom*_journal3.shtmL.

Swogger, M. T., Hart, E., Erowid, F., Erowid, E., Trabold, N., Yee, K., ... Walsh, Z. (2015). Experiences of *Krathom* users: A qualitative analysis. *Journal of Psychoactive Drugs*, *47*(5), 360 – 367. https://doi.org/10.1080/02791072.2015.1096434.

Swogger, M. T., & Walsh, Z. (2018). *Krathom* use and mental health: A systematic review. *Drug and Alcohol Dependence*, *183*, 134 – 140. https://doi.org/10.1016/j.drugalcdep.2017.10.012.

Takayama, H. (2004). Chemistry and pharmacology of analgesic indole alkaloids from the rubiaceous plant, *Mitragyna speciosa*. *Chemical & Pharmaceutical Bulletin*, *52*(8), 916 – 928. https://doi.org/10.1248/cpb.52.916.

Tanguay, P. (2011). *Krathom* in Thailand: Decriminalisation and community control? *Legislative Reform of Drug Policies*, (13), 16pp. Retrieved from http://ssrn.com/abstract=1908849.

The Nation. (2017). *Families allowed to grow Krathom trees for cultural reasons*. Retrieved from www.nationmultimedia.com/detail/breakingnews/30324218.

Thongpradichote, S., Matsumoto, K., Tohda, M., Takayama, H., Aimi, N., Sakai, S. I., & Watanabe, H. (1998). Identification of opioid receptor subtypes in antinociceptive actions of supraspinally-administered mitragynine in mice. *Life Sciences*, *62*(16), 1371 – 1378. https://doi.org/10.1016/S0024-3205(98)00075-7.

Tsuchiya, S., Miyashita, S., Yamamoto, M., Horie, S., Sakai, S. I., Aimi, N., Watanabe, K. (2002). Effect of mitragynine, derived from Thai folk medicine, on gastric acid secretion through opioid receptor in anesthetized rats. *European Journal of Pharmacology*, *443*(1 – 3), 185 – 188. https://doi.org/10.1016/S0014-2999(02)01588-1.

Tungtananuwat, W., & Lawanprasert, S. (2010). Fatal 4 × 100: home-made *Krathom* juice cocktail. *Journal of Health Research*, *24*(1), 43 – 47.

Tupper, K. W. (2008). The globalization of ayahuasca: Harm reduction or benefit maximization? *International Journal of Drug Policy*, *19*(4), 297 – 303. https://doi.org/10.1016/j.drugpo.2006.11.001.

Ujváry, I. (2014). Psychoactive natural products: Overview of recent developments. *Ann Ist*

Super Sanità, *50*(1), 12–27. https：//doi.org/10.4415/ANN_14_01_04.

UNODC. (2013). *World drug report 2013* (Sales No. E.13.XI.6). United Nations Publication.

Utar, Z., Majid, M. I. A., Adenan, M. I., Jamil, M. F. A., & Lan, T. M. (2011). Mitragynine inhibits the COX-2 mRNA expression and prostaglandin E2production induced by lipopolysaccharide in RAW264.7 macrophage cells. *Journal of Ethnopharmacology*, *136*(1), 75–82. https：//doi. org/10.1016/j.jep.2011.04.011.

Valeriani, G., Corazza, O., Bersani, F. S., Melcore, C., Metastasio, A., Bersani, G., & Schifano, F. (2015). Olanzapine as the ideal "trip terminator"? Analysis of online reports relating to antipsychotics' use and misuse following occurrence of novel psychoactive substance-related psychotic symptoms. *Human Psychopharmacology*, *30*(4), 249–254. https：//doi.org/10.1002/hup.2431.

Vicknasingam, B., Narayanan, S., Beng, G. T., & Mansor, S. M. (2010). The informal use of ketum (*Mitragyna speciosa*) for opioid withdrawal in the northern states of peninsular Malaysia and implications for drug substitution therapy. *International Journal of Drug Policy*, *21*(4), 283–288. https：//doi.org/10.1016/j.drugpo.2009.12.003.

Warner, M., Kaufman, N. C., & Grundmann, O. (2016). The pharmacology and toxicology of *Krathom*: From traditional herb to drug of abuse. *International Journal of Legal Medicine*, *30*(1), 127–138. https：//doi.org/10.1007/s00414-015-1279-y.

White, C. M. (2018). Pharmacologic and clinical assessment of *Krathom*. *American Journal of Health-System Pharmacy*, *75*(5), 261–267. https：//doi.org/10.2146/ajhp161035.

Winstock, A., Barratt, M., Ferris, J., & Maier, L. (2017). *Global drug survey 2017 key findings report* (pp. 1–121). Global Drug Survey Research Center.

Yusoff, N., Suhaimi, F., Vadivelu, R., Hassan, Z., RümLer, A., Rotter, A., … Müller, C. (2016). Abuse potential and adverse cognitive effects of mitragynine (*Krathom*). *Addiction Biology*, *21*(1), 98–110. https：//doi.org/10.1111/adb.12185.

网址链接：

Drugs-forum.com. (2013). *Krathom and food*, *timing*. Retrieved from https：//drugs-forum. com/threads/*Krathom* -and-food-timing.210632/.

Erowid.org. (n. d.). *Krathom* (*also Mitragyna speciosa*) *Reports ~ General*. Retrieved from www. erowid. org/experiences/exp. cgi? S = 203&C = 1&OldSort = RA _ RDD&NewSort = RDD&Start = 0 &ShowViews = 0.

Pszichoaktiv. blog. hu. (n. d.). *Kísérletek pszichoaktív növényekkel*. Retrieved from http：// pszichoaktiv.blog.hu/tags/*Krathom*.

Reddit.com. (2013). *In depth review of Online Krotom.com*. Retrieved from www.reddit.com/r/ *Krathom*/comments/16qb8p/in_depth_review_of_online *Krathom*com/.

第十五章

摇头丸(MDMA)引发疾病的
临床及医疗管理

Andrew C. Parrott

引言

2018年,联合国毒品和犯罪问题办公室(UNODC)指出,"新精神活性物质"(NPS)一词在大约十年前被首次使用。这反映出非法药物使用者获得的新物质急剧增加。平均而言,专业毒品机构每周发现一种新型毒品(UNODC,2018)。互联网和非法网站使得吸毒者能够非常轻松地购买这些新型毒品,并通过正常的寄递服务将其送到家中(Corazza, Schifano, & Parrott, 2013)。非法药物市场正在迅速变化,这给毒品管理机构带来了许多新问题。近年来,已组织了多次与NPS有关的国际会议,首先是布达佩斯(2011),其次是斯旺西(2013)、罗马(2014),然后是布达佩斯(2016)。第五次会议于2017年在维也纳的联合国总部举行,确认了这一问题的国际重要性。这些会议论文已在*Journal Human Psychopharmacology*杂志一系列特刊上发表(Corazza et al., 2013;Corazza, Parrott, & Demetrovics, 2017;Parrott & Corazza, 2013)。

2018年UNODC的报告指出,3,4-亚甲基二氧甲基苯丙胺(MDMA或摇头丸)可能是NPS中的一种,现已经被广泛使用。报告指出,近年来摇头丸变得越来越复杂,一些违禁药物显示出"极高的MDMA含量",而欧洲一些非法制药厂正在进行规模化生产[注:近年来娱乐性使用MDMA导致的死亡率不断上升,下文会进行全面讨论]。20世纪80年代到90年代,当MDMA首次被用作娱乐性药物时,经常被误认为是一种相对安全的药物,因为当时还不知道它在精神生物学方面的危害。然而,在过去的三十年里,大量科学研究证明,MDMA对人类健康具有广泛的破坏性(Parrott, 2001, 2006, 2013a, 2013b, 2015)。本章的目的是总结其产生的急性及慢性危害,并推荐相应的管理和治疗方法。

MDMA 不良反应概述

娱乐性使用 MDMA 的主要风险将在后面的章节中更全面地描述,并提供完整的参考资料。大多数娱乐场所的会员在吸食 MDMA 时都会出现体温升高,平均体温升高约 1.0℃,更严重的是发高烧(体温超过 40℃),需要通过风扇或冰浴快速降温,如果没有紧急医疗救治,这种高烧可能会致命。MDMA 也会损害体液的调节功能,过量的液体摄入和滞留会稀释钠电解质导致低钠血症。在娱乐场所中发现 25% 的女性和 3% 的男性有轻度低钠血症。严重的低钠血症可能致命,通过静脉注射可快速恢复正常钠水平。MDMA 的其他急性反应包括心脏窘迫、心脏病发作、脑出血和肝功能损伤,严重者需要肝移植。弥散性血管内凝血可能导致多个窍无法控制的出血,进而加速死亡。尽管英国每年约有 60 例 MDMA 相关的死亡病例,国际死亡率也在上升,但大多数急性病例都得到了成功的救治。

表 15.1　MDMA 急性药物反应及其治疗

急性药物反应	案 例 发 生	管 理 治 疗	参 考 文 献
中度的热应激和体温升高	大多数出现在舞会或派对上	如果感觉热,停止跳舞。避免过热,因为过热会导致药物累积损伤	Freedman et al., 2005. Parrott, 2002, 2006. Morefield et al., 2009.
严重过热和高烧	案例研究和报告,如果不迅速治疗,可能致命	立即送往医院,快速冷却,冰浴,静脉注射丹特罗林	Parrott & Young, 2015. Hall & Henry, 2006. Patel, Belson, Longwater, Olson, & Miller, 2005.
轻度低钠血症(血液中钠电解质稀释)	25% 的女性和 3% 的男性在舞会或派对上	不再摄入任何液体,寻求医学血液检测,不再服用摇头丸	Greene, Wood, & Dargan, 2009 Van Dijken et al., 2013. Baggott et al., 2016.
严重低钠血症(血液中钠排泄更严重)	病例报告和医学调查,如果不迅速治疗,可能致命	寻求紧急验血,立即静脉注射钠离子	Hall & Henry, 2006. Rosenson et al., 2007.
血清素综合征	轻度综合征通常出现于娱乐用户,少数人出现重度综合征	休息和恢复,不要服用其他 5-羟色胺类药物,不要再服用摇头丸	Halpern et al., 2011. Parrott, 2002, 2006.
慢性耐受	剂量增加非常常见,多数吸食者会增加剂量,重度吸食者可能会注射	通常是自我限制的。随着使用成本的增加,大多数用户自行退出	Topp, Hando, Dillon, Roche, & Solowij, 1999. Fox, Parrott, & Turner, 2001. Parrott, 2005, 2010. Downey et al., 2017.

续　表

急性药物反应	案例发生	管理治疗	参考文献
心脏问题、肝功能衰竭、单器官和多器官衰竭	严重问题罕见，轻度问题可能被低估	寻求标准医疗，肝移植、血小板治疗以控制出血	Smith, Simpson, Garden, & Wigmore, 2005. Hall & Henry, 2006.
皮质醇升高	舞蹈俱乐部群体增加 800%	停止跳舞，休息一下	Parrott, Lock, Conner, Kissling, & Thome, 2008. Parrott, 2009, 2016.
死亡	英国每年大约 60 人死亡，国际死亡率可能在上升	不要再服用摇头丸	Chadwick, Curry, Linsley, Freemont, & Doran, 1991. Schifano et al., 2010. Santacroce et al., 2017.

　　长期或反复使用 MDMA 会引起一系列神经心理生物学问题。身体和大脑的重复过度刺激会导致累积生物能量应激，从而损害关键的生物功能并破坏体内平衡。大脑中的 5-羟色胺能神经递质系统长期受损，这种现象被称为"5-羟色胺神经毒性"。在经常服用摇头丸患者三个月内的头发样本中，应激激素皮质醇平均增加 400%。氧化应激生化因子增加，白细胞计数减少。长期使用者的体温控制可能会衰退，这对军事人员的生命具有实际影响。高温条件下的体力活动可能会加剧体温升高，而冷浸可能导致过度冷却或体温过低。70% 的娱乐性 MDMA 使用者有睡眠问题，少数患者甚至出现睡眠呼吸暂停。MDMA 会导致严重的抑郁和其他精神问题，包括压力、焦虑、冲动、愤怒和人身攻击。对于临床管理而言，最佳治疗方法是停药，实证研究表明，戒掉 MDMA 可以改善心理健康状况。在神经认知方面，娱乐性使用 MDMA 会导致记忆障碍和认知能力下降，即使是像"办公室工作"这样简单的工作也会受到影响。这些神经认知障碍在戒断后持续数年，很可能是永久性的，然而，基本的认知技能被保留。成年人会出现精神运动问题和稳定性下降。在怀孕期间服用娱乐性 MDMA 的母亲所生的婴儿会出现精神运动障碍。

　　所有娱乐性中枢神经系统兴奋剂均可导致依赖性，尽管这不是 MDMA 的典型特征，这是因为成本效益比会自然恶化，重复使用 MDMA 会导致更弱的情绪收益和更强的不良影响。因此，大多数使用者会自行戒断，尽管重度使用者和放纵者可能需要专业帮助。认知引导和顿悟疗法可以认识到药物是如何造成伤害的以及戒断的重要性。临床管理应侧重于不涉及毒品的新的生活技能，因为以前的使用者会增加对其他毒品的依赖风险。预防是迄今为止最安全的选择，年轻人需要了解其破坏性影响的明确信息。最好的建议是永远不要吸食 MDMA。

MDMA 的神经递质和神经激素效应

MDMA 的化学名称为 3,4-亚甲基二氧甲基苯丙胺,这表明它是甲基苯丙胺的一种衍生物。事实上,MDMA 与其他娱乐性兴奋剂(如甲基苯丙胺、苯丙胺和可卡因)在心理生理学上有许多相似之处(McDowell & Kleber, 1994; Ricourte, Yuan, & McCann, 2000; Parrott, 2008, 2015)。它对多巴胺和去甲肾上腺素的影响导致刺激效应,如更警觉和更紧张的情绪。因此,在实验室研究中,急性 MDMA 会导致心率加快、呼吸加快和血压升高(Letchti, Gamma, & Vollenweider, 2001)。在舞蹈俱乐部和狂欢节上,由于炎热和拥挤的环境与兴奋剂的相互作用,在剧烈跳舞时会产生交互作用,这种刺激作用会更强(Parrott, 2002, 2004)。许多娱乐性服药者感到高度兴奋,其中一人感觉自己体内好像有一个"立体声"(Cohen, 1998; Parrott, 2010)。

与传统的中枢神经兴奋剂苯丙胺不同,MDMA 对 5-羟色胺转运体(SERT)表现出强烈的亲和力。因此,MDMA 的急性作用逆转了正常的 5-羟色胺再吸收,产生大量 5-羟色胺流入突触间隙(Berger, Gu, & Azmitia, 1992)。这种强烈的刺激伴随着血清素综合征(5-羟色胺综合征)特征,"多动症、精神错乱、高烧和牙关紧闭症(牙关紧闭)是大多数 MDMA 使用者典型的吸毒体验"(Parrott, 2002)。MDMA 如果与其他可激活血清素的毒品或药物联合使用,可能特别危险。长期或反复使用 MDMA 会对血清素激活系统的完整性产生不利影响。在实验动物中,这导致远端血清素轴突末端的选择性改变(Puerta, Hervias, & Aguirre, 2009),这通常被称为"血清素神经毒性",尽管对这些血清素变化的确切性质存在争议。Biezonski 和 Meyer(2011)指出,一些解释性模型提示远端轴突末端减少,而其他模型提示神经适应性改变。尽管模型不同,但值得注意的是,MDMA 诱导血清素消耗的经验证据是压倒性的。因此,Biezonski 和 Meyer(2011)得出结论,MDMA 肯定具有"神经毒性",因为它损害了血清素系统。Reneman, de Win, van den Brink, Booij, & den Heeten(2006)、Puerta 等(2009)、Benningfield 和 Cowan(2013)也提出了类似的观点。还应参考以下文章(McCann et al., 2008; Kish et al., 2010; Erritizoe et al., 2011; Di Iorio et al., 2012; Vegting et al., 2016),他们还讨论了这种损害是否是永久性的这一复杂问题。

　　下丘脑-垂体-肾上腺(HPA)轴对体内平衡、日常心理平衡维持和生理健康至关重要。体内平衡控制的主要神经激素是皮质醇,大剂量和长期 MDMA 对皮质醇影响很大。在安慰剂作对照的试验中,大剂量的 MDMA 会在 1~3 h 内使皮质醇增加 100%~200%(Harris,Baggott,Mendelson,Mendelson,& Jones,2002;Dumont & Verkes,2006)。当在舞蹈俱乐部使用时,皮质醇的峰值可能达到基线值的 800% 左右(Parrott,2016)。这种皮质醇的显著增加最初是在舞蹈俱乐部中自我注射摇头丸的人员中发现且已被生化检测证实含有 MDMA(Parrott et al.,2008)。当未吸食 MDMA 的参与者去舞蹈俱乐部时,没有发现皮质醇的变化(图 15.1)。在一项平行的家庭聚会研究中,几乎相同的皮质醇峰值增加

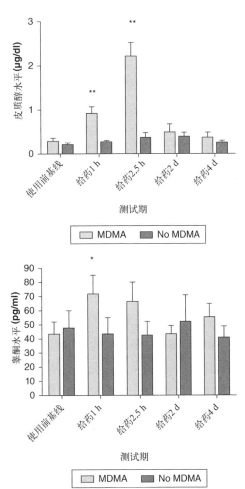

图 15.1　娱乐性摇头丸/MDMA 吸食者的皮质醇和睾酮水平。12 名志愿者接受了自我管理 MDMA 评估,在不服用 MDMA 的情况下,他们与同一群朋友在同一家舞蹈俱乐部度过一周。p 水平表示与用药前基线的配对比较(Parrott et al.,2008)

800%再次出现(Parrott et al., 2007)。皮质醇水平的显著升高远远大于大多数情况下的水平。例如,"骑自行车到筋疲力尽"的标准心理生理压力测试导致皮质醇峰值增加 80%~140%(Parrott, 2009, 2016)。MDMA 还可引起其他神经激素如催产素、睾酮和催乳素的变化(图 15.1;Parrott, 2016)。

反复使用 MDMA 也会导致皮质醇反应性的持续变化(Gerra et al., 2003; Verkes et al., 2001)。基线皮质醇水平可能会改变,皮质醇对精神压力的反应也会改变(Gerra et al., 2003)。Wetherell 和 Montgomery 发现,在高压力下,使用摇头丸/MDMA 的受试者的皮质醇唤醒反应明显更高,在深夜皮质醇水平也有所升高。Frokjaer 等(2014)同样发现,经常服用摇头丸/MDMA 的人皮质醇应激反应增加,而这种皮质醇反应增强与 5-羟色胺转运体的前额叶结合增强有关(见上文神经毒性部分)。Parrott 等(2014a)发现,近期经常服用摇头丸/MDMA 的人头发中皮质醇水平高出 400%,而近期轻度/微量服用者也有皮质醇水平升高趋势。因此,应激反应的各种迹象表明,MDMA 能引起神经递质和神经激素系统的变化。高剂量和长期使用 MDMA 可导致一系列功能性反应,对身体和心理健康的许多方面造成损害。

体温过高:发病率、危险和治疗

MDMA 会导致体温升高和高烧。在实验室中,Freedman 等(2005)报告说,高剂量使用 MDMA 导致体温显著升高,2.0 mg/kg 的剂量导致平均峰值升高 0.7℃。在实验室研究中,这些体温升高与剂量有关,高剂量导致更高的体温(见表 15.2,Parrott, 2012)。大多数娱乐性摇头丸/MDMA 使用者报告感觉有发热、出汗或脱水等症状(Davison & Parrott, 1997; Topp et al., 1999; Parrott et al., 2008)。美国一位舞蹈俱乐部成员谈及关于 MDMA 的体验时说"感觉你的血液温度有 115 华氏度"(Cohen, 1998)。对于澳大利亚派对常客,Morefield、Keane、Felgate、White 和 Irvine(2009)发现该群体平均体温升高+1.1℃,平均皮肤温度升高+1.8℃。在英国一项类似的研究中,群组的平均峰值增加为+1.2℃(Parrott & Young, 2015),尽管其他研究发现增加幅度较小(Parrott, 2012)。许多舞蹈俱乐部成员都会去"放松"室休息和恢复,尽管有些人会继续长时间跳舞(Suy, Gijsenbergh, & Baute, 1999),或者持续跳舞而很少休息(Parrott et al., 2006)。

在一些娱乐性(消遣性)MDMA 使用者中,发烧可能很严重,需要医疗干预以防止出现生命危险。Brown 和 Osterloh(1987)概述了第一个成功医疗干预的案例研究。一名年轻女性在服用 100~150 mg MDMA 粉末后 2 h 入院。她入院时的体温为 41.6℃,这种高温很快通过冰袋降温。在接下来的几天里,横纹肌溶解症、凝血病、视觉幻觉、中毒性肝炎和疱疹样皮疹出现,重症监护下,她最终康复出院。色谱分析显示,她服用的粉末中含有纯 MDMA,毒理学分析显示没有服用其他药物。带她去医院的朋友服用了相同的 MDMA 粉末,没有明显的发热反应,而两名女性此前都服用过 MDMA。Chadwick 等(1991)描述了首次记录的 MDMA 发烧死亡病例。一名 16 岁女孩因腋下温度为 40℃ 而入院,初步诊断为苯丙胺过量。2 h 后,腋下温度上升到 42℃,口腔出血,她被转移到重症监护病房。插管和通气伴随着血流动力学监测和多种医疗干预,包括输入 35 单位的血液和 21 单位的血小板,患者在入院 36 h 后死亡。毒理学分析显示入院时 MDMA 浓度为 0.424 mg/L,无其他药物。警方调查显示她曾服用一片摇头丸,这是她第二次服用摇头丸/MDMA。

Henry、Jeffries 和 Dawling(1992)进一步报道了由于发烧导致的 MDMA 死亡病例。入院时的体温在 40~43℃ 之间,他们表现出类似的发热反应,包括弥散性血管内凝血、横纹肌溶解症和急性肾功能衰竭。患者剂量水平差异很大,血浆 MDMA 水平最低为 0.11 mg/L,最高为 1.26 mg/L。仅在一个病例中,发现了其他精神活性物质,其中苯丙胺和丙二醛含量较低。Henry 等(1992)还描述了四例初始体温约为 40℃ 的病例,密集的医疗干预取得了成功。Patel 等(2005)报道了六个与 MDMA 相关的发热病例研究,其中三名参加过同一狂欢派对。第一个是一名 20 岁的女性,她在聚会上被发现没有反应,她的皮肤摸上去"非常热",立即进行了紧急抢救,但没有成功。毒理学分析显示体内含有 1.21 mg/L MDMA 和 0.40 mg/L 甲基苯丙胺。第二例为昏迷的 20 岁男性,皮肤干热,口腔温度 41.5℃,在冰浴中快速物理降温的紧急医疗干预使体温降至 38.1℃,康复出院。尿液毒理学显示只存在 MDMA,随后的调查显示,他以前服用过类似剂量的摇头丸/MDMA,但没有出现不良反应。第三例急诊入院时需要警方对身体束缚。入院时,冷却毯、冰浴和等渗静脉液体降低了 40.7℃ 的高温。化验结果显示,这些摇头丸含有纯 MDMA。已经报道了许多其他由 MDMA 引起的体温过高病例,通常能够成功进行医疗干预,尽管有些死亡病例(Corre, 1996; Schifano et al., 2003, 2010; Grunau, Wiens, & Brubacher, 2010)。

MDMA 发热的治疗核心是快速降温(Rusyniak & Sprague, 2005; Grunau

et al.，2010）。在一篇医学论文中，Hall 和 Henry（2006）报道了 MDMA 引起的不同类型发热反应，并概述了伴发高烧和多器官衰竭的治疗方案。他们指出，"患有急性 MDMA 中毒的患者可能会在麻醉、重症监护和急救室求诊。对于急诊科的医生来说，广泛了解这些病理学及其治疗是必要的。"在以色列的一项研究中，Halpern 等（2011）总结了与 MDMA 相关的急诊住院的医疗概况，常见症状包括不安、躁动、定向障碍、颤抖、高血压、头痛和意识丧失。而更严重的病例涉及严重的高烧（和低钠血症见下一节）。研究人员强调，根据他们的经验，人们普遍误认为摇头丸是一种安全的派对药物是错误的。Grunau 等（2010）建议在严重（<40.0℃）或极端（<42.0℃）高烧的情况下使用丹曲林。对于中度以上的发烧，标准方法是立即用风扇或冰浴冷却。Greene 等（2009）回顾了伦敦一家医院急诊科三年期间 332 例与 MDMA 相关的入院病例。入院时的核心体温范围从极低（34.1℃）到极高（41.6℃）。低温的情况反映了一个重要事实，即 MDMA 会损害体温调节，因此在寒冷的环境中，体温会过度降低。这种情况下的处理是立即升温（例如，躺进另一名高烧患者腾出的床上！）。

　　另一个重要问题是长期 MDMA 是否会损害体温调节能力。尽管有一些间接证据，但关于这个问题的经验数据很少。Parrott 和 Young（2015）测量了舞蹈俱乐部会员的体温，发现与从未使用过 MDMA 的对照组（大多是酗酒者）相比，当前使用过 MDMA 组体温更高。第三组由那个周末没有使用过但之前使用过 MDMA 的舞者组成，与从未使用过 MDMDA 的对照组相比，他们的体温显著升高，这表明先前使用 MDMA 损害了他们的体温调节能力。在最近一个英国司法案件中，一名三天前服用过 MDMA 的士兵在热天进行体育锻炼时死于中暑。该法庭判定为过度 MDMA 的残余影响。作为一名专家证人，我同意此案的结论。然而，我也注意到，体温调节能力的任何损害都可能反映出长期 MDMA 影响，这需要临床研究来检验这一假设。当然，部队可能需要更好地研究这一问题，因为高温（在炎热国家长时间的军事行动）和低温（在北极地区作战，在寒海出没时被击落的机组人员）会给军人带来潜在的致命危害。

低钠血症：发病率、健康危害和治疗

　　当感到炎热和口渴时，许多娱乐性 MDMA 使用者会大量饮水，这可能导致低钠血症或血清中钠电解质的稀释（Halpern et al.，2011；Baggott et al.，2016）。过量摄入液体可能会因抗利尿激素的变化而减少排尿（小便），并进一步导致电解质稀释。因此,低钠血症对所有娱乐性摇头丸/MDMA使用者都是一种危险。在荷兰的一次狂欢派对上,Van Dijken、Blom、Hene和Boer(2013)从志愿者身上采集了血液样本,以测量他们血浆中的钠水平。研究表明25%的女性摄入MDMA后出现轻度低钠血症(Na<130 mmol/L),而男性为3%。尽管摇头丸与亚甲二氧甲基苯丙胺的消费率相似,但这种性别差异是明显的。在早期美国一项研究中也注意到了性别差异,18例低钠血症病例中有17例为女性(Budisavljevic, Stewart, Sahn, & Ploth, 2003)。加利福尼亚毒物部门审查了2000年至2005年报告的1 407例MDMA引起的低钠血症(Rosenson et al., 2007),大多数病例缺乏完整的数据,但在采集血样的情况下,临床证实低钠血症在女性中更为明显。在一些病例中还存在其他苯丙胺药物,而女性昏迷伴低钠血症的风险也增加。性别失衡的潜在原因是女性体重较轻(即:导致药物浓度较高)和神经激素因素。众所周知,皮质醇、催产素和许多其他神经激素会受MDMA影响(Parrott, 2006;见前一节),性别可能是一个辅助因素。月经周期影响人体对尼古丁的心理生物学反应(Craig et al., 1993),并可能影响对包括MDMA在内的许多其他毒品的反应。

为了实现最佳临床效果,应在入院时评估血液电解质水平,并立即恢复钠水平(Hall & Henry, 2006;Halpern et al., 2011)。尽管低钠血症不及时逆转可能会致命,但快速干预会非常成功。许多病例提请紧急医疗服务机构救助太晚而导致死亡。Schifano等(2010)分析了1997年至2007年间英国政府关于娱乐性兴奋剂死亡的数据。在此期间,有832例死于苯丙胺或甲基苯丙胺,605例死于摇头丸/MDMA,其中许多与多种毒品摄入或"多种毒品滥用"有关。然而,Schifano等(2010)在对"单一毒品中毒"死亡的分析中发现,与单独服用苯丙胺或甲基苯丙胺后的死亡人数相比,单独服用摇头丸/MDMA后的死亡人数明显偏高(当考虑到整体使用率),最近也有迹象表明死亡率在上升。例如,在伊比沙岛的"派对岛",从2010年到2015年,摇头丸和可卡因导致的急性死亡显著增加(Santacroce et al., 2017)。

死亡原因:治疗与预防策略

Hall和Henry(2006)回顾了急诊医生的医疗场景和治疗方案。他们注意到,高烧和多器官衰竭是众所周知的症状,其他严重的影响最近也变得更加明显。重度MDMA中毒患者可能在麻醉、重症监护和急救科就诊。对于那些在急诊科的医生来说,广泛了解这些病理学及其治疗方面的知识是必要的。

他们指出,MDMA 可因各种形式的器官衰竭而导致死亡。在动物肝组织实验研究中,MDMA 可诱导细胞凋亡或程序性细胞死亡(Parrott,2013a、2013b),一些娱乐性 MDMA 使用者患有致命性肝功能衰竭。Smith 等(2005)描述了年轻人重度 MDMA 中毒对肝脏造成损害的案例研究,其中一些人当时需要紧急肝移植。其他死亡原因是心脏骤停、脑癫痫、横纹肌溶解症或骨骼肌组织破坏。本章之前的一些案例研究总结了成功和失败的紧急医疗干预措施。一种常见的致命后果是弥散性血管内凝血或 DIC,即血液凝固失败导致多个部位出现无法控制的出血(Henry et al.,1992;Hall & Henry,2006)。

耐受性、依赖性和治疗潜力

Shulgin(1986)认为"MDMA 不会过度使用,因为其效果会随着使用频率的增加而减弱"。许多其他早期报告表明,MDMA 在这方面是独特的,并进一步指出,耐受减少了其滥用的可能。Peroutka、Newman 和 Harris(1988)在对美国早期 MDMA 使用者的调查研究中指出,其积极作用随着反复使用而减弱,其副作用增加。在 1992 年至 1993 年的一项英国研究中,娱乐性 MDMA 使用者报告说,他们为了尽量减少"毒品习惯化",连续几周不使用 MDMA(Davison & Parrott,1997)。然而,许多普通使用者只是增加他们的剂量。Fox 等(2001)发现,单次使用的最大剂量从轻度使用者的 3.6 片增加到中度使用者的 5.5 片和重度使用者的 10.9 片。有关剂量递增的更多研究,请参见 Parrott(2005)的综述。Hammersley、Ditton、Smith 和 Short(1999)报告称,使用 MDMA 的人群中,76% 为重度吸毒者会过量使用 MDMA,而轻度吸毒者的这一比例为 16%。这种更频繁的摇头丸/MDMA 使用会导致更多的并发症、食欲下降和更多的抑郁症。也有一些非常极端的案例,重复使用 MDMA 48 h 或更长时间而不睡觉(Topp et al.,1999)。一些非常有经验的吸毒者注射了 MDMA(Topp et al.,1999;Downey et al.,2017),这种效果可能"过于激烈而无法得到享受",而且吸毒后的状态甚至比平时更糟糕。

每一种中枢神经系统兴奋剂都有成瘾的可能性,尽管 MDMA 成瘾可能性相对较低。最易成瘾的兴奋剂会有一个快速作用,然后迅速消退。因此,强效可卡因粉末和冰毒(甲基苯丙胺)表现出最高的成瘾性(Parrott,2015)。相比之下,口服 MDMA 的初始效应发展缓慢,随后是持续数天的长期消退期(Parrott &

Lasky,1998)。因此,MDMA 的使用频率较低,通常每周不到一次(Parrott, 2005)。其次,MDMA 会破坏血清素系统(Kish et al., 2010;Benningfield & Cowan,2013),这会随着时间的推移降低其功效。因此,在停止使用之前,有经验的使用者比新使用者服用该药物的频率更低(Parrott, 2005)。由于这种低成瘾性,MDMA 上瘾的人很少去戒毒中心。这使得一些成瘾专家相信,MDMA 不是一种有问题的毒品,这一观点是错误的,因为尽管 MDMA 显示出较低的成瘾性,但它确实会引起广泛的其他神经心理问题,如表 15.2 所示(Topp et al., 1999;Parrott, 2000, 2001, 2006, 2013a, 2013b)。

表 15.2 反复服用摇头丸 MDMA 引起的慢性疾病及其治疗

慢 性 问 题	案 例 发 生	管 理 治 疗	参 考 文 献
记忆缺失	存在大多数使用者中;重度使用者问题更严重;长期存在的问题	停止服用摇头丸,培养实践技能,比如记笔记	Krystal, Price, Opsahl, Ricaurte, & Heninger, 1992. Spatt, Glawar, & Mamoli, 1997. Parrott, Lees, Garnham, Jones, & Wesnes, 1998. Laws & Kokkalis, 2007. Wunderli et al., 2017.
前瞻记忆缺陷	常见于报告,与剂量有关,体重较重的使用者会出现更多问题	停止服用摇头丸,培养实用技能,使用日记或电子记录	Heffernan, Jarvis, Rodgers, Scholey, & Ling, 2001. Rendell, Gray, Henry, & Tolan, 2007 Montgomery, Hatton, Fisk, Ogden, & Jansari, 2010. Parrott, 2013a, b.
简单的认知能力	不受损	不需要治疗	McCann et al., 1999. Parrott et al., 1998.
更高的认知缺陷和解决问题降低能力	在中度和重度使用者中发现	一些重度使用者可能需要转向简单的职业工作,停止服用摇头丸	Fox et al., 2001, 2002. areing, Fisk, Montgomery, W & Murphy, 2005. aurah, Chandler, T & Sanders, 2013. Parrott, 2013b.
大脑变化(ERPs, fMRI, 其他指标)	主要是中度或重度使用者;轻度使用者较少受损	许多使用者通过在任务上投入更多精力来弥补,停止服用摇头丸	Kish et al., 2010. Burgess et al., 2011. Roberts, Quednow, Montgomery, & Parrott, 2017.
精神问题:抑郁,焦虑,愤怒,攻击	许多经常使用者有轻度到中度的痛苦;有些人的问题更严重	停用摇头丸可逆转精神障碍	Schifano et al., 1998. Parrott et al., 2000, 2001. Verheyden et al., 2003. Briere et al., 2012. Turner et al., 2014.
睡眠损害	大约70%的娱乐性使用者	停止服用摇头丸,晚上多读书	McCann & Ricaurte, 2007. Ogeil, Rajaratnam, & Broadbear, 2013.

续　表

慢性问题	案例发生	管理治疗	参 考 文 献
睡眠呼吸暂停	少数长期使用者	停止服用摇头丸。没有已知的治疗	McCann, Sgambati, Schwartz, & Ricaurte, 2009.
皮质醇和下丘脑轴	头发皮质醇样本增加了 400%，体内平衡受损	下丘脑轴改变的许多不利影响，停止服用摇头丸	Gerra et al., 2003. Parrott, 2009, 2016 Parrott et al., 2014a, b.
牙齿问题	过度咀嚼，磨牙磨损，口腔下方被咀嚼的皮肤有洞	停止服用摇头丸，牙科修复是有限的；面部修复是有限的	Redfearn, Agrawal, & Mair, 1998. Nugent, Basyuni, McAnerney, & Cameron, 2017.
胎儿畸形	心血管和肌肉骨骼异常	未经避孕请勿服用摇头丸	McEllhaton et al., 1999.
新生儿：精神运动发育迟缓	对怀孕期间服用 MDMA 的妇女的前瞻性研究	女性在怀孕或怀孕期间不应服用摇头丸。男性在受孕期间不应服用摇头丸	Singer, Moore, & Fulton, 2012. Singer, Moore, & Min, 2012. Singer et al., 2015.

MDMA 已被评估为心理治疗的辅助药物，该领域的大多数报告都集中在其潜在益处上（Mithoefer, Batman, Evans, Pughe, & Thomas, 2016；Wagner et al., 2017）。然而，使用这种强大的中枢神经系统兴奋剂存在许多潜在危险，即使在安静的治疗环境中，也有临床伤亡报告（Greer & Tolbert, 1986；Parrott, 2007, 2014, 2018）。Greer 和 Tolbert(1986)首次详细报告了 MDMA 辅助治疗，他们指出，所有 29 名患者都报告了一些积极的进展，但每个患者也报告了一些副作用的情况。就总体而言，虽然一些病人报告了 MDMA 的正面作用，但其他病人的总体情况更为负面。特别是，一些先前存在精神问题的病例出现了症状的复发。这使 Greer 和 Tolbert(1986)得出结论："有迹象表明，MDMA 可能诱发以往心理问题。"另一个潜在问题是剂量增加，他们的一位病人对正常剂量没有积极反应，因此接受了更高剂量的 MDMA。这导致了严重的反应，副作用包括"恶心、少量呕吐、下巴紧张、运动失调、尿急、视力模糊、出汗、短暂的短期记忆丧失、短暂的深度知觉扭曲和短暂的幻觉"。尽管出现了这种严重的情况，但也有剂量增加没有反应的患者（Parrott, 2018）。关于 MDMA 辅助心理治疗潜在问题的更多信息，请参见以下综述（Parrott, 2007, 2014, 2018）。

精神障碍

MDMA 对血清素系统和 HPA 中枢轴有严重和长期影响，因此它会加剧各种精神疾病就不足为奇了(Cowan & Lucki,2011；Parrott,2013a,2013b；Parrott & Lasky,1998；Parrott et al.,2000,2001,2014a,2014b)。Schifano 等(1998)发现,经常使用 MDMA 的人报告了各种心理病理问题,包括抑郁症、精神病性障碍、恐慌感、冲动控制问题和饮食障碍。MacInnes、Handley 和 Harding(2001)发现尽管所有参与者都进行了精神困扰筛查,但摇头丸/MDMA 使用者的抑郁得分显著高于未使用的对照组。Rogers 等(2009)在一项统计回顾中发现,MDMA 使用者的抑郁、冲动和焦虑问题明显比多药对照组更严重。Briere 等(2012)对加拿大 3 880 名贫困学龄儿童进行了前瞻性监测,那些开始服用摇头丸的学生在一年后的抑郁程度显著升高。Scholey 等(2010)发现,有节制的摇头丸/MDMA 使用者比未使用的对照组感到更大的压力。Wetherell 等(2012)报告说,在进行压力诱导时,节制型使用者明显不冷静。Reid、Elifson 和 Sterk(2007)发现重度 MDMA 长期使用者的敌意和攻击性增加,并质疑 MDMA 到底是描述为"友好毒品"(hug drug)还是"恶棍毒品"(thug drug)。Gerra 等(2001)发现,长期服用摇头丸/MDMA 的人更具攻击性。在一项大规模的美国人口调查中(Vaughn,Salas-Wright,Delisi,Perron,& Cordova,2015)发现,与 MDMA 非使用者相比,MDMA 使用者参与了更多的暴力犯罪和非暴力犯罪。这在两性中都有发现,女性 MDMA 使用者比男性非使用者更反社会。Rugani 等(2012)研究了意大利一家精神病医院的急性精神病临床病例。那些服用摇头丸的患者报告说,他们表现出的敌意、身体暴力和言语攻击程度明显较高。这导致了以下结论:"具有高度攻击性和暴力的精神问题构成了一个重要的'副作用',这肯定与摇头丸预期的积极作用相反。"

关于治疗,不知道是否有研究专门调查了 MDMA 使用者。因此,对于每种形式的精神疾病,建议精神科医生遵循正常的治疗程序。一个关键的建议是停止服用 MDMA,因为众所周知,问题的发生率随着使用期的延长而增加(Kish et al.,2010；Parrott,2013a,2013b)。然而,为了使这种做法成为常态,精神科医生和内科医生需要了解其有关不良影响。在停止使用其他娱乐性兴奋剂(如苯丙胺或可卡因)后,心理健康有所改善,在停止使用摇头丸/MDMA 后也发现了类似的改善(Parrott,2015；Parrott,Hayley et al.,2017)。Morgan、McFie、Fleetwood 和 Robinson(2002)发现,当前和以前的 MDMA 使用者均表现出较高的精神病理学分数,但是以前的使用者则受损较小。Verheyden、Maidment 和

Curran(2003)还发现,70%的摇头丸使用者在戒毒后报告"心理健康有所改善"。Turner 等(2014)在一项为期两年的前瞻性研究中发现,停止使用 MDMA 的年轻母亲在 18 个月后抑郁率显著降低。事实上,当 MDMA 使用者在停药后恢复到对照组的水平时,他们的短暂症状量表抑郁得分升高。然而,并非所有的研究都报告了精神方面的改善,Taurah 等(2013)发现,MDMA 使用者的抑郁得分仍然显著升高。

神经认知缺陷

在娱乐性 MDMA 使用者中,排在第一的慢性问题是记忆问题(McCannand Ricourte, 1991;Krystal, 1992)。随后,在第一组研究中证实了标准认知记忆障碍,包括即时和延迟话语回忆障碍(Parrott et al., 1998)和文章回忆障碍(Morgan, 1999)。对 20 项已发表的早期回顾研究发现,许多存在不同的记忆障碍(Parrott, 2001)。后来的分析报告了不同类型记忆障碍的"效应大小",包括短期和长期语言记忆(Laws & Kokkalis, 2007)。另一项综合性综述指出,与非使用者对照组和多种毒品使用者对照组相比,戒断摇头丸使用者的回顾性记忆缺陷显著(Rogers et al., 2009)。许多论文和评论指出,一些认知任务的缺陷和其他认知功能的正常表现是复杂的混合体(McCann et al., 1999;Parrott, 2001, 2006, 2013a, 2013b;Burgess et al., 2011;Rogers et al., 2009;McCann & Ricourte, 2014;Roberts et al., 2017)。MDMA 使用者的许多神经认知与相关问题在某些方面与其他娱乐性药物(如苯丙胺或可卡因)相似(表 15.3;Parrott et al., 2011)。因此,尽管在"相对纯粹"的 MDMA 使用者中发现了回忆性记忆缺陷,但其他毒品使用可能会加剧这一记忆问题(Mohamed et al., 2011;Wunderli et al., 2017)。

表 15.3　娱乐性可卡因和摇头丸使用者的神经认知表现和情绪自我评定:三项联合研究的比较效果(Parrott et al., 2011)

研究 1:Evans. 记忆与认知	实验对照组	可卡因和摇头丸	摇头丸
执行障碍问卷(问题得分)	22.1	38.2***	37.1**
辅音更新(正确回忆)	3.2	3.1	2.1
随机字母(生成数字-2/秒)	98.1	83.1***	96.6
超广度词汇回忆(总单词)	31.1	29.9	27.9

续 表

研究 2: J. Howell. 用药和恢复后的情绪状态	对照组/酒精	可卡因	摇头丸
兴奋(用药)	3.6	4.0	4.7*
偏执(用药)	1.5	3.0*	2.5
头脑清醒(用药)	3.0	3.1	1.8*
攻击性(用药)	2.3	3.1	1.5
发烧(用药)	2.5	3.5*	3.9**
郁闷(用药后恢复)	2.1	2.7	3.2*
偏执(用药后恢复)	1.6	2.6*	3.6***
善于交际(用药后恢复)	3.7	3.1	2.3**
头脑清醒(用药后恢复)	3.8	3.3	2.1**

研究 3: R. Robart. 记忆与认知	对照组	可卡因	摇头丸
行为记忆(回忆信息)	9.9	9.2	8.9
听觉语言学习任务(已学单词)	9.4	8.0	7.2*
追踪任务(任务完成时间)	15.9	19.9	21.4**

与对照组的 Tukey 配对比较试验(双尾): * $p<0.05$, ** $p<0.01$, *** $p<0.001$。

　　另一种关键的记忆类型是前瞻性记忆,例如,记住在未来预定的时间和地点与某人见面。记忆的这一更复杂方面涉及认知和时间规划,娱乐性使用摇头丸/MDMA 在这方面的破坏性更为显著(Parrott, 2013a, 2013b)。关于前瞻性记忆缺陷问题(Hefferman et al., 2001)已通过多种渠道得到证实(Parrott, 2013b)。这些缺陷的程度随着长期使用量的增加而增加(Rendell et al., 2007),许多娱乐性 MDMA 使用者报告其前瞻记忆能力存在问题(Rodgers et al., 2003)。一项研究采用了虚拟现实模式,模拟了办公室职员的多种日常任务,摇头丸使用者在记忆和任务组织方面有显著缺陷(Montgomery et al., 2010)。同时,MDMA 使用者的简单问题解决能力也受到损害(Parrott, 2013b)。Fox 等(2001)发现,重度使用者在解决问题上的表现要慢 250%,轻度和中度使用者的认知受损程度较小。剑桥神经认知测试组(CANTAB)发现,摇头丸/MDMA 使用者的认知特征与颞叶脑损伤临床患者的认知特征相似(Fox et al., 2002),在一系列高级认知任务中发现了缺陷,并且伴随着社交能力的显著降低(Reay, Hamilton, Kennedy, & Scholey, 2006)。

关于神经认知治疗,斯帕特等(1997)报道了一名 26 岁女性"纯粹的失忆综合征",她在狂欢派对中服用了摇头丸/MDMA,并产生了不良后果。三天后,她在标准记忆测试中的表现低于第五个百分位,而磁共振扫描显示"双侧苍白球信号明显异常"。病人在门诊接受了几个月的治疗,但这并不能改善她的记忆问题,九个月后,她的客观记忆表现仍然受损。积极的一面是,她学会了使用日记和时间表,尽管她无法回到以前的工作岗位。这种程度的记忆损伤可能是极端的,但许多使用者都认识到他们的神经认知能力受损(Fox et al., 2001, 2002;Parrott, 2000)。这些认知障碍通常伴随着其他技能的缺陷,如视觉信息处理和精神运动能力。这些不同的损伤可能对许多日常活动和职业产生不利影响,有关概述和讨论,请参阅 Parrott(2013b)中的最后一节。

许多毒品问题都是通过戒断得以解决,这就引出了一个问题:戒掉摇头丸/MDMA 是否会恢复正常的认知功能。虽然可以预期一定程度的功能恢复,但关于这个问题的经验证据并不乐观。Morgan 等(2002)发现,平均戒断两年的摇头丸/MDMA 使用者在运动指数评价中的段落记忆测试得分约为从未使用过摇头丸对照组分数的 50%。Zakzanis 和 Campbell(2006)发现了结果不一的证据,有一些迹象表明记忆恢复了,还有一些迹象表明记忆存在持久性缺陷。Taurah 等(2013)发现,与服用多种毒品的对照组相比,当前 MDMA 使用者的一般记忆、言语记忆、视觉记忆和延迟记忆都显著受损,并且 MDMA 使用者在这些相同类别中表现出持久的缺陷。最关键的是,尽管平均戒断四到五年,他们也没有发现认知能力恢复的迹象。Soar、Parrott 和 Turner(2004)描述了戒断七年后仍然存在严重认知缺陷的案例。

睡眠

MDMA 可以改变睡眠状态,无论是重度还是长期的。Jones、Callan、Blagrove 和 Parrott(2008)描述了周末狂欢服用摇头丸/MDMA 后报告的睡眠状态。他们注意到,在随后的几天里,睡眠时间和睡眠质量显著降低,五到六天后睡眠状态恢复正常。关于戒断者的长期睡眠影响,Allen、McCann 和 Ricarte(1993)发现总睡眠时间减少,主要原因是第二阶段非快速眼动睡眠减少。在一项综述中,McCann 和 Ricarte(2007)得出结论,戒断 MDMA 使用者患长期睡眠障碍的风险增加。在后来的一项研究中,McCann 等(2009)揭示了年轻娱乐使用者中的医学障碍"睡眠呼吸暂停"发病率与长期使用 MDMA 有关。作者指出,血清素在控制呼吸方面很重要,并假设这种特殊的睡眠障碍可能是血清素神经毒性的另一种反映。Ogeil 等(2013)指出,约 70% 的摇头丸/MDMA 使用者报告有睡眠障碍。在治疗方面,建议不要服用安眠药物,因为长期使用这些药物都会出现耐受性或戒断问题。最好的建议是节制,希望睡眠可以逐步改善,尽管有限的证据表明这种紊乱可能是持续的(Taurah et al., 2013),甚至可能是永久性的。

牙齿问题

在加利福尼亚大学对娱乐性 MDMA 使用者进行的首次实证调查中,Peroutka 等(1988)报告说,平常剂量为 125 mg MDMA 的主要心理生理效应是心动过速或心率加快、牙关紧闭或咬牙切齿,以及磨牙症或磨牙。大多数娱乐性使用者认为这种紧绷的下巴、紧咬的牙齿、磨牙和强迫性咀嚼的感觉是常见障碍。事实上,一些使用者将这些生理-精神运动效应影响以及血清素综合征的其他方面视为表明他们已经适应了 MDMA(Parrott, 2002)。然而,磨牙和强迫咀嚼会导致牙齿问题。Nugent 等(2017)描述了一名 18 岁女性病例,她因下唇大面积组织缺失而接受紧急治疗。一位随行的朋友报告说,服用 MDMA 后,患者表现出"不自觉地咀嚼下唇"。尽管疼痛,这种情况持续了几个小时。这种咀嚼导致下唇和下唇下方组织损失 3 厘米。面部手术试图将剩余的皮肤和颌骨组织连接在一起,尽管"无法实现口腔密封";《牙科杂志》上的照片显示了口腔下方留下的洞和周围的嘴唇缺陷。Kalant(2001)指出,磨牙症一般限于急性药物作用期间,尽管在一些 MDMA 使用者中,强迫性咀嚼和磨牙在之后持续存在。因此,对于一些 MDMA 使用者来说,慢性牙齿问题是一种实际危害,主要问题是牙齿磨损(Redfearn et al., 1998)。

新生儿问题

许多精神活性药物会损害胎儿发育,MDMA 也不例外。McElhatton、Bateman、Evans、Pughe 和 Thomas(1999)发现,怀孕期间使用过 MDMA 的母亲所生的孩子先天性缺陷的发生率增加,这些异常主要发生在心血管和肌肉骨骼系统。在一项前瞻性调查中,药物和婴儿研究(DAISY)监测了 28 名在怀孕前三个月服用摇头丸/MDMA 的母亲(Moore et al., 2010)。对照组包括 68 名母亲,她们在怀孕期间使用过其他合法或非法的娱乐性药物,其中包括几名曾服用摇头丸的母亲。对新生儿和新妈妈进行了几次前瞻性的心理测试,一位严重接触 MDMA 的母亲生下的新生儿有一些先天性缺陷,这是在其他群体中没有发现的问题。通过组间比较,在产后四个月时,重度接触 MDMA 的新生儿的"肌肉运动质量"得分显著较低(Singer, Moore, Fulton et al., 2012),而这些精神运动缺陷在产后 12 个月和 24 个月时仍然显著(Singer, Moore, Min et al., 2012; Singer et al., 2015)。这些发现需要重复研究,MDMA 对男性精子的影响也需要研究。在实际建议方面,所有妇女在计划怀孕前一个月内都不应吸毒,这一建议也应该给予所有男性。

总结

使用 MDMA 会导致一系列严重和长期的问题(表 15.1 和 15.2)。此外,经过多年艰苦的实证研究才揭示了这些心理生物学缺陷的大量问题(Parrott, 2013a, 2013b)。这些新精神活性物质(NPS)流向非法吸食者产生的影响令人担忧(UNODC, 2018)。其中许多新型毒品的破坏性与可卡因、甲基苯丙胺或 MDMA 等更为成熟的药物既相似又不同(Parrott, 2015)。因此,虽然一些 NPS 引起的问题可能是可预测的,但其他问题可能更加深奥和难以理解。这使得在急救中心工作的医生越来越困难。就治疗而言,目前 MDMA 的经验证据非常有限,唯一具有良好实用建议的领域是急性医疗问题的治疗。医院急诊科的医生和医护人员制定了通过快速降温逆转急性高烧和通过立即恢复正常钠水平逆转急性低钠血症的标准程序(表 15.1)。如果不迅速治疗,这两种病症都可能致命,因此医院医生和医护人员挽救了数千人的生命。目前的其他治疗方法包括急性肝功能衰竭后的肝移植和因无法控制地出血时的血小板输血。

然而,由于三个主要因素,MDMA 的急性死亡人数目前仍在增加:更高的剂量水平、未能及时将患者送往医院,以及越来越多地使用药效未知的 NPS 联合药物。

频繁使用 MDMA 会导致一系列慢性问题,这些问题是由神经激素和神经递质系统的反复损伤引起的(表 15.2)。目前,对有效的治疗方法知之甚少。事实上,目前有限的知识表明,MDMA 造成的许多慢性损害可能是持久的(Taurah et al., 2013)。慢性缺陷广泛存在于心理生物学功能中:记忆、解决问题能力、某些视觉技能、精神运动完整性、睡眠、代谢循环稳定、免疫能力和其他方面(Parrott, 2013b)。单次服用 MDMA(Spatt et al., 1997)或长期重复服用

MDMA(Jansen,1999；Soar et al.,2004)后可能会出现严重后果,普通使用者显示有中度损伤但没有致残。例如,70%的 MDMA 使用者报告有睡眠障碍,但他们仍然可以睡觉。大多数普通使用者报告存在记忆问题(Parrott et al.,2006),但基本记忆功能仍然保留(Fox et al.,2002；Kish et al.,2010)。解决问题的能力和社交能力有所下降,但并未完全丧失(Reay et al.,2006)。对于这些功能,重度使用者比轻度使用者受到的损害更大(Fox et al.,2001；Rendell et al.,2007)。

因此,对于轻度使用者来说,一条重要的实用建议是停止服用更多药物,以尽量减少任何结构性脑损伤或功能缺陷的进一步发展(Parrott,2015)。MDMA引起的各种精神问题,如抑郁症,似乎往往可以通过戒断得以逆转(Turner et al.,2014)。然而,目前的证据表明,神经认知功能可能会随着时间的推移而受损(Taurah et al.,2014)。因此,治疗应该教授新的生活技能,如记笔记以应对记忆障碍,以及社会技能再培训以扭转社交能力下降。在严重的情况下,可能需要进行简单的职业或就业培训(Spatt et al.,1997)。在关于所有这些功能缺陷的潜在影响研究中,有人提出,经常使用 MDMA 可能会损害许多日常技能和职业能力(Parrott,2013a,2013b)。因此,最好的实用建议是完全减少其使用量。我们尤其需要扭转使用 MDMA 对人类是安全的这一非常误导性的信息。

参考文献

Allen, R. P., McCann, U. D., & Ricaurte, G. A. (1993). Persistent effects of (+/−)3,4-methylenedioxymethamphetamine (MDMA, "ecstasy") on human sleep. *Sleep*, *16*, 560–564.

Baggott, M. J., Garrison, K. J., Coyle, J. R., Galloway, G. P., Barnes, A. J., Huestis, M. A., & Mendelson, J. E. (2016). MDMA impairs response to water intake in healthy volunteers. *Advances in Pharmacological Science*, *2016*, 2175896.

Benningfield, M. M., & Cowan, R. L. (2013). Brian serotonin function in MDMA ("ecstasy") users: Evidence for persisting neurotoxicity. *Neuropsychopharmacology*, *38*, 253–255.

Berger, U. V., Gu, X. F., & Azmitia, E. C. (1992). The substituted amphetamines 3,4 methylenedioxymethamphetamine, methamphetamine, para-chloroamphetamine and fenfluramine induce 5-hydroxytrypamine release via a common mechanism blocked by fluoxetine and cocaine. *European Journal of Pharmacology*, *215*, 153–160.

Biezonski, D. K., & Meyer, J. S. (2011). The nature of 3,4-methylenedioxymethamphetamine (MDMA)-induced serotonergic dysfunction: Evidence for and against the neurodegeneration hypothesis. *Current Neuropharmacology*, *9*, 84–90.

Brière, F. N., Fallu, J. S., Janosz, M., & Pagani, L. S. (2012). Prospective associations between meth/amphetamine (speed) and MDMA (ecstasy) use and depressive symptoms in secondary school students. *Journal of Epidemiology and Community Health*, *66*, 990 – 994.

Brown, C., & Osterloh, J. (1987). Multiple severe complications from recreational ingestion of MDMA ("ecstasy"). *Journal of the American Medical Association*, *258*, 780 – 781.

Budisavljevic, M. N., Stewart, L., Sahn, S. A., & Ploth, D. W. (2003). Hyponatraemia associated with 3.4-methylenedioxymethamphetamine (MDMA, "ecstasy") abuse. *American Journal of Medical Science*, *326*, 89 – 93.

Burgess, A. P., Venables, L., Jones, H., Edwards, R., & Parrott, A. C. (2011). Event Related Potential (ERP) evidence for selective impairment of verbal recollection in abstinent recreational meth- ylenedioxymethamphetamine ("ecstasy")/polydrug users. *Psychopharmacology*, *216*, 545 – 556.

Chadwick, I. S., Curry, P. D., Linsley, A., Freemont, A. J., & Doran, B. (1991). Ecstasy, 3~4 methylenedioxymethamphetamine (MDMA), a fatality associated with coagulopathy and hyperther-mia. *Journal of the Royal Society of Medicine*, *84*, 371.

Cohen, R. S. (1998). *The love drug: Marching to the beat of ecstasy*. New York, NY: Haworth Medical Press.

Corazza, O., Parrott, A. C., & Demetrovics, Z. (2017). Novel psychoactive substances: Shedding new lights on the ever-changing drug scenario and the associated health risks. *Human Psychopharmacology*, *32*, e2616.

Corazza, O., Schifano, F., & Parrott, A. C. (2013). Novel psychoactive substances: First international conference. *Human Psychopharmacology*, *28*, 287 – 288.

Corre, J. R. (1996). A fatal trip with ecstasy: A case of 3,4-methylenedioxymethamphetamine toxicity. *Journal of the Royal Society of Medicine*, *89*, 51 – 52.

Cowan, P. J., & Lucki, I. (2011). Serotonin revisited. *Psychopharmacology*, *213*, 167 ~ 169.

Craig, D., Parrott, A., & Coomber, J. A. (1993). Smoking cessation in women: Effects of the menstrual cycle. *International Journal of Addictions*, *27*, 697 – 706.

Davison, D., & Parrott, A. C. (1997). Ecstasy in recreational users: Self-reported psychological and physiological effects. *Human Psychopharmacology*, *12*, 91 – 97.

Di Iorio, C. R., Watkins, T. J., Dietrich, M. S., Cao, A., Blackford, J. U., Rogers, B., Cowan, R.L. (2012). Evidence for chronically altered serotonin function in the cerebral cortex of female 3, 4-methylenedioxymethamphetamine polydrug users. *Archives of General Psychiatry*, *69*, 399 – 409.

Downey, L. A., Tysse, B., Ford, T. C., Samuels, A. C., Wilson, R. P., & Parrott, A. C. (2017). Psychomotor tremor and proprioceptive control problems in current and former stimulant drug users: An accelerometer study of heavy users of amphetamine, MDMA, and other recreational stimulants. *Journal of Clinical Pharmacology*, *57*, 1330 – 1337.

Dumont, G. J., & Verkes, R. J. (2006). A review of acute effects of 3, 4-methylenedioxymethamphetamine in healthy volunteers. *Journal of Psychopharmacology*, *20*, 176 – 187.

Erritizoe, D., Frokjaer, V. G., Holst, K. K., Christoffersen, M., Johansen, S. S., Svarer, C., Knudsen, G. M. (2011). *In vivo* imaging of cerebral serotonin transporter and serotonin (2A) receptor binding in 3, 4-methylenedioxymethamphetamine (MDMA or "ecstasy") and hallucinogen users. *Archives of General Psychiatry*, *68*, 562 – 576.

Fisk, J. E., Montgomery, C., Wareing, M., & Murphy, P. N. (2005). Reasoning deficits in ecstasy (MDMA) polydrug users. *Psychopharmacology*, *181*, 550 - 559.

Fox, H. C., McLean, A., Turner, J. J. D., Parrott, A. C., Rogers, R., & Sahakian, B. J. (2002). Neuropsychological evidence of a relatively selective profile of temporal dysfunction in drug-free MDMA ("ecstasy") polydrug users. *Psychopharmacology*, *162*, 203 - 214.

Fox, H. C., Parrott, A. C., & Turner, J. J. D. (2001). Ecstasy/MDMA related cognitive deficits: A func- tion of dosage rather than awareness of problems. *Journal of Psychopharmacology*, *15*, 273 - 281.

Freedman, R. R., Johanson, C. E., & Tancer, M. E. (2005). Thermoregulatory effects of 3,4-methylenedioxymethamphetamine (MDMA) in humans. *Psychopharmacology*, *183*, 248 - 256.

Frokjaer, V. G., Erritzoe, D., Holst, K. K., Madsen, K. S., McDonald Fisher, P., Madsen, J., Knudsen, G. M. (2014). In abstinent MDMA users the cortisol awakening response is off-set but associated with prefrontal serotonin binding as in non-users. *International Journal of Neu-ropsychopharmacology*, *17*, 1119 - 1128.

Gerra, G., Bassignana, S., Zaimovic, A., Moi, G., Bussandri, M., Caccavari, T., ... Molina, (2003). Hypothalamic-pituitary-adrenal axis responses to stress in subjects with 3,4-methylenedioxymethamphetamine ("ecstasy") use high correlation with dopamine receptor sensitivity. *Psychiatric Research*, *30*, 115 - 124.

Gerra, G., Zaimovic, A., Ampollini, P., Giusti, F., Delsignore, R., Raggi, M. A., ... Brambilla, (2001). Experimentally induced aggressive behaviours in subjects with 3,4-methylenedioxy- methamphetamine ("ecstasy") use history: Psychobiological correlates. *Journal of Substance Abuse*, *13*, 471 - 491.

Greene, S. L., Wood, D. M., & Dargan, P. I. (2009). Epidemiological and clinical characteristics of acute MDMA related presentations to an inner city London Emergency Department. *Neu- ropsychobiology*, *60*, 214.

Greer, G., & Tolbert, R. (1986). Subjective reports of the effects of MDMA in a clinical setting. *Journal of Psychoactive Drugs*, *18*, 319 - 327.

Grunau, B. E., Wiens, M. O., & Brubacher, J. R. (2010). Dantrolene in the treatment of MDMA- related hyperpyrexia: A systematic review. *Canadian Journal of Emergency Medicine*, *12*, 435 - 442.

Hall, A. P., & Henry, J. A. (2006). Acute toxic effects of "ecstasy" (MDMA) and related com- pounds: Overview of pathophysiology and clinical management. *British Journal of Anaesth*, *96*, 678 - 685.

Halpern, P., Moskovich, J., Avrahami, B., Bentur, Y., Soffer, D., & Peleg, K. (2011). Morbid- ity associated with MDMA (ecstasy) abuse—a survey of emergency department admissions. *Human Experimental Toxicology*, *30*, 259 - 266.

Hammersley, R., Ditton, J., Smith, I., & Short, E. (1999). Patterns of ecstasy use by drug users.*British Journal of Criminology*, *39*, 625 - 647.

Harris, D. S., Baggott, M., Mendelson, J. H., Mendelson, J. E., & Jones, R. T. (2002). Subjective and hormonal effects of 3, 4-methylenedioxymethamphetamine (MDMA) in humans. *Psychop- harmacology*, *162*, 396 - 405.

Hefferman, T. M., Jarvis, H., Rodgers, J., Scholey, A. B., & Ling, J. (2001). Prospective memory, everyday cognitive failures, and central executive function in recreational users of ecstasy. *Human Psychopharmacology*, *16*, 607 – 612.

Henry, J. A., Jeffries, K. J., & Dawling, S. (1992). Toxicity and deaths from 3,4-methylenedioxymethamphetamine ("ecstasy"). *Lancet*, *340*, 384 – 387.

Jansen, K. L. R. (1999). Ecstasy (MDMA) dependence. Drug and Alcohol Dependence, *53*, 121 – 124.

Jones, K. A., Callan, F., Blagrove, M. T., & Parrott, A. C. (2008). Sleep, energy and self-rated cognition across 7 nights following recreational ecstasy/MDMA use. *Sleep and Hypnosis*, *10*, 16 – 28.

Kalant H (2001). The pharmacology and toxicology of "ecstasy" (MDMA) and related drugs. *Canadian Medical Association Journal*, *165*, 917 – 928.

Kish, S. J., Lerch, J., Furukawa, Y., Tong, J., McCluskey, T., Wilkins, D., Boileau, I. (2010). Decreased cerebral cortical serotonin transporter binding in ecstasy users: A positron emission tomography/[(11)C]DASB and structural brain imaging study. *Brain*, *133*, 1779 – 1797.

Krystal, J. H., Price, L. H., Opsahl, C., Ricaurte, G. A., & Heninger, G. R. (1992). Chronic 3,4-methylenedioxymethamphetamine (MDMA) use: Effects on mood and neuropsychological function? *American Journal of Drug and Alcohol Abuse*, *18*, 331 – 341.

Laws, K. R., & Kokkalis, J. (2007). Ecstasy (MDMA) and memory function: A meta-analytic update. *Human Psychopharmacology*, *22*, 381 – 388.

Liechti, M. E., Gamma, A., & Vollenweider, F. X. (2001). Gender differences in the subjective effects of MDMA. *Psychopharmacology*, *154*, 161 – 168.

MacInnes, N., Handley, S. L., & Harding, G. F. (2001). Former chronic methylenedioxymethamphetamine (MDMA or ecstasy) users report mild depressive symptoms. *Journal of Psychopharmacology*, *15*, 181 – 186.

McCann, U. D., Mertl, M., Eligulashvili, V., & Ricaurte, G. A. (1999). Cognitive performance in (+/−) 3,4-methylenedioxymethamphetamine (MDMA, "ecstasy") users: A controlled study. *Psychopharmacology*, *143*, 417 – 425.

McCann, U. D., & Ricaurte, G. A. (1991). Lasting neuropsychiatric sequelae of (+−) Methylenedioxymethamphetamine ("ecstasy") in recreational users. *Journal of Clinical Psychopharmacology*, *11*, 302 – 305.

McCann, U. D., & Ricaurte, G. A. (2007). Effects of (+/−) 3,4-methylenedioxymethamphetamine (MDMA) on sleep and circadian rhythms. *Scientific World Journal*, *2*, 231 – 238.

McCann, U. D., & Ricaurte, G. A. (2014). Effects of MDMA on human nervous system. In *The effects of drug abuse on the human nervous system* (Chapter 15, pp. 475~497). Cambridge, MA: Elsevier.

McCann, U. D., Sgambati, F. P., Schwartz, A. R., & Ricaurte, G. A. (2009). Sleep apnea in young abstinent recreational MDMA ("ecstasy") consumers. *Neurology*, *73*, 2011 – 2017.

McCann, U. D., Szabo, Z., Vranesic, M., Palermo, M., Mathews, W. B., Ravert, H. T., Ricaurte, G. A. (2008). Positron emission tomographic studies of brain dopamine and serotonintransporters in abstinent (+/−) 3,4-methylenedioxymethamphetamine ("ecstasy") users: Relationship to cognitive performance. *Psychopharmacology*, *200*, 439 – 450.

McDowell, D. M., & Kleber, H. D. (1994). MDMA: Its history and pharmacology. *Psychiatric Annals*, *24*, 127 – 130.

McElhatton, P. R., Bateman, D. N., Evans, C., Pughe, K. R., & Thomas, S. H. (1999). Congenital anomalies after prenatal ecstasy exposure. *Lancet*, *354*, 1441 – 1442.

Mithoefer, M. C., Grob, C. S., & Brewerton, T. D. (2016). Novel psychopharmacological therapies for psychiatric disorders: Psilocybin and MDMA. *Lancet Psychiatry*, *3*, 481 – 488.

Mohamed, W. M., Ben Hamida, S., Cassel, J. C., de Vasconcelos, A. P., & Jones, B. C. (2011). MDMA: Interactions with other psychoactive drugs. *Pharmacology Biochemistry and Behaviour*, *99*, 759 – 774.

Montgomery, C., Hatton, N. P., Fisk, J. E., Ogden, R. S., & Jansari, A. (2010). Assessing the functional significance of ecstasy-related memory deficits using a virtual reality paradigm. *Human Psychopharmacology*, *25*, 318 – 325.

Moore, D. G., Turner, J. D., Parrott, A. C., Goodwin, J. E., Fulton, S. E., Min, M. O., Singer, L. T. (2010). During pregnancy, recreational drug-using women stop taking ecstasy (3,4-methylenedioxy-N-methylamphetamine) and reduce alcohol consumption, but continue to smoke tobacco and cannabis: Initial findings from the Development and Infancy Study. *Journal of Psychopharmacology*, *24*, 1403 – 1410.

Morefield, K. M., Keane, M., Felgate, P., White, J. M., & Irvine, R. J. (2009). The acute psychobiological impacts of illicit 3,4-methylenedioxymethamphetamine (MDMA, "ecstasy") consumption in recreational environments. *Neuropsychobiology*, *60*, 216 – 217.

Morgan, M. J. (1999). Memory deficits associated with recreational use of "ecstasy" (MDMA). *Psychopharmacology*, *141*, 30 – 36.

Morgan, M. J., McFie, L., Fleetwood, L. H., & Robinson, J. A. (2002). Ecstasy (MDMA): Are the psychological problems associated with its use reversed by prolonged abstinence? *Psychopharmacology*, *159*, 294 – 303.

Nugent, G., Basyuni, S, McAnerney, D., & Cameron, M. (2017). Oral surgery: Mutilation following MDMA. *British Dental Journal*, *222*, 68.

Ogeil, R. P., Rajaratnam, S. M., & Broadbear, J. H. (2013). Male and female ecstasy users: Differences in patterns of use, sleep quality and mental health outcomes. *Drug and Alcohol Dependence*, *132*, 223 – 230.

Parrott, A. C. (2000). Human research on MDMA (3,4-methylenedioxymethamphetamine) neuro- toxicity: Cognitive and behavioural indices of change. *Neuropsychobiology*, *42*, 17 – 24.

Parrott, A. C. (2001). Human psychopharmacology of ecstasy (MDMA): A review of fifteen years of empirical research. *Human Psychopharmacology 16*, 557 – 577.

Parrott, A. C. (2002). Recreational ecstasy/MDMA, the serotonin syndrome, and serotonergic neurotoxicity. *Pharmacology Biochemistry and Behaviour*, *71*, 837 – 844.

Parrott, A. C. (2004). MDMA (3,4-methylenedioxymethamphetamine) or ecstasy: The neuropsy- chobiological implications of taking it at dances and raves. *Neuropsychobiology*, *50*, 329~335. Parrott, A. C. (2005). Chronic tolerance to recreational MDMA (3,4-methylenedioxymetham- phetamine) or ecstasy. *Journal of Psychopharmacology*, *19*, 71 – 83.

Parrott, A. C. (2006). MDMA in humans: Factors which affect the neuropsychobiological profiles of recreational ecstasy users, the integrative role of bio-energetic stress. *Journal of*

Psychopharmacology, *20*, 147 – 163.

Parrott, A. C. (2007). The psychotherapeutic potential of MDMA (3, 4-methylenedioxymethamphetamine): An evidence-based review. *Psychopharmacology*, *191*, 181 – 193.

Parrott, A. C. (2008). Drug taking-for better or for worse? *The Psychologist*, *21*, 924 – 927. Parrott, A. C. (2009). Cortisol and MDMA (3, 4-methylenedioxymethamphetamine): Neurohor-monal aspects of bioenergetic-stress in ecstasy users. *Neuropsychobiology*, *60*, 148 – 158.

Parrott, A. C. (2010). Conscious awareness versus optimistic beliefs in recreational ecstasy/MDMA users. In E. Perry, D. Collerton, F. LeBeau, & H. E. Ashton (Eds.), *New Horizons in the neuroscience of consciousness*. Amsterdam: John Benjamins Publishers.

Parrott, A. C. (2012). MDMA and temperature: A review of the thermal effects of "ecstasy" in humans. *Drug and Alcohol Dependence*, *121*, 1 – 9.

Parrott, A. C. (2013a). Human Psychopharmacology of MDMA or "Ecstasy": An overview of 25 years of empirial resaerch. *Human Psychopharmacolgy*, *28*, 289 – 307.

Parrott, A. C. (2013b). MDMA, serotonergic neurotoxicity, and the diverse functional deficits of human recreational "Ecstasy" users. *Neuroscience and Biobehavioural Reviews*, *37*, 1466 – 1484. Parrott, A. C. (2014). The potential dangers of using MDMA for psychotherapy. *Journal of Psy-choactive Drugs*, *46*, 37 – 43.

Parrott, A. C. (2015). Why all stimulant drugs are damaging to recreational users: An empirical overview and psychobiological explanation. *Human Psychopharmacol*, *30*, 213 – 224.

Parrott, A. C. (2016). Oxytocin, cortisol and MDMA (3, 4-methylenedioxymethamphetamine): Neurohormonal aspects of recreational "ecstasy". *Behavioural Pharmacology*, *27*, 649 – 658.

Parrott, A. C. (2018). MDMA-assisted psychotherapy: A psychobiological analysis and critique. In P. Murphy (Ed.), *Routledge international handbook of psychobiology*. London: Routledge.

Parrott, A. C., Adnum, L., Evans, A., Kissling, C., & Thome, J. (2007). Heavy Ecstasy/MDMA use at cool house parties: Substantial cortisol release and increased body temperature. *Journal of Psychopharmacology*, *21*, a35.

Parrott, A. C., & Corazza, O. (2013). Novel psychoactive substances: Second and third international conferences. *Human Psychopharmacology*, *30*, 209 – 212.

Parrott, A. C., Downey, L. A., Roberts, C. A., Montgomery, C., Bruno, R., & Fox, H. C. (2017). Recreational 3,4-methylenedioxymethamphetamine or "ecstasy": Current perspective and future research needs. *Journal of Psychopharmacol*ogy, *31*, 959 – 966.

Parrott, A. C., Evans, L. J., Howells, J., & Robart, R. (2011). Cocaine versus ecstasy/MDMA: Comparative effects on mood and cognition in recreational users. *Open Addiction Journal*, *4*, 36 – 37.

Parrott, A. C., Hayley, A., & Downey, L. (2017). Recreational stimulants, herbal and spice cannabis: The core psychobiological processes that underlie their damaging effects. *Human Psychopharmacology*, 2594.

Parrott, A. C., & Lasky, J. (1998). Ecstasy (MDMA) effects upon mood and cognition; before, during, and after a Saturday night dance. *Psychopharmacology*, *139*, 261 – 268.

Parrott, A. C., Lees, A., Garnham, N. J., Jones, M., & Wesnes, K. (1998). Cognitive performance in recreational users of MDMA or "ecstasy": Evidence for memory deficits. *Journal of Psychopharmacology*, *12*, 79 - 83.

Parrott, A. C., Lock, J., Conner, A. C., Kissling, C., & Thome, J. (2008). Dance clubbing on MDMA and during abstinence from ecstasy/MDMA: Prospective neuroendocrine and psychobiological changes. *Neuropsychobiology*, *57*, 165 - 180.

Parrott, A. C., Milani, R. M., Parmar, R., & Turner, J. J. D. (2001). Recreational Ecstasy/ MDMA and other drug users form the UK and Italy: Psychiatric symptoms and psychobiological problems. *Psychopharmacology*, *159*, 77 - 82.

Parrott, A. C., Montgomery, C. A., Wetherell, M. A., Downey, L. A., Stough, C., & Scholey, A. B. (2014b). MDMA, cortisol and heightened stress in recreational Ecstasy/ MDMA users.*Behavioural Pharmacology*, *25*, 458 - 472.

Parrott, A. C., Rodgers, J., Buchanan, T., Ling, J., Heffernan, T., & Scholey, A. B. (2006). Dancing hot on ecstasy: Physical activity and thermal comfort ratings are associated with the memory and other psychobiological problems of recreational MDMA users. *Human Psychopharmacology*, *21*, 285 - 298.

Parrott, A. C., Sands, H. R., Jones, L., Clow, A., Evans, P., Downey, L., & Stalder, T. (2014a). Increased cortisol levels in hair of recent Ecstasy/MDMA users. *Eur Neuropsychopharmacol*, *24*, 369 - 374.

Parrott, A. C., Sisk, E., & Turner, J. (2000). Psychobiological problems in heavy "ecstasy" (MDMA) polydrug users. *Drug and Alcohol Dependence*, *60*, 105 - 110.

Parrott, A. C., & Young, L. (2015). Saturday night fever in ecstasy/MDMA dance clubbers: Heightened body temperature and associated psychobiological changes. *Temperature*, *1*(3), 1 - 6.

Patel, M. M., Belson, M. G., Longwater, A. B., Olson, K. R., & Miller, M. A. (2005). Methylenedioxymethamphetamine (ecstasy)-related hyperthermia. *Journal of Emergency Medicine*, *29*, 451~454. Peroutka, S. J., Newman, H., & Harris, H. (1988). Subjective effects of 3,4-methylenedioxymeth-amphetamine in recreational users. *Neuropsychopharmacology*, *1*, 273 - 277.

Puerta, E., Hervias, I., & Aguirre, N. (2009). On the mechanisms underlying 3, 4- methylenedioxymethamphetamine toxicity: The dilemma of the chicken and the egg. *Neuropsychobiology*, *60*, 119 - 129.

Reay, J. L., Hamilton, C., Kennedy, D. O., & Scholey, A. B. (2006). MDMA polydrug users show process-specific central executive impairments coupled with impaired social and emotional judgement processes. *Journal of Psychopharmacology*, *20*, 385 - 388.

Redfearn, P. J., Agrawal, N., & Mair, L. H. (1998). An association between the use of 3,4-methylenedioxymethamphetamine ("ecstasy") and excessive wear of teeth. *Addiction*, *93*, 745 - 748.

Reid, L. W., Elifson, K. W., & Sterk, C. E. (2007). Hug drug or thug drug? Ecstasy use and aggressive behavior. *Violence Victims*, *22*, 104 - 119.

Rendell, P. G., Gray, T. J., Henry, J. D., & Tolan, A. (2007). Prospective memory impairment in "ecstasy" (MDMA) users. *Psychopharmacology*, *194*, 497 - 504.

Reneman, L., de Win, M. M., van den Brink, W., Booij, J., & den Heeten, G. J. (2006).

Neuroimaging findings with MDMA/ecstasy: Technical aspects, conceptual issues and future prospects. *Journal of Psychopharmacology*, *20*, 164 – 175.

Ricaurte, G. A., Yuan, J., & McCann, U. D. (2000). (+-) 3,4-methylenedioxymethamphetamine (MDMA, "ecstasy")—induced serotonin neurotoxicity: Studies in animals. *Neuropsychobiology*, *42*, 5 – 10.

Roberts, C. A., Quednow, B. B., Montgomery, C., & Parrott, A. C. (2017). MDMA and brain activity during neurocognitive performance: An overview of neuroimaging studies with abstinent "ecstasy" users. *Neuroscience and Biobehavioral Reviews*, *84*, 470 – 482.

Rodgers, J., Buchanan, T., Scholey, A. B., Heffernan, T. M., Ling, J., & Parrott, A. C. (2003). Patterns of drug use and the influence of gender on self reports of memory ability in ecstasy users: A web based study. *Journal of Psychopharmacology*, *17*, 379 – 386.

Rogers, G., Elston, J., Garside, R., Roome, C., Taylor, R., Younger, P., Zawada, A., & Somerville, M. (2009). The harmful health effects of recreational ecstasy: A systematic review of observational evidence. *Health and Technology Assessment*, *13*, 1 – 315.

Rosenson, J., Smollin, C., Sporer, K. A., Blanc, P., & Olson, K. R. (2007). Patterns of ecstasyassociated hyponatremia in California. *Annals of Emergency Medicine*, *49*, 164 – 171.

Rugani, F., Bacciardi, S., Rovai, L., Pacini, M., Maremmani, A. G. I., Deltito, J., Maremmani, (2012). Symptomatological features of patients with and without ecstasy use during their first psychotic episode. *International Journal of Environmental Research and Public Health*, *9*, 2283 – 2292.

Rusyniak, D. E., & Sprague, J. E. (2005). Toxin-induced hyperthermic syndromes. *Medical Clinical North America*, *89*, 1277 – 1296.

Santacroce, R., Ruiz Bennasar, C., Sancho Jaraiz, J. R., Fiori, F., Sarchione, F., Angelini, F., Martinotti, G. (2017). A matter of life and death: Substance-caused and substance-related fatalities in Ibiza in 2015. Human Psychopharmacology, 32, hup.2592.

Schifano, F., Corkery, J. M., Naidoo, V., Oyefeso, A., & Ghodse, A. H. (2010). Overview of amphetamine-type stimulant mortality data UK, 1997~2007. *Neuropsychobiology*, *61*, 122 – 130.

Schifano, F., Di Furia, L., Forza, G., Minicuci, N., & Bricolo, R. (1998). MDMA ("ecstasy") consumption in the context of polydrug abuse: A report on 150 patients. *Drug and Alcohol Dependence*, *52*, 85 – 90.

Schifano, F., Oyefeso, A., Webb, L., Pollard, M., Corkery, J. M., & Ghodse, A. H. (2003). Review of deaths related to taking ecstasy, England and Wales, 1997~2000. *British Medical Journal*, *326*, 8 – 81.

Scholey, A. B., Owen, L., Gates, J., Rodgers, J., Buchanan, T., Ling, J., Parrott, A. C. (2010). Hair MDMA samples are consistent with reported ecstasy use: Findings from an internet study investigating effects of ecstasy on mood and memory. *Neuropsychobiology*, *63*, 15 – 21.

Shulgin, A. T. (1986). The background and chemistry of MDMA. *Journal of Psychoactive Drugs*, *18*, 291 – 304.

Singer, L. T., Linares, T. J., Ntiri, S., Henry, R., & Minnes, S. (2004). Psychosocial profiles of older adolescent MDMA users. *Drug and Alcohol Dependence*, *74*, 245 – 252.

Singer, L. T., Moore, D. G., Fulton, S., Goodwin, J., Turner, J. J., Min, M. O., & Parrott, A. C. (2012). Neurobehavioral outcomes of infants exposed to MDMA ("ecstasy") and other recreational drugs during pregnancy. *Neurotoxicology and Teratology*, *34*, 303 - 310.

Singer, L. T., Moore, D. G., Min, M. O., Goodwin, J., Turner, J. J., Fulton, S., & Parrott, A. C. (2012). One-year outcomes of prenatal exposure to MDMA and other recreational drugs. *Pediatrics*, *130*, 407 - 413.

Singer, L. T., Moore, D. G., Min, M. O., Goodwin, J., Turner, J. J. D., Fulton, S., & Parrott, A. C. (2015). Motor delays in MDMA (ecstasy) exposed infants persist to 2 years. *Neurotoxicology and Teratology*, *54*, 22 - 28.

Smith, I. D., Simpson, K. J., Garden, O. J., & Wigmore, S. J. (2005). Non-paracetamol druginduced fulminant hepatic failure among adults in Scotland. *European Journal of Gastroenterology and Hepatology*, *17*, 161 - 167.

Soar, K., Parrott, A. C., & Turner, J. J. D. (2004). Persistent neuropsychological problems after seven years of abstinence from recreational ecstasy (MDMA): A case study. *Psychological Reports*, *95*, 192 - 196.

Spatt, J., Glawar, B., & Mamoli, B. (1997). A pure amnesic syndrome after MDMA ("ecstasy") ingestion. *Journal of Neurology Neurosurgery and Psychiatry*, *62*, 418 - 419.

Suy, K., Gijsenbergh, F., & Baute, L. (1999). Emergency medical assistance during a mass gathering. *European Journal of Emergency Medicine*, *6*, 249 - 254.

Taurah, L., Chandler, C., & Sanders, G. (2013). Depression, impulsiveness, sleep and memory in past and present polydrug users of 3,4-methylenedioxymethamphetamine (MDMA, ecstasy). *Psychopharmacology*, *231*, 737 - 751.

Topp, L., Hando, J., Dillon, P., Roche, A., & Solowij, N. (1999). Ecstasy use in Australia: Patterns of use and associated harm. *Drug and Alcohol Dependence*, *55*, 105 - 115.

Turner, J. J. D., Singer, L. T., Moore, D. G., Min, M. O., Goodwin, J., Fulton, S., & Parrott, A. C. (2014). Psychiatric profiles of mothers who take Ecstasy/MDMA during pregnancy: Reduced depression one year after giving birth and quitting Ecstasy. *Journal of Psychopharmacology*, *28*, 55 - 66.

UNODC. (2018, March). *Understanding the synthetic drugs market: The NPS factor* (Vol. 19). Vienna: United Nations Office on Drugs and Crime.

Van Dijken, G. D., Blom, R. E., Hene, R. J., & Boer, W. H. (2013). High incidence of mild hyponatraemia in females using ecstasy at a rave party. *Nephrology Dialysis and Transplant*, *28*: 2277 - 2283.

Vaughn, M. G., Salas-Wright, C. P., DeLisi, M., Perron, B. E., & Cordova, D. (2015). Crime and violence among MDMA users in the United States. *AIMS Public Health*, *18*, 64 - 73.

Vegting, Y, Reneman, L., & Booij, J. (2016). The effects of ecstasy on neurotransmitter systems: A review of the findings of molecular imaging studies. *Psychopharmacology*, *233*, 3473 - 3501.

Verheyden, S. L., Maidment, R., & Curran, H. V. (2003). Quitting ecstasy: An investigation of why people stop taking the drug and their subsequent mental health. *Journal of Psychopharmacology*, *17*, 371 - 378.

Verkes, R. J., Gigsman, H. J., Pieters, M. S. M., Schoemaker, R. C., de Visser, S., & Kuijpers, M. (2001). Cognitive performance and serotonergic function in users of ecstasy. *Psychopharmacology*, *53*, 196 – 202.

Wagner, M. T., Mithoefer, M. C., Mithoefer, A. T., MacAuley, R. K., Jerome, L., Yazar-Klosinni, B., & Doblin, R. (2017). Therapeutic effect of increased openness: Investigating mechanisms of action in MDMA-assisted psychotherapy. *Journal of Psychopharmacology*, *31*, 967 – 974.

Wetherell, M. A., & Montgomery, C. (2014). Basal functioning of the hypothalamicpituitary-adrenal (HPA) axis and psychological distress in recreational ecstasy polydrug users. *Psychopharmacology*, *231*, 1365 – 1375.

Wetherell, M. A., Atherton, K., Grainger, J., Brosnan, R., & Scholey, A. B. (2012). T he effects of multitasking on psychological stress reactivity in recreational users of cannabis and MDMA. *Human Psychopharmacology*, *27*, 167 – 176.

Wunderli, M. D., Vonmoos, M., Furst, M., Schadelin, K., Kraemer, T., Baumgartner, M. R., Quednow, B. B. (2017). Discrete memory impairments in largely pure chronic users of MDMA. *European Neuropsychopharmacology*, *27*, 987 – 999.

Zakzanis, K. K., & Campbell, Z. (2006). Memory impairment in now abstinent MDMA users and continued users: A longitudinal follow-up. *Neurology*, *66*, 740 – 741.

第十六章
2C－B 滥用的临床影响

Esther Papaseit，Clara Pérez-Mañá，Débora González，Francina Fonseca，Marta Torrens，and Magí Farré

引言

2C－毒品在结构上是合成的苯乙胺衍生物,药理学上与墨斯卡灵(三甲氧苯乙胺,迷幻药)有关,其名称与苯环和末端胺基之间的两个碳有关(Shulgin & Shulguin, 1991)。所有这些化合物都是通过在苯和/或芳环不同位置上进行各种修饰得到的(自由移动化合物,fly-compounds)。在全球范围内,低剂量时,2C－毒品起到精神兴奋剂作用,而高剂量时,则产生迷幻效应。虽然使用2C－毒品的风险为中到低,它们可能带来严重的健康风险,其中一些药物与有文献记载的急性中毒和相关死亡有关。

近年来,这些2C－毒品被列为欧洲数十种常见的新型合成苯乙胺毒品,其中2C－B,被认为是目前最典型的2C－毒品(King, 2014)。

2C－B(溴－2,5－二甲氧基苯乙胺),俗称 Nexus、Venus、bromo、BDMPEA、Bees、Erox、Synergy、Performax、Toonies 和 Tusi,于1975 年由化学家 Alexander Shulgin 首次报道(Shulgin & Carter, 1975)。虽然它最初是寻求心理治疗药物的产物,但没有获得合法的治疗用途。然而,从 1991 年起,随着《我所知道和喜爱的苯乙胺》(*PIHKAL*)一书的出版,它开始流行起来。这本书是一个化学爱情故事,详细介绍了 2C－B 和数百种其他苯乙胺化合物的合成(Shulgin & Shulgin, 1991)。2C－B 作为 3,4－亚甲基二氧甲基苯丙胺(MDMA)、麦角酸二乙酰胺(LSD)和磷酸二甲－4－羟色胺(psilocybin)的替代品,已在欧洲、美国和亚洲的俱乐部/电子音乐舞台上被广泛使用。因此,它被欧洲毒品和毒瘾监测中心(EMCDDA)和联合国毒品和犯罪问题办公室(UNOC)列入新精神活性物质

（NPS）名单（EMCDDA，2011；UNOC，2013）。更具体地说，2C－B 是一种致幻性 NPS 物质，是一类迷幻药（Tracy，Wood，& Baumeister，2017）。

药理学

对 2C－B 的药理学知之甚少。任何可用信息均来自临床前研究和人类观察性研究（见第 4 节"预期效果"和第 5 节"不良反应"）。

临床前研究已经证实，与苯丙胺相比，2C－B 抑制去甲肾上腺素和 5-羟色胺摄取转运体的效力非常低（Glennon，Titeler，& McKenney，1984；Vollenweider & Kometer，2010）。然而，一些报道称它可能作为 $5HT_{2A}$、$5HT_{2B}$ 和 $5HT_{2C}$-受体的部分激动剂（Hondebrink，Zwartsen，& Westerink，2018；Nichols，2004）。特别是，对 $5HT_{2A}$-受体的作用被认为是 2C－B 致幻效应的原因。因此，2C－B 的药理学和潜在毒性作用是从其作用机制推断出来的。

确切的 2C－B 代谢途径尚不清楚。在实验模型中进行的研究表明，其代谢主要通过单胺氧化酶（MAO－A 和 MAO－B）和乙醇脱氢酶（ALDH）进行（Theobald & Maurer，2007；Kanamori et al.，2013），细胞色素 P450 酶（CYP450）的贡献较小（Carmo et al.，2005）（图 16.1）。在这方面，已从使用人类肝细胞的体外研究（Carmo et al.，2005）和从一名 2C－B 使用者收集的尿液样本（Kanamori et al.，2013）中检测出 2C－B 代谢物。在人尿液中，2C－B 与其代谢物一起排泄，其中 4-溴-2,5-二甲氧基苯乙酸含量最高（占检测代谢物总量的 73%），其次是 4-溴-2-羟基-5-甲氧基苯乙酸（13%）和 4-溴-2,5-二甲氧基苯乙醇（4.5%）（Kanamori et al.，2013）。

在人类的独特药代动力学研究中，2C－B 唾液浓度在摄入后迅速增加，在服药 1 h 后达到峰值。摄入后 2~6 h，浓度迅速下降，24 h 内可在唾液中检测到。本研究发现急性效应与浓度之间存在时间关系（Papaseit et al.，2018）。

流行病学

关于 2C－B 使用的流行率，流行病学研究和基于人群/亚人群的数据有限。在 2010 年之前，毒品调查没有包括任何 NPS 的流行趋势。从 2011 年起，全球毒品调查（GDS）每年对吸毒者进行一次全面调查，探索一系列关于 NPS 的使用体验。因此，NPS 的趋势已逐步在少数特定人群中展开调查，最近纳入了在一般人群中进行调查。

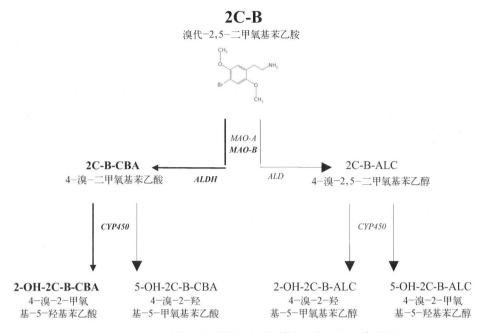

图 16.1　2C－B 的人类尿液代谢途径(粗体字母表示主要代谢途径)
MAO－A：单胺氧化酶－A；MAO－B：单胺氧化酶－B；ALDH：醛脱氢酶；ALD：醛缩酶

2013 年,近一半的 GDS 调查对象($n = 2\,282$,46.4%)报告至少使用了一种 NPS。关于迷幻药苯乙胺,21.7% 的调查对象长期使用,其中 18.4% 属于 2C 系列,2C－B 是最广泛使用的毒品($n = 291$,12.9%)(Palamar,Barratt,Ferris,& Winstock,2016)。在澳大利亚,在一项针对摇头丸经常使用者的调查中,在过去六个月内,44% 的人使用了一种 NPS,其中 2C－B(8%)和 4－碘－2,5－二甲氧基苯乙胺(2C－I)(14%)最为普遍(Burns et al.,2014)。

根据在音乐节上对 230 名化学品使用者进行的横断面调查,最常消费的是 2C－B(80%)。最常见的组合是 2C－B 与 MDMA 的组合(28.3%),而其他组合,如 2C－B 与苯丙胺、LSD、氯胺酮或甲酮的组合比例要小得多(分别为7.4%、5.7%、3.9%和2.6%)(González,Ventura,Caudevilla,Torrens,& Farré,2013)。

2018 年,在 2017 年全球毒品调查(GDS)调查了一个英国俱乐部杂志(MixMag)的 11.5 万名读者的非代表性样本,估计 2C－B 长期使用率为 5.1%,去年使用率为 2.7%。根据这些最新数据,英国迷幻药使用趋势(过去四年中 $n = 25\,000$)稳定在 7% 左右,但 2016 年除外,该趋势上升至 9.8%(7.7～6.3～9.8～7.1%)。在全球范围内,前 12 个月内 6.3% 的 2C 吸毒者报告在 2C－毒品影响下有难受或消极的状态(UNODC, 2017)。

最近,对普通人群中基于废水的流行病学(WBE)和匿名尿液(夜间音乐节期间城市夜总会区域的人群)的分析提供了更多关于 NPS 使用的数据(Borova, Gago Ferrero, Pistos, & Thomaidis, 2015;Kinyua et al., 2015;Gonzalez-Mariño et al., 2016;Bade et al., 2017)。对于 2C‐B,最近首次使用液相色谱与高分辨率质谱联用技术在污水中对其进行了检测鉴定(Casanilles et al., 2017)。

在毒品检查内容方面,近二十年来,2C‐B 在多个国家的非法毒品市场上不时被发现(Soares et al., 2004)。在西班牙,2006 年至 2009 年间,含有 2C‐B 的毒品样本的百分比从 2.6%增加到 5.1%。此外,样品从粉末形式演变为片剂形式,与其他合成苯乙胺和哌嗪相比,伪造率较低(Caudevilla-Gálligo et al., 2012)。2013 年,在荷兰,2C‐B 是通过药物信息和监测系统(DIMS)进行的 NPS 样本检查中的第四常见检测药物(1.2%, $n = 67$)(Hondebrink, Nugtren van Lonkhuyzen, van Der Gouwe, & Brunt, 2015)。

虽然人们对使用 2C‐B 的具体健康风险知之甚少,但联合国麻醉药品委员会将 2C‐B 及相关化合物、异构体增补到 1971 年《精神药物公约》附表二中(UNODC, 1971)。在一些拉丁美洲国家也出现了 2C‐B,如哥伦比亚,2C‐B 被视为 NPS[MHSP(哥伦比亚),2013]。

使用者概况和使用方式

如前一节所述,2C‐B 的使用在近年来越来越受到关注,然而,关于使用者的资料和使用模式的数据仍然很少。根据官方报告和调查,2C‐B 的使用人群涉及参与"夜总会""狂欢派对""舞会"亚文化的年轻人,包括高中生和大学生(NDIC, 2001;DEA, 2011;Caudevilla-Gálligo et al., 2012;González et al., 2013)。2C‐B 通常是通过互联网或从毒贩手里购买的,尽管有时候它可作为摇头丸/MDMA 或 LSD 出售(Giroud et al., 1998)。2C‐B 使用的典型设备包括娱乐环境(俱乐部、狂欢派对),在家里和朋友或伙伴一起使用,以及露天环境(如,散步或在农村)(Caudevilla-Gálligo et al., 2012;González et al., 2013)。自我报告的使用动机包括实验或心理、娱乐、精神和治疗等(González et al., 2013)。

2C‐B 通常是袋装或凝胶帽中的白色粉末,有时是类似摇头丸的片剂,通常含有 2~5 mg 的活性物质。它通常以 10 至 50 mg 的剂量服用。据使用者所述,5~15 mg 被认为是低剂量,20~50 mg 是强剂量(Shulgin & Carter, 1975;

Shulgin & Shulgin，1991；Giroud et al.，1998；Cole，Lea，& Oxley，2002；Dean，Stellpflug，Burnett，&，Engebretsen，2013）。用粉状物进行鼻腔吸入是比较少见的，这种给药方式的剂量约为口服剂量的三分之一，并且正如预期的那样，会产生更迅速和更强烈的效果（Caudevilla-Gálligo et al.，2012；Dean et al.，2013）。2C－B 可单独使用或与其他合成药物联合使用，包括 MDMA（"派对包"）、LSD（"香蕉片"）和二甲－4－羟色胺磷酸（González et al.，2015）。

平均而言，药效会持续 4 到 8 h，具体取决于吸食方式、剂量和使用者的敏感性（Shulgin & Shulguin，1991）。在 20~90 min 的发作期后，可能会持续 2~5 h，药效会持续 2~4 h（Shulgin & Carter，1975；Shulgin & Shulgin，1991；Giroud et al.，1998）。

预期效应

与其他迷幻药类似，2C－B 存在剂量依赖性。在低剂量时，它会产生类似于摇头丸（MDMA）的效果体验，而在高剂量时，其效果更接近 LSD。然而，在这两种情况下，它的影响可能是多方面的，期望、个性、环境和情绪状态似乎对药效有更大的影响。因此，2C－B 高度依赖于环境和针对特定使用者。

迄今为止，2C－B 的临床评估非常有限。目前还没有关于其影响的双盲、安慰剂对照研究，然而，从观测条件或调查中可以获得一些数据（Shulgin & Carter，1975；Shulgin & Shulgin，1991；Caudevilla-Gálligo et al.，2012；González，Torrens，& Farré，2015；Papaseit et al.，2018）。

1974 年，Alexander Shulgin 讲述了服用不同剂量 2C－B 的体验。娱乐性使用（16~20~24 mg）和有意（64 mg）及意外（100 mg）过量后的体验分别为出现幻觉、狂喜，出现不适或状态改变和身体与精神分离（Shulgin & Shulguin，1991）。一年后，Shulgin & Carter 发表了第一篇描述 2C－B 症状的文章。在半实验条件下（非治疗环境），10 名受试者口服 10 mg 2C－B（最初为 0.2 mg，然后增加 0.2 mg）。服用 4 mg 时开始产生影响，而服用 8~10 mg 时会产生完全主观的影响，持续 6~8 h（Shulgin & Carter，1975）。

在研究中断 40 年后，首次在自然观察条件下探索 2C－B 的情绪和急性药理作用的人类研究成果已经发表在相关刊物上（González et al.，2015；Papaseit et al.，2018）。

对 20 名健康娱乐性 2C－B 使用者进行了完整的神经生理学评估，包括国际情感图片系统（IAPS）测试、面部情感识别任务（FERT）和言语评估，这些使用者自行口服 20 mg 2C‑B(与 Shulgin 所描述相比,样本量和剂量增加了一倍)。受试者感受到了致触效应(entactogenic effects,一种"开放的思维"状态,其特征包括自我意识的增强、"产生内在触动"的感觉、内省、感觉知觉的提升和亲社会效应增强),具有迷幻和致幻特征(González et al., 2015)。

在急性效应方面,16 名身体健康有经验的吸毒者自行口服 10 mg、15 mg 和 20 mg 的 2C‑B 后血压和心率升高。此外,2C‑B 诱导的欣快感(视觉类比评分中的"兴奋""喜欢""亢奋")、感知变化(距离、颜色、形状和光线)、不同身体感受/环境,以及仅在某些受试者中存在的轻微幻觉(Papaseit et al., 2018)。

在对 43 名 2C‑B 使用者的问卷调查中发现,最常见的急性主观影响是触觉、视觉和听觉感知的变化,其次是身体感觉和思维的变化(Caudevilla-Gálligo et al., 2012)。

尽管这两项研究在非实验环境、前后实验设计和对照组(安慰剂/MDMA)等方面存在一些局限性,但据我们所知,之前还没有其他评估 2C‑B 临床效应的研究。在这一点上,这些有限数据表明,口服娱乐性剂量的 2C‑B 会诱发一系列迷幻/精神兴奋类效应。

此外,值得注意的是,没有任何研究评估其潜在的滥用问题。尽管如此,预计 2C‑B 使用与其他迷幻药类似,不是依赖性的,长期接触不会导致依赖。NPS 的使用通常是偶发性的,经过一些初步尝试后,大多数人不会继续长期使用 NPS,这与众所周知、回报更高的毒品经常出现的依赖性滥用形成对比。与所有 NPS 和其他迷幻药一样,目前还没有关于其中长期心理或生理效应的数据。

2C‑B 表现出情绪调节特性,在与暴力/攻击相关的情绪问题中,可能在控制愤怒中发挥作用。然而,与 MDMA 和通灵藤(死藤水)相比,它并没有被列为可能的迷幻类药物的辅助治疗药物。

副作用

2C‑B 的副作用证据已通过毒物信息中心(Srisuma, Bronstein, & Hoyte, 2015; Hondebrink et al., 2015)、娱乐性使用者的报告(问卷调查)(Caudevilla Gálligo et al., 2012)和中毒案例中获得(Ambrose, Bennett, Lee, & Josephson, 2010; Huang & Bai, 2011; Ho, Gerona, & Olson, 2013; Caicedo, Berrouet, & Saldarriaga, 2016; Liakoni, Dolder, Rentsch, & Liechti, 2015)。

最近,一项关于国家毒物数据系统(NPDS)(2012~2014)报告的 2C‑毒品单次暴露的回顾性队列研究已经发表。该研究来自 193 例患者（154 例需要医疗设施,68 例住院,48 例重症监护）,其中 27 例主要归因于 2C－B 的使用。常见的非特异性 2C-毒品临床效应（数据未详细说明 2C－B）包括心动过速、躁动/易怒、幻觉/妄想、精神错乱、高血压和瞳孔散大。总体而言,5 例死亡、23 例重症和 90 例中度症状分别与 2C-毒品使用有关。应注意的是,所有疑似病例均未经过实验室分析确认（Srisuma et al., 2015）。同样,2013 年,荷兰毒物信息中心登记了 35 例 NPS 记录,其中三例与 2C－B 有关（伴或不伴酒精）。在这些病例中,报告的临床症状包括神经心理学、心血管和胃肠道。2C－B 不良临床症状,包括躯体、知觉和精神症状,也在其他致幻剂类药物中有描述（Hondebrink et al., 2015）。

在一项 43 名完成了不同问卷的 2C－B 使用者的调查中,发现最常见的急性主观影响是触觉、视觉和听觉的变化,其次是身体感觉和思维的改变。不良影响主要包括颤抖、出汗和视觉聚焦困难。使用者还报告了摄入后 48 h 内持续症状,主要包括失眠和不自觉地记忆复发（闪回）。其中,没有一例被描述为长久或严重（Caudevilla-Gálligo et al., 2012）。

临床表现与管理

急性中毒

自 2C－B 再度出现以来,2C－B 偶尔会引起非致命性急性毒性病例。然而,在某些情况下,2C－B 的使用并未得到分析性记录（Ambrose et al., 2010; Huang et al., 2011; Ho et al., 2013; Liakoni et al., 2015; Caicedo et al., 2016）。表 16.1 提供了已公布的 2C－B 急性中毒病例信息。值得注意的是,到目前为止还没有死亡报告。然而,在进行临床毒理学调查时,免疫分析的缺乏阻碍了尸检病例中的 2C－B 分析。

与其他 NPS 类似,2C－B 急性中毒没有典型的临床表现。因此,任何可能的诊断基本上是通过近期使用史和临床表现。常规尿液或血清免疫分析筛选试验未检测到 2C－B,尽管如此,质谱（MS）、磁共振（NMR）分析和拉曼光谱（Giroud et al., 1998; Bell, Burns, Dennis, & Speers, 2000; Pichini et al., 2008）的结合已经证明了其在人体样本中识别和定量的可能性。遗憾的是,这种高度专业化的检测方法在大多数医疗中心并不常见,只有在分析结果快速可用的情况下,才能修改临床管理方案（Andrabi, Greene, Moukadam, & Li, 2015; Kersten & McLaughlin, 2015）。因此,2C－B 的快速检测方法依然是科学家和医务人员面临的挑战（Bertol et al., 2017）。

表 16.1　非致命急性 2C - B 中毒病例

参考文献	地区	病例数	性别/年龄	共病	剂量和给药途径	毒物分析 2C - B	毒物分析 其他药物	分析技术	临床表现	地点	临床发现	程序和药物治疗
[Ambrose et al., 2010]	美国	N = 1	W/43	肥胖,血清阴性关节多关节炎,甲状腺功能减退	NA,口服(液体)	NT	尿液对大麻素呈阳性	—	严重的搏动性头痛	医院	进行性脑病和四肢瘫,严重血管异常伴分水岭梗死	高剂量皮质类固醇,新辛弗林,多巴胺
[Ho, 2013]	美国	N = 1	M/19	抑郁,焦虑,滥用多种物质	NA,口服(药片)	342 ng/mL	尿液毒理学阴性,血清阴性	LC - TOF - MS	无反应,全面性强直阵挛性发作伴尿失禁	急诊室	格拉斯哥 4 例,皮肤发红发汗,咬紧牙关,四肢僵直,瞳孔散大,窦性心动过速	气管插管,静脉输液,碳酸氢钠(UCI 入院)
[Huang & Bai, 2011]	中国台湾 荷兰籍	N = 1	M/27	精神病家族史	NA,口服(单片)	NT	尿液毒理学阴性	—	幻听,妄想症,自残	急诊室	明显的焦虑,防御态度	奥氮平 5 mg/天,利培酮 4 mg/天(精神病入院)
[Liakoni, 2015]	瑞士	N = 1	M/30	NR	NA	NR	NR	NR	失眠,担心忘记呼吸	急诊室		
[Hondebrink, 2015]	荷兰	N = 3	NR	NR	NA	NR	单次接触±酒精	—	高血压,心动过速,冷漠,精神迟钝,意识减退,嗜睡,散乱,换气过度,攻击,焦虑,幻觉,恶心,呕吐	荷兰毒物信息中心(DPCI)	NR	NR

续　表

参考文献	地区	病例数	性别/年龄	共病	剂量和给药途径	毒物分析			临床表现	地点	临床发现	程序和药物治疗
						2C－B	其他药物	分析技术				
[Caicedo et al., 2016]	哥伦比亚	N＝3	M/22	NR	NA	NT	尿液苯丙胺毒理学呈阳性	—	出汗,胸痛,呼吸困难,恶心,呕吐	急诊室	交感神经类毒素血症,肺水肿,谵妄	气管插管,血管扩张药,奥氮平
			M/26	NR	NA	NT	NT	—	尝试自杀	急诊室	交感毒性综合征	经口气管插管,晶体液体疗法
			M/36	NR	NA	NT	尿液毒物检测呈阳性可卡因,甲基苯丙胺,苯环己哌啶	—	躁动,视觉和听觉幻觉,神秘谱安	急诊室	精神病,拟交感神经中毒,肝毒性,窦性心动过速,QT延长	气管插管,液体疗法

浓度的原始计量单位,没有进行单位转换。
NA：未获得。
NR：未报告。
NT：未测试。
LC/TOF－MS：液相色谱/飞行时间/质谱。

除了缺乏验证性试验外,2C－B 急性中毒的治疗还因缺乏解毒剂和替代治疗方法而受阻。因此,急性管理策略仅限于支持性和对症治疗(Kersten & McLaughlin, 2015)。在这种情况下,建议临床管理参照包括苯丙胺、MDMA 和迷幻类药的临床管理。

不良症状似乎是自限性的,并在数小时或数天内自行缓解。然而,如果有疑似 2C－B 急性中毒患者需要医疗护理时,持续监测(心电图和脉搏血氧饱和度)和频繁的神经精神评估对于早期发现或干预以防止严重的医疗后果至关重要(Weaver, Hopper, & Gunderson, 2015)。大多数 2C－B 急性中毒病例的症状是幻觉、焦虑和激动。

非药物性干预策略包括将患者置于安静的环境中,保持温和的接触,并将观察作为第一步。如果急性症状尚未消除,应首先考虑使用苯二氮卓类药物,特别是地西泮(安定)或氯羟去甲安定进行药物干预。如果症状持续,则应使用抗精神病药物。如果出现明显的激动或自我伤害或伤害他人的情况,必须考虑使用镇静药物。如果使用 2C－B 后精神症状持续(>1 周),则必须进行准确评估,以确定是否存在原发性精神障碍,并进行充分的治疗(Weaver et al., 2015)。

虽然与 2C－B 相关的血清素(5-羟色胺)综合征病例尚未描述,但 2C－B 的作用机制表明这种综合征是很可能会出现的。

多药滥用和潜在的药物相互作用

如前所述,多药物滥用是 2C－B 使用者的一种常见做法,这种做法可能会增加出现严重不良反应和急性中毒的风险。迄今为止,很少有人研究 2C－B 药物潜在的相互作用。事实上,还没有关于 2C－B 与其他滥用药物或药物相互作用的研究。

在 2C－B 药物潜在相互作用方面,在论坛上和娱乐性吸毒者中,只能找到一些关于 2C－B 与其他迷幻药和解离药、大麻、一氧化二氮、MDMA、酒精、苯二氮卓类、阿片类、5-羟色胺再摄取抑制剂(SSRI)和单胺氧化酶抑制剂(IMAO)混用的简单介绍(Dean et al., 2013)。

因此,在所有疑似 2C－B 中毒的病例中,临床医生应考虑多种药物滥用与2C－B潜在相互作用的可能性。多药滥用可能混淆 2C－B 中毒的临床表现,并导致与 2C－B 单独中毒相悖的特征。这方面虽然还没有研究和报告发表,但这些药物可能会产生潜在的相互作用而干扰参与 2C－B 代谢的酶。

与2C－B使用相关的药物使用障碍

尽管2C－B的使用可能导致药物使用障碍(根据《精神障碍诊断和统计手册》DSM－5),但迄今为止,尚无病例报告。通常,2C－B的使用模式不是持久性和/或强迫性的,其使用与任何公认的戒断综合征无关。在2C－B使用后的一段时间内,对其作用的敏感性会明显减弱。连续48 h使用2C－B可能会导致第二天的效果减弱,而间隔五到七天或更长时间时,这种影响几乎不存在(Abdulrahim, Bowden Jones, & On Behalf of the NEPTUNE Expert Group, 2015)。没有证据表明2C－B可能具有MDMA和甲基苯丙胺所述的任何潜在神经毒性作用。

结论

调查表明,2C－B的使用相对频繁。2C－B中毒的诊断和治疗仍然是紧急医疗援助的难题。虽然已有2C－B症状描述,但记录在案的2C－B中毒病例中未发现典型症状。从其药代动力学和药效学的现有数据来看,2C－B症状的类型或严重程度极不可预测。其中一些因素,包括给药剂量和给药途径、使用者的期望、环境条件、使用者的遗传、生理和病理特征以及同时使用其他物质可能发生的相互作用,目前尚不清楚所有这些问题是否在严重不良反应和急性中毒的情况下发挥作用。

临床医生应提高警惕,为2C－B急性毒性和潜在多种毒品滥用提供对症治疗方案,一个有支持性护理和对症治疗的治疗环境对治疗是有帮助的。

致谢

这项工作得到了以下项目的支持(健康研究项目 PI14/00715 和 PI17/01962,成瘾性疾病网络——RTA RD16/0017/0003 和 RD16/0017/0010, Juan Rodes JR16/00020),这些项目被纳入国家 R+D+R,并由 ISCII 和欧洲区域发展基金(ERDF)资助,此外,卫生、社会政策和平等部的赠款(国家毒品计划, 2009I047)和 Recerca Agaergerat 支持小组(2017 SGR 316、2017 SGR 530 和 2017 SGR 138)。

参考文献

Abdulrahim, D., & Bowden-Jones, O., & On Behalf of the NEPTUNE Expert Group. (2015).

Guidance on the management of acute and chronic harms of club drugs and novel psychoactive substances. London: Novel Psychoactive Treatment UK Network (NEPTUNE). Retrieved from http://neptune-clinical-guidance.co.uk/.

Ambrose, J. B., Bennett, H. D., Lee, H. S., & Josephson, S. A. (2010). Cerebral vasculopathy after 4-bromo-2, 5-dimethoxyphenethylamine ingestion. *Neurologist*, *16*(3), 199‒202.

Andrabi, S., Greene, S., Moukaddam, N., & Li, B. (2015). New drugs of abuse and withdrawal syndromes. *Emergency Medicine Clinics of North America*, *33*(4), 779‒795.

Bade, R., Bijlsma, L., Sancho, J. V., Baz-Lomba, J. A., Castiglioni, S., Castrignanò, E., Hernández, F. (2017). Liquid chromatography-tandem mass spectrometry determination of synthetic cathinones and phenethylamines in influent wastewater of eight European cities. *Chemosphere*, *168*, 1032‒1041.

Bell, S. E., Burns, D. T., Dennis, A. C., & Speers, J. S. (2000). Rapid analysis of ecstasy and related phenethylamines in seized tablets by Raman spectroscopy. *Analyst*, *125*(3), 541‒544.

Bertol, E., Vaiano, F., Mari, F., Di Milia, M. G., Bua, S., Supuran, C. T., & Carta, F. (2017). Advances in new psychoactive substances identification: The U.R.I.To.N. consortium. *Journal of Enzyme Inhibition and Medicinal Chemistry*, *32*(1), 841‒849.

Borova, V. L., Gago-Ferrero, P., Pistos, C., & Thomaidis, N. S. (2015). Multi-residue determination of 10 selected new psychoactive substances in wastewater samples by liquid chromatographytandem mass spectrometry. *Talanta*, *144*, 592‒603.

Burns, L., Roxburgh, A., Matthews, A., Bruno, R., Lenton, S., & Van Buskirk, J. (2014). The rise of new psychoactive substance use in Australia. *Drug Testing and Analysis*, *6*(7‒8), 846‒849.

Caicedo, J., Berrouet, M. C., & Saldarriaga, J. C. (2016). 4-bromo-2,5-dimetoxifeniletilamina (2CB) un riesgo en nuestro medio: serie de casos. *Medicina U.P.B.*, *35*(2), 139‒143.

Carmo, H., Hengstler, J. G., de Boer, D., Ringel, M., Remião, F., Carvalho, F., de Lourdes Bas-tos, M. (2005). Metabolic pathways of 4-bromo-2,5-dimethoxyphenethylamine (2C-B): Analysis of phase I metabolism with hepatocytes of six species including human. *Toxicology*, *206*(1), 75‒89.

Caudevilla-Gálligo, F., Riba, J., Ventura, M., González, D., Farré, M., Barbanoj, M. J., & Bouso, C. (2012). 4-Bromo-2, 5-dimethoxyphenethylamine (2C-B): Presence in the recreational drug market in Spain, pattern of use and subjective effects. *Journal of Psychopharmacology*, *26*(7), 1026‒1035.

Causanilles, A., Kinyua, J., Ruttkies, C., van Nuijs, A. L. N., Emke, E., Covaci, A., & de Voogt, P. (2017). Qualitative screening for new psychoactive substances in wastewater collected during a city festival using liquid chromatography coupled to high-resolution mass spectrometry. *Chemosphere*, *184*, 1186‒1193.

Cole, M. D., Lea, C., & Oxley, N. (2002). 4-Bromo-2,5-dimethoxyphenethylamine (2C-B): A review of the public domain literature. *Science & Justice*, *42*(4), 223‒224.

Dean, B. V., Stellpflug, S. J., Burnett, A. M., & Engebretsen, K. M. (2013). 2C or not 2C:

Phenethylamine designer drug review. *Journal of Medical Toxicology*, *9*(2), 172–178.

Drug Enforcement Administration (DEA). (2011). *4-bromo-2,5-dimethoxyphenethylamine (street names: 2C-B, nexus, 2's, toonies, bromo, spectrum, venus)*. Retrieved from https://web.archive.org/web/20121016220942/www.deadiversion.usdoj.gov/drugs_concern/bromo_dmp/bromo_dmp.pdf.

European Monitoring Centre for Drugs and Drug Addiction (EMCDDA). (2011). *Annual report on the state of the drugs problem in Europe 2011: The state of the drugs problem in Europe*. Retrieved from www.emcdda.europa.eu/attachements.cfm/att_143743_EN_EMCDDA_AR2011_EN.pdf.

Giroud, C., Augsburger, M., Rivier, L., Mangin, P., Sadeghipour, F., Varesio, E., Kamalaprija, P. (1998). 2C-B: A new psychoactive phenylethylamine recently discovered in Ecstasy tablets sold on the Swiss black market. *Journal of Analytical Toxicology*, *22*(5), 345–354.

Glennon, R. A., Titeler, M., & McKenney, J. D. (1984). Evidence for 5-HT2 involvement in the mechanism of action of hallucinogenic agents. *Life Sciences*, *35*(25), 2505–2511.

González, D., Torrens, M., & Farré, M. (2015). Acute effects of the novel psychoactive drug 2C-B on emotions. *BioMed Research International*, 2015, 643878.

González, D., Ventura, M., Caudevilla, F., Torrens, M., & Farré, M. (2013). Consumption of new psychoactive substances in a Spanish sample of research chemical users. *Human Psychopharmacology*, *28*(4), 332–340.

González-Mariño, I., Gracia-Lor, E., Rousis, N. I., Castrignanò, E., Thomas, K. V., Quintana, J. B., Castiglioni, S. (2016). Wastewater-based epidemiology to monitor synthetic cathinones use in different European countries. *Environmental Science & Technology*, *50*(18), 10089–10096.

Ho, R., Gerona, R., & Olson, K. (2013). Clinical course of 4-bromo-2,5-dimethoxyphenylamine (2C-B) intoxication with laboratory confirmation. *Clinical Toxicology (Philadelphia, PA)*, *51*(7), 666–667.

Hondebrink, L., Nugteren-van Lonkhuyzen, J. J., Van Der Gouwe, D., & Brunt, T. M. (2015). Monitoring New Psychoactive Substances (NPS) in The Netherlands: Data from the drug market and the Poisons Information Centre. *Drug and Alcohol Dependence*, *147*, 109–115.

Hondebrink, L., Zwartsen, A., & Westerink, R. H. S. (2018). Effect fingerprinting of New Psychoactive Substances (NPS): What can we learn from in vitro data? *Pharmacology & Therapeutics*, *182*, 193–224.

Huang, H. H., & Bai, Y. M. (2011). Persistent psychosis after ingestion of a single tablet of "2C-B". *Progress in Neuropsychopharmacology & Biological Psychiatry*, *35*(1), 293–294.

Kanamori, T., Nagasawa, K., Kuwayama, K., Tsujikawa, K., Iwata, Y. T., & Inoue, H. (2013). Analysis of 4-bromo-2,5-dimethoxyphenethylamine abuser's urine: Identification and quantitation of urinary metabolites. *Journal of Forensic Sciences*, *58*(1), 279–287.

Kersten, B. P., & McLaughlin, M. E. (2015). Toxicology and management of novel psychoactive drugs. *Journal of Pharmacy Practice*, *28*(1), 50–65.

King, L. A. (2014). New phenethylamines in Europe. *Drug Testing and Analysis*, *6*(7–8), 808–818.

Kinyua, J., Covaci, A., Maho, W., McCall, A. K., Neels, H., & van Nuijs, A. L. (2015). Sewagebased epidemiology in monitoring the use of new psychoactive substances: Validation and application of an analytical method using LC-MS/MS. *Drug Testing and Analysis*, *7*(9), 812 – 818.

Liakoni, E., Dolder, P. C., Rentsch, K., & Liechti, M. E. (2015). Acute health problems due to recreational drug use in patients presenting to an urban emergency department in Switzerland. *Swiss Medical Weekly*, *145*, w14166.

Ministry of Health and Social Protection (Colombia). (2013). *Colombia national study of psychoactive substance consumption 2013*. Retrieved from http://ghdx.healthdata.org/record/colombia-national-study-psychoactive- substance- consumption-2013.

National Drug Intelligence Center. Department of Justice. (2001). *2C-B (Nexus) reappears on the club drug scene*. Retrieved from www.justice.gov/archive/ndic/pubs0/665/665p.pdf.

Nichols, D. E. (2004). Hallucinogens. *Pharmacology & Therapeutics*, *101*(2), 131 – 181.

Palamar, J., Barratt, M., Ferris, J., & Winstock, A. (2016). Correlates of new psychoactive substance use among a self-selected sample of nightclub attendees in the United States. *The American Journal on Addictions*, *25*(5), 400 – 407.

Papaseit, E., Farré, M., Pérez-Mañá, C., Torrens, M., Ventura, M., Pujadas, M., ... González, D. (2018). Acute pharmacological effects of 2C-B in humans: An observational study. *Frontiers in Pharmacology*, *9*, 206.

Pichini, S., Pujadas, M., Marchei, E., Pellegrini, M., Fiz, J., Pacifici, R., de la Torre, R. (2008). Liquid chromatography-atmospheric pressure ionization electrospray mass spectrometry determination of "hallucinogenic designer drugs" in urine of consumers. *Journal of Pharmaceutical and Biomedical Analysis*, *47*(2), 335 – 342.

Shulgin, A. T., & Carter, M. F. (1975). Centrally active phenethylamines. *Psychopharmacology Communications*, *1*(1), 93 – 98.

Shulgin, A. T., & Shulgin, A. (1991). *PIHKAL: A chemical love story*. Lafayette, CA: Transform Press.

Soares, M. E., Carvalho, M., Carmo, H., Remião, F., Carvalho, F., & Bastos, M. L. (2004). Simultaneous determination of amphetamine derivatives in human urine after SPE extraction and HPLC-UV analysis. *Biomedical Chromatography*, *18*(2), 125 – 131.

Srisuma, S., Bronstein, A. C., & Hoyte, C. O. (2015). NBOMe and 2C substitute phenylethylamine exposures reported to the National Poison Data System. *Clinical Toxicology (Philadelphia, PA)*, *53*(7), 624 – 628.

Theobald, D. S., & Maurer, H. H. (2007). Identification of monoamine oxidase and cytochrome P450 isoenzymes involved in the deamination of phenethylamine-derived designer drugs (2C-series). *Biochemical Pharmacology*, *73*(2), 287 – 297.

Tracy, D. K., Wood, D. M., & Baumeister, D. (2017). Novel psychoactive substances: Identifying and managing acute and chronic harmful use. *British Medical Journal*, *356*, i6814.

United Nations Office on Drugs and Crime (UNDOC). (1971). *Convention on psychotropic substances, 1971*. Retrieved from www.unodc.org/pdf/convention_1971_en.pdf.

United Nations Office on Drugs and Crime (UNDOC). (2013). *The challenge of new psychoactive substances*. Retrieved from www. unodc. org/documents/scientific/NPS_2013_SMART.pdf.

United Nations Office on Drugs and Crime (UNDOC). (2017). *World drug report 2017*. Retrieved from www.unodc.org/wdr2017/index.htmL.

Vollenweider, F. X., & Kometer, M. (2010). The neurobiology of psychedelic drugs: Implications for the treatment of mood disorders. *Nature Reviews Neurosciences*, *11*(9), 642 – 651.

Weaver, M. F., Hopper, J. A., & Gunderson, E. W. (2015). Designer drugs 2015: Assessment and management. *Addiction Science & Clinical Practice*, *10*, 8.

第十七章
探索苯环己哌啶衍生物的"来龙去脉"

Attilio Negri and Sulaf Assi

引言

苯环己哌啶(俗称天使粉,PCP)于 20 世纪 50 年代被发现,并被批准作为麻醉药物研究使用。由于其可管理性较低,有临床报告支持的类似精神疾病的不良反应,如精神运动性激动、幻觉和持续 10 天以上精神病症状等(Cohen、Rosenbaum, Luby, & Gottlieb, 1962;Fauman, Baker, Coppleson, Rosen, & Segal, 1975;Rainey & Crowder,1975),它在 1965 年被撤销,仅限于兽医环境使用,直到 1978 年才被完全禁止。该物质具有镇痛、兴奋和致幻特性,这与其对几种受体(谷氨酸能、阿片类药物)和神经递质的药理作用有关(Casy, Dewar, & Al Deeb, 1992;Petersen & Stillman, 1978)。

自从 PCP 被发现以来,研究主要集中在这些特殊性质上,以减少相关毒性:多种苯环己哌啶衍生物已被研究,既作为药用化合物,近年来也作为灰色市场上的设计毒品,也是众多 NPS 的一部分(Morris & Wallach, 2014)。本章调查了两种主要的 PCP 衍生物氯胺酮和 2 -(乙氨基)- 2 -(3 -甲氧基苯基)-环己酮(methoxetamine),重点介绍了它们的医疗和娱乐用途、作用和相关风险,并探索了它们在新的临床应用中的潜力。最后概述了毒品市场上最近出现的其他新型分离型化合物(译者注:这种使意识与感觉暂时分离的药物称为分离型麻醉剂)。

氯胺酮

背景

自 1962 年 Stevens 首次合成氯胺酮(2 -邻氯苯基- 2 -四氨基-环己酮)以

来,由于其镇痛特性以及比苯环己哌啶(PCP)更易于管理的特点,氯胺酮已被广泛用于手术期的麻醉剂。Domino 在第一次人体试验后将该化合物描述为"分离麻醉剂",这是他妻子提出的定义,因为它导致了一种特殊的"分离"状态。患者报告有"飘浮在外太空的感觉,手臂或腿没有感觉",就像"做梦"一样(Domino,2010)。与 PCP 相比,氯胺酮的镇痛作用较弱,持续时间较短,副作用较少(如长时间出现谵妄和精神病发作)。1970 年,它被美国食品药品监督管理局(FDA)批准用于人和动物的静脉注射(Domino,2010),由于其良好的安全性,在越南战争期间被美军广泛用作野战麻醉剂。1985 年,氯胺酮被列入世界卫生组织(WHO)基本药物清单(WHO,2015)。随着药代动力学和药效学的不断发展,(White,Way,& Trevor,1982)引导研究人员进一步研究其临床应用:低剂量氯胺酮的镇痛特性已用于慢性和术后疼痛治疗(Okon,2007;Bell,Dahl,Moore,& Kalso,2006;Bredlau,Thakur,Korones,& Dworkin,2013)。最近,研究人员的兴趣主要集中在情绪障碍治疗上,氯胺酮在治疗重度抑郁症方面表现出快速疗效,由于其反应速度快,对高自杀风险患者具有潜在的重要临床作用(Abdallah,Sanacora,Duman,& Krystal,2015;Zarate et al.,2006;Zarate & Niciu,2015)。

20 世纪 70 年代,氯胺酮在医疗中取得成功后,氯胺酮的非医疗实验性使用开始在地下"脑航员"(译者注:通常通过服用迷幻药的方法来探索自己内心的人)文化中增长(Shelton,2008;Lilly,1978;Moore,1978),因为其致幻和迷幻特性,氯胺酮被 Lilly 描述为"永恒锁孔中的偷窥狂"。20 世纪80~90 年代,氯胺酮的娱乐性使用出现了第二个阶段,当时它在欧美俱乐部文化中流行起来。据欧洲药物和成瘾监测中心(EMCDDA)报告,虽然 2014 年英国 16~24 岁普通人群中氯胺酮滥用率自 2008 年以来稳定在 1.8%,但对夜总会人员的具体分析发现其发病率显著较高(11%)(EMCDDA,2015)。在 1997 年对伦敦 200 名俱乐部人员进行的一项调查中,40%的人曾使用过氯胺酮。同年,在一次法国科技音乐节上接受采访的 900 名受试者中,15%的人服用过氯胺酮(EMCDDA,2002)。该化合物在俱乐部文化中以各种各样的"坊间名称"而闻名,包括"K""special K""kitty""super K"和"special LA coke"。

近年来,随着亚洲市场的开拓,氯胺酮作为一种娱乐性药物的影响进一步扩大。UNODC 报告称,由于氯胺酮相对便宜且易于购买,在印度、日本、缅甸、新加坡被广泛使用(UNODC,2014)。

使用者概况

由于该化合物不受统一的国际法约束,因此很难确定其非医疗用途的使用率。多项研究表明,不同国家氯胺酮滥用主要发生在青少年和年轻人出没的夜总会和音乐节(Jansen, 2000; Lu, Lin, & Lane, 2016; Giorgetti, Marcotulli, Tagliabracci, & Schifano, 2015; Reyn, Maurut, Bello, Akoka, & Toufik, 2007)。澳大利亚一项关于氯胺酮长期使用者的调查显示,70%的参与者为男性,平均年龄为 29.7 岁,其他滥用药物主要是摇头丸(99%)、苯丙胺(97%)和可卡因(95%)(Dillon, Copeland, & Jansen, 2003)。氯胺酮在非医疗用途中最常见的给药途径分别是鼻吸、静脉注射或肌内注射和口服(Dillon et al., 2003; Barrett, Gross, Garand, & Pihl, 2005; Reyn-Maurut et al., 2007),氯胺酮主要与酒精和其他俱乐部毒品如 MDMA 和可卡因一起使用(Barrett et al., 2005; Ravn & Demant, 2012)。氯胺酮与其他药物的"适配性",以及其作用时间短、成本低和低剂量的精神活性作用,使得氯胺酮在俱乐部文化中越来越受欢迎(Corazza, 2008)。一位使用者描述:"我在一家俱乐部里服用氯胺酮跳舞,觉得很轻。突然,我觉得我的腿越来越粗大了。我有一种达到顶峰的感觉。所以,我离开了舞池,出去呼吸新鲜空气……我觉得自己比大楼还高"(Corazza, 2008)。

"俱乐部使用者"最常见的预期效果是,感官改变、脱体体验(OBE)和欣快感(Dillon et al., 2003)。在较高剂量(100~200 mg)下,氯胺酮会产生幻觉状态,使用者可能会经历所谓的"k-hole",这是一种可以模拟紧张性精神分裂症的情况,其特征是深度去人格化、现实感丧失和方向感障碍。

虽然氯胺酮作为一种"派对药物"享有盛誉,但自合成以来,氯胺酮在"脑航员"中的更私人环境中也很受欢迎,他们希望探索其不太受欢迎的迷幻/精神探索,甚至有时是精神影响(Ravn & Demant, 2012; Jansen, 2000),例如重温生活事件,如《濒死体验》(Corazza, 2008; Jansen, 2000)所述,有与宇宙的统一感、与上帝的沟通以及死亡和离开身体的强烈感觉。一位使用者报告说,我记得的第一件事是,不知怎么的,我觉得我走得很快,然后离开了我的身体。这并不可怕,后来我看到了一条隧道和一缕微光,它变得越来越大——光之灵出现了,他想给我看些东西,一个大屏幕也出现了,我看到了地球和行星(Corazza, 2008)。

理论上(Jansen, 2000)和案例研究中的使用者报告(Corazza, 2008; Corazza & Schifano, 2010)都指出了氯胺酮药理作用和 NDE 之间的相似性。

药理学

氯胺酮最初的设计是用于静脉注射(IV),其药代动力学特征允许其通过肌内注射(IM)、皮下注射、鼻腔吸入或口服给药途径吸收(Aroni, Iacovidou, Dontas, Pourzitaki, & Xanthos, 2009),尽管其口服时生物利用度显著降低。表17.1总结了氯胺酮的主要药代动力学特征。

表 17.1　氯胺酮药代动力学(Micromedex; White et al., 1982)

平均剂量	1~4.5 mg/kg (IV) 25~50 mg (IM) 30~75 mg (nasal) 75~300 mg (oral)
起始	1~4 min (IV) 3~4 min (IM) 9~12 min (nasal) 5~20 min (oral)
生物利用度:强大的首过药物代谢	93%~100% (IV, IM) 16% (oral) 45%~50% (nasal)
蛋白结合率	47%
分布:脂溶性高,外周血组织分布迅速	大脑,心脏,肺脏
容积分布	2~3 L/kg
血浆 $t_{1/2}$	7~17 min
新陈代谢	肝脏:细胞色素 p450 N-去甲基化生成去甲氯胺酮,随后进行羟基化和结合
活性代谢物	诺氯胺酮(1/3 麻醉效力)、羟氯胺酮、去氢诺氯胺酮、羟诺氯胺酮(HNKs)
分泌	肾脏:消除半衰期 2~3 h 尿检窗口:可达 3~5 天

氯胺酮血浆水平受抑制细胞色素 CYP3A4 和 CYP2B6 的物质影响,这些物质可增加氯胺酮血浆浓度(例如,HIV 阳性患者中的地西泮或蛋白酶抑制剂)。然而,CYP2B6 和 CYP3A4 的诱导剂,如卡马西平、苯巴比妥和利福平可能会降低氯胺酮的血浆浓度(Peltroniemi, Hagelberg, Olkkola, & Saari, 2016)。

PCP 衍生物(如氯胺酮)的"分离作用"主要是由于其作用于谷氨酸 N-甲基-D-天冬氨酸(NMDA)受体。虽然氯胺酮的作用机制尚不完全清楚,但它主要在大脑和脊髓作为一种选择性非竞争性拮抗剂(Roth et al., 2013; Tyler,

Yourish，Ionescu，& Haggarty，2017）。NMDA 受体的激活导致前列腺素和一氧化氮的形成，是痛觉和疼痛调节受损的原因。氯胺酮非竞争性阻滞归因于氯胺酮引起镇痛、健忘症和心理感觉效应（Peltoniemi et al.，2016）。最近在大鼠模型中发现，α-氨基-3-羟基-5-甲基-4-异噁唑阿片类酸（AMPA）受体也显著激活，这被认为是抗抑郁作用的关键（Tyler et al.，2017）。此外，实验模型显示氯胺酮对多种受体具有亲和力。在多巴胺 D2 和 5-羟色胺 5-HT$_{2a}$ 受体的大鼠模型中显示出显著的低抑制常数（Ki）（Kapur & Seeman，2002），研究人员已经概述了胆碱和阿片受体的直接相互作用以及去甲肾上腺素效应（通过儿茶酚胺再摄取抑制）（Mion & Villevieille，2013；Nishimura et al.，1998）。

急性效应

由于氯胺酮对 NMDA 的拮抗作用，可诱导多种中枢神经系统效应，因此可广泛用于临床和非医学环境。据报道，精神活性效应是从 50 ng/mL 的血浆浓度开始的（Bowdle et al.，1998）。一旦达到"分离性阈值"，患者就会感受到自我的逐渐丧失、无法移动以及精神与身体的分离。在谷氨酸和一氧化氮（NO）合酶抑制作用下，预期浓度在 100~200 ng/mL 之间表现其镇痛效果（Aroni et al.，2009）。亚麻醉剂量（0.4 mg/kg）已被证明在慢性疼痛治疗中是有用的，可以减少阿片类药物消耗和疼痛评分（Niesters，Martini，& Dahan，2014）。

氯胺酮广泛应用于手术期麻醉。1~2 mg/kg 的诱导计量在静脉注射后 1 至 2 分钟可出现分离型麻醉作用。尽管会担心颅内压（ICP）升高，但氯胺酮在创伤性脑损伤（TBI）患者的麻醉中表现出了适当的特性（Marland et al.，2013）。氯胺酮可使患者出现"涌现现象"，患者描述为逼真的梦或噩梦、幻觉、谵妄想法和漂浮的感觉，这种情况更常见于使用高剂量的氯胺酮。特别是在快速给药的情况下，通常使用苯二氮卓类药物来预防。2011 年一项针对手术期使用氯胺酮的患者的试验表明，与对照组的 23% 相比，静脉注射咪哒唑仑 IV 的患者中只有 8% 出现了复发现象（Marland et al.，2013）。

单次低剂量（0.5 mg/kg）氯胺酮对情绪的影响已被视为治疗抑郁症的一种潜在方案（Berman et al.，2000）。最近研究发现，单次输注对情绪的影响是显著的，但是短暂的，并在最大血浆浓度在 70~200 ng/mL 之间显示出持久而不是快速反应,因此需要重复给药或更长的输注时间(Krystal, 2017; Sanacora et al., 2017)。

单剂量氯胺酮会导致语义和情景记忆严重受损,进而损害使用者的生理功能。氯胺酮对记忆的影响是可逆的,可能与边缘系统和丘脑的功能性抑制有关(Aroni et al., 2009; Morgan & Curran, 2006)。

尽管缺乏证据表明氯胺酮使用者中偶然会出现慢性精神疾病障碍,但已知单剂量氯胺酮会引起精神分裂症的短暂阳性和阴性症状以及视觉和听觉幻觉,并可能显著增加稳定的精神病患者的复发风险(Lahti, Koffel, Laport, & Tamminga, 1995; Morgan & Curran, 2006; Powers, Gancsos, Finn, Morgan, & Corlett, 2015)。

氯胺酮诱导的中枢交感神经刺激和儿茶酚胺再摄取抑制可导致心率、心排血量、全身和肺部血压升高,使该化合物成为高血压或冠心病患者的禁忌药,但对重症或败血症休克患者有一定的疗效(Peltoniemi et al., 2016)。普萘洛尔和可乐定等药物已证明能有效降低氯胺酮诱导的心血管刺激(Suleiman, Kolawole, & Bolaji, 2012)。但是关于其潜在导致心律失常效应的数据存在争议(Aroni et al., 2009)。

氯胺酮不会产生显著的通气抑制,尽管高剂量后会出现短暂的通气降低。它能保护咽部和喉部反射,增加唾液和气管-支气管分泌物,这可能会导致气道问题,如喉部痉挛,通常应对正常的气道控制反应(Craven, 2007)。除此之外,它还具有支气管扩张特性,这可以通过其对胆碱和儿茶酚胺的拮抗效应来解释(White et al., 1982)。

氯胺酮对血清素活性的作用被认为是导致恶心呕吐增加的主要原因(Aroni et al., 2009)。

氯胺酮以剂量依赖性的方式给药可增加骨骼肌张力,这通常在围术期环境中通过苯二氮卓类药物给药得到很好的管理(Craven, 2007)。

氯胺酮麻醉通常会引起眼球震颤,此外,一些研究集中于氯胺酮对眼压的影响,据报道眼压升高是因为眼外肌的血流量和张力增加。此结果是有争议的,尽管研究表明这种上升在临床上并不显著(Dave, Chokshi, & Bandopadhyaya, 1976),但对于睁眼困难或青光眼患者,应该首选其他麻醉剂。

毒性和副作用

虽然氯胺酮通常被认为具有很大的安全范围,但作为最小致死剂量(LD$_{50}$)

的氯胺酮毒理学参数尚未在人体模型中进行广泛研究。根据大鼠模型,口服氯胺酮的 LD_{50} 约为 600 mg/kg,相当于 70 kg 的人约 4.2 g(Morgan-Curran, 2012),远远超过 50~150 mg 的中等娱乐剂量。这些推测有待人体模型的实际数据证实。也有致死性氯胺酮中毒的报道,但现有数据可能因包括氯胺酮在内的不频繁毒理学检查而存在偏差。Morgan、Muetzelfeldt 和 Curran(2010)的一项为期一年的纵向研究记录了两例频繁使用氯胺酮的死亡患者,一例因体温过低,另一例因急性使用氯胺酮后溺水死亡。氯胺酮中毒风险似乎更多地与事故危害(Jansen, 2000)或其他伴随条件有关,包括共同摄入其他物质,如阿片类、乙醇或可卡因(Lalonde & Wallage, 2004;Moore et al., 1997;Rollin, Maury, Guilbeau Frugier, & Brugada, 2011)。文献还报告了自杀和窒息的案例,其中在尸检毒理学检查中发现了氯胺酮(Dinis Oliveira et al., 2010;Breittmeier, Passie, Mansouri, Albrecht, & Kleemann, 2002)。伴随氯胺酮中毒的其他药物,主要是 γ-羟基丁酸、γ-丁内酯(GHB)和 3,4-亚甲基二氧甲基苯丙胺(MDMA)等(Wood, Nicolaou, & Dargan, 2009)。

当药物对血压产生叠加效应时,可能会发生频繁的药物-药物相互作用(DDI),如兴奋剂和再摄取抑制剂抗抑郁药;此外,氯胺酮的麻醉作用可能增强其他镇静剂的作用,包括酒精、苯二氮卓类、阿片类、抗胆碱药和巴比妥酸盐。除此之外,苯二氮卓类药物似乎削弱了氯胺酮作为抗抑郁剂的潜力。氯胺酮对谷氨酸 NMDA 受体有影响,也会与作用于谷氨酸神经传递的药物相互作用,如美金刚胺和拉莫三嗪(Andrade, 2017)。

慢性影响

溃疡性膀胱炎发病率增加与长期使用氯胺酮有关,溃疡性膀胱炎是一种以尿失禁、排尿困难和血尿为特征的临床疾病(Shahani, Streutker, Dickson, & Stewart, 2007)。90 名氯胺酮使用者中有三分之一在长期使用氯胺酮时出现尿路症状(Muetzelfeldt et al., 2008),尽管对患者进行的检查显示有慢性上皮炎症和膀胱壁增厚,但这种现象的病因尚不清楚。尿路功能障碍可能与长期氯胺酮使用者肾积水发生率增加有关。

在文献和使用者报告中,与长期滥用氯胺酮有关的症状之一是"k-痉挛",意为剧烈腹痛,这可能是由尿路炎症引起,但对这些症状的病因病理学尚缺乏共识（Muetzelfeldt et al., 2008）。氯胺酮使用者普遍认为，"k -痉挛"与鼻吸时意外吞咽该物质有关，但这一假设似乎不太可能，因为当停止使用氯胺酮时，"k -痉挛"会消退。

氯胺酮对中枢神经系统的慢性影响已引起广泛争论。鉴于其对 NMDA 受体的活性，人们质疑该物质的使用是否会对突触可塑性和认知产生影响。Olney、Labruvere 和 Price（1989）首次指出 NMDA 受体拮抗剂的神经毒性，他们描述了 NMDA 拮抗后线粒体溶解引起的大鼠压后皮层和扣带损伤。然而，这些发现几乎没有人体实验，经常服用氯胺酮的人与氯胺酮相关的认知障碍尚未得到明确证明（EMCDDA，2002）。最近的研究集中在灵长类动物模型上，该模型显示长期每天服用氯胺酮的猴子神经元死亡增加（Sun et al., 2014）。关于认知的慢性变化，最广泛被接受的发现是短期和长期记忆损伤，尤其是视觉识别和空间记忆（Stewart, 2001；Morgan & Curran, 2006）；长期滥用氯胺酮也与精神分裂症状增加有关（Wood et al., 2009）。

长期娱乐性使用氯胺酮也可能诱发耐受，如动物模型和手术期麻醉治疗的儿童（Bree, Feller, & Corssen, 1967；Byer & Gould, 1981）；经常性使用氯胺酮的人指的是随着时间的推移不断增加剂量，在文献中可以找到一些氯胺酮依赖的病例报告（Pal, Berry, Kumar, & Ray, 2002；Hurt & Ritchie, 1994；Jansen, 1990；Moore & Bostwick, 1990；Morgan & Curran, 2012）。氯胺酮成瘾的确切流行数据尚不清楚，这可能是由于各种原因造成的，如对氯胺酮缺乏大规模研究及其在不同国家的法规和法律地位差异。氯胺酮的成瘾性可能与该药物的急性强化效应有关、也与多巴胺活性以及与阿片受体的轻微相互作用有关（Morgan, Mofeez, Brandner, BromLey, & Curran, 2004）。文献中未描述同时有渴望和精神症状时身体出现明显的戒断综合征，而氯胺酮停用后可能出现渴求和精神症状，如焦虑和抑郁（Critchlow, 2006）。

重点：抑郁和成瘾

在过去二十年中，人们对氯胺酮在治疗情绪障碍方面的潜力越来越感兴趣，特别是对顽固性重度抑郁症和自杀高风险患者。这种兴趣在理论上是合理的，因为氯胺酮对 NMDA 受体的快速作用。由 Berman 等（2000）和 Zarate 等（2006）进行的第一次涉及小样本患者的临床试验，利用安慰剂做对照组，静脉注射 0.5 mg/kg 剂量的氯胺酮。根据汉密尔顿抑郁评定量表，两项研究均报告了对照组的抑郁症状明显减轻。这种改善在给药后持续了数天。这项研究也鼓励了该领域的进一步研究。这也得多亏了人们对精神活性物质治疗应用重新产生兴趣。几项试验研究了不同配方和剂量的氯胺酮的抗抑郁作用（Aan het Rot，Zarate Jr，Charney & Mathew，2012；Murrow et al.，2013；Noutton Clarke，Oleary，Cryan，& Dinan，2014；Sanacora et al.，2017）。在疗效、速度和作用持续时间方面显著的结果支持下，目前正在进一步研究该化合物的药理学特征，以便更好地确定其作用机制并开发出一种安全和耐受的制剂。作为手性化合物，外消旋制剂以及（R）或（S）对映体制剂已经过评估（Singh et al.，2016；Yang et al.，2015；Muller，Pentyala，Dilger，& Pentyala，2016）。最近的研究结果表明，氯胺酮的抗抑郁活性可能与其活性代谢物（2R，6R）-羟基去甲氯胺酮（HNK）有关。由于 AMPA 激活受体而非 NMDA 受体抑制，该特定对映体在体内表现出行为学、脑电图、电生理和细胞抗抑郁作用，这是因为 AMPA 受体的激活而不是 NMDA 受体的抑制（Zanos et al.，2016；El Iskandrani，Oosterhof，El Mansari，& Blier，2015）。AMPA 受体与脑源性神经营养因子（BDNF）和哺乳动物雷帕霉素（mTOR）靶点的激活有关，它们的低表达与重度抑郁症相关联（Aan het Rot et al.，2012）。与氯胺酮抗抑郁药治疗相关的副作用，比如，分离时间延长、自主活动量增加和间歇性精神失常，一直是限制其广泛使用的主要问题之一。据报道，在小鼠模型中，（2R-6R）-HNK 给药后，此类事件发生的频率降低。与 PCP 和外消旋体或（S）-氯胺酮不同，（R）对映体在药物辨别中不产生辨别性刺激效应，并且在静脉药物自我给药模式中显示较低的成瘾可能性（Zanos et al.，2016）。尽管这些结果表明该物质具有实际应用潜力，但这些结果也凸显了氯胺酮治疗抗抑郁生物机制的复杂性，还需要在这个问题上做更进一步的研究。最近，人们对在其他情况下［如创伤后应激障碍（PTSD）］实施基于氯胺酮的治疗产生了兴趣，但动物模型和人体实验的结果仍存在争议（Juven Wetzler et al.，2014；Feder et al.，2014）。在过去几十年中，氯胺酮在成瘾治疗中的应用也经常引起争论，作为酒精和海洛因依赖心理治疗的补充，在成瘾治疗中的应用也经常被争论（Krupitsky & Grinenko，1997；Krupitsky et al.，2002）。人们对"迷幻疗法"重新燃起的热情使该领域的研究重新活跃起来，但理论研究需要随机对照试验的支持，以确认氯胺酮的疗效（Ezquerra Romano，Lawn，Krupitsky，& Morgan，2018）。

2-(乙氨基)-2-(3-甲氧基苯基)环己酮

背景

自 2007 年以来,随着 NPS 的出现,PCP 衍生品开始出现在市场上。其中之一是 2-(3-甲氧基苯基)2-(乙氨基)-环己酮或 2-(乙氨基)-2-(3-甲氧基苯基)环己酮(MXE)。MXE 于 2010 年成为氯胺酮合法"安全"的替代品,无膀胱毒性(Corazza et al., 2012)。在 2012 年根据《临时类毒品令》(ACMD, 2012)进行管制以及随后在 2016 年禁止 NPS 衍生物(ACMD, 2015)之前,不同名称的 MXE 越来越受欢迎,包括"合法氯胺酮""特殊 M""Meth-O""Mexxy""MXE""MXE 粉末""Kmax"和"MKet"(Hofer et al., 2012; Roth et al., 2013)。研究人员探索了其中一些衍生物潜在的抗抑郁作用,但由于可能的副作用,包括拟交感神经毒性,其研究仍在进行中。MXE 也被评估为一种潜在的抗抑郁药,因为它具有与 N-甲基-D-天冬氨酸受体阻断剂相关的显著临床效应,并且作用迅速(在数小时内起效)(Coppola & Mondola, 2012; Halberstadt, 2015)。

使用者的资料

在中毒防治中心和医院急诊室进行的与 MXE 有关的毒性调查研究表明,使用者的人口结构主要由成年男性或年轻人组成。Hill 等(2013)报告说,MXE 中毒电话咨询中心来电的主要是 16~49 岁的男性(占总询问的 74%)。在引入英国第一个临时类药品(TCDO)(ACMD, 2012)之前和之后,对调查进行了比较。在引入 TCDO 后,MXE 中毒电话咨询数量出现了明显的下降(下降到总咨询量的 17%)。尽管如此,这些数字不能推广到 MXE 使用者,因为可能有的使用者没有报告毒性水平。

同样,在分析与 MXE 相关的住院情况时,28 例中有 27 例(96.4%)为男性,只有一例为女性,患者的年龄范围为 18~44 岁,这些使用者中有 13 人(46.4%)有药物滥用史,其中 6 人(21.4%)为迷幻剂使用者。大多数与毒副作用有关的住院患者来自英国,共有 17 名(66.7%)患者。其次是来自波兰的 5 例(17.9%)中毒病例和来自美国的 2 例(7.14%)。另外,法国、瑞典和瑞士各报告了一例(3.57%)毒副作用病例。值得一提的是,28 例中毒病例中有 11 例(39.3%)是致命的。

报告 MXE 摄入的主要环境是使用者的家(Adamowicz & Zuba, 2015;

Chiappini et al., 2015；Imbert et al., 2014；Sein, Wiergowski, Barwina, & Kaletha, 2012；Wiergowski, Anand, Krzyżanowski, & Jankowski, 2014；Wikström, Thelander, Dahlgren, & Kronstrand, 2012)。两项研究报告了在池塘中发现溺水者(Chiapini et al., 2015)，一项研究报告了一名溺水者(Chiapini et al., 2015)，一项研究报告的一名 MXE 使用者是一名 MXE 毒驾人员(Elian & Hackett, 2014)。

使用人员述说了几种 MXE 摄入途径，最常见的方法是鼻腔吸入(Sein, Wiergowski, Barwina, & Kaletha, 2012)，直接吸入 MXE 粉末或在铝板上燃烧粉末，但也有报告称使用舌下含服、静脉注射(Ⅳ)/肌内注射(ⅠM)以及口服和直肠给药(Corazza & Assiand-Schifano, 2013；Rosenbaum, Carreiro, & Babu, 2012)。

据报道，几种与其他药物联合用药与 MXE 摄入有关，范围从最少的两种药物到最多的七种药物。两种药物组合包括 MXE 与苯并呋喃(Chiappini et al., 2015)、可待因和 3,4 -亚甲基二氧甲基苯丙胺(MDMA)(Hofer et al., 2012)。三种药物组合为 MXE 与苯丙胺和 2 - CB(Wiergowski, Anand、Krzyżanowski, & Jankowski, 2014)，苯并呋喃和酒精(Wood et al., 2012)，以及氯硝西泮和 MDMA(Elian & Hackett, 2014)。报道的多种药物(超过四种药物)组合是四种、六种和七种药物的混合物。四种药物组合包括使用 MXE 与 MDMA、MPA 和酒精(Chiappini et al., 2015)。六种药物组合包括 MXE 与 AM2201、AM694、JWH、THC 和文拉法辛(Wikström, Thelander, Dahlgren, & Kronstrand, 2012)。报道的两个七种药物组合，第一个是将 MXE 与阿米替林、可卡因、地西泮、MDA、MDMA 和 THC 一起使用(Chiapini et al., 2015)。第二个是将 MXE 与环美嗪、羟嗪、氯胺酮、奥氮平、曲马多和佐普利酮联合使用(Imbert et al., 2014)。

药理学

PCP 环的修饰通常会改变 PCP 的效果，并允许识别其几种衍生物。例如，与 PCP 相比，在 2 - MeO - PCP 中添加甲氧基可提高其镇痛效果(Ahmadi & Mahmoudi, 2005)。然而，用甲氧基取代氯胺酮中氯会降低镇痛效果和麻醉效果(Coppola & Mondola, 2012)。进一步发现 3 -甲氧基取代可增加 μ -阿片受体和5 -羟色胺转运体的亲和力(Coppola & Mondola, 2012)。用 N -乙基取代氯胺酮中的 N -甲基(在 MXE 中)可提高药效和作用持续时间(Coppola & Mondola, 2012)。

MXE 干扰多种受体,包括 NMDA 谷氨酸受体(Adamowicz & Zuba, 2015)、多巴胺 D2、5 -羟色胺 5HT2、阿片类 κ、μ 和 σ, 以及毒蕈碱受体(Coppola & Mondola, 2012; Hill et al., 2013; Hofer et al., 2012; Zarantonello et al., 2011)。MXE 作为 NMDA 受体拮抗剂,产生分离效应(Adamowicz & Zuba, 2015; Botanas et al., 2015; Coppola & Mondola, 2012; Rosenbaum et al., 2012; Roth et al., 2013)。MXE 与 NMDA 受体的结合力高于氯胺酮,但低于 PCP (Halberstadt, 2015)。与其他分离药物类似,MXE 也与中脑边缘多巴胺奖赏系统相互作用,导致奖赏效应增加(Adamowicz & Zuba, 2015; Botanas et al., 2015; Coppola & Mondola, 2012; Halberstadt, 2015; Morris & Wallach, 2014; Roth et al., 2013)。该化合物的多巴胺活性也导致运动能力降低。

此外,NMDA 受体的阻断与抗抑郁作用相关(Coppola & Mondola, 2012)。MXE 还抑制 5 -羟色胺再吸收,导致大脑中 5 -羟色胺水平升高,这有助于影响情绪和改变运动能力(ACMD, 2012; Botanas et al., 2015; Coppola &Mondola, 2012; EMCDDA, 2014; Roth et al., 2013)。此外,μ 和 κ 阿片受体也参与情绪和行为调节,σ 受体被认为在抑郁症的病理生理学中发挥关键作用(Coppola & Mondola, 2012; Hofer et al., 2012),MXE 对这些受体的激动作用有助于 MXE 的抗抑郁作用。

关于 MXE 的报告剂量因急性和慢性使用者而异。报告的剂量范围在 5~ 100 mg 之间(Craig & Loeffler, 2014; Kjellgren & Jonsson, 2013; Wiergowski et al., 2014)。急性使用者的阈值剂量在 10~15 mg 之间,而平常剂量在 30~ 50 mg 之间(Adamowicz & Zuba, 2015; Corazza et al., 2013)。长期使用者逐渐累积的剂量约为 750 mg(Adamowicz & Zuba, 2015)。值得一提的是,只有两名使用者报告分别使用了 500 mg(Wood et al., 2012)和 750 mg(Sein et al., 2012)。Kjellgren & Jonsson(2013)对论坛进行的定性分析表明,使用者的剂量因给药途径而异。使用者规定的常用剂量($n=33$)分别为 20~60 mg、40~60 mg 和 15~30 mg,通过吸入、口服和肌内注射途径使用(Kjellgren & Jonsson, 2013)。在一个病例中,虽然鼻腔吸入的推荐剂量为 20~50 mg,但吸入 50 mg 会导致过量(Westwell, Hutchings, & Caldicott, 2013)。口服 200~500 mg 剂量范围内出现中毒(Wood et al., 2012)。静脉注射 MXE(80~100 mg)和 5,6 -亚甲基二氧基- 2 -氨基吲哚烷(MDAI)(400 mg)的组合也可导致致命中毒(Corazza et al., 2012)。口服时,起效时间约为 90 分钟,持续时间为 5~7 h(Corazza et al.,

2012；Craig & Loeffler，2014）。肌内注射使用者报告其持续时间较短（不到一小时）（Craig & Loeffler，2014）。

　　几种生物样本用于 MXE 毒性检测，包括头发、血浆、血清和尿液。母体药物通常根据基质和检测技术的灵敏性不同进行检测。据报道，在血液中检测到的 MXE 浓度范围为 $10 \sim 11$ mg/L，在股动脉血液中检测到的 MXE 浓度范围为 8.6 μg/L（Chiappini et al.，2015；Elian & Hackett，2014；Maskell，Bailey，& Rose，2016）。血清中的检测范围更广（$270 \sim 16$ mg/L）。尿液检测是检测 MXE 的更灵敏的方法，检测限低至 4.36 μg/L。头发已被证明是最灵敏的基质，可检测 $135 \sim 145$ pg/mg 水平的 MXE。

急性效应

　　MXE 的预期效果包括抗抑郁和娱乐效果。据报道，MXE 在低剂量时具有焦虑和刺激作用，在高剂量时具有镇静作用。其刺激作用是氯胺酮的三倍（Horsley et al.，2016）。总的来说，报告的症状具有剂量依赖性，包括短暂的抗抑郁作用、舒适感、欣快感、幻觉、现实扭曲、与身体分离、倒叙、移情和社会互动增加，感官体验的愉悦强化，尤其是在听音乐时，更沉浸入自我的感觉和生动的幻觉（Adamowicz & Zuba，2015；Corazza et al.，2013；Corazza et al.，2012；Craig & Loeffler，2014；Hill et al.，2013；Kjellgren & Jonsson，2013；Rosenbaum et al.，2012）。更详细地说，使用者所追求的感官体验包括对现实的分离和扭曲，这种效果通常被称为"M-hole"，与濒死体验（NDE）相当（Corazza et al.，2013）。与氯胺酮的所谓"M-hole"相比，MXE 的 M-hole 具有更快的起效时间和更长的持续时间（Craig & Loeffler，2014；Hondebrink et al.，2017）。M-hole 的主要特征与氯胺酮相似，主要是现实感丧失、人格解体或独立外部世界的存在。

毒理学和不良反应

　　报道的 MXE 不良反应包括拟交感神经和分离效应（Hill et al.，2013）。不良反应可能影响多个器官和系统，包括心血管、胃肠、中枢或外周神经，呼吸系统和肾脏（Adamowicz & Zuba，2015；Corazza et al.，2013；Corazza et al.，2012；Hill et al.，2013；Hofer et al.，2012；Javitt，Zukin，Heresco-Levy，& Umbricht，2012；Kjellgren & Jonsson，2013；Rosenbaum et al.，2012；Wood et al.，2012）。心理不良影响的增加归因于脑内 MXE 的积累（Horsley et al.，2016；Roth et al.，2013）。

　　拟交感神经效应与五个系统有关,包括心血管系统(心动过速、心悸和高血压);眼睛(散瞳和眼球震颤);汗腺(出汗增多);胃肠道(恶心、呕吐和腹泻);呼吸(呼吸抑制,RR 在 16~28 次/分钟范围内)。在大多数情况下,对血压(BP)和心率(HR)的影响与温度升高(>39℃)有关。总的来说,在报告的病例中,对血压的影响取决于 MXE 是单独给药还是与其他药物联合给药。单独服用 MXE后,收缩压、舒张压或两者均升高。收缩压和舒张压报告范围分别为 148~198和 95~112 mmHg。其他药物与 MXE 联合使用对血压无明显影响。报告的收缩压和舒张压在 110~187 mmHg 和 70~94 mmHg 之间。只有两种组合诱发 MXE效应引起的血压显著变化,第一种组合是七种药物组合(MXE、环美嗪、羟嗪、氯胺酮、奥氮平、曲马多和唑普利酮),并产生轻度降压作用(BP=115/80 mmHg)(Imbert et al., 2014)。第二种是含有苯海拉明和文拉法辛的 MXE,导致严重高血压(BP=201/104 mmHg)(Wood et al., 2012)。苯海拉明和文拉法辛都是微粒体酶抑制剂,因此抑制 MXE 代谢,增强其效果。MXE 使用者心率(HR)增加,范围为 68~140 bpm。心率降低的唯一病例包括七种药物组合(MXE、环美嗪、羟嗪、氯胺酮、奥氮平、曲马多和佐普利酮),心率为 48 bpm(Imbert et al., 2014)。

　　在 MXE 使用者中观察到急性心理健康障碍。对中枢和外周神经系统的影响包括激动、焦虑不安、攻击性、忧虑、运动失调、认知功能障碍、意识模糊、头晕眼花、注意力下降、抑郁、嗜睡、幻觉、歇斯底里、运动协调能力受损、失眠、意识丧失、躁狂、偏执、精神运动性激动、现实感知的变化、言语含糊不清、癫痫发作、自杀意念、麻木、昏迷和震颤。分离效应的报告包括紧张症、妄想、肌张力障碍、肌张力增高、强直收缩和视觉幻觉。小脑不良反应的报告包括小脑共济失调、定向障碍、构音障碍、轮替运动障碍、协调性缺失、言语不清和说话障碍、眼球震颤和颤抖。

　　MXE 使用者中有肝功能衰竭和肾衰竭报告。然而,肾功能衰竭更为突出,因为只有一项研究表明存在肝毒性(Wiergowski et al., 2014)。在致死性和非致死性病例中均可观察到肾损伤,肌酐(2.8 mg/dL)和肌酸激酶(高达 5 023 U/L)水平升高。CK 水平也表明肌肉损伤,这与一项报告大量横纹肌溶解症的研究结果一致(Wiergowski et al., 2014)。在小鼠身上进行的一项研究证实了这一结果,在接触 MXE 三个月后,小鼠出现了显著的膀胱和肾脏毒性。在这项研究中,小鼠接受 MXE(腹腔注射或通过生理盐水)后,其肾脏出现明显异常。异常包括肾小球收缩、肾小管坏死和炎性细胞浸润(Dargan, Tang, Liang, Wood, & Yew, 2014)。

MXE 毒性的治疗取决于临床情况和服用的其他药物(Adamowicz & Zuba, 2015; Hydzik, Gomólka, Sulka, & Cudzich Czop, 2012; Rosenbaum et al., 2012)。建议使用低剂量苯二氮卓类药物,并在恢复期间对患者进行观察(Wood et al., 2012)。静脉注射苯二氮卓类药物可以治疗 MXE 引起的躁动和攻击。可使用的苯二氮类衍生物有地西泮、氯硝西泮、氯丙噻嗪和咪唑安定。止吐药可用于恶心和呕吐。预防横纹肌溶解症可以通过补充电解液来治疗。此外,可以使用 BZDs、硝普钠或酚妥拉明治疗恶性高血压(Craig & Loeffler, 2014)。如果需要,应向患者提供呼吸支持。

据报道,使用者中存在耐受性、依赖性和成瘾性,因为重度使用者的剂量可能会增加十倍(Adamowicz & Zuba, 2015)。Botanas 等(2015)的一项研究表明,MXE 增加了奖励和强化效应,从而增加了滥用的可能性。一项关于在线讨论分析的研究报告称,一些对药物摄入失去控制的使用者会重复给药(Kjellgren & Jonsson, 2013)。据报道,MXE 衍生物存在意外过量的风险,因为使用者只有在吸入 30~90 分钟后才能体验到预期的效果,这可能会导致没有经验的使用者会重新给药以达到效果(Craig & Loeffler, 2014; Hondebrink et al., 2017)。MXE 的戒断症状包括认知能力下降、抑郁、失眠、情绪低落和潜在的自杀企图(Corazza et al., 2012; Craig & Loeffler, 2014)。

在 11 项与使用 MXE 衍生物相关的研究中发现了致死效应,这些与 MXE 单独使用或 MXE 与其他药物联合使用有关(Zawilska, 2014)。报告的死亡病例与高烧或药物相互作用有关,如,MXE 与其他药物一起滥用(Zanda, Fadda, Chiamulera, Fratta, & Fattore, 2016; Zawilska, 2014)。死亡后检测到的 PM 浓度因不同基质而不同,包括干血点(5.8 μg/mL)、血清(0.32 μg/mL)、股骨血(8.6 μg/g)和尿液(85 μg/mL 和 4.36 μg/L)。这些水平的一个限制是没有考虑样本采集时间以及 MXE 的 PM 再分配。

新型分离型毒品:二芳基乙胺

2013 年芳基环己胺被禁止后,"新一代"分离型药物(二芳基乙胺类似物)出现在英国市场上(Beharry & Gibbons, 2016)。报道的二芳基乙胺类似物包括麻黄碱、联苯胺和 2-甲氧基苯胺。尽管这些类似物在结构上与 PCP 无关,但它们与其他分离型化合物具有相同的作用。二芳基乙胺是选择性 NMDA 受体拮抗剂、阿片受体激动剂和单胺再摄取抑制剂(Wallach et al., 2016)。它们通常是粉末和片剂形式,摄入途径主要为口腔或鼻腔(Beharry & Gibbons, 2016)。二芳基乙胺的作用是剂量依赖性的:在低剂量时,它们作为兴奋剂,而在高剂量时,致幻剂作用和分离状态占主导地位(Wallach et al., 2016)。二芳基乙胺使用者报告的主要分离效应包括人格解体、现实感丧失、欣快感、感觉幻觉和触觉扭曲。报道的毒性反应包括焦虑不安、失忆、精神错乱、高血压、眼球震颤和眼皮瘤。已经报道了一些致命和非致命的过量用药(Wallach et al., 2016),因为我们对麻黄碱和其他二芳基乙胺的药理学性质和毒理学资料知之甚少。

麻黄碱,也称 N-乙基-1,2-二苯乙胺(NEDPA),于 2013 年出现在 NPS 中,在英国禁令后作为 MXE 的替代品上市。与其他分离型麻醉药相比,其效果被描述为"平滑"(Beharry & Gibbons, 2016)。在常规剂量下,麻黄碱诱导"体外"体验的可能性较低。联苯胺和甲氧基联苯胺(MXP 或 2-MXP)在 2013 年芳基环己胺禁令后出现在市场上,之前并未在设计药物中使用,尽管在 1924 年首次报道了联苯胺的合成。据报道,联苯胺和 2-甲氧基联苯胺均具有持久的分离效用(Kang et al., 2017),但联苯胺的效力更高,尤其与暂时性顺行性遗忘有关(Wallach et al., 2016)。甲氧基联苯胺的作用各不相同,包括触觉断开、运动控制丧失、身体轻盈感和长期分离效应;使用者报告的主观物理效应与右美沙芬(DXM)相似(Wallach et al., 2016)。

结论

新精神活性物质包括各种化合物,其中苯环己哌啶衍生物因其涉及 NMDA、AMPA 和阿片类物质受体等独特作用机制而引人注目。其不同于传统兴奋剂或致幻剂的特性允许剂量依赖效应,从镇痛和麻醉到分离、濒死体验(NDE)和灵魂出窍(OBE)体验。此外,PCP 的主要衍生物之一氯胺酮在各种医疗环境中显示出临床相关性,目前被视为新治疗应用中的一种有前景物质。该物质需要在研究中进一步确定可靠的指导方针,以限制以娱乐目的而长期使用的已知毒性作用。基于 NMDA 治疗知识的发展会大大促进为使用者减少伤害的策略。与此同时,在毒品市场上已经释放了各种各样的五氯酚类物质和五氯酚衍生物,每种物质在化学结构和毒理学方面都不同于其他物质。近十年以来,网络市场和传统毒品市场就受到了此类产品的入侵,当时一些欧盟成员向欧洲预警系统报告了 MXE 和 3 -甲氧基环苯胺(3 - MeO - PCE)的出现(UNODC, 2014)。联合国最近禁止了这类化合物,随后又出现了药理特性几乎未经探索的新型分离毒品,如麻黄碱和联苯胺。虽然就使用者所经历的影响而言与氯胺酮相似,但 MXE 和其他新型分离物质可能对使用者的健康构成威胁。对于其他治疗用精神活性物质,研究人员和政策制定者需要更好地努力理解这些化合物的作用机制,并确定其不良反应及其在临床环境中的应用潜力。

参考文献

Aan het Rot, M., Zarate, Jr, C. A., Charney, D. S., & Mathew, S. J. (2012). Ketamine for depression: Where do we go from here? *Biol Psychiatry*, *72*, 537 - 547.

Abdallah, C. G., Sanacora, G., Duman, R. S., & Krystal, J. H. (2015). Ketamine and rapid-acting antidepressants: A window into a new neurobiology for mood disorder therapeutics. *Annual Review of Medicine*, *66*, 509 - 523.

Adamowicz, P., & Zuba, D. (2015). Fatal intoxication with methoxetamine. *Journal of Forensic Sciences*, *60*(s1).

Advisory Council on the Misuse of Drugs (ACMD). (2012). *Home Office. A change to the misuse of Drugs Act 1971: Control of methoxetamine under a Temporary Class Drug Order*. Retrieved from www.homeoffice.gov.uk/about-us/corporate-publications-strategy/home-office-circulars/circulars-2012/008-201.

Advisory Council on the Misuse of Drugs (ACMD). (2015). *ACMD letter to the Home Secretary: Psychoactive substances bill* [Internet]. Retrieved from www.gov.uk/government/publications/acmd-letter-to-the-home-secretary-psychoactive-substances-bill-13-july-2015.

Ahmadi, A., & Mahmoudi, A. (2005). Synthesis and biological properties of 2-hydroxy-1-(1-phenyltetralyl) piperidine and some of its intermediates as derivatives of phencyclidine. *Arzneimittelforschung*, *55*(9), 528 - 532.

Andrade, C. (2017). Ketamine for depression, 5: Potential pharmacokinetic and pharmacodynamic drug interactions. *The Journal of Clinical Psychiatry*, *78*(7), 858 - 861.

Aroni, F., Iacovidou, N., Dontas, I., Pourzitaki, C., & Xanthos, T. (2009). Pharmacological aspects and potential new clinical applications of ketamine: Reevaluation of an old drug. *Journal of Clinical Pharmacology*, *49*, 957 - 964.

Barrett, S. P., Gross, S. R., Garand, I., & Pihl, R. O. (2005). Patterns of simultaneous polysubstance use in Canadian rave attendees. *Subst Use Misuse*, *40*(9 - 10), 1525 - 1537.

Beharry, S. P., & Gibbons, S. R. (2016). An overview of emerging and new psychoactive substances in the United Kingdom. *Forensic Sci Int*, *267*, 25 - 34.

Bell, R. F., Dahl, J. B., Moore, R. A., & Kalso, E. A. (2006). Perioperative ketamine for acute postoperative pain. *Cochrane Database of Systematic Reviews*, (1).

Berman, R. M., Cappiello, A., Anand, A., Oren, D. A., Heninger, G. R., & Krystal, J. H. (2000). Antidepressant effects of ketamine in depressed patients. *Biol. Psychiatry*, *47*(4), 351 - 354.

Botanas, C. J., de la Peña, J. B., Custodio, R. J., De la Peña, I. J., Kim, M., Woo, T., Cheong, J. H. (2017). Methoxetamine produces rapid and sustained antidepressant effects probably via glutamatergic and serotonergic mechanisms. *Neuropharmacology*, *126*, 121 – 127.

Botanas, C. J., de la Peña, J. B., De la Peña, I. J., Tampus, R., Yoon, R., Kim, H. J., Cheong, J. H. (2015). Methoxetamine, a ketamine derivative, produced conditioned place preference and was self-administered by rats: Evidence of its abuse potential. *Pharmacology Biochemistry and Behavior*, *133*, 31 – 36.

Bowdle, T. A., Radant, A. D., Cowley, D. S., Kharasch, E. D., Strassman, R. J., & Roy-Byrne, P.P. (1998). Psychedelic effects of ketamine in healthy volunteers: Relationship to steady-state plasma concentrations. *Anesthesiology*, *88*, 82 – 88.

Bredlau, A. L., Thakur, R., Korones, D. N., & Dworkin, R. H. (2013). Ketamine for pain in adults and children with cancer: A systematic review and synthesis of the literature. *Pain Medicine*, *14*(10), 1505 – 1517.

Bree, M. M., Feller, I., & Corssen, G. (1967). Safety and tolerance of repeated anesthesia with CI 581 (ketamine) in monkeys. *Anesth Analg*, *46*(94), 596 – 600.

Breitmeier, D., Passie, T., Mansouri, F., Albrecht, K., & Kleemann, W. J. (2002). Autoerotic accident associated with self-applied ketamine. *Int J Legal Med*, *116*, 113 – 116.

Byer, D. E., & Gould, A. B. Jr. (1981). Development of tolerance to ketamine in an infant undergoing repeated anesthesia. *Anesthesiology*, *54*, 255 – 256.

Casy, A., Dewar, G., & Al-Deeb, O. (1992). Opioid properties of some isomeric derivatives of Phencyclidine. *Journal of Pharmacy and Pharmacology*, *44*(1), 19 – 23.

Chiappini, S., Claridge, H., Corkery, J. M., Goodair, C., Loi, B., & Schifano, F. (2015). Methoxetamine-related deaths in the UK: An overview. *Human Psychopharmacology: Clinical and Experimental*, *30*(4), 244 – 248.

Cohen, B. D., Rosenbaum, G., Luby, E. D., & Gottlieb, J. S. (1962). Comparison of phencyclidine hydrochloride (sernyl) with other drugs: Simulation of schizophrenic performance with phencyclidine hydrochloride (sernyl), lysergic acid diethylamide (LSD-25), and amobarbital (amytal) sodium; II. Symbolic and sequential thinking. *Archives of General Psychiatry*, *6*(5), 395 – 401.

Coppola, M., & Mondola, R. (2012). Methoxetamine: From drug of abuse to rapid-acting antidepressant. *Medical Hypotheses*, *79*(4), 504 – 507.

Corazza, O. (2008). *Near-death experiences: Exploring the mind-body connection*. Abingdon, Oxon: Routledge.

Corazza, O., Assi, S., & Schifano, F. (2013). From "Special K" to "Special M": The evolution of the recreational use of ketamine and methoxetamine. *CNS Neuroscience & Therapeutics*, *19*(6), 454 – 460.

Corazza, O., Parrott, A. C., & Demetrovics, Z. (2017). Novel psychoactive substances: Shedding new lights on the ever-changing drug scenario and the associated health risks. *Hum Psychopharmacol Clin Exp*, *32*, 3.

Corazza, O., & Schifano, F. (2010). Near-death states reported in a sample of 50 misusers. *Subst Use Misuse*, *45*(6), 916 – 924.

Corazza, O., Schifano, F., Simonato, P., Fergus, S., Assi, S., Stair, J., Davey, Z. (2012).

Phenomenon of new drugs on the Internet: The case of ketamine derivative methoxetamine. *Human Psychopharmacology: Clinical and Experimental*, *27*(2), 145 – 149.

Craig, C. L., & Loeffler, G. H. (2014). The ketamine analog methoxetamine: A new designer drug to threaten military readiness. *Military Medicine*, *179*(10), 1149 – 1157.

Craven, R. (2007). Ketamine. *Anaesthesia*, *62*(1), 48 – 53.

Critchlow, D. G. (2006). A case of ketamine dependence with discontinuation symptoms. *Addiction*, *101*, 1212 – 1213.

Dargan, P., Tang, H., Liang, W., Wood, D., & Yew, D. (2014). Three months of methoxetamine administration is associated with significant bladder and renal toxicity in mice. *Clinical Toxicology*, *52*(3), 176 – 180.

Dave, V. B., Chokshi, J. M., & Bandopadhyaya, A. K. (1976). Ketamine and intraocular pressure. *Indian Journal of Ophthalmology*, *24*, 5 – 8.

Dillon, P., Copeland, J., & Jansen, K. (2003). Patterns of use and harms associated with nonmedical ketamine use. *Drug Alcohol Depend*, *69*, 23 – 28.

Dinis-Oliveira, R. J., Carvalho, F., Duarte, J. A., Dias, R., Magalhaes, T., & Santos, A. (2010). Suicide by hanging under the influence of ketamine and ethanol. *Forensic Science International*, *202*, e23 – e27.

Domino, E. F. (2010). Taming the ketamine tiger. *Anesthesiology*, *113*, 678 – 684.

El Iskandrani, K. S., Oosterhof, C. A., El Mansari, M., & Blier, P. (2015). Impact of subanesthetic doses of ketamine on AMPA-mediated responses in rats: An in vivo electrophysiological study on monoaminergic and glutamatergic neurons. *Journal of Psychopharmacology*, *29*(7), 792 – 801.

Elian, A. A., & Hackett, J. (2014). A polydrug intoxication involving methoxetamine in a drugs and driving case. *Journal of Forensic Sciences*, *59*(3), 854 – 858.

European Monitoring Centre for Drugs and Drug Addiction (EMCDDA). (2002). *Report on the risk assessment of ketamine in the framework of the joint action on new synthetic drugs.* Luxembourg: Office for Official Publications of the European Communities.

European Monitoring Centre for Drugs and Drug Addiction (EMCDDA). (2014). *Report on the risk assessment of 2-(3-methoxyphenyl)-2-(ethylamino) cyclohexanone (methoxetamine) in the framework of the council decision on new psychoactive substances.* Lisbon, Portugal. Retrieved from www.emcdda.europa.eu/publications/risk-assessment/methoxetamine_en.

European Monitoring Centre for Drugs and Drug Addiction (EMCDDA). (2015). *European drug report 2015: Trends and developments.* Luxembourg: Office for Official Publications of the European Communities.

Ezquerra-Romano, I., Lawn, W., Krupitsky, E., & Morgan, C. J. A. (2018). Ketamine for the treatment of addiction: Evidence and potential mechanisms. *Neuropharmacology.* In press. ISSN: 0028 – 3908.

Fauman, B., Baker, F., Coppleson, L. W., Rosen, P., & Segal, M. B. (1975). Psychosis induced by phencyclidine. *Journal of the American College of Emergency Physicians*, *4*(3), 223 – 225.

Feder, A., Parides, M. K., Murrough, J. W., Perez, A. M., Morgan, J. E., Saxena, S., Charney, D. S. (2014). Efficacy of intravenous ketamine for treatment of chronic posttraumatic stress disorder: A randomized clinical trial. *JAMA Psychiatry*, *71*(6), 681 – 688.

Giorgetti, R., Marcotulli, D., Tagliabracci, A., & Schifano, F. (2015). Effects of ketamine on psychomotor, sensory and cognitive functions relevant for driving ability. *Forensic Sci Int*, *252*, 127 – 142.

Halberstadt, A. L. (2015). Recent advances in the neuropsychopharmacology of serotonergic hallucinogens. *Behavioural Brain Research*, *277*, 99 – 120.

Hill, S. L., Harbon, S. C., Coulson, J., Cooper, G. A., Jackson, G., Lupton, D. J., Thomas, S. H. (2013). Methoxetamine toxicity reported to the National Poisons Information Service: Clinical characteristics and patterns of enquiries (including the period of the introduction of the UK's first Temporary Class Drug Order). *Emerg Med J*, *31*(1), 45 – 47.

Hofer, K. E., Grager, B., Müller, D. M., Rauber-Lüthy, C., Kupferschmidt, H., Rentsch, K. M., & Ceschi, A. (2012). Ketamine-like effects after recreational use of methoxetamine. *Annals of Emergency Medicine*, *60*(1), 97 – 99.

Hondebrink, L., Kasteel, E. E., Tukker, A. M., Wijnolts, F. M., Verboven, A. H., & Westerink, R. H. (2017). Neuropharmacological characterization of the new psychoactive substance methoxetamine. *Neuropharmacology*, *123*, 1 – 9.

Horsley, R. R., Lhotkova, E., Hajkova, K., Jurasek, B., Kuchar, M., & Palenicek, T. (2016). Detailed pharmacological evaluation of Methoxetamine (MXE), a novel psychoactive ketamine analogue-behavioural, pharmacokinetic and metabolic studies in the Wistar rat. *Brain Research Bulletin*, *126*, 102 – 110.

Hurt, P. H., & Ritchie, E. C. (1994). A case of ketamine dependence. *Am J Psychiatry*, *151*, 779. Hydzik, P., Gomółka, E., Sulka, A., & Cudzich-Czop, S. (2012). Acute methoxetamine poisoning-case report. *Problems of Forensic Sciences*, *91*, 235 – 242.

Imbert, L., Boucher, A., Delhome, G., Cueto, T., Boudinaud, M., Maublanc, J., ... Gaulier, J.-M. (2014). Analytical findings of an acute intoxication after inhalation of methoxetamine. *Journal of Analytical Toxicology*, *38*(7), 410 – 415.

Jansen, K. L. (1990). Ketamine-can chronic use impair memory? *Int J Addict*, *25*, 133 – 139. Jansen, K. L. (2000). A review of the nonmedical use of ketamine: Use, users and consequences. *J Psychoact Drugs*, *32*, 419 – 433.

Javitt, D. C., Zukin, S. R., Heresco-Levy, U., & Umbricht, D. (2012). Has an angel shown the way? Etiological and therapeutic implications of the PCP/NMDA model of schizophrenia. *Schizophrenia Bulletin*, *38*(5), 958 – 966.

Juven-Wetzler, A., Cohen, H., Kaplan, Z., Kohen, A., Porat, O., & Zohar, J. (2014). Immediate ketamine treatment does not prevent posttraumatic stress responses in an animal model for PTSD. *European Neuropsychopharmacology*, *24*(3), 469 – 479.

Kang, H., Park, P., Bortolotto, Z. A., Brandt, S. D., Colestock, T., Wallach, J., Lodge, D. (2017). Ephenidine: A new psychoactive agent with ketamine-like NMDA receptor antagonist properties. *Neuropharmacology*, *112*, 144 – 146.

Kapur, S., & Seeman, P. (2002). NMDA receptor antagonists ketamine and PCP have direct effects on the dopamine D(2) and serotonin 5-HT(2) receptors-implications for models of schizophrenia. *Mol Psychiatry*, *7*, 837 – 844.

Kjellgren, A., & Jonsson, K. (2013). Methoxetamine (MXE)—a phenomenological study of

experiences induced by a "legal high" from the Internet. *Journal of Psychoactive Drugs*, *45*
(3), 276 – 286.

Krupitsky, E. M., Burakov, A., Romanova, T., Dunaevsky, I., Strassman, R., & Grinenko,
A. (2002). Ketamine psychotherapy for heroin addiction: Immediate effects and two-year
followup. *J Subst Abuse Treat*, *23*(4), 273 – 283.

Krupitsky, E. M., & Grinenko, A. Y. (1997). Ketamine Psychedelic Therapy (KPT): A review
of the results of ten years of research. *Journal of Psychoactive Drugs*, *29*, 165 – 183.

Krystal, J. H. (2017). Ketamine and the potential role for rapid-acting antidepressant
medications. *Swiss Med Wkly*, *137*, 215 – 216.

Lahti, A. C., Koffel, B., LaPorte, D., & Tamminga, C. A. (1995). Subanesthetic doses of
ketamine stimulate psychosis in schizophrenia. *Neuropsychopharmacology*, *13*, 9 – 19.

Lalonde, B. R., & Wallage, H. R. (2004). Postmortem blood ketamine distribution in two
fatalities. *J Anal Toxicol*, *28*(1), 71 – 74.

Lilly, J. C. (1978). *The scientist: A novel autobiography*. Philadelphia, PA: Lippincott.

Lu, Y. Y., Lin, C. H., & Lane, H. Y. (2016). Mania following ketamine abuse.
Neuropsychiatr Dis Treat, *12*, 237 – 239.

Marland, S., Ellerton, J., Andolfatto, G., Strapazzon, G., Thomassen, O., Brandner, B.,
Paal, P. (2013). Ketamine: Use in anesthesia. *CNS Neuroscience & Therapeutics*, *19*, 381 –
389.

Maskell, K. F., Bailey, M. L., & Rose, S. R. (2016). Self-medication with methoxetamine as
an analgesic resulting in significant toxicity. *Pain Medicine*, *17*(9), 1773 – 1775.

Micromedex® 2.0 (electronic version). *Truven health analytics*. Greenwood Village, CO.
Retrieved from www.micromedexsolutions.com/.

Mion, G., & Villevieille, T. (2013). Ketamine pharmacology: An update (pharmacodynamics
and molecular aspects, recent findings). *CNS Neurosci Ther*, *19*, 370 – 380.

Moore, K. A., Kilbane, E. M., Jones, R., Kunsman, G. W., Levine, B., & Smith, M.
(1997). Tissue distribution of ketamine in a mixed drug fatality. *J Forensic Sci*, *42*(6),
1183 – 1185.

Moore, M. (1978). *Journeys into the bright world*. Rockport, MA: Para Research. Moore, N.
N., & Bostwick, J. M. (1990). Ketamine dependence in anesthesia providers. *Psychosomatics*,
40, 356 – 359.

Morgan, C. J., & Curran, H. V. (2006). Acute and chronic effects of ketamine upon human
memory: A review. *Psychopharmacology*, *188*, 408 – 424.

Morgan, C. J., & Curran, H. V. (2012). Ketamine use: A review. *Addiction*, *107*(1), 27 – 38.

Morgan, C. J., Mofeez, A., Brandner, B., BromLey, L., & Curran, H. V. (2004). Ketamine
impairs response inhibition and is positively reinforcing in healthy volunteers: A dose-response
study. *Psychopharmacology*, *172*, 298 – 308.

Morgan, C. J., Muetzelfeldt, L., & Curran, H. V. (2010). Consequences of chronic ketamine
selfadministration upon neurocognitive function and psychological wellbeing: A 1-year
longitudinal study. *Addiction*, *105*, 121 – 133.

Morris, H., & Wallach, J. (2014). From PCP to MXE: A comprehensive review of the non-
medical use of dissociative drugs. *Drug Testing and Analysis*, *6*(7 – 8), 614 – 632.

Muetzelfeldt, L., Kamboj, S. K., Rees, H., Taylor, J., Morgan, C. J., & Curran, H. V. (2008). Journey through the K-hole: Phenomenological aspects of ketamine use. *Drug Alcohol Depend*, 95, 219 – 229.

Muller, J., Pentyala, S., Dilger, J., & Pentyala, S. (2016). Ketamine enantiomers in the rapid and sustained antidepressant effects. *Therapeutic Advances in Psychopharmacology*, 6(3), 185 – 192.

Murrough, A. J. W., Iosifescu, D. V., Chang, L. C., Al Jurdi, R. K., Green, C. E., Perez, A. M., Mathew, S. J. (2013). Antidepressant efficacy of ketamine in treatment-resistant major depression: A two-site randomized controlled trial. *American Journal of Psychiatry*, 170, 1134.

Naughton, M., Clarke, G., Oleary, O. F., Cryan, J. F., & Dinan, T. G. (2014). A review of ketamine in affective disorders: Current evidence of clinical efficacy, limitations of use and pre-clinical evidence on proposed mechanisms of action. *Journal of Affective Disorders*, 156, 24 – 35.

Niesters, M., Martini, C., & Dahan, A. (2014). Ketamine for chronic pain: Risks and benefits. *Br J Clin Pharmacol*, 77(2), 357 – 367.

Nishimura, M., Sato, K., Okada, T., Yoshiya, I., Schloss, P., Shimada, S., & Tohyama, M. (1998). Ketamine inhibits monoamine transporters expressed in human embryonic kidney 293 cells. *Anesthesiology*, 88, 768 – 774.

Okon, T. (2007). Ketamine: An introduction for the pain and palliative medicine physician. *Pain Physician*, 10, 493 – 500.

Olney, J. W., Labruvere, J., & Price, M. T. (1989). Pathological changes induced in cerebrocortical neurons by phencyclidine and related drugs. *Science*, 244(4910), 1360 – 1362.

Pal, H. R., Berry, N., Kumar, R., & Ray, R. (2002). Ketamine dependence. *Anaesth Intensive Care*, 30, 382 – 384.

Peltoniemi, M. A., Hagelberg, N. M., Olkkola, K. T., & Saari, T. I. (2016). Ketamine: A review of clinical pharmacokinetics and pharmacodynamics in anesthesia and pain therapy. *Clin Pharmacokinet*, 55(9), 1059 – 1077.

Petersen, R. C., & Stillman, R. C. (1978). *Pkencyclidirze (PCP) abuse: An appraisal*. National Institute on Drug Abuse Research Monograph, 21. DHEW 78 – 728, Whashington, US Governement printing office, pp. 183 – 200.

Powers, A. R., Gancsos, M. G., Finn, E. S., Morgan, P. T., & Corlett, P. R. (2015). Ketamineinduced hallucinations. *Psychopathology*, 48(6), 376 – 385.

Rainey, J. M., & Crowder, M. K. (1975). Prolonged psychosis attributed to phencyclidine: Report of three cases. *The American Journal of Psychiatry*, 132(10), 1076 – 1078.

Ravn, S., & Demant, J. (2012). Prevalence and perceptions of ketamine use among Danish clubbers: A mixed-method study. *Nordic Studies on Alcohol and Drugs*, 29(4), 397.

Reynaud-Maurupt, C., Bello, P. Y., Akoka, S., & Toufik, A. (2007). Characteristics and behaviors of ketamine users in France in 2003. *J Psychoact Drugs*, 39(1), 1 – 11.

Rollin, A., Maury, P., Guilbeau-Frugier, C., & Brugada, J. (2011). Transient ST elevation after ketamine intoxication: A new cause of acquired brugada ECG pattern. *J Cardiovasc Electrophysiol*, 22(1), 91 – 94.

Rosenbaum, C. D., Carreiro, S. P., & Babu, K. M. (2012). Here today, gone tomorrow and back again? A review of herbal marijuana alternatives (K2, spice), synthetic cathinones (bath salts), Kratom, Salvia divinorum, methoxetamine, and piperazines. *Journal of Medical Toxicol-ogy*, *8*(1), 15 – 32.

Roth, B. L., Gibbons, S., Arunotayanun, W., Huang, X.-P., Setola, V., Treble, R., & Iversen, L. (2013). The ketamine analogue methoxetamine and 3-and 4-methoxy analogues of phencyclidine are high affinity and selective ligands for the glutamate NMDA receptor. *PLoS One*, *8*(3), e59334.

Sanacora, G., Frye, M. A., McDonald, W. Mathew, S. J., Turner, M. S., Schatzberg, A. F., Nemeroff, C. B. (2017). A consensus statement on the use of ketamine in the treatment of mood disorders. *JAMA Psychiatry*, *74*(4), 399 – 405.

Sein, J. A., Wiergowski, M., Barwina, M., & Kaletha, K. (2012). Accidental intoxication with high dose of Methoxetamine (MXE)-a case report. *Przeglad lekarski*, *69*(8), 609 – 610.

Shahani, R., Streutker, C., Dickson, B., & Stewart, R. J. (2007). Ketamine-associated ulcerative cystitis：A new clinical entity. *Urology*, *69*, 810 – 812.

Shelton, G. (2008). *The freak brothers omnibus*. London：Knockabout Comics.

Singh, J. B., Fedgchin, M., Daly, E., Xi, L., Melman, C., De Bruecker, G., Van Neuten, L. (2016)：Intravenous esketamine in adult treatment-resistant depression：A double-blind, doublerandomization, placebo-controlled study. *Biol Psychiatry*, *80*, 424 – 431.

Stewart, C. E. (2001). Ketamine as a street drug. *Emerg Med Serv*, *30*(30), 2 – 4.

Suleiman, Z. A., Kolawole, I. K., & Bolaji, B. O. (2012). Evaluation of the cardiovascular stimulation effects after induction af anaesthesia with ketamine. *J West Afr Coll Surg*, *2*(1), 38 – 52.

Sun, L., Li, Q., Li, Q., Zhang, Y., Liu, D., Jiang, H., ... Yew, D. T. (2014). Chronic ketamine exposure induces permanent impairment of brain functions in adolescent cynomolgus monkeys. *Addict Biol*, *19*(2), 185 – 194.

Tyler, M. W., Yourish, H. B., Ionescu, D. F., & Haggarty, S. J. (2017). Classics in chemical neuroscience：Ketamine. *ACS Chemical Neuroscience*, *8*(6), 1122 – 1134.

United Nations Office on Drugs and Crime (UNODC). (2014). *Global synthetic drugs assessment*. Wien：United Nations Publications.

Wallach, J., Kang, H., Colestock, T., Morris, H., Bortolotto, Z. A., Collingridge, G. L., ... Adejare, A. (2016). Pharmacological investigations of the dissociative "legal highs" diphenidine, methoxphenidine and analogues. *PLoS One*, *11*(6), e0157021.

Westwell, A. D., Hutchings, A., & Caldicott, D. (2013). The identification and chemical characterization of a new arylcyclohexylamine, methoxetamine, using a novel emergency department toxicosurveillance tool. *Drug Testing and Analysis*, *5*(3), 203 – 207.

White, P. F., Way, W. L., & Trevor, A. J. (1982). Ketamine-its pharmacology and therapeutic uses.*Anesthesiology*, *56*, 119 – 136.

Wiergowski, M., Anand, J., Krzyżanowski, M., & Jankowski, Z. (2014). Acute methoxetamine and amphetamine poisoning with fatal outcome：A case report. *International Journal of Occupational Medicine and Environmental Health*, *27*(4), 683 – 690.

Wikström, M., Thelander, G., Dahlgren, M., & Kronstrand, R. (2012). An accidental fatal intoxication with methoxetamine. *Journal of Analytical Toxicology*, *37*(1), 43 – 46.

Wood, D. M., Davies, S., Puchnarewicz, M., Johnston, A., & Dargan, P. I. (2012). Acute toxicity associated with the recreational use of the ketamine derivative methoxetamine. *European Journal of Clinical Pharmacology*, *68*(5), 853–856.

Wood, D. M., Nicolaou, M., & Dargan, P. I. (2009). Epidemiology of recreational drug toxicity in a nightclub environment. *Subst Use Misuse*, *44*, 1495–1502.

World Health Organization. (2015). *WHO model list of essential medicines* (19th list). Geneva: WHO.

Yang, C., Shirayama, Y., Zhang, J. C., Ren, Q., Yao, W., Ma, M., Hashimoto, K. (2015). R-ketamine: A rapid-onset and sustained antidepressant without psychotomimetic side effects. *Translational Psychiatry*, *5*.

Zanda, M. T., Fadda, P., Chiamulera, C., Fratta, W., & Fattore, L. (2016). Methoxetamine, a novel psychoactive substance with serious adverse pharmacological effects: A review of case reports and preclinical findings. *Behavioural Pharmacology*, *27*(6), 489–496.

Zanos, P., Moaddel, R., Morris, P., Georgiou, P., Fischell, J., Elmer, G. I., Gould, T. D. (2016). Nmdar inhibition-independent antidepressant actions of ketamine metabolites. *Nature*, *533*(7604), 481–486.

Zarantonello, P., Bettini, E., Paio, A., Simoncelli, C., Terreni, S., & Cardullo, F. (2011). Novel analogues of ketamine and phencyclidine as NMDA receptor antagonists. *Bioorganic & Medicinal Chemistry Letters*, *21*(7), 2059–2063.

Zarate, C. A., Jr., & Niciu, M. J. (2015). Ketamine for depression: Evidence, challenges and promise. *World Psychiatry*, *14*, 348–350.

Zarate, C. A., Jr., Singh, J. B., Carlson, P. J., Brutsche, N. E., Ameli, R., Luckenbaugh, D. A., Manji, M. D. (2006). A randomized trial of an N-methyl-D-aspartate antagonist in treatmentresistant major depression. *Arch Gen Psychiatry*, *63*, 856–864.

Zawilska, J. B. (2014). Methoxetamine—a novel recreational drug with potent hallucinogenic properties. *Toxicology Letters*, *230*(3), 402–407.

第十八章
芬太尼及相关阿片类药物：
新趋势、风险与管理

Esther Papaseit, Magí Farré, Clara Pérez-Mañá, Adriana Farré, Francina Fonseca, and Marta Torrens

引言

历史

阿片类物质是一个广泛用于描述所有主要通过激活具有类吗啡属性的内源性阿片类物质受体而起作用的物质。包括天然（如吗啡、可待因）、合成（如芬太尼、美沙酮、哌替啶）和半合成阿片类（如海洛因、氢可酮、羟考酮、氢吗啡酮、丁丙诺啡）（Pathan & Williams, 2012）。

芬太尼，N-(1-苯乙基-4-哌啶基)丙酰苯胺，是一种合成阿片类物质，在结构上与哌替啶有关，由苯烷基部分、哌啶基环和丙基烷基酰胺部分组成。芬太尼自20世纪60年代上市以来，一直是麻醉、手术前用药和慢性疼痛治疗中最有效的阿片类药物。在20世纪90年代中期，一种新型芬太尼皮肤贴剂被用于缓解慢性疼痛，从那时起，其他新型芬太尼制剂（口服透黏膜——"棒棒糖"、口腔片剂、口腔可溶膜、舌下片剂、鼻片剂和喷雾剂）被用于相同的适应证。此外，在过去几十年中，不同芬太尼类药物（设计用于模拟芬太尼药理作用的药物）已被开发用于人体使用（舒芬太尼、芬太尼、瑞芬太尼）、兽医（卡芬太尼和硫代芬太尼）和用于研究目的（洛芬太尼）（Stanley, 2014; UNODC, 2017b）。

关于滥用和误用，在70年代中期，处方芬太尼（药用芬太尼，PF）的滥用首先是在临床医生和药剂师中被发现。不久之后，芬太尼和合成类似物与海洛因混合或以纯物质出现（甲基芬太尼或白粉、3-甲基芬太尼或 Tango & Cash、合成海洛因），而在20世纪80年代和90年代，非法制造的芬太尼（非药物芬太尼，NPF）出现在黑市上。2005年至2007年间,超过1 000种芬太尼类物质被用作海洛因的掺假品或海洛因替代品。当时,其中一些衍生物是所谓"设计药物"的一部分。

与此同时,在过去五年中,随着新精神活性物质(NPS)在非法市场上出现,数百种合成阿片类化合物相继出现在毒品市场。其中一些物质是新的,而另一些物质是几十年前合成的,但最近才在市场上上市(UNODC,2017a,2017b,2018b)。这些物质的其他名称也广为人知,"类海洛因物质""类芬太尼物质""新兴芬太尼""非法制造的芬太尼""设计师芬太尼""芬太尼同系物"和"芬太尼衍生物"。这一新兴非医疗用阿片类药物被归类为新型/新的合成阿片类药物(NSOs),是指已知为阿片类药物或具有阿片类作用的一类NPS(EMCDDA,2017b)。NSOs包括芬太尼类物质和结构不同的非芬太尼化合物。

芬太尼类物质主要通过修改芬太尼的丙基烷基酰胺部分、改变芳基烷基哌啶基上的链长或取代苯基烷基部分上的芳香取代基来制备(UNODC,2017b)。多年来,已经合成了1 400种芬太尼类物质,其中必须重点强调的是乙酰芬太尼、丙烯酰芬太尼、丁基芬太尼、卡芬太尼、呋喃酰芬太尼、4-氟丁基芬太尼和奥芬太尼(Quintana et al.,2017;Misailidi et al.,2018)。

非芬太尼化合物包括苯甲酰胺阿片类,如3,4-el-N-[[1-(二甲基氨基)环己基]甲基]苯甲酰胺(AH-7921)、N-甲基-N-(2-二甲氨基环己基)-3,4-二氯苯甲酰胺(U-47700)、U-77891、U-50488和溴朵林,以及哌嗪阿片类,如MT-45和W-18。

法律地位

自1964年以来,芬太尼一直受1961年单一公约的管制。事实上,根据《1971年滥用药物法》,它被列为受管制的A类药物,《鸦片法》第一类药物和《管制物质法》第二附表管制物质。到2017年,鉴于日益严重的公共健康威胁,两种主要化学前体4-苯胺基-N-苯乙基哌啶(ANPP)和N-苯乙基-4-哌啶酮(NPP)以及15种不同芬太尼类物质已置于国际管制之下。此外,其他阿片类药物(NSOs),如AH-7921、MT-45和U-47700也属于1971年《滥用药物法》规定的A类药物。此外,已向国家/跨国药物管制机构报告了芬太尼类物质清单,包括合法药物和非法化合物(Vardanyan & Hruby,2014)。

另外,欧洲药物和毒瘾监测中心(EMCDDA)对一些芬太尼衍生物包括丙烯酰芬太尼和呋喃酰芬太尼进行了风险评估(UNODC,2017b;Mounteney,Giraudon,

Denissov, & Griffiths, 2015；EMCDDA, 2015；Armenian, Olson et al., 2017）。

药理学

芬太尼是一种药效极强的阿片类药物,其药效约为吗啡的 75 至 100 倍,海洛因的 25 至 50 倍(Vucković et al., 2009)。它具有高度亲脂性,能够快速扩散通过膜(包括血脑屏障和富含脂质的隔室),是一种具有高度受体亲和力的全激动剂 μ-阿片受体。受体激活负责产生阿片类药物的急性典型作用: 镇痛、欣快和奖赏、呼吸抑制、瞳孔缩小和胃肠动力降低(Pathan & Williams, 2012)(表 18.1)。

表 18.1   阿片类药物使用障碍治疗的药理学策略

类 型	目 标	步 骤	药 物 治 疗
完全戒断阿片类药物	消除阿片类药物	解毒(避免戒断综合征)+持续完全戒断	美沙酮/丁丙诺啡/可乐定/洛非西丁+纳曲酮
阿片受体激动剂治疗	稳定	稳定脑神经化学	美沙酮/丁丙诺啡/丁丙诺啡+纳洛酮

静脉给药后,芬太尼 2~5 min 快速起效,具有最大程度的镇痛和呼吸抑制作用,作用时间短,大约持续 30~60 min(半衰期消除时间为 3~7 h),而某些程度的呼吸抑制甚至在 2~3 h 后仍能持续(Kuhlman, McCaulley, Valouchand, & Behonick, 2003)。

芬太尼通过胃肠黏膜充分吸收。然而,它通过细胞色素 P450 酶[主要是细胞色素 P450 3A4(CYP3A4)]对几个 I 期代谢物产物产生肝脏的首关消除/首过效应(Labroo, Paine, Thummel, & Kharasch, 1997)。因此,其口服生物利用度相对较低(50%~70%,作用时间为 2~3 h),而鼻腔途径(90%,作用时间为 1~2 h)(Kuip et al., 2016)。代谢主要通过哌啶氮上的 N-脱烷基反应生成去甲芬太尼,去甲芬太尼是其主要非活性代谢产物,次要途径包括酰胺水解生成去丙酰芬太尼和烷基羟基化生成羟基芬太尼。所有代谢物都无活性,只有少量芬太尼(<6%)不经肾脏清除(Poklis, 1995；Smith, 2009)。

NSOs 的典型特征是效力高于芬太尼。预计它们还具有高脂溶性、低口服生物利用度、快速起效和短期作用(再给药)。芬太尼类化合物,如结构相似的类似物,部分共享代谢途径,产生共同的代谢物。目前,有一些关于某些 NSOs 的初步数据,但是没有一种新出现的 NSOs 在受控临床条件下在人体中进行研究。尽管如此,一些药理学特性已从实验模型研究、人体相关化合物和毒理学病例报告中推断出来。

趋势

流行病学

在过去二十年中，包括芬太尼在内的各种阿片类药物在世界范围内被用于治疗慢性非癌症疼痛。这些变化带来了阿片类药物处方和使用的急剧增长。例如，2000 年至 2010 年间，美国阿片类药物销售额翻了两番，到 2012 年，约 7% 的成年人使用处方阿片类镇痛剂。2000 年至 2012 年期间，联合国也出现了类似的增长，阿片类药物（吗啡、羟考酮、丁丙诺啡和芬太尼）的处方数量增加了 5.5 倍，尽管阿片类药物的使用率最多只有美国的三分之一。在澳大利亚，2002 年至 2009 年间，社区阿片类药物分配总量增加了 24%，近年来芬太尼的使用量增长尤为显著（Karanges，Blanch，Buckley，& Pearson，2016）。阿片类药物滥用、转移和相关伤害的显著增加导致了阿片类药物使用和滥用的新"流行"。由于该类药物处方政策的减少以及提供者和患者对相对风险和益处的重新考虑，在过去五年中，美国阿片类药物处方，特别是芬太尼处方一直在减少。与 2015 年相比，2016 年 PF 的百分比变化为 -8.9%（Piper et al.，2018）。

目前，尚不清楚 NSOs 的出现是否是全球处方阿片类药物使用大幅度增加的结果。这类物质的大量使用导致越来越多的病人变得耐药，或归因于病人和吸毒者，特别是新精神药物使用者和静脉注射吸毒者很容易获得价廉的新精神药物和新精神药物服务。尽管 NPF 和 NSOs 滥用代表着一种全球现象，但关于实际流行率的信息仍然很缺乏。PF 和 NSOs 的趋势是根据没收药物的信息以及中毒或过量案例和死亡率数据推断出来的。在急性毒性情况下，技术难点包括区分 PF 的使用与 NPF 的使用以及新的和不断变化的 NSOs 的分析。

在 2000 年至 2010 年期间，芬太尼的全球生产量迅速增长，2010 年达到创纪录水平。据统计，2015 年，美国是芬太尼的主要生产国（占全球生产的 64%），其次是德国（19%）、南非（7%）和比利时（6%）。自 2006 年以来，芬太尼的全球消费量一直在波动。产量和消费量的下降反映出人们对滥用芬太尼或类芬太尼导致死亡人数增加的担忧，主要是在北美。2016 年，芬太尼的全球消费主要集中在美国（29.9%）和德国（19.7%），其次是西班牙（6.4%）、英国（5.8%）、加拿大（4.9%）和法国（4.8%）（Narcotic Drugs，2018）。

自 2012 年以来，首次发现 NSOs 数量逐年增加。芬太尼和类芬太尼最初在欧洲发现使用,从 2014 年开始在美国流行,随后是加拿大和澳大利亚,最近在日本流行(Pichini, Solimini, Berretta, Pacifici, & Busardò, 2017)。根据联合国毒品和犯罪问题办公室(UNODC)预警咨询(EWA)的数据(UNODC, 2013),2012年至 2016 年,东亚、欧洲和北美国家报告了 14 种类芬太尼物质和 3 种合成阿片类物质(UNODC, 2018a)。在欧洲,自 2009 年以来检测到 25 种 NSOs,包括 18种芬太尼类物质(EMCDDA, 2017a)。

在美国,关于阿片类物质流行的最新官方数据显示,2016 年有 42 249 例阿片类物质过量使用的死亡病例(处方和非法),比 1999 年高出五倍(CDCP, 2017)。2017 年 1 月至 2 月,俄亥俄州 24 个县的 281 例意外过量死亡病例中,90%的病例芬太尼检测呈阳性,48%的病例丙烯酰胺芬太尼检测呈阳性,31%的病例呋喃芬太尼检测呈阳性,8%的病例卡芬太尼检测呈阳性,6%的病例海洛因检测呈阳性,23%的病例阿片类药物检测呈阳性(Daniulaityte et al., 2017)。从2013 年起,合成阿片类物质的增加主要是 NPF。阿片类药物过量使用死亡人数在 2015 年翻了两番(1999 年为 8 050 人,33 091 人),2016 年翻了一番(超过60 000 人),去年翻了一番,这主要是由于合成阿片类药物过量死亡人数增加了五倍(O'Donnell, Halpin, Mattson, Goldberger, & Gladen, 2017)。最近的一项研究检测了 2015 年 1 月至 6 月司法案件中芬太尼类物质的存在,17%的芬太尼相关死亡与这些类似物有关(Peterson et al., 2016)。在对 619 名 NPS 使用者进行的在线调查显示,3.3%(n = 1551)为阿片类物质,其中,最常见的是克拉通(56.6%)、3,4 - el - N -[[1 -(二甲基氨基)环己基]甲基]苯甲酰胺(AH - 7921)(9.4%)和 O -去甲基曲马多(5.7%)(Soussan & Kjellgren, 2016)。

2016 年,加拿大报告 2 861 例阿片类物质相关死亡病例。2017 年 1 月至 6月,74%的死亡与芬太尼或其类似物有关,而 2016 年同期为 53%,虽然对药用阿片和非药用阿片没有区别。而登记的死亡主要发生在男性(74%)和 30 至 39 岁的个人(28%)(Government of Canada, 2017)。

最近,与美国和欧洲相比,在阿片类药物使用较少的日本,也已经报道了几例芬太尼类似物中毒案例(Takase, Koizumi, Fujimoto, Yanai, & Fujimiya, 2016; Okumura, Sakata, Takahashi, Nishi, & Tachimori, 2017)。

使用模式

NPF 和 NSOs 的销售占非法药物市场的很大一部分(Mounteney et al.,

2015）。它们进入毒品市场有三条主要途径：药物转移（PF）、芬太尼的非法生产/制造芬太尼（NPF）和 NSOs 的直接销售。在过去几年中，NPF 和相关类似物的非法生产量不断增加，这些产品从墨西哥、加拿大等地进口，并分布在世界各地。也可以通过相关网站（暗网）轻松找到这些物质，这些物质通常被标记为"研究化学品"，作为海洛因掺假品、合成海洛因或假冒止痛药成分出售（Baumann et al.，2017；EMCDDA，2017b）。它们通常流行的称呼有汉白玉（China White），合成海洛因（Synthetic Heroin），坠入深渊（Drop Dead），地平线（Flat line），阿帕奇（Apache），瓷娃娃（China Girl），唐人街（China town），热舞（Dance Fever），巨熊（Great Bear），毒药（Poison），怒虎狂龙（Tango & Cash），TNT 同盟者（TNT Friend），好家伙（Good fella），太空超人（He-Man），糖果派对（Jack pot），金象牙（King Ivory），8 号杀手（Murder 8），绿色果冻（Green Jellies），街氧（Street Oxy），断魂散（Lethal Injection），过瘾（Get High），至死方休（Die Trying）（EMCDDA，2012；Pichini et al.，2017）。NPF 已在粉末、药丸、胶囊、液体、鼻腔喷雾剂、吸墨纸、"草药"材料和 e－液体中被发现。因此，它们可以通过静脉注射、口服、吸食或吞咽、鼻吸、吸烟或电子烟来使用。芬太尼的其他药物制剂也被滥用（例如，使用多个贴片或从芬太尼贴片中提取、咀嚼或吸烟凝胶）。此外，它们还可与海洛因、可卡因、强效可卡因、摇头丸和甲基苯丙胺一起使用。在网上销售的处方药如芬太尼、羟考酮和苯并二肾上腺素（如阿普唑仑）可作为海洛因（合成海洛因）的替代品，在很多情况下，它们被用来掺杂海洛因。

非芬太尼毒品也以"科研用化学品"的形式在网上和非法市场上出售，通常以粉末、胶囊或片剂的形式出售。它们可以口服、鼻吸、舌下含服、静脉注射、肌内注射、直肠用药或通过不同途径的组合服用。与 NPF 和类似物相比，它们可以与合成大麻素、合成卡西酮一起被检测出来（Uchiyama，Matsuda，Kawamura，Kikura-Hanajiri，& Goda，2013，2014）。因此，吸毒者并不总是知道他们购买了什么，可能会无意中接触到未知或不知情的物质（EMCDDA，2015；Misailidi et al.，2018）。目前，美国国家统计局用户档案数据表明滥用处方芬太尼（PF 或 NPF）的个人中有继续报告滥用芬太尼的情况，NPF 和 NSOs 的使用通常发生在 NPS 和阿片类毒品的使用者中。总的来说，NSOs 被认为比传统阿片类毒品更容易获得、更便宜、更强，但也更危险。报告中使用阿片类 NPS 的主要动机是感觉愉悦和享受，应对生活压力（疼痛、无聊、情绪、问题、焦虑、睡眠不足）。其他情况，如可用性和合法性，以及习惯和成瘾性（Soussan & Kjellgren，2016）。

风险

在芬太尼使用 50 年后,其致命和非致命中毒/过量的风险急剧上升与模仿传统阿片类药物作用的 NPF 和 NSOs 的增加与有关,且呈现出令人担忧的趋势。在全球范围内,这种情况的特点是 NPF 和 NSOs 中毒/过量的风险趋势明显增加,主要原因是新的芬太尼类物质的出现,并随后被新的改性物质取代,这些物质与阿片类药物相比,新物质具有更高效力(极低剂量时的药理活性)。这种风险趋势的明显增加还与地下制造(更高的供应量、少量纯物质就可以生产数千剂街头剂量、易于隐藏和运输、掺假物的存在、将芬太尼和类似衍生物混入海洛因和止痛药、混入不同的 NSOs 和其他 NPS),以及吸毒者的能力/知识(例如,低剂量需求、测量剂量的方法不准确、重复给药)等有关(O'Donnell et al., 2017; Geddes, Iversen, Memedovic, & Maher, 2018)。

急性毒性

阿片类药物的急性毒性作用与其药理作用有关。总的来说,积极效应被描述为一系列的欣快、愉悦、放松和轻度到重度镇静。这些预期效果与精神病学家使用 NSOs 后的效果一致,精神病学家对探索 NPS 的作用效果十分感兴趣,通常有放松和欣快,随后出现镇静、梦幻状态(Zawilska, 2017)。较高剂量时,阿片类药物毒性的典型症状是抑郁、通气不足、瞳孔缩小和蠕动障碍,甚至是呼吸抑制可导致完全呼吸停止或死亡。在这种情况下,早期发现可能的预警信号和识别毒品用具是可能预防的关键因素(表 18.2)。

表 18.2　阿片类药物中毒/过量时需要考虑的症状和体征

中毒/过量阿片类药物	阿片类药物使用迹象	中毒/过量现场的用具
中枢神经系统抑郁 -镇静 -困倦 -极度嗜睡 -意识模糊 -昏迷	注射用 -血栓形成的静脉("痕迹") -注射部位红斑 -瘀伤 -脓肿或蜂窝组织炎 -瘢痕	凸透镜 长袖衫 注射使用 -注射器 -勺子 -炊具 -止血带 -箔纸、玻璃纸信封或纸包 -烧掉的火柴 -打火机 -清洁注射部位纸巾

续　表

中毒/过量阿片类药物	阿片类药物使用迹象	中毒/过量现场的用具
呼吸抑制 -呼吸缓慢 -浅呼吸 -没有呼吸	鼻吸使用 -鼻组织的刺激/炎症 -鼻窦和其他感染 -呼吸系统并发症 -肺损伤	
瞳孔收缩 -瞳孔缩小 * （精确定位瞳孔） -反应性降低	经皮的使用 -湿疹 -皮炎	鼻吸使用 -账单 -空心笔 -鼻烟弹 -CD 盒 -小镜子 -袋子 -活页夹 -剃须刀片 -塑料卡
胃肠道功能减退 -便秘 -心血管改变 -布雷迪卡迪亚/心脏骤停 -心律失常 -直立性低血压 -外周血管扩张 肺水肿		
出汗/低血压/发绀		经皮使用 -丢弃的小片 -管道 -注射器 -针头
癫痫		

* 考虑到 NSOs 有一定程度的瞳孔收缩以及复杂过量（多种药物使用）用药或缺氧性脑损伤引起的瞳孔无变化或瞳孔分散。

非致命性中毒

怀疑和诊断 NSOs 中毒/过量的困难是由于其缺乏与传统阿片类药物相比的独特特征和快速确认的毒理学结果。尽管在大多数疑似 NSOs 中毒的案例中，未进行或无法进行确认性分析测试，但近年来，大量出版物描述了与 NSOs 过量/中毒的相关症状。

瑞典 STRIDA 项目在 2015 年 4 月至 11 月和 2016 年 4 月至 11 月期间共发现 25 例经分析证实的芬太尼衍生物中毒案例。鉴定出的化合物主要是乙酰芬太尼和 4 -甲氧基丁基芬太尼，其次是丙烯芬太尼、呋喃基芬太尼、N -（4 -氟苯基）- N -（1 -苯乙基哌啶- 4 -基）异丁酰胺〔4 -氟异丁酰基芬太尼（4F - iBF）〕和四氢呋喃基芬太尼（THF - F），以及 4 -甲氧基丁基芬太尼与呋喃基芬太尼的组合，还有丙烯芬太尼与 N -（4 -氯苯基）- N -（1 -苯乙基哌啶- 4 -基）异丁酰胺〔4 -氟异丁酰基芬太尼（4Cl - iBF）〕的组合（Helander, Bäckberg, & Beck, 2016, 2017）。除这些临床描述外，中毒症状在其他案例中也有描述，其中乙酰芬太尼、丁基芬太尼、呋喃芬太尼在强效可卡因、3,4 - el - N -[[1 -(二甲基氨基)环己基]甲基]苯甲酰胺(AH - 7921)、4 -二氯苯甲酰胺(U - 47700)和 1 -环己基-4 -(1,2 -二苯基乙基)哌嗪(MT - 45)中都有涉及(Bäckberg, Beck, Jönsson, & Helander, 2015；Cole, Dunbar, McIntire, Regelmann, & Slusher, 2015；Beck, Franzén, Bäckberg, Signell, & Helander, 2016；Rogers, Rehrer, & Hoot, 2016；Armenian, Vo, Barr-Walker, & Lynch, 2017)。尽管没有描述给药途径,但大多数病例报告为经鼻吸、静脉或口服给药。

总的来说,NSOs 中毒症状与传统阿片类药物产生的症状相似。所有患者均报告意识下降、呼吸抑制或/和一定程度的瞳孔收缩。其他临床症状和体征包括发绀、低血压、肠梗阻、恶心、呕吐和瘙痒。有趣的是,1 -环己基-4 -(1,2 -二苯基乙基)哌嗪(MT - 45)有双侧听力损失和轻度肌肉萎缩的报道(Helander, Bäckberg, & Beck, 2014)(表 18.3)。

表 18.3　与芬太尼和 NSOs 中毒/过量相关的临床症状/体征

NSOs	临床症状/体征
芬太尼	
NPF	瞳孔缩小、中枢神经系统抑制、呼吸抑制、意识减退、恶心、呕吐、焦虑、躁动、欣快、发音困难、抑郁、偏执、幻觉、呼吸暂停、深度昏迷、抽搐、呼吸停止
芬太尼类物质	
乙酰芬太尼	昏迷、呼吸抑制、瞳孔缩小、皮肤发绀、心动过速、肾功能不全、疑似吸入物、呼吸暂停、高血压、低血压、横纹肌溶解症、急性肾损伤、尿潴留、躁动、谵妄、体温过低、高烧
呋喃基芬太尼	昏迷、呼吸抑制
4 -甲氧基丁基芬太尼	心动过速、意识不清、呼吸抑制、瞳孔缩小、肾功能不全、疑似吸入物、呼吸暂停、皮肤发绀、高血压、尿潴留、体温过低
丙烯芬太尼	中枢神经系统抑郁、意识障碍、瞳孔缩小、呼吸抑制、心动过速、高血压、躁动、肾功能不全
四氢呋喃芬太尼	中枢神经系统抑郁、无意识、瞳孔缩小、呼吸衰竭、抑郁、心动过速、高血压
丁酰基芬太尼	意识水平下降、呼吸抑制、瞳孔缩小、呼吸暂停、心动过速、体温过高、体温过低、咯血、急性肺损伤、缺氧性呼吸衰竭、弥漫性肺泡出血
非芬太尼类物质	
AH - 7921	头痛、焦虑、恐慌、腹痛、便秘、行动不便、头晕、头痛、尿潴留、视力障碍、口腔疼痛、运动引起的眩晕、皮肤刺激、身体不同部位麻木、体温变化、震颤、麻木、水泡、癫痫发作、高血压和心动过速
U - 47700	便秘、瘙痒和呼吸抑制
MT - 45	小瞳孔效应(固定瞳孔)、呼吸抑制、分离样症状、恶心、瘙痒、双侧听力损失、戒断症状

致命中毒

关于相关的死亡,据报告有几例由 NSOs 造成的死亡事件,经毒理学确认,报告的物质有乙酰芬太尼、丙烯芬太尼、丁基芬太尼、卡芬太尼、呋喃甲酰芬太尼、4-氟丁基芬太尼、奥芬太尼、3,4-el-N-[[1-(二甲基氨基)环己基]甲基]苯甲酰胺(AH-7921)、1-环己基-4-(1,2-二苯基乙基)哌嗪(MT-45)、U-4770、U-50488,在不同生物基质中检测到乙酰芬太尼与丁基芬太尼混合,U-47700 与呋喃甲酰芬太尼或芬太尼与丁基芬太尼混合。尸检结果包括内脏及肺水肿和充血、心脏和肝脏异常(器官肿大、脂肪浸润或纤维化)以及吸入胃内容物(Zawilska, 2017;Pichini et al., 2017)。然而,检查未发现芬太尼类物质之间的差异(Coopmanand Cordonnier et al., 2016, Coopmanand Blanckaert et al., 2016;Cunningham, Haikaland Kraner, 2015;Dussy et al., 2016;Takase et al., 2016)。

阿片类药物使用障碍

持续使用 PF 和 NSOs 可发展为阿片类药物使用障碍。根据《精神障碍诊断和统计手册》(DSM-5)(APA, 2013)第五版的修订版,阿片类药物使用障碍包括生理、行为和认知症状,导致阿片类药物反复使用,尽管与使用此类药物相关重大问题的特点是以强迫寻求和服药。与其他药物依赖一样,在限制药物摄入时会出现消极情绪(即烦躁、焦虑、易怒),状态失控,这反映了在阻止获得药物时的戒断综合征,阿片类药物成瘾性可分为轻度、中度或重度,具体取决于满足DSM-5 标准的数量。

管理

阿片类药物中毒

鉴于 NSOs 的范围、急性表现及其与传统阿片类药物的相似性,建立阿片类药物中毒和过量使用的管理至关重要。一般而言,无论阿片类药物(芬太尼或NSOs)的类别及其来源如何(合法/药物或非法/非药物),急性管理原则都是相似的。

在怀疑阿片类药物中毒和/或过量以及意识水平下降或反应性下降的情况下,应始终怀疑 NSOs 药物。在上述情况下,优先处理是呼吸道管理和呼吸抑制的逆转,以防止永久性脑损伤或死亡(Suzuki & El-Haddad, 2017)。第一种非药理学的治疗方法是基本生命支持,包括及时诊断和立即支持通气和循环[评估和支持气道(A)、人工呼吸(B)和循环(C)]。现有证据表明,处理方式包括最基本操作(如频繁地与患者说话、触碰或机械刺激)和进一步操作,包括在昏迷和呼吸频率低(≤12 次/min)的患者使用氧气、帮助患者活动下巴(Boyer, 2012; Donroe & Tetrault, 2017)。

对于特定的药物治疗,纳洛酮是逆转阿片类药物过量引起呼吸抑制的唯一解毒剂。它是一种半合成阿片受体竞争性拮抗剂,对 μ-受体有很强的亲和力,对 κ 和 δ 阿片受体作用较小(WHO, 2014; Zawilska, 2017; Schiller & Mechanical, 2017)。纳洛酮通过静脉、肌肉、皮下、气管内、舌内、颏下和鼻腔途径被吸收,具体取决于环境和临床支持(FDA, 2015; Donroe & Triult, 2017)。它很容易通过血脑屏障转运,并且在逆转阿片类效应方面具有非常迅速的作用(Lynn & Galinkin, 2018),了解其作用至关重要,因为可快速摄入,特异性强,持续时间相对较短(20~90 min),可用于诊断和治疗(Sivilotti, 2015)。因此,逆转阿片类药物作用的能力主要取决于阿片类药物的药理学特征、剂量、给药途径、激动剂和纳洛酮的清除率,这需要重复给药或输注(van Dorp, Yassen, & Dahan, 2007)。国际指南建议输注纳洛酮,从 0.04 mg 开始,即认为是安全的经验剂量,然后增加至 0.4 mg、2 mg,直至恢复自主呼吸。重要的是,纳洛酮除了恶心、躁动和头痛外,无其他副作用。然而,如果对阿片类药物依赖的受试者使用,则应预计出现急性阿片类药物戒断症状,其特征为躁动、高血压、心动过速和呕吐。在没有阿片类药物的情况下,它根本不可能产生任何药理活性(Kerr, Kelly, Dietze, Jolley, & Barger, 2009; Boyer, 2012)。因此,在急救和基本生命支持环境中,纳洛酮的使用具有相对明显的安全性和有效性。因此,建议将纳洛酮经验性给药作为标准急救的辅助手段应用于所有阿片类药物危及生命的患者,即使无法获得尿液毒理学筛查或阿片类药物阴性结果。必须指出,尿液药物筛查不是急性评估的重要组成部分。然而,临床医生应该掌握,大多数阿片类药物在使用后的两到三天内可在尿液中检测到,但 NSOs 除外。

由于芬太尼和阿片类药物的危险以及血液传播感染的风险导致死亡人数不断增加,有人建议更广泛地使用纳洛酮。建议包括增加其可用性,使用替代给药途径,新的解毒剂递送机制,以及在不需要特定医疗培训的院外环境中使用商业药包(表 18.4)。

表 18.4　不同纳洛酮制剂处方信息中的信息描述

给药途径	品牌名称	指示	剂量（纳洛酮）	副作用	禁忌证/注意事项	国家
注射	Narcan	已知或怀疑阿片类药物过量	每 2~3 分钟增加 0.4~2 mg+剂量；最大剂量 10 mg	急性戒断综合征	否	美国 FDA
（静脉注射、肌内注射、皮下注射、口气管注射）						
注射用自动注射器	Evzio	表现为呼吸和/或中枢神经系统抑郁，已知或疑似阿片类药物过量的紧急治疗	单剂（2 mg）+每 2~3 分钟补充一次剂量，直到补充紧急医疗救助	一旦发严重阿片类药物戒断综合征	注射部位血供、组织血流速度，以及肌肉和脂肪组织数量	美国 FDA
（肌肉内、皮下）						
鼻喷雾	Narcan	表现为呼吸和/或神经系统抑制，已知或疑似阿片类药物过量的紧急治疗	单剂（4 mg）+每 2~3 分钟补充一剂，直到紧急医疗救助	一旦发严重阿片类药物戒断综合征；反复出现呼吸和中枢神经系统抑郁风险	鼻出血、鼻腔黏液、外伤、鼻中隔异常和其他鼻内病理情况，如鼻腔解剖异常、鼻腔症状（如鼻塞和流鼻涕、鼻息肉等）或之前喷入鼻腔的产品/药物	美国 FDA 加拿大
（鼻吸入）						
	Nyxoid	表现为呼吸和/或中枢神经系统抑制，已知或疑似阿片类药物过量，在非医疗和医疗环境中，立即给予紧急治疗。	1.8 mg 纳洛酮，如果患者没反应，在 2~3 分钟后给第二剂。进一步的剂量（如果有的话）应在一个鼻孔给药，并在等待急救人员到来时对患者进行监测	在纳洛酮使用中出现典型的阿片类药物戒断综合征。这可能是由阿片类药物依赖的突然戒断引起的		欧洲（EMA）

FDA：美国食品和药物管理局。
EMA：欧洲药品管理局。

注射型(p.e.Prenoxad)和鼻吸型(LMA-Mad-Nasical)纳洛酮试剂盒(p.e.鼻黏膜雾化装置)通常是非医学环境下治疗过量服药所需的用品,被认为是减少伤害的关键组成部分(Elzey, Fudin, & Edwards, 2017;Peprah & Frey, 2017)。

考虑到阿片类药物使用过量相关死亡病例在阿片类药物使用环境中是完全可预防的,增加纳洛酮可用性和可获得性的主要策略包括为有阿片类药物过量风险的个人以及可能目睹和应对过量的人(例如为亲属和护理人员)提供纳洛酮;为多学科医疗人员和非医疗急救人员(如药剂师、护理人员、消防员、警察)提供纳洛酮培训和装备计划,以降低过量用药风险;在一些国家,通过公共资助的药物计划补偿纳洛酮[DHDA(England), 2007;Sharma, Bruner, Barnett, & Fishman, 2016;FDA, 2016;Fairbairn, Coffin, & Walley, 2017;Bell, Bennett, Jones, Doe-Simkins, & Williams, 2018]。此外,2015 年,美国心脏协会(AHA)针对疑似阿片类药物过量的无反应受试者制定了新的具体建议("阿片类药物危及生命的紧急处理")。它包括识别阿片类药物过量中毒迹象、呼叫急救服务、服用纳洛酮(经鼻或肌内注射)、进行抢救性人工呼吸和胸部按压,以及如果受试者在服用第一剂纳洛酮四分钟后仍未恢复呼吸,则服用第二剂纳洛酮。如果受试者停止呼吸,开始心肺复苏(CPR),每两分钟重复给药一次,直到达到最大剂量 10 mg。例外情况下,如果没有生命迹象(脉搏),应在开始 CPR 后服用纳洛酮(AHA, 2015)。在纳洛酮持续时间短或不可逆作用的情况下,应考虑NSOs 过量或与其他物质有关的"复杂过量"情况(Scheuermeyer et al., 2018)。

关于 NSOs 过量中毒情况下的特定纳洛酮治疗,尽管芬太尼效应应通过标准纳洛酮剂量治疗,但一些报告表明,某些芬太尼类物质和 NSOs 过量需要比标准纳洛酮剂量更大的剂量,以及反复推注和持续输注以逆转呼吸抑制,这可能与其效力高且作用时间长有关(Fared, Buchanan-Cummings, Crampton, Grant, & Drexler, 2015;Fairbairn et al., 2017;Sutter et al., 2016;Helander et al., 2016)。总的来说,NSOs 的药理学信息有限,逆转毒性所需的纳洛酮剂量未知。目前,提高对其认识和早期非临床和临床管理至关重要,以便为 NSOs 过量中毒的急性治疗制定最佳纳洛酮剂量和其他策略(Scheuermeyer et al., 2018)。

阿片类药物使用障碍

阿片类药物使用障碍的治疗有不同策略(Torrens et al., 2015;Dematteis et al., 2017)。两种主要的治疗方法是完全戒断导向治疗和阿片类激动剂治疗(表 18.5)。

表 18.5　阿片类药物滥用障碍治疗的主要药理策略

类　型	目　标	步　骤	药物治疗
阿片类药物戒断	消除阿片类药物	解毒（避免戒断综合征）+持续完全戒断	美沙酮/丁丙诺啡/可乐定/洛非西丁+纳曲酮
阿片受体激动剂治疗	稳定化	稳定大脑神经化学	美沙酮/丁丙诺啡/丁丙诺啡+纳洛酮

完全戒断-治疗治疗

在戒断导向治疗中，目的是以一种可控的方式去除阿片类药物，完全清除阿片类药物激动剂。戒毒通常分为两个阶段：脱毒和预防复发。

脱毒：脱毒包括用其他长半衰期阿片类激动剂或部分激动剂（通常为美沙酮或丁丙诺啡）或 α_2-肾上腺素激动剂（可乐定或洛非西定）替代滥用的阿片类药物，并逐步减少其用量以减少阿片类药物戒断综合征的强度。

短效阿片剂（如 PF 和 NSOs）在最后一次使用后数小时开始出现阿片类药物戒断综合征。早期症状包括药物渴求、厌食、焦虑和易怒。这些症状伴随着呼吸问题和血压升高、出汗、打哈欠、流鼻涕、流泪、毛发竖起、震颤和瞳孔扩大等临床症状。36~72 h 后，症状进展为恶心、呕吐、腹泻、失眠、心动过速、腹部痉挛、不自主肌肉痉挛和肢体运动，症状在五到七天内消退。

持续完全戒断：

纳曲酮是一种完全阿片类药物拮抗剂，用于完全阿片类药物脱毒后维持完全戒断。它对 μ-阿片受体的高亲和力可阻断海洛因的药理作用。纳曲酮的主要优点包括：减少阿片类毒品渴求，可在标准门诊环境下使用，且无滥用风险。为了改善纳曲酮的滞留和复发问题，已经开发了一种缓释配方，以植入和储存注射形式给药。

阿片受体激动剂治疗

阿片类激动剂的维持治疗通过将短效阿片类药物替换为具有相对稳态药代动力学的长效阿片类药物（如美沙酮或丁丙诺啡）来稳定脑神经化学。阿片类激动剂维持治疗旨在产生最小的欣快效应，阻断与服用外源性阿片类药物相关的欣快反应，消除阿片类药物戒断症状。最常用的维持治疗药物是美沙酮、丁丙诺啡、丁丙诺啡+纳洛酮,以及(R)-美沙酮、缓释吗啡和二乙酰吗啡(海洛因)。

结论

　　NSOs 是一种强效的合成阿片类药物,与毒副作用/过量用药及可预防的死亡风险显著增加有关。对有阿片类药物过量典型症状的患者,阿片类药物毒理学筛选试验阴性但需要更高剂量和长期输注纳洛酮的非典型症状的患者,应怀疑 NSOs 毒性/过量。尽管需要更多的研究来确定 NSOs 的管理和治疗方案,但中毒过量时呼吸机支持和使用纳洛酮对于逆转任何阿片类药物由于中毒/过量导致的生命威胁仍然至关重要。

致谢

　　这项工作得到了以下项目的支持(Proyectos de Investigación en Salud PI14/00715 and PI17/01962, Red de Trastornos Adictivos-RTA RD16/0017/0003, and RD16/0017/0010, Juan Rodés JR16/00020), integrated in the National R+D+I and funded by the ISCIII and the European Regional Development Fund (FEDER). In addition by grants from the Ministerio de Sanidad, Política Social e Igualdad (Plan Nacional Sobre Drogas, 2009I047), and Suport Grups de Recerca AGAURGencat (2017 SGR 316, 2017 SGR 530 and 2017 SGR 138).

参考文献

American Heart Association. (2015). *Highlights—CPR & ECC guidelines*. Retrieved from https：//eccguidelines. heart. org/index. php/circulation/cpr-ecc-guidelines-2/part-10-special-circumstances-of-resuscitation/highlights-introduction/highlights/.

American Psychiatric Association. (2013). *Diagnostic and statistical manual of mental disorders: DSM-5* (5th ed.). Washington, DC：American Psychiatric Association.

Armenian, P., Olson, A., Anaya, A., Kurtz, A., Ruegner, R., & Gerona, R. R. (2017a). Fentanyl and a novel synthetic opioid U-47700 masquerading as street "norco" in Central California：A case report. *Annals of Emergency Medicine*, *69*(1), 87–90. doi：10.1016/j. annemergmed.2016.06.014.

Armenian, P., Vo, K. T., Barr-Walker, J., & Lynch, K. L. (2017b). Fentanyl, fentanyl analogs and novel synthetic opioids：A comprehensive review. *Neuropharmacology*, *134*, 121–132. doi：10.1016/j.neuropharm.2017.10.016.

Bäckberg, M., Beck, O., Jönsson, K., & Helander, A. (2015). Opioid intoxications involving butyrfentanyl, 4-fluorobutyrfentanyl, and fentanyl from the Swedish STRIDA project. *Clinical*

Toxicology, *53*(7), 609–617. doi：10.3109/15563650.2015.1054505.

Baumann, M. H., Majumdar, S., Rouzic, V. L., Hunkele, A., Uprety, R., Huang, X. P., … Pasternak, G. W. (2017). Pharmacological characterization of Novel Synthetic Opioids (NSO) found in the recreational drug marketplace. *Neuropharmacology*, *134*(A), 101–107. doi：10.1016/j. neuropharm.2017.08.016.

Beck, O., Franzén, L., Bäckberg, M., Signell, P., & Helander, A. (2016). Toxicity evaluation of α–pyrrolidinovalerophenone (α–PVP)：Results from intoxication cases within the STRIDA project. *Clinical Toxicology*, *54*(7), 568–575. doi：10.1080/15563650.2016. 1190979.

Bell, A., Bennett, A. S., Jones, T. S., Doe-Simkins, M., & Williams, L. D. (2018). Amount of naloxone used to reverse opioid overdoses outside of medical practice in a city with increasing illicitly manufactured fentanyl in illicit drug supply. *Substance Abuse*, 1–12. doi： 10.1080/0889 7077.2018.1449053.

Boyer, E. W. (2012). Management of opioid analgesic overdose. *New England Journal of Medicine*, *367*(14), 1370–1373. doi：10.1056/nejmc1209707.

Centers for Disease Control and Prevention (CDC). (2017). *Drug overdose death data*. Retrieved from www.cdc.gov/drugoverdose/data/statedeaths.html.

Cole, J. B., Dunbar, J. F., Mcintire, S. A., Regelmann, W. E., & Slusher, T. M. (2015). Butyrfentanyl overdose resulting in diffuse alveolar hemorrhage. *Pediatrics*, *135*(3). doi：10. 1542/peds.2014–2878.

Coopman, V., Blanckaert, P., Parys, G. V., Calenbergh, S. V., & Cordonnier, J. (2016). A case of acute intoxication due to combined use of fentanyl and 3, 4-dichloro-N- [2-(dimethylamino) cyclohexyl]-N-methylbenzamide (U-47700). *Forensic Science International*, *266*, 68–72. doi：10.1016/j.forsciint.2016.05.001.

Coopman, V., Cordonnier, J., Leeuw, M. D., & Cirimele, V. (2016). Ocfentanil overdose fatality in the recreational drug scene. *Forensic Science International*, *266*, 469–473. doi：10. 1016/j. forsciint.2016.07.005.

Cunningham, S. M., Haikal, N. A., & Kraner, J. C. (2015). Fatal intoxication with acetyl fentanyl.*Journal of Forensic Sciences*, *61*. doi：10.1111/1556–4029.12953.

Daniulaityte, R., Juhascik, M. P., Strayer, K. E., Sizemore, I. E., Harshbarger, K. E., Antonides, H. M., & Carlson, R. R. (2017). Overdose deaths related to fentanyl and its analogs—Ohio, January-February 2017. *MMWR. Morbidity and Mortality Weekly Report*, *66* (34), 904–908. doi：10.15585/mmwr.mm6634a3.

Dematteis, M., Auriacombe, M., D'Agnone, O., Somaini, L., Szerman, N., Littlewood, R., … Soyka, M. (2017). Recommendations for buprenorphine and methadone therapy in opioid use disorder：A European consensus. *Expert Opinion on Pharmacotherapy*, *18*(18), 1987–1999. doi：10.1080/14656566.2017.1409722.

Department of Health (England) and the devolved administrations. (2007). *Drug misuse and dependence: UK guidelines on clinical management*. London：Department of Health (England), the Scottish Government, Welsh Assembly Government and Northern Ireland Executive.

Donroe, J. H., & Tetrault, J. M. (2017). Substance use, intoxication, and withdrawal in the critical care setting. *Critical Care Clinics*, *33*(3), 543 - 558. doi: 10.1016/j.ccc.2017.03.003.

Dussy, F., Hangartner, S., Hamberg, C., Berchtold, C., Scherer, U., Schlotterbeck, G., Briellmann, T. (2016). An acute ocfentanil fatality: A case report with postmortem concentrations. *Journal of Analytical Toxicology*, *40*(9), 761 - 766. doi: 10.1093/jat/bkw096.

Elzey, M. J., Fudin, J., & Edwards, E. S. (2017). Take-home naloxone treatment for opioid emergencies: A comparison of routes of administration and associated delivery systems. *Expert Opinion on Drug Delivery*, *14*(9), 1045 - 1058. doi: 10.1080/17425247.2017.1230097.

European Monitoring Centre for Drugs and Drug Addiction (EMCDDA). (2012). *Fentanyl in Europe EMCDDA trendspotter study*. Retrieved from www. emcdda. europa. eu/attachements. cfm/att_191974_EN_TD3112230ENN_Fentanyl.pdf.

European Monitoring Centre for Drugs and Drug Addiction (EMCDDA). (2015). *Fentanyl drug profile*. Retrieved from www.emcdda.europa.eu/publications/drug-profiles/fentanyl.

European Monitoring Centre for Drugs and Drug Addiction (EMCDDA). (2017a) *EMCDDA highlights growing threats posed by new and established substances*. Retrieved from www. emcdda.europa.eu/news/2017/6/european-drug-report-2017-highlights_en#newsDownloads.

European Monitoring Centre for Drugs and Drug Addiction (EMCDDA). (2017b). *Fentanils in Europe: Perspective from the EU EWS*. Retrieved from www.emcdda.europa.eu/system/files/ attachments/6243/New%20synthetic%20opioids%20in%20EU%20-%20Rita%20 Jorge%2C% 20EMCDDA.pdf_en.

Fairbairn, N., Coffin, P. O., & Walley, A. Y. (2017). Naloxone for heroin, prescription opioid, and illicitly made fentanyl overdoses: Challenges and innovations responding to a dynamic epidemic. *International Journal of Drug Policy*, *46*, 172 - 179. doi: 10.1016/j. drugpo.2017.06.005.

Fareed, A., Buchanan-Cummings, A. M., Crampton, K., Grant, A., & Drexler, K. (2015). Reversal of overdose on fentanyl being illicitly sold as heroin with naloxone nasal spray: A case report. *The American Journal on Addictions*, *24*(5), 388 - 390. doi: 10.1111/ajad.12230.

Food and Drug Administration (FDA). (2015). *Naloxone for treatment of opioid overdose*. Retrieved from www. fda. gov/downloads/AdvisoryCommittees/CommitteesMeetingMaterials/ Drugs/Anesthetic And Analgesic Drug Products Advisory Committee/UCM522690.pdf.

Food and Drug Administration (FDA). (2016). *FDA Advisory Committee on the most appropriate dose or doses of naloxone to reverse the effects of life-threatening opioid overdose in the community settings*. Retrieved from www. fda. gov/downloads/AdvisoryCommittees/ Committees Meeting Materials/Drugs/Anesthetic And Analgesic Drug Products Advisory Committee/UCM522688.pdf.

Geddes, L., Iversen, J., Memedovic, S., & Maher, L. (2018). Intravenous fentanyl use among people who inject drugs in Australia. *Drug and Alcohol Review*, *37*(1), S314 - S322 doi: 10. 1111/dar.12668.

Government of Canada. (2017, December). *National report: Apparent opioid-related deaths in Canada*. Retrieved from www. canada. ca/en/public-health/services/publications/healthy- living/apparent- opioid- related-deaths-report-2016-2017-december.htmL.

Helander, A., Bäckberg, M., & Beck, O. (2014). MT-45, a new psychoactive substance associated with hearing loss and unconsciousness. *Clinical Toxicology*, *52*(8), 901 - 904. doi:

10.3109/155 63650.2014.943908.

Helander, A., Bäckberg, M., & Beck, O. (2016). Intoxications involving the fentanyl analogs acetylfentanyl, 4-methoxybutyrfentanyl and furanylfentanyl: Results from the Swedish STRIDA project. *Clinical Toxicology*, *54*(4), 324 – 332. doi: 10.3109/15563650.2016.1139715.

Helander, A., Bäckberg, M., Signell, P., & Beck, O. (2017). Intoxications involving acrylfentanyl and other novel designer fentanyls-results from the Swedish STRIDA project. *Clinical Toxicol-ogy*, *55*(6), 589 – 599. doi: 10.1080/15563650.2017.1303141.

Karanges, E. A., Blanch, B., Buckley, N. A., & Pearson, S. (2016). Twenty-five years of prescription opioid use in Australia: A whole-of-population analysis using pharmaceutical claims. *British Journal of Clinical Pharmacology*, *82*(1), 255 – 267. doi: 10.1111/bcp.12937.

Kerr, D., Kelly, A., Dietze, P., Jolley, D., & Barger, B. (2009). Randomized controlled trial comparing the effectiveness and safety of intranasal and intramuscular naloxone for the treatment of suspected heroin overdose. *Addiction*, *104*(12), 2067 – 2074. doi: 10.1111/j.1360-0443. 2009.02724.x.

Kuhlman, J. J., Mccaulley, R., Valouch, T. J., & Behonick, G. S. (2003). Fentanyl use, misuse, and abuse: A summary of 23 postmortem cases. *Journal of Analytical Toxicology*, *27* (7), 499 – 504. doi: 10.1093/jat/27.7.499.

Kuip, E. J., Zandvliet, M. L., Koolen, S. L., Mathijssen, R. H., & Carin, C. D. Van Der Rijt. (2016). A review of factors explaining variability in fentanyl pharmacokinetics: Focus on implications for cancer patients. *British Journal of Clinical Pharmacology*, *83*(2), 294 – 313. doi: 10.1111/bcp.13129.

Labroo, R. B., Paine, M. F., Thummel, K. E., & Kharasch, E. D. (1997). Fentanyl metabolism by human hepatic and intestinal cytochrome P450 3A4: Implications for interindividual variability in disposition, efficacy, and drug interactions. *Drug Metabolism and Disposition*, *25*(9), 1072 – 1080.

Lynn, R. R., & Galinkin, J. (2018). Naloxone dosage for opioid reversal: Current evidence and clinical implications. *Therapeutic Advances in Drug Safety*, *9*(1), 63 – 88. doi: 10.1177/ 2042098617744161.

Misailidi, N., Papoutsis, I., Nikolaou, P., Dona, A., Spiliopoulou, C., & Athanaselis, S. (2018). Fentanyls continue to replace heroin in the drug arena: The cases of ocfentanil and carfentanil. *Forensic Toxicology*, *36*(1), 12 – 32. doi: 10.1007/s11419-017-0379-4.

Mounteney, J., Giraudon, I., Denissov, G., & Griffiths, P. (2015). Fentanyls: Are we missing the signs? Highly potent and on the rise in Europe. *International Journal of Drug Policy*, *26* (7), 626 – 631. doi: 10.1016/j.drugpo.2015.04.003.

Narcotic drugs-estimated world requirements for 2018-statistics for 2016. (2018). Retrieved from www.incb.org/documents/Narcotic-Drugs/Technical- Publications/2017/7_Part_2_comments_ E.pdf.

O'Donnell, J. K., Halpin, J., Mattson, C. L., Goldberger, B. A., & Gladden, R. M. (2017). Deaths involving fentanyl, fentanyl analogs, and U-47700 – 10 states, July-December 2016. *MMWR. Morbidity and Mortality Weekly Report*, *66*(43), 1197 – 1202. doi: 10.15585/mmwr. mm6643e1.

Okumura, Y., Sakata, N., Takahashi, K., Nishi, D., & Tachimori, H. (2017). Epidemiology of overdose episodes from the period prior to hospitalization for drug poisoning until discharge in Japan: An exploratory descriptive study using a nationwide claims database. *Journal of Epide-miology*, 27(8), 373 – 380. doi: 10.1016/j.je.2016.08.010.

Pathan, H., & Williams, J. (2012). Basic opioid pharmacology: An update. *British Journal of Pain*, 6(1), 11 – 16. doi: 10.1177/2049463712438493.

Peprah, K., & Frey, N. (2017). *Intranasal and intramuscular naloxone for opioid overdose in the pre-hospital setting: A review of comparative clinical and cost-effectiveness, and guidelines* [Internet]. Ottawa, ON: Canadian Agency for Drugs and Technologies in Health. Retrieved from www.ncbi.nlm.nih.gov/books/NBK470680/PubMed PMID: 29276889.

Peterson, A. B., Gladden, R. M., Delcher, C., Spies, E., Garcia-Williams, A., Wang, Y., Gold- berger, B. A. (2016). Increases in fentanyl-related overdose deaths—Florida and Ohio, 2013 – 2015. *MMWR. Morbidity and Mortality Weekly Report*, 65(33), 844 – 849. doi: 10.15585/mmwr.mm6533a3.

Pichini, S., Solimini, R., Berretta, P., Pacifici, R., & Busardò, F. P. (2017). Acute intoxications and fatalities from illicit fentanyl and analogues. *Therapeutic Drug Monitoring*, 1. doi: 10.1097/ftd.0000000000000465.

Piper, B. J., Shah, D. T., Simoyan, O. M., Mccall, K. L., & Nichols, S. D. (2018). Trends in medical use of opioids in the U.S., 2006 – 2016. *American Journal of Preventive Medicine*, 54(5), 652 – 660. doi: 10.1016/j.amepre.2018.01.034.

Prekupec, M. P., Mansky, P. A., & Baumann, M. H. (2017). Misuse of novel synthetic opioids.*Journal of Addiction Medicine*, 11(4), 256 – 265. doi: 10.1097/adm.0000000000000324.

Poklis, A. (1995). Fentanyl: A review for clinical and analytical toxicologists. *Journal of Toxicology: Clinical Toxicology*, 33(5), 439 – 447. doi: 10.3109/15563659509013752.

Quintana, P., Ventura, M., Grifell, M., Palma, A., Galindo, L., Fornís, I., . Torrens, M. (2017). The hidden web and the fentanyl problem: Detection of ocfentanil as an adulterant in heroin. *International Journal of Drug Policy*, 40, 78 – 83. doi: 10.1016/j.drugpo.2016.10.0.

Rogers, J. S., Rehrer, S. J., & Hoot, N. R. (2016). Acetylfentanyl: An emerging drug of abuse. *The Journal of Emergency Medicine*, 50(3), 433 – 436. doi: 10.1016/j.jemermed.2015.10.014.

Scheuermeyer, F. X., Dewitt, C., Christenson, J., Grunau, B., Kestler, A., Grafstein, E., Innes, G. (2018). Safety of a brief emergency department observation protocol for patients with presumed fentanyl overdose. *Annals of Emergency Medicine*, 72(1), 1 – 8. doi: 10.1016/j. annemergmed.2018.01.054.

Schiller, E. Y., & Mechanic, O. J. (2017, November 28). *Opioid, overdose* [Internet]. Treasure Island, FL: StatPearls Publishing. Retrieved January 2018, from www.ncbi.nlm.nih.gov/books/NBK470415/.

Sharma, B., Bruner, A., Barnett, G., & Fishman, M. (2016). Opioid use disorders. *Child and Adolescent Psychiatric Clinics of North America*, 25(3), 473 – 487. doi: 10.1016/j.chc.2016.03.002.

Sivilotti, M. L. (2015). Flumazenil, naloxone and the "coma cocktail". *British Journal of Clinical Pharmacology*, 81(3), 428 – 436. doi: 10.1111/bcp.12731.

Smith, H. S. (2009). Opioid metabolism. *Mayo Clinic Proceedings*, 84(7), 613 – 624. doi: 10.

4065/84.7.613.

Soussan, C., & Kjellgren, A. (2016). The users of novel psychoactive substances: Online survey about their characteristics, attitudes and motivations. *International Journal of Drug Policy*, *32*, 77 – 84. doi: 10.1016/j.drugpo.2016.03.007.

Stanley, T. H. (2014). The fentanyl story. *The Journal of Pain*, *15*(12), 1215 – 1226. doi: 10. 1016/j. jpain.2014.08.010.

Sutter, M. E., Gerona, R. R., Davis, M. T., Roche, B. M., Colby, D. K., Chenoweth, J. A., ... Albertson, T. E. (2016). Fatal fentanyl: One pill can kill. *Academic Emergency Medicine*, *24*(1), 106 – 113. doi: 10.1111/acem.13034.

Suzuki, J., & El-Haddad, S. (2017). A review: Fentanyl and non-pharmaceutical fentanyls. *Drug and Alcohol Dependence*, *171*, 107 – 116. doi: 10.1016/j.drugalcdep.2016.11.033.

Takase, I., Koizumi, T., Fujimoto, I., Yanai, A., & Fujimiya, T. (2016). An autopsy case of acetyl fentanyl intoxication caused by insufflation of "designer drugs". *Legal Medicine*, *21*, 38 – 44. doi: 10.1016/j.legalmed.2016.05.006.

Torrens, M., Fonseca, F., Galindo, L., & Farré, M. (2015). Opioid addiction-short and long-acting opioids. In N. El-Guebaly, M. Galanter, & G. Carrá (Eds.), *Textbook of Addiction Treatment: International Perspectives* (pp. 467~502). Milano: Springer-Verlag Italia. ISBN: 978-88-470-5321-2. doi: 10.1007/978-88-470-5322-9.

Uchiyama, N., Matsuda, S., Kawamura, M., Kikura-Hanajiri, R., & Goda, Y. (2013). Two newtype cannabimimetic quinolinyl carboxylates, QUPIC and QUCHIC, two new cannabimimetic carboxamide derivatives, ADB-FUBINACA and ADBICA, and five synthetic cannabinoids detected with a thiophene derivative α-PVT and an opioid receptor agonist AH-7921 identified in illegal products. *Forensic Toxicology*, *31*(2), 223 – 240. doi: 10.1007/s11419-013-0182-9.

Uchiyama, N., Matsuda, S., Kawamura, M., Kikura-Hanajiri, R., & Goda, Y. (2014). Identification of two new-type designer drugs, piperazine derivative MT-45 (I-C6) and synthetic peptide Noopept (GVS-111), with synthetic cannabinoid A-834735, cathinone derivative 4-methoxy-PVP, and phenethylamine derivative 4-methylbuphedrine from illegal products. *Forensic Toxi-cology*, *32*(1), 9 – 18. doi: 10.1007/s11419-013-0194-5.

United Nations Office on Drugs and Crime (UNODC). (2013). *New psychoactive substances*. Retrieved from . www.unodc.org/documents/drugs/printmaterials2013/NPS_leaflet/WDC13_NPS_leaflet_EN_LORES.pdf.

United Nations Office on Drugs and Crime (UNODC). (2017a). *Global SMART update (GSU)*. Retrieved from www.unodc.org/unodc/en/scientists/global-smart-update-2017-vol-17.htmL.

United Nations Office on Drugs and Crime (UNODC). (2017b). *Recommended methods for the identification and analysis of fentanyl and its analogues in biological specimens*. Retrieved from www.unodc.org/documents/scientific/Recommended_methods_for_the_identification_and_analysis_of_Fentanyl.pdf.

United Nations Office on Drugs and Crime (UNODC). (2018a). *Early warning advisory on new psychoactive substances*. Retrieved from www.unodc.org/LSS/Page/NPS.

United Nations Office on Drugs and Crime (UNODC). (2018b). *What are NPS?* Retrieved from www.unodc.org/LSS/Page/NPS.

Van Dorp, E. L., Yassen, A., & Dahan, A. (2007). Naloxone treatment in opioid addiction: The risks and benefits. *Expert Opinion on Drug Safety*, *6*(2), 125 – 132. doi: 10.1517/ 14740338.6.2.125.

Vardanyan, R. S., & Hruby, V. J. (2014). Fentanyl-related compounds and derivatives: Current status and future prospects for pharmaceutical applications. *Future Medicinal Chemistry*, *6*(4), 385 – 412. doi: 10.4155/fmc.13.215.

Vuckovic, S., Prostran, M., Ivanovic, M., Dosen-Micovic, L., Todorovic, Z., Nesic, Z., Mikovic, Z. (2009). Fentanyl analogs: Structure-activity-relationship study. *Current Medicinal Chemistry*, *16*(19), 2468 – 2474. doi: 10.2174/092986709788682074.

World Health Organization (WHO). (2014). *Community management of opioid overdose.* Retrieved from http://apps. who. int/iris/bitstream/10665/137462/1/9789241548816_eng. pdf?ua = 1&ua = 1.

Zawilska, J. B. (2017). An expanding world of novel psychoactive substances: Opioids. *Frontiers in Psychiatry*, *8.* doi: 10.3389/fpsyt.2017.00110.

第十九章

策划药——苯二氮卓类：挑战与治疗选择

Peter D. Maskell and Nathan E. Wilson

引言

苯二氮卓类新精神活性物质（NPS）大致于 2007 年在欧洲出现,但最初在死亡案例中检测与确认到它们则是在 2010 年的美国（Bailey et al., 2010）以及 2011 年的英国（Maskell, De Paoli, Seetohul, & Pounder, 2011）。自从苯二氮卓类新精神活性物质（NPS）首次出现以来,欧洲毒品和毒瘾监测中心（EMCDDA）已经监测到了 20 起相关案例,这导致了对于苯二氮卓类新精神活性物质（NPS）滥用会成为重大全球性问题的担忧。本章着眼于苯二氮卓类新精神活性物质（NPS）,它们的药理、效力、患病率、使用、滥用和潜在多重滥用、住院治疗的风险、临床环境中的检测以及最终对于用药过量的治疗。

苯二氮卓类

苯二氮卓类是一类具有镇静性与催眠性的药物,它们具有共同的 γ-氨基丁酸 A（GABA-A）受体作用机制。苯二氮卓类药物的变构增强哺乳动物中枢神经系统中主要抑制性神经递质 GABA 的作用,减少了神经传递发生的变化（Stahl, 2013）。这些化合物因为具有相似的化学结构而被命名为苯二氮卓类,具体来说,包含一个二氮杂环和苯环（图 19.1）。传统上,苯二氮卓类是根据它们的化学组成、作用时间或者半衰期（$t_{1/2}$）来分类的（Drummer & Odell, 2001）。根据化学性质来说,最常见的苯二氮卓类是 1,4-苯二氮卓类,例如地西泮（图 19.1A）,其次是三唑苯二氮卓类,例如去氯乙唑（图 19.1B）（Manchester, Lomas, Waters, Dempsey, & Maskell, 2017）。Manchester 等（Manchester et al., 2017）

讨论了进一步的结构分类,尽管这些讨论重要且集中,但仍未受重视。考虑其作用时间,苯二氮卓类可以分为作用时间小于 24 h 的短效类和大于 24 h 的长效类。最后一种分类是根据消除半衰期分成四种:极短(<4 h)、短(~6 h)、中等(6~24 h)、长(>24 h)。实际临床作用持续时间可能会更长,因为母体苯二氮杂卓的代谢物实际上在很多情况下也具有药理活性,表现出比母体化合物更长的半衰期($t_{1/2}$)(Baselt,2014)。在滥用情况下,用药者当然不会使用普通名称或商用名称,而是使用"街头暗语"来称呼苯二氮卓类药物,例如在英国被称为"山谷(vallies)""果冻(jellies)""布鲁斯(blues)"或者"贝索斯(benzos)"(Anon n.d.),在美国被称为"木鸡(stupefy)""tranx""夸尔(qual)""蓝色天际(heavenly blues)""山谷女孩(valley girl)""傻瓜(goofballs)""喵星人(moggies)""糖果(candy)""情迷酒吧(Z bars)""睡仙(sleepers)""校园巴士(school bus)"和"守望超能力(dead flower powers)"(Anon n.d.)。最原始的俗名要追溯到 20 世纪 60 年代,最初被称作"妈妈的小帮手[mother's little helper(s)]",来源于 1966 年滚石乐队的同名歌曲。

A) 地西泮(安定)　　　　　　　　　　　　**B)** 去氯乙唑

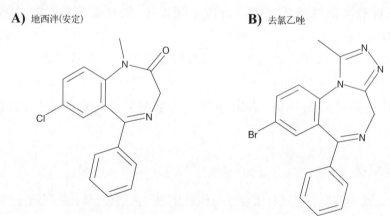

图 19.1　1,4–苯二氮卓和三唑苯二氮卓类结构

苯二氮卓类的使用历史与流行程度

苯二氮卓类是 1960 年被用于临床的利眠宁(Librium),紧接着是 1963 年的地西泮,这也可能是最典型的苯二氮卓类(Valium)(Schütz,1982)。苯二氮卓类药物的引入引发了治疗焦虑和失眠的一场革命,因为与它们所取代的巴比妥类药物相比,它们表现出了更高的治疗指数和安全性(Woods, Katz, & Winger,

1992)，这种药物的使用减少了曾经可能因为使用巴比妥类而导致的死亡人数。苯二氮卓类不仅仅被用于焦虑和失眠的治疗，也在肌肉痉挛和破伤风的治疗中作为抗惊厥药物使用。苯二氮卓类的安全与高效使得它成为世界上最常见的处方药，根据联合国毒品和犯罪问题办公室（UNODC）2015 年的统计数据（Anon，2018b），世界上 15~64 岁的人中大约有 3.4±4.15%（平均值±SD）正在使用镇静剂和止痛药。这些镇静剂和止痛药的使用出现了一些性别上的区别，其中以苯二氮卓类作为主要研究对象来看，在世界范围内，女性使用率（5.06±9.18%）比男性使用率（3.00±3.34%）更高。苯二氮卓类在世界范围内使用流行度的更多数据来自联合国国际麻醉品管制局（INCB）。INCB 为统计目的使用限定日剂量（S－DDD），以便确定世界各地生产的药物数量和正在消费的药物数量（Anon，2016）。2015 年是可获得数据的最后一年，统计显示，全球生产了 279 亿剂使用限定日剂量（S－DDD）的苯二氮平类药物，这比 2014 年高出了 53%。处方药生产的前三名分别为：阿普唑仑（53.6%）、氯羟去甲安定（17.6%）和地西泮（14.6%）。全球苯二氮卓类药物的消耗量为 270 亿剂 S－DDD。苯二氮卓类药物的消费量最高的五个国家分别为：美国（90 亿 S－DDD），法国（19 亿 S－DDD），巴西（17 亿 S－DDD），西班牙（9 亿 8100 万 S－DDD）和意大利（9 亿 3000 万 S－DDD）。然而，当计算每千人的 S－DDD 时，苯二氮卓类消费量最高的三个国家是芬兰（865 S－DDD），爱尔兰（427 S－DDD）和比利时（134 S－DDD）（Anon，2016）；这些数据表明苯二氮卓类的使用量和制造量在全世界范围内上升。这些苯二氮卓类药物的使用量并不完全是正当用途，因为苯二氮卓类的滥用已经成为世界范围内的重大问题。

苯二氮卓类的滥用

苯二氮卓类在 1961 年出现后，很快就发现了其滥用情况。由于苯二氮卓类药物的滥用，1971 年，33 种苯二氮卓类药物被联合国精神药物公约列为受管控对象。最近这一数字因为新精神活性物质苯二氮卓类的出现而增加到了 36 种［International Narcotics Control Board（INCB）2016］。对苯二氮卓类的滥用研究表明，它们已经被用来获得快感、缓解压力或帮助睡眠（Kapil，Green，Le Lait，Wood，& Dargan，2014）；当与其他毒品，例如阿片类一起使用时，苯二氮卓类会被滥用，以减少阿片类的戒断反应并增强或延长伴随使用的滥用药物的作用（Vogel et al.，2013）。滥用苯二氮卓的来源随着时间的推移而发生了变化。2007 年之前,苯二氮卓类既有合法来源(假处方、药房),也有非法制造来源,但是非法使用的苯二氮卓类是该国的可处方使用的苯二氮卓类药物(Ibañez, Levi-Minzi, Rigg, & Mooss, 2013)。然而,2010 年美国(Bailey et al., 2010)和 2011 年英国(Maskell, De Paoli, Seetohul, & Pounder, 2011)开始在与毒品相关死亡(DRD)中检测溴氯苯基二氢苯并二氮杂卓酮(芬纳西泮),这种药物当时只在苏联国家用于处方药。芬纳西泮和尼美西泮几年前在欧洲也被发现,2007 年(UNODC, 2013)在欧洲海关和执法机构缉获的毒品中发现,但当时没有在人体样本中被发现,无论是临床还是尸检。这些检测是现在被称为新精神活性物质(NPS)在世界各地兴起的开始(也被称为"合法兴奋剂""策划药物"和"浴盐")。新精神活性物质(NPS)的兴起在欧洲尤为普遍,欧洲毒品和毒瘾监测中心(EMCDDA)通过欧洲联盟早期预警系统(EU‐EWS)目前正在监测的 620 多种物质中,其中 20 种是苯二氮卓类(EMCDDA, 2017)。如表 19.1 所示,每年向欧洲毒品和毒瘾监测中心(EMCDDA)报告的"新型"苯二氮卓类检测呈现出一种数量少但逐渐增多的趋势(EMCDDA, 2017),使得联合国开始考虑将苯二氮卓类的非医疗使用视为一种"对公众健康日益增长的危害"(Lobal, Mart, & En 2017)。具有生理和心理影响但尚未通过临床试验和获批的化合物的使用越来越多,这从社会和医学的角度都令人担忧,因为这些药物具有未知的危险。

表 19.1　迄今已向 EMCDDA 报告的苯二氮卓类 NPS

化合物	向 EMCDDA 报告的年份
去甲氟地西泮(N‐脱烷基氟西泮)	2017
甲基氯硝西泮	2017
地氟安定(Ro 07‐4065)	2017
3‐羟基苯那西泮	2016
4‐氯地西泮(Ro5‐4864)	2016
溴唑仑	2016
去烷基氟西泮	2016
去甲基氟硝西泮(福那西泮)	2016
氟硝唑仑	2016
阿替唑	2015
氯尼西泮	2015

续　表

化合物	向 EMCDDA 报告的年份
氟他唑仑	2015
美索兰	2015
硝唑仑	2015
氯硝唑仑	2014
脱氯乙唑仑	2014
氟溴唑仑	2014
甲克隆西泮	2014
尼福西泮	2014
地拉西泮	2013
氟溴安定	2013
吡唑仑	2012
伊索仑	2011
尼美西泮	2007
苯那西泮	2007

苯二氮卓类 NPS 的兴起

设计类苯二氮卓类或苯二氮卓类 NPS 的兴起最初仅限于处方药物的滥用，这些处方药只在世界的部分地区才能获得，如芬纳西泮（苏联）和依替唑仑（日本）。在那时许多国家的立法方面缺少相关监管，允许药品逃脱立法监督和任何相关法律处罚。事实上，这些产品经常被作为"非人类专用"来交易以及不被当作药物去进行交易或贩卖以此来规避法律而变得更为严重。这使得它们对那些使用者和提供者来说更具有吸引力。因为大型药物图书资料、已出版的文献资料及各种制药公司的专利，使得这些新型苯二氮卓类 NPS 的研发在逃避法律方面变得更加容易。20 世纪 60~90 年代，新型苯二氮卓类的合成和研发使得预计 3 000（甚至更多）种苯二氮卓类（Anon n.d.）在市场上出现，许多种"新型"化合物被当作 NPS 进行生产。2012 年，市场上出现的第一种非处方苯二氮卓类 NPS 是吡唑仑（Anon，2012）。这种化合物在 1979 年被申请专利（Manchester et al.，2017）。从那之后，直到现在，在欧洲和世界各地的药物预警系统中还发现了另外 21 种苯二氮卓类药物（EMCDDA，2017），并且根据估算，这些物质不会是最后一批被发现的苯二氮卓类 NPS。世界各地的立法已经开始尝试阻止这种对于 NPS 所开展的"猫捉老鼠"式行动,在英国已经开展了新精神活性物质行动(2016),使得提供或进口那些具有"精神活性"的药物成为非法活动,新西兰也开展了精神活性物质行动(2013),这就需要任何出售"精神活性物质"的卖家必须在开始销售前证明它是"低风险"的。这项立法的长期影响还有待观察,可能很难解释,因为这些药物的来源已经发生了变化,特别是随着"地下"的转变。2011 年,"丝路(silk road)"平台在暗网建立,在那里,毒品的使用者和供应商以匿名方式通过网络进行 NPS 买卖,因为他们的 IP 地址是隐藏的。类似比特币这样的加密货币技术的发展同样也使得毒品使用者可以匿名购买 NPS,这给执法部门造成了很大困难。2017 年全球毒品调查阐述了暗网销售所带来的问题,调查发现,在接受调查的国家中,有 1.4%(冰岛)至 41.4%(芬兰)的人通过暗网购买毒品。通过暗网购买毒品的热点地区是欧洲和美国(Winstock, Barratt, Ferris, & Maier, 2017)。这就增加了判断 NPS 正常使用和滥用的难度,也增加了管控 NPS 滥用的难度。

苯二氮卓类 NPS 的药理学

世界范围内大多数设计苯二氮卓类是"孤儿"化合物,关于这种化合物的药理学、毒理学和遗传药理学的知识还较为有限。这可能意味着这些化合物不仅会产生严重的急性医疗后果,而且还会产生急性和慢性的心理影响。在临床环境下,苯二氮卓类通常是通过口服、静脉注射、肌内注射或者通过直肠来给药,具体取决于他们所期望的效果(Anon, 2018a)。根据这些给药方式,它们可以在不同的配方中找到,例如片剂、胶囊、注射用溶液或乳剂、口服悬浮液或乳状液,以及灌肠溶液(Anon, 2018a)。当非法使用时,给药路线基本相同,例如口服、静脉注射、直肠给药和舌下含服。这些方法至少在服用氟溴西泮时被报告为"成功的"方法(Andersson & Kjellgren, 2017)。同时也有报告称有人打算用电子烟或香烟来摄入苯二氮卓类,进一步的报告表示这些方法同样"成功"了(Winstock et al., 2017; Andersson & Kjellgren, 2017)。在市场上,苯二氮卓类 NPS 以片剂、胶囊和粉末剂型被出售(EMCDDA, 2017)。由于 NPS 的滥用,科学界在了解 NPS 在人体体液和组织中的临床作用、药理学、药代动力学和鉴定的协同效应。由于很难在世界范围内开展临床研究,最初的检测和科学研究工作主要集中在苯二氮卓类 NPS 的代谢和基础药理方面。苯二氮卓类药物遵循可预测的代谢途径,这是已获得许可的苯并二氮杂卓所熟知的代谢途径(第一阶段——羟基化、还原、乙酰化、去甲基化、开环；第二阶段——葡萄糖醛酸化作用），具体的代谢途径取决于所存在的功能基团。已阐明的 NPS 代谢途径已被证明遵循这些模型，并且可以在发现新的苯二氮卓类 NPS 之后，预测其代谢产物。Manchester 等报告了各种代谢产物以及代谢途径（Manchester et al.，2017）。苯二氮卓类药物主要由 CYP3A4 代谢，虽然包括其他 CYP 酶（例如 CYP3A5，CYP2C19，CYP2B6，CYP2C18 和 YP2C9）（Fukasawa et al.，2005；Fukasawa，Suzuki，& Otani，2007；Mizuno et al.，2009），但苯二氮卓类主要还是通过 CYP3A4 进行代谢。迄今为止，只有在一个 CYP2C19 代谢不良的病例中，CYP2C19 的多态性已被证明当 $t_{1/2}$ 加倍时，可能影响苯二氮卓类药物对任何临床效果的消除 $t_{1/2}$（Bertilsson et al.，1989；Goldstein，2001；Fukasawa et al.，2007；Fukasawa et al.，2005）。

　　如前所述，苯二氮卓类药物的作用时间可以通过产生活性代谢物而显著增加，而活性代谢物的作用时间通常比其母体化合物的作用时间更长。这些代谢物，例如，去甲地西泮（地西泮的代谢物）和去烷基氟西泮（氟西泮的代谢物），可以展示出一种超过 100 h 的半衰期 $t_{1/2}$，甚至可以达到 144 h（Smith，Evans，Eadie，& Tyrer，1979；Breimer & Jochemsen，1983；Mandelli，Tognoni，& Garattini，1978），导致药效可以持续非常长的时间。发生这种情况的例子可以通过 61 起在瑞典发生的使用芬纳西泮的案例来说明，根据这些案例的报告，有 23% 的病人在服药后经历了持续五天的副作用。在一些案例中，中枢神经系统（CNS）抑郁症持续了三周（Luzhnikov，Sukhodolova，Ostapenko，Kovalenko，& Dolginov，2010）。一些已发现的苯二氮卓类 NPS 其实就是已知的苯二氮卓类的活性代谢产物（Katselou，Papoutsis，Nikolaou，Spiliopoulou，& Athanaselis，2017），并且这种趋势似乎还会继续。现有苯二氮卓类 NPS 的已知半衰期和分布容积（V_d）见表 19.2。目前，由于缺乏临床研究，尚无关于苯二氮卓类 NPS 的生物利用度或血浆蛋白结合的数据。然而，预计它们的范围将与目前已获许可的苯二氮卓类药物相近，口服生物利用度 44%~96%，血浆蛋白结合度 70%~97%（Manchester et al.，2017）。

　　单个苯二氮卓类 NPS 药物的药效学/药代动力学和确切剂量很难预测，单个苯二氮卓类药物的效力或效果也很难预测。苯二氮卓类 NPS 中的大部分都是非法生产的，并且任何一种写在包装上的用药量信息都可能是不可靠的。对非法地西泮和尼美西泮 5（一粒眠）片剂的分析发现，这些地西泮片剂，尽管标注

表 19.2　苯二氮䓬类 NPS 药物的药代动力学性质和"药效"

苯二氮䓬类药物	典型剂量（mg）	半衰期（$t_{1/2}$, h）	容积分布	典型剂量效价
y3 -羟基苯那西泮	1~2	?	?	+++
4 -氯地西泮（Ro5 - 4864）	?	?	?	?
阿替唑	15~30	1~3	2.2 l/kg	+
溴唑仑	1~3	?	?	+++
氯硝唑仑	0.2~0.4	?	?	+++++
氯尼西泮	1~2	?	?	+++
去烷基氟西泮（诺氟拉西泮）	5~10	?	?	++
脱氯乙唑仑	4~6	?	?	++/+++
去甲基氟硝西泮（芬纳西泮）	1~2	?	?	+++
地拉西泮	2~3	42	?	+++
地氟安定（Ro 07 - 4065）	?		?	?
依替唑仑	1~2	3.4~7.1	0.91 l/kg	+++
氟溴安定	4~8	106.4	?	++
氟溴唑仑	0.2~0.4	10~20	?	+++++
氟硝唑仑	0.08~0.15	?	?	+++++
氟他唑仑	5~10	3.3	690 l	++
甲克隆西泮	3~6	80	100 l	+++
梅蒂佐兰	2~4	?	?	+++
尼福西泮	0.5~1	?	?	++++
尼美西泮	5~10	12~21	?	++
硝唑仑	1~2	?	?	+++
去氟安定（N -脱烷基氟西泮）		46~121	?	?
苯那西泮	1~2	~6~80	4.7~6.0	+++
吡唑仑	2~3	17	?	+++

剂量数据来自 http: //drugs. tripsit. me/（2018 年 2 月 25 日访问），其他数据来自（Manchester et al., 2017; Huppertz, Moosmann, & Auwärter, 2018; Barzaghi, Leone, Monteleone, Tomasini, & Perucca, 1989）。

为 10 mg，但实际上可能含有 0~48 mg 的地西泮，并且对于尼美西泮 5（一粒眠）片剂来说，可能根本不含尼美西泮，而是含有芬纳西泮（Lim et al., 2017）。世界范围内还有大量的其他案例表明非法地西泮片剂和假地西泮片剂根本不含有它们所宣称的活性成分，或者是和宣称的剂量不符（Lobal et al., 2017）。苯二氮卓类 NPS 的临床效果很可能被降低到只有个别效果产生，然而，证实起来并不容易。

苯二氮卓类 NPS 的效力

目前，由于缺乏苯二氮卓类 NPS 的体外测试或体内测试，因此，苯二氮卓类 NPS 的效力很难被确定。定量构效关系（QSAR）能够利用已知模型将分子结构和生物活性联系起来，它使得初始的效力预测成为可能。三唑苯二氮卓类（例如依替唑仑）通常比 1,4-苯二氮卓类（例如地西泮）效力更强，尽管个别效力将取决于存在的官能团（Hester, Duchamp, & Chidester, 1971; Meguro & Kuwada, 1970），所以只能对药效进行初步测定。Waters 等人最近研究开发了一种用于确定苯二氮卓类 NPS 生物活性的 QSAR 模型（Waters, Manchester, Maskell, Haegeman, & Haider, 2018），它显示了药物与 GABA-A 受体的结合强度，而不是药理效力。目前研究苯二氮卓类 NPS 药物药效的最佳方法是观察使用者服用苯二氮卓类 NPS 的普通剂量——以最有效的药物为标准（+++++）到最弱效药物（+）（表 19.3），并参考表 19.2 中所示苯二氮卓类 NPS 的效力。上述方法假定了常规剂量的药物能给予个体相同水平的效果，当然这很可能并不正确。为了让人们了解其药效，根据使用者的报告进行评分，地西泮评分（+/++）（Huppertz et al., 2018; Anon n.d.; Theis, 2017; Andersson & Kjellgren, 2017），而氯硝唑仑、氟溴唑仑和氟硝唑仑被认为是最有效的药物（+++++）。由于这些药物需要极少剂量（~0.5 mg），可能会发生使用者很容易超过剂量的情况，因为如果以粉末形式使用的话，剂量测算会很困难。如果使用片剂，那么质量控制就会像非法生产商一样差，使用者很可能会摄入他们不打算使用的剂量。然而，苯二氮卓类 NPS 是 NPS 类中致命毒性风险最低的一类 NPS 化合物。不过，这不应该理解成它们是可以安全摄入的化合物（King & Corkery, 2018）。

表 19.3　苯二氮卓类 NPS 建议效价量表

效　价	典型剂量（mg）
+++++	<0.5
++++	0.5~0.9
+++	1.0~5.0
++	5.1~10.0
+	>10

苯二氮䓬类 NPS 的作用与不良反应

由于苯二氮䓬类药物的治疗指数高,因此,被认为至少在单独使用时,即使药剂过量也是安全的(3)。然而,苯二氮䓬类药物会成瘾,使用者会很快对其产生耐受(Seldenrijk et al., 2017)。使用者在治疗和非法使用过程中出现的副作用包括嗜睡、运动失调、构音障碍、眼球震颤,偶尔还出现呼吸抑制和昏迷(Anon, 2018a)。当对苯二氮䓬类进行静脉给药时,血栓性静脉炎和静脉血栓也可能发生(Anon, 2018a)。一份临床报告表明,以正常剂量静脉注射苯二氮䓬类也可能引发敏感病人的药物性促心律失常和抗心律失常作用。然而,治疗剂量的苯二氮䓬类并没有被美国食品药品监督管理局、医学资料库(独立医学数据库)和英国毒物资料库认为有导致心脏病和心律不齐的风险。有文献报道严重过量的苯二氮䓬类 NPS 可能引起心动过速和心动过缓(Maskell, De Paoli, Seetohul, & Pounder, 2012; Lukasik-Glebocka et al., 2016),苯二氮䓬类过量使用可能与房室传导阻滞有关(Arroyo Plasencia, Ballentine, Mowry, & Kao, 2012),这表明临床医师不应排除正常用量或过量都可能对心血管产生的影响。由于苯二氮䓬类具有成瘾性,因此不建议处方苯二氮䓬类药物的使用时间超过四周,尽管研究表明,它们的处方用药时间可以长达数月甚至数年(Ford & Law, 2014)。如果治疗突然中止,正常的苯二氮䓬类使用者可能出现多种严重的生理(疼痛,压力,痉挛,心动过速,癫痫)和精神(焦虑,抑郁,失眠,人格解体)症状(Ashton, 2005; Barker, Greenwood, Jackson, & Crowe, 2005),30%~40%的患者即使在一个月后也会出现严重的戒断症状(Anon n.d.; Lader & Russell, 1993),这些影响预计会出现在长期滥用苯二氮䓬类 NPS 的情况下。苯二氮䓬类的使用者经常要承受记忆障碍和失忆症的影响,而长期使用者则要遭受长期的认知效应(Barker, Greenwood, Jackson, & Crowe, 2004)。同样有证据表明长期使用者出现了抑郁和情绪迟钝的情况(Ashton, 1987)。反常反应(如攻击性、过度的健谈、兴奋、过度运动和丧失抑制能力)也同样出现在了约1%的苯二氮䓬类使用者身上,并且不同的反常反应可以在不同的苯二氮䓬类中发现。

由于缺乏苯二氮䓬类 NPS 相关的临床研究,与苯二氮䓬类 NPS 的效果与副作用相关信息资源非常有限。目前关于苯二氮䓬类 NPS 作用最"好"的相关信息资源来自大量的网络论坛(i.e., bluelight.ru, flashback.org),在这里,用户们讨论他们在使用哪种物质以及他们所经历的影响与副作用。然而,必须要指出的是,用户们可能并不是在使用他们所认为的药物或剂量,并且在某些情况下,可能是多种药物滥用。Manchester 等给出了一份关于药效的用户报告(Manchester et al., 2017),总的来说,体验和那些处方苯二氮卓类是相似的,仅仅是程度不同,包括焦虑和欣快效果,以及某些情况下会出现数天的失忆和眩晕(Manchester et al., 2017),最有效的苯二氮卓类 NPS 药物之一氟溴唑仑(我们的量表是+++++)的体验已经被更详细地探索了,使用者报告了使用该药物后产生严重的嗜睡和镇静作用,长期的记忆缺失影响。在某些情况下,产生欣快,强烈的幸福感,以及失去控制。有的案例中出现了严重精神病行为和因其行为而被警察逮捕的情况(Andersson & Kjellgren, 2017)。使用者还报告说出现了耐受力提高和严重的戒断反应(Andersson & Kjellgren, 2017)。在有关氟溴唑仑严重中毒的临床研究中,中毒与昏迷,低血压和横纹肌溶解症有关联(Lukasik-Glebocka et al., 2016)。恶化的影响和戒断反应似乎反映了氟溴唑仑的可疑效力,并表明效力更强的苯二氮卓类新精神活性物质可能比处方苯二氮卓类药物产生更严重的副作用和戒断反应,在治疗苯二氮卓类新精神活性物质中毒/过量时,以及在戒断长期滥用的使用者时应考虑到这一点。

苯二氮卓类 NPS 的使用频率

根据全球毒品调查(GDS)和欧洲联盟早期预警系统(EU－EWS)收集的数据,可以估计苯二氮卓类 NPS 的使用规模。目前,长期使用苯二氮卓类 NPS 的为 2.5%,只有 1.3% 的调查对象在去年使用了苯二氮卓类 NPS(2017)(Winstock et al., 2017)。在欧洲,EU－EWS 在 2015 年的(可获得数据的最后一年)报告称,在欧盟缉获的 NPS 中,有 11% 是苯二氮卓类,这是第三大类别[卡西酮和合成大麻素受体激动剂的幕后黑手(SCRA)](Winstock et al., 2017)。从 2011 年开始,报告检测到苯二氮卓类 NPS 的国家数已从 3 个(2011)增加到 21 个(2015)(EMCDDA, 2017)。

全世界范围 NPS 使用者的统计数据表明,使用者通常为男性(60%~80%),平均年龄在 25 岁左右;女性(平均 30 岁)则趋向于比男性(平均 27 岁)稍微年长一些(Soussan & Kjellgren, 2016)。然而,两种性别的众数都是 18(Soussan & Kjellgren, 2016; Soussan, Andersson, & Kjellgren, 2018)。中间年龄的人数多可能是因为 NPS 使用者的年龄范围很广(18~75 岁)。在过去的 5 年中,约 30%的人使用过 9 种或更多种 NPS(Soussan & Kjellgren, 2016)。在 2016 年的一项研究中显示,依替唑仑是最常用的五种 NPS 物质之一,76%的使用者计划再次使用或已经再次使用（Soussan & Kjellgren，2016）。使用者当时还在使用氟溴西泮和地西泮。使用者滥用苯二氮卓类的主要原因是"应对生活挑战"以及社交诱导（Soussan & Kjellgren，2016）。全世界苯二氮卓类 NPS 使用和滥用的真实情况是很难确定的，但是它确实在增长。

苯二氮卓类的多重用药

除了用于娱乐消遣，苯二氮卓类也通常被其他吸毒人群与其他毒品共同摄入，尤其是高危阿片类使用者，约 38%~75% 的高危阿片类使用者滥用苯二氮卓类（Heikman，Muhonen，& Ojanperä，2017；Jones，Mogali，& Comer，2012）。苯二氮卓类和阿片类的结合加强了所见的临床特征，包括极度嗜睡和药物过量风险（Park，Saitz，Ganoczy，Ilgen，& Bohnert，2015）。这种同时滥用苯二氮卓需要特别关注，因为这增加了非致命和致命过量用药风险，特别是由于呼吸抑制（White & Irvine，1999）。在世界范围内，在与阿片类药物有关的死亡中，有 40%~80% 被确定死于苯二氮卓类药物，这表明滥用阿片类药物和苯二氮卓类药物的风险增加（EMCDDA n.d.）。对于合法苯二氮卓类，根据美国的一项研究估计，在涉及苯二氮卓类的意外死亡案例中，只有 46% 的使用者有正式认可的处方（Toblin，Paulozzi，Logan，Hall，& Kaplan，2010）。阿片类使用者既滥用苯二氮卓类 NPS 也滥用合法苯二氮卓类药物，例如，在 2016 年苏格兰的数据中，依替唑仑、地西泮和芬纳西泮都在阿片类药物死亡者中被检测出来（Anon，2017），这表明临床医生需要意识到任何可能的苯二氮卓类药物过量的其他毒品。更复杂的是，高风险阿片类药物使用者往往倾向于使用超治疗剂量或"大剂量"苯二氮卓类药物，远远超过处方剂量。已报告口服/静脉注射克替马西泮和/或地西泮的浓度在 40~150 mg 之间（Jones et al.，2012；Stitzer，Griffiths，McLellan，Grabowski，& Hawthorne，1981；Robertson & Ronald，1992）。目前缺乏关于这些高剂量对药代动力学和药效学变量的影响，特别是在过量情况下。在治疗和测定苯二氮卓类 NPS 药物滥用时，确定苯二氮卓类 NPS 是否确实被使用是很重要的。

苯二氮卓类 NPS 的免疫分析检测

在急诊科可进行药物滥用和治疗药物的毒理学筛选试验，以确定观察到的临床症状是否可能与使用药物有关。这些测试结果可以帮助进一步地临床决策。假定检测利用基于免疫分析的即时检测系统对尿样进行检测，该系统可在十分钟内出结果(Lager, Attema-de Jonge, Gorzeman, Kerkvliet, & Franssen, 2018)。这种即时检测试剂盒采用了靶向筛查,可以在"药物小组"中检测药物,如苯丙胺、巴比妥酸盐、苯二氮卓类、可卡因、大麻(四氢大麻酚)(THC),活性化学物质,阿片类(包括美沙酮和吗啡),以及三环抗抑郁药(George & Braithwaite, 2002; Attema-de Jonge, Peeters, & Franssen, 2012)。免疫分析测试依赖于与药物分子反应的抗体,通常只能识别已检测到的某一特定组的药物(如阿片类药物),而不能识别正待确定的特定药物。免疫分析容易出现假阳性,当实际上没有药物存在时,由于抗体与结构相似的化合物结合会出现阳性结果。苯二氮卓类药物也会出现这种情况,一项研究表明,Efavirenz(一种用于治疗艾滋病毒/艾滋病的抗逆转录病毒药物)交叉反应导致苯二氮杂卓呈假阳性(Blank et al., 2009)。另一个关于阳性的问题是依赖于分界点(免疫分析对所涉药物的阳性水平)的免疫分析筛选中,药物可能被检测到,但其浓度低于导致损伤或中毒的浓度,这可能导致对患者表现出的症状的错误推定(Wu et al., 2003)。也有假阴性报告,因为并非所有苯二氮卓类都会与抗体结合,因此在免疫测定中无法检测到(Huppertz et al., 2018; Moosmann, Bisel, & Auwarter, 2014; Moosmann et al., 2013)。任何涉及药物的定性鉴定都应该利用不同的化学检测技术(例如 LC‑MS/MS 或 GC‑MS)。然而,这种认定可能需要数日并且可能不适用于危重病例。出现在免疫检定测试中的交叉反应性可能有利于鉴定苯二氮卓类 NPS,当然,它与苯二氮卓类有相似的化学结构(Manchester et al., 2017)。如表 19.4 所示,已有证据表明,尽管尚未对大量苯二氮卓类 NPS 进行分析,但几种苯二氮卓类 NPS 会发生交叉反应,产生苯二氮卓类阳性结果,从而可以推定苯二氮卓类的使用情况。在患者身上找到的药片也可以通过专家鉴定进行识别,例如 Tic-Tac(www.tictac.org.uk),该平台拥有滥用和非法 NPS 药片的可视化数据库。识别所使用物质有助于临床治疗,但许多情况下,不需要药物鉴定给予支持性治疗,也能成功。

表 19.4　苯二氮卓类 NPS 药物在免疫分析中显示出阳性结果

苯二氮卓类药物检测				
苯二氮卓类 NPS	CEDIA	HEIA	EMIT II Plus	KIMS II	Immunalysis Benzodiazepine ELISA
3‑羟基苯那西泮	YES	YES	YES	YES	
4‑氯地西泮(Ro5‑4864)					
阿迪唑仑			YES		

续　表

苯二氮卓类药物检测					
溴唑仑					
氯硝唑仑	YES	YES	YES	YES	
氯尼西泮					
去烷基氟西泮					
去氯乙唑仑	YES	YES	YES	YES	
去甲基氟硝西泮(福那西泮)					
地拉西泮					YES
地氟安定(Ro 07~4065)					
伊替唑仑	YES	Partial	Partial	YES	YES
氟溴安定	YES	YES	NO	YES	YES
氟溴唑仑	YES	YES	YES	YES	
氟硝唑仑					
氟他唑仑	NO	NO	NO	Partial	
甲克隆西泮	Partial	NO	Partial	Partial	
甲基氯硝西泮					
梅蒂佐兰					
尼福西泮	YES	YES	NO	YES	
尼美西泮					
硝唑仑					
去氟安定 （N‑脱烷基氟西泮）					
苯那西泮	YES	YES	YES	YES	YES
吡唑仑	YES	YES	partial	YES	YES

参考资料（Fraser, Isner, & Bryan, 1993；Lukasik-Glebocka et al., 2016；Pettersson Bergstrand, Helander, Hansson, & Beck, 2017；O'Connor, Torrance, & McKeown, 2016）

急诊科的苯二氮卓类报告

　　由于合法苯二氮卓类有着高治疗指数,在只使用一种苯二氮卓类药物过量的情况下,它们不太可能致命。然而,苯二氮卓类经常和其他物质一起摄入,例如酒精、大麻和阿片类,或者在一定程度上导致需要住院治疗的创伤,与已获许可的苯二氮卓类相比,苯二氮卓类 NPS 的药效更强,因此,也更有可能因为使用过量而需要住院治疗。欧洲毒品紧急情况网络(Euro-DEN Plus)是 2015 年由 9个欧洲国家的 15 家医院组成的网络,它的数据表明,在大约 5 000 份报告中,

75%是 31 岁的中年男性。研究发现 60%的案例涉及单一毒品,27%涉及两种,其余 13%涉及 3~6 种(Dines et al., 2015)。已获许可的苯二氮卓类是该研究报告的第二大组别,通常与阿片类药物有关。9%的报告都涉及 NPS 化合物。当时,数据表明甲氧麻黄酮是最常见的 NPS (Dines et al., 2015)。澳大利亚和美国的数据支持苯二氮平类药物的流行,在过量服用的患者中,54%承认在入院前24 h 使用过苯二氮平类药物(Najman, McIlwraith, Kemp, & Smirnov, 2017)。美国药物滥用预警网络(DAWN)的数据显示从 2004 年到 2011 年苯二氮卓类药物案例有增加趋势(最新数据可用)。在 19%涉及镇静催眠药物的就诊中,有28%涉及苯二氮卓类药物 (Kaufmann, Spira, Alexander, Rutkow, & Mojtabai, 2018),虽然这份数据集中的病人主要为女性(64%),50%的病人超过 45 岁。供急诊科查阅的苯二氮卓类 NPS 的流行率仅有少量数据,最好的数据来自全球毒品调查,女性寻求紧急医疗救治的比率比男性更高(Winstock et al., 2017)。调查中只有 0.5%的使用者是因为 NPS 而寻求紧急医疗救治(没有苯二氮卓类NPS 的数据)(Winstock et al., 2017)。这些数据表明,在紧急情况下,临床医生更有可能看到苯二氮卓类和阿片类一起滥用的情况,这些苯二氮卓类很可能是合法苯二氮卓类,但滥用强效苯二氮卓类 NPS 的人数正在增加(既包括娱乐用,也包括与阿片类共用的人数),这很可能导致因急性过量而寻求紧急治疗的人数增加。由于苯二氮卓类 NPS 在行为、记忆以及驾驶能力方面的影响,意外事故、交通事故的可能性增加,或者使用 NPS 实施性侵的可能性也会增加。

急性住院

为了良好的临床结果,给予药物过量的病人以恰当的治疗是非常重要的。然而,这可能是有问题的,因为患者很少会带着清晰准确的病例、单一的致病因素、没有相关健康问题的所有记录来到急诊室。事实上,有些患者一开始就没能撑到去医院。苏格兰是毒品死亡率最高的地方之一(National Records of Scotland, 2016),与毒品有关的死亡是世界各地过早死亡的一个重要原因(EMCDDA, 2017)。他们中的大多数从来没到医院接受治疗。在世界各地,向吸毒者和吸毒者的朋友分发阿片类药物拮抗剂纳洛酮,被认为有助于减少过量死亡,但数据尚不清楚(Johnson, Barnsdale, & McAuley, 2016)。

对于所有急性入院治疗的患者,为了减少以后的意外,采取了清晰、系统和结构化的方法。这种方法不仅允许系统地收集信息,还允许多级快速组队工作,其中包括一个显示患者功能改善或下降的基线,一个涵盖患者评估关键的检查清单。A-to-E 评估是世界上最被认可的通用、系统、结构化和有组织的方法之一,它通常是从基本急救到加强生命支持不同层次医疗护理的教学基础。A-to-E 评估也可以根据实施护理从业者的经验来建立,该评估允许所有级别从业者遵循每位患者每一步护理背后的基本原理和思考。在社区或医院环境中,任何危重病人的初始管理,无论诱发因素如何,都将遵循这一或类似的系统方法(Resuscitation Council UK, 2018b)。所有到急诊科就诊的患者都有一定程度的病史,要么根据自己的经历讲述,要么从朋友、家人、目击者和旁观者那里收集,或者从急诊服务处收集。它的范围可以从发现该患者的情况到详细的描述和事件链。不管这些信息如何,初始管理保持不变,但是,它很可能在以后的管理决策中发挥关键作用。尽管被移交时可能有过量服用苯二氮卓药物的病史,但最初的管理将遵循相同的系统方法,因为即使使用尿液免疫测定识别技术,也无法确切地知道患者可能摄入了什么。如前所述,即使患者知道他们服用了什么剂量,由于潜在 NPS 物质的标签或制造不正确,此信息可能不准确。人们可能会提供药包、药丸、用具等,并详细说明他们在哪里以及他们在做什么,然而,共存的未知潜在疾病也可能导致类似的临床表现。患者的初始管理必须集中于就诊患者的急性稳定,一旦患者病情稳定,就诊史、病史、药物治疗、过敏和有针对性的体格检查对进一步治疗变得更加重要。就服药过量的表现而言,管理的重点是维持治疗和防止药物进一步吸收,如果已确定服用的药物或解毒剂不会对个体造成任何进一步的伤害,可能会使用解毒剂进行治疗。最后,临床干预可能侧重于帮助排泄药物(Hoffman et al., 2014)。

初期管理与初步调查

A-to-E 评估是一种针对最关键方面进行系统快速评估的工具(Resuscitation Council UK, 2018a)。

1. 气道

进气方式是首先要评估的方面。口鼻情况如何,是否需要做气管切开术?患者是否有气道辅助器具,或是否插管?有没有什么东西会妨碍空气进入,比如呕吐物、血液、假牙松动、碎片或肿胀?任何可能包括空气进入的事情都要根据需要进行处理和升级处理。

2. 呼吸

在评估空气进入的模式后，就需要对空气流动和通风进行评估。这包括了实际有效呼吸，呼吸频率和对称胸腔的起落或是否某一侧有偏差或异向运动。下一步，响应者继续评估胸腔是否沉闷、空心或鼓室敲击，通过听诊时增加或不存在声音来记录确定是否有双侧空气进入以及该空气进入是否受到损害。对呼吸有效性的其他调查包括胸部 X 光检查、血氧饱和度监测、血气分析（ABG）监测和二氧化碳图。当遇到任何气体交换问题时，应立即采取措施，以最大限度地提高急性环境中的氧合作用，然后在适当时进行输液。

3. 血液循环

无创监测可以通过三导线附加测量血压、心率和心律。规范的 12 导联心电图（心电图）可以进一步评估心脏的电活动。建立静脉通道允许医务人员抽取血液以评估全血细胞计数（FBC）、尿素和电解质（U+E）、肌酐、肌酐激酶（CK）、葡萄糖、心肌酶（肌钙蛋白）、C-反应蛋白（CRP）和肝功能检查（LFT）。也可以获得血清酒精、扑热息痛，以及水杨酸盐水平。静脉通道还允许根据需要进行静脉输液和药物注射。通过导尿管记录每小时的尿量，提供有关灌注和液体平衡的有用信息，并且可以采集样本进行生化、免疫测定、显微镜检查、培养和敏感性测试。

4. 障碍（Disability）

通过观察瞳孔大小和使用 AVPU（警觉、声音反应、疼痛反应）或格拉斯哥昏迷量表（GCS）来评估患者的神经病学，可以提供快速的功能水平和易于重现的比较基线。在急性情况下，进一步的局灶性神经学检查可能不合适，但应稍后重新检查，测试声音、力量和条件反射。

5. 暴露（Exposure）

下一步是体温评估，重点关注体温过高或过低，寻找任何割伤、骨折或瘀伤；药物贴片；皮疹以及患者的任何文件或药物。初步评估应提供支持性护理所需的所有必要信息，或在需要时升级为更积极的护理，例如通过插管、通气和镇静，以及心血管支持进行器官支持。然后可以对通过病史和检查获得的信息采取行动，重点是进一步管理。

苯二氮卓类过量的临床表现

如前文所述,由于它与 GABA－A 受体的作用模式,苯二氮卓类从 20 世纪 60 年代以来,一直被作为镇静剂用于临床催眠。GABA 是中枢神经(CNS)中主要的抑制性神经递质,它被用于治疗焦虑、癫痫、脱瘾症状和失眠。它们在临床上也经常与其他药物联合用于程序性镇静(Hoffman, Howland, Lewin, Nelson, & Goldfrank, 2014)。

苯二氮卓类药物被胃肠道迅速吸收,在最初的 30～90 min 时达到峰值浓度(Drummer & Odell, 2001)。它们主要通过肝脏代谢,因此受到其他相同代谢酶的影响,从而抑制或增强代谢(Preston & Stockley, 2016)。单独使用时,苯二氮卓类很少出现显著的毒理学反应,医院的支持性护理通常会使患者完全康复(Hojer, Baehrendtz, & Gustafsson, 1989)。患者在 48 h 内服用 500～2 000 mg地西泮后可恢复(Baselt, 2014)。然而,如前所述,非处方故意摄入苯二氮卓类药物通常会同时摄入酒精或阿片类药物(Hojer et al., 1989),这可能会增强中枢神经系统的抑郁效应。苯二氮卓类药物作为镇静催眠药过量使用时,通常表现为生命体征正常的中枢神经系统抑郁症,当同时摄入时,这可能会导致进一步的器官功能障碍,如呼吸抑制和心血管损害(Hoffman et al., 2014)。然而,导致精神状态改变的中枢神经系统抑郁,不仅在药物过量,而且在很多医疗状况中都很常见,因此进行彻底的评估很重要。

对于疑似药物过量,中毒综合征可以作为有用的工具来缩小判断范围。镇静-催眠中毒综合征以精神抑郁、生命体征正常以及不显著的身体检测为特征(表 19.5)。这种预期的中毒综合征与氟硝西泮药物过量有关,病人会表现出深度昏迷(格拉斯哥昏迷量表得分 3),两个瞳孔皆无反应,急性呼吸衰竭(每分钟 6 到 8 次呼吸)以及低血压(80/40)和心动过速(102 bpm)(Lukasik-Glebocka et al., 2016)。

表 19.5　镇静-催眠及阿片类药物中毒症状

中毒综合征	精 神 状 态	瞳孔	生 命 特 征	其他临床表现
安眠药	中枢神经系统抑郁、昏迷	可变	通常正常,但可发展为体温过低、心动过缓、呼吸暂停和呼吸缓慢	反射减退
阿片类药物	中枢神经系统抑郁、昏迷	确定	呼吸减退,可引起体温过低、心动过缓和低血压	反射减退,肺水肿,针孔

苯二氮卓类药物中毒治疗

在疑似药物过量的情况下,患者的支持性管理是治疗中最重要的方面,通常足以让他们坚持到出院。为了最大限度地利用这一点,在初始管理稳定患者后,可以开始一个更有针对性的方法。

近来,活性炭(医用吸附剂和解药)已不再受欢迎,但是,如果患者在摄入后 1 h 内出现症状,仍然可以考虑使用(Juurlink, 2016)。患者通常在摄入后 1 h 后就诊,苯二氮卓类药物的血浆浓度在 30~90 min 内达到峰值。吸入的风险和维持病人呼吸道的需要往往会导致活性炭成为禁忌,但是,如果危及生命的多重摄入已被表明使用活性炭是有利的话,它依旧可能会被考虑。

前文已经讨论苯二氮卓类药物过量治疗中使用 GABA‐A 受体苯二氮卓类拮抗剂氟马西尼。这是一种类似纳洛酮的药物,在阿片类过量中用作解毒剂,因为它是一种阿片类受体拮抗剂,起效快,作用时间短(Sivilotti, 2016)。与广泛用于临床的纳洛酮不同,氟马西尼的使用因国家而异。在英国,氟马西尼未获许可用于治疗苯二氮卓类药物过量(Anon, 2018a),尽管 NICE 指导方针建议苯二氮卓类药物过量患者应考虑使用氟马西尼(NICE, 2016),剂量为 0.2 mg(静脉注射),每 1~2 min 注射一次,直到过度镇静被逆转或总剂量达到 1 mg(Sivilotti, 2016)。使用氟马西尼的问题是它可能促使苯二氮卓类药物的戒断症状,包括癫痫和焦虑。其他禁忌包括癫痫史,同时服用三环类抗抑郁药和兴奋剂等药物(氟马西尼可降低癫痫发作阈值),以及因为有戒断症状而长期使用苯二氮卓类药物。一项大型元分析已确定使用氟美西尼的精确风险估计,该元分析调查了氟美西尼治疗苯二氮卓类药物过量的 994 名患者(13 种不同的实验)。结果表明,氟美西尼组的不良事件(主要是躁动和胃肠道症状)明显高于安慰剂组[风险比 2.85;95% 置信区间(CI)2.11~3.84],氟美西尼组的严重不良事件、室上性心律失常和惊厥显著高于安慰剂组[危险比率 3.81；95% 置信区间(CI)1.28~11.39](Penninga, Graudal, Ladekar, & Jürgens, 2016)。实验表明氟美西尼不应该用作常规药物,并且对任何患者给药的风险和效果都应进行评估。非常重要的是完整的病例记录可以确保其安全管理,值得注意的是,氟美西尼的半衰期 $t_{1/2}$ 比许多苯二氮卓类药物,特别是苯二氮卓类 NPS 药物短,因此可能会发生再镇静作用。在氟溴唑仑药物过量的案例中,在文献中,通过免疫分析筛选确定苯二氮卓类药物被使用后,氟美西尼被用作解毒剂。观察到使用氟美西尼后的临床情况有所改善,格拉斯哥昏迷评分(GCS)从 3 提高到 10,可以自主呼吸。然而,意识在 30 min 后恶化,可能是由于氟美西尼较短的半衰期 $t_{1/2}$ 和氟溴唑仑较长的半衰期 $t_{1/2}$(10～20 h)(Lukasik-Glebocka et al., 2016)。在这种情况下,去甲肾上腺素(中心静脉导管静脉注射)被用于提高血压。患者在入院后 9 天进行支持性供氧后从重症监护病房转移出来。完整的案例细节可以在出版物中找到(Lukasik-Glebocka et al., 2016)。本案例研究表明,氟马西尼除了证实苯二氮卓类药物过量以外,其他用处不大。

由于大量苯二氮卓类药物过量都涉及阿片类药物,纳洛酮可作为解毒剂使用,这可能会妨碍氟美西尼的使用。然而,在许多研究中发现,纳洛酮能够彻底改变苯二氮卓类的效果(Solhi, Mostafazadeh, Vishteh, Ghezavati, & Shooshtarizadeh, 2011; Malizia, Cerbo, Ambrosini, Russo, & Smeriglio, 1982; Jordan, Lehane, & Jones, 1980)。这有可能是因为它作为拮抗剂能与 GABA－A 受体相互作用(Yuan & Williams, 2012)。这需要进一步的临床研究以评估其作为苯二氮卓类"解毒剂"的适用性。然而,由于阿片类药物和苯二氮卓类药物的大量同时使用,它们很可能难以进行,但在苯二氮卓类 NPS 药物过量中不排除其使用。总之,在药物排出之前,对苯二氮卓类 NPS 过量的治疗可能是支持性的,而且不会涉及使用苯二氮卓类药物的解毒剂。

结论

苯二氮卓类 NPS 对公共健康的威胁持续不断,而且日益严重,由于其非法性质,市场上可能会出现更多的苯二氮卓类 NPS。苯二氮卓类 NPS 大体上表现出比合法苯二氮卓类更强效,持续时间更久。临床医生应当注意过量的情况,症状预计会比合法苯二氮卓类更严重,但患者很可能会承认其在疑似苯二氮卓类过量的过程中也服用了其他药物,最有可能的就是阿片类。中毒后的治疗应当遵循目前建议的指导。

Note

① "高危药物使用"是指造成实际伤害(副作用)(包括依赖,但也包括其他健康、心理或社会问题)或使人处于极有可能/有遭受这种伤害的风险之中。欧洲毒品和毒瘾监测中心(EMCDDA)(www.emcdda.europa.eu/attachements.cfm/att_218205_EN_PDU%20revision.pdf)。

参考文献

Andersson, M., & Kjellgren, A. (2017). The slippery slope of flubromazolam: Experiences of a novel psychoactive benzodiazepine as discussed on a Swedish online forum. *Nordic Studies on Alcohol and Drugs*, 34(3), 217–229. Retrieved February 25, 2018, from http://journals.sagepub.com/doi/pdf/10.1177/1455072517706304.

Anon. (2012). *2012 Annual report on the state of the drugs problem in Europe*. Retrieved February 24, 2018, from www.emcdda.europa.eu/publications/annual-report/2012_en.

Anon. (2016). *INCB psychotropic substances substances—technical report*. Retrieved February 24, 2018, from www.incb.org/documents/Psychotropics/technical-publications/2016/Technical_Publication_2016_English.pdf.

Anon. (2017). *Drug-related deaths in Scotland in 2016 statistics of drug-related deaths in 2016 and earlier years, broken down by age, sex, selected drugs reported, underlying cause of death and NHS Board and Council areas*. Retrieved February 28, 2018, from www.nrscotland.gov.uk/files/statistics/drug-related-deaths/drd2016/16-drug-rel-deaths.pdf.

Anon. (2018a). *BNF: British national formulary* (74). Retrieved February 28, 2018, from www. BNF.org.

Anon. (2018b). *UNODC statistics—annual prevalence* (*tranquilisers and sedatives*). Retrieved February 24, 2018, from data.unodc.org.

Anon. *Benzodiazepines*. Retrieved February 24, 2018, from www. mycrew. org. uk/drugs-information/Benzodiazepines.

Anon. *Drug and alcohol services South Australia benzodiazepines information for GPs*. Retrieved February 27, 2018, from www.sahealth.sa.gov.au/wps/wcm/connect/dbd6d50040 7749f193d 6bb222b2948cf/Benzodiazepines + − + GPs + 2017. pdf? MOD = AJPERES&CACHEID = ROOTWORKSPACE-dbd6d500407749f193d6bb222b2948cf-m08aBgI.

Anon. SciFinder. *CAS*. Retrieved February 24, 2018, from www.cas.org/products/scifinder.

Anon. *TripSit factsheets—flunitrazolam*. Retrieved February 25, 2018, from http://drugs.tripsit.me/flunitrazolam.

Anon. *What are street names for benzodiazepines*? Retrieved February 24, 2018, from www.addictionhelpcenter.com/what-are-street-names-for-Benzodiazepines/.

Arroyo Plasencia, A. M., Ballentine, L. M., Mowry, J. B., & Kao, L. W. (2012). Benzodiazepineassociated atrioventricular block. *American Journal of Therapeutics*, 19(1), e48–52.

Ashton, H. (1987). Benzodiazepine withdrawal: Outcome in 50 patients. *British Journal of Addiction*, 82(6), 665–671.

Ashton, H. (2005). The diagnosis and management of benzodiazepine dependence. *Current Opinion in Psychiatry*, 18(3), 249–255.

Attemade Jonge, M. E., Peeters, S. Y. G., & Franssen, E. J. F. (2012). Performance of three point-of-care urinalysis test devices for drugs of abuse and therapeutic drugs applied in the emergency department. *The Journal of Emergency Medicine*, 42(6), 682–691. Retrieved February 23, 2018, from www. sciencedirect. com/science/article/pii/S0736467911005701?

via%3Dihub.

Bailey, K., Richards-Waugh, L., Clay, D., Gebhardt, M., Mahmoud, H., & Kraner, J. C. (2010). Fatality involving the ingestion of phenazepam and poppy seed tea. *Journal of Analytical Toxicology*, *34*(8), 527 − 532.

Barker, M. J., Greenwood, K. M., Jackson, M., & Crowe, S. F. (2004). Persistence of cognitive effects after withdrawal from long-term benzodiazepine use: A meta-analysis. *Archives of Clinical Neuropsychology: The Official Journal of the National Academy of Neuropsychologists*, *19*(3), 437 − 454.

Barker, M. J., Greenwood, K. M., Jackson, M., & Crowe, S. F. (2005). An evaluation of persisting cognitive effects after withdrawal from long-term benzodiazepine use. *Journal of the International Neuropsychological Society: JINS*, *11*(3), 281 − 289.

Barzaghi, N., Leone, L., Monteleone, M., Tomasini, G., & Perucca, E. (1989). Pharmacokinetics of flutoprazepam, a novel benzodiazepine drug, in normal subjects. *European Journal of Drug Metabolism and Pharmacokinetics*, *14*(4), 293 − 298. Retrieved from https://doi.org/10.1007/BF03190114.

Baselt, R. C. (2014). *Disposition of toxic drugs and chemicals in man* (10th ed.). Seal Beach, CA: Biomedical Publications.

Bertilsson, L., Henthorn, T. K., Sanz, E., Tybring, G., Säwe, J., & Villén, T. (1989). Importance of genetic factors in the regulation of diazepam metabolism: Relationship to S-mephenytoin, but not debrisoquin, hydroxylation phenotype. *Clinical Pharmacology and Therapeutics*, *45*(4), 348 − 355.

Blank, A., Hellstern, V., Schuster, D., Hartmann, M., Matthée, A. K., Burhenne, J., Mikus, G. (2009). Efavirenz treatment and false-positive results in benzodiazepine screening tests. *Clinical Infectious Diseases: An official Publication of the Infectious Diseases Society of America*, *48*(12), 1787 − 1789.

Breimer, D., & Jochemsen, R. (1983). Clinical pharmacokinetics of hypnotic Benzodiazepines: A summary. *British Journal of Clinical Pharmacology*, *16*(2 S), 277S − 278S.

Dines, A. M., Wood, D. M., Yates, C., Heyerdah, F., Hovda, K. E., Giraudon, I., Euro-DEN Research Group. (2015). Acute recreational drug and new psychoactive substance toxicity in Europe: 12 months data collection from the European Drug Emergencies Network (Euro-DEN). *Clinical Toxicology*, *53*(9), 893 − 900.

Drummer, O. H., & Odell, M. (2001). *The forensic pharmacology of drugs of abuse*. London: Arnold.

European Monitoring Centre for Drugs and Drug Addiction (EMCDDA). (2017). *European drug report 2017: Trends and developments*. Retrieved February 24, 2018, from www. emcdda. europa.eu/system/files/publications/4541/TDAT17001ENN.pdf.

European Monitoring Centre for Drugs and Drug Addiction (EMCDDA). *The misuse of benzodiazepines among high-risk opioid users in Europe*. Retrieved February 25, 2018, from www. emcdda.europa.eu/system/files/publications/2733/Misuse of benzos_POD2015.pdf.

NICE (2016). Poisoning or overdose: Scenario management. *Clinical Knowledge Summaries*. Retrieved from https://cks.nice.org.uk/poisoning-or-overdose#!scenario.

Ford, C., & Law, F. (2014). *Guidance for the use and reduction of misuse of benzodiazepines and other hypnotics and anxiolytics in general practice*. Retrieved February 27, 2018, from https://smmgp.org.uk/media/11962/guidance025.pdf.

Fraser, A. D., Isner, A. F., & Bryan, W. (1993). Urinary screening for adinazolam and its major metabolites by the Emit d.a.u. and FPIA benzodiazepine assays with confirmation by HPLC. *Journal of Analytical Toxicology*, *17*(7), 427–431.

Fukasawa, T., Suzuki, A., & Otani, K. (2007). Effects of genetic polymorphism of cytochrome P450 enzymes on the pharmacokinetics of benzodiazepines. *Journal of Clinical Pharmacy and Therapeutics*, *32*(4), 333–341.

Fukasawa, T., Yasui-Furukori, N., Suzuki, A., Inoue, Y., Tateishi, T., & Otani, K. (2005). Pharmacokinetics and pharmacodynamics of etizolam are influenced by polymorphic CYP2C19 activity. *European Journal of Clinical Pharmacology*, *61*(11), 791–795.

George, S., & Braithwaite, R. A. (2002). Use of on-site testing for drugs of abuse. *Clinical Chemistry*, *48*(10), 1639 LP–1646. Retrieved from http://clinchem.aaccjnls.org/content/48/10/1639.abstract.

Goldstein, J. A. (2001). Clinical relevance of genetic polymorphisms in the human CYP2C subfamily. *British Journal of Clinical Pharmacology*, *52*(4), 349–355.

Heikman, P. K., Muhonen, L. H., & Ojanperä, I. A. (2017). Polydrug abuse among opioid maintenance treatment patients is related to inadequate dose of maintenance treatment medicine. *BMC Psychiatry*, *17*(1), 245. Retrieved from https://doi.org/10.1186/s12888-017-1415-y.

Hester Jr., J. B., Duchamp, D. J., & Chidester, C. G. (1971). A synthetic approach to new 1, 4-benzodiazepine derivatives. *Tetrahedron Letters*, *12*(20), 1609–1612.

Hoffman, R. S., Howland, M. A., Lewin, N. A., Nelson, L. S., & Goldfrank, L. R. (2014). *Gold-frank's toxicologic emergencies* (10th ed.). New York: McGraw-Hill Medical.

Hojer, J., Baehrendtz, S., & Gustafsson, L. (1989). Benzodiazepine poisoning: Experience of 702 admissions to an intensive care unit during a 14-year period. *Journal of Internal Medicine*, *226*(2), 117–122.

Huppertz, L. M., Moosmann, B., & Auwärter, V. (2018). Flubromazolam—basic pharmacokinetic evaluation of a highly potent designer benzodiazepine. *Drug Testing and Analysis*, *10*(1), 206–211.

Ibañez, G. E., Levi-Minzi, M. A., Rigg, K. K., & Mooss, A. D. (2013). Diversion of benzodiazepines through healthcare sources. *Journal of Psychoactive Drugs*, *45*(1), 48–56. Retrieved from www.ncbi.nlm.nih.gov/pmc/articles/PMC3640591/.

International Narcotics Control Board (INCB). (2016). *List of psychotropic substances under international control*. Retrieved February 24, 2018, from www.incb.org/documents/Psychotropics/greenlist/Green_list_ENG_V17-06834.pdf.

Johnson, C. F., Barnsdale, L. R., & McAuley, A. (2016). *Investigating the role of benzodiazepines in drug-related mortalitya systematic review undertaken on behalf of The Scottish National Forum on drug-related deaths*. Retrieved February 25, 2018, from www.scotpho.org.uk/downloads/scotphoreports/scotpho160209-Investigating-the-role-of-Benzodiazepines-in-drug-related-mortality.pdf.

Jones, J. D., Mogali, S., & Comer, S. D. (2012). Polydrug abuse: A review of opioid and benzodiazepine combination use. *Drug and Alcohol Dependence*, *125*(1-2), 8-18.

Jordan, C., Lehane, J. R., & Jones, J. G. (1980). Respiratory depression following diazepam: Reversal with high-dose naloxone. *Anesthesiology*, *53*(4), 293-298.

Juurlink, D. N. (2016). Activated charcoal for acute overdose: A reappraisal. *British Journal of Clinical Pharmacology*, *81*(3), 482-487. Retrieved from www.ncbi.nlm.nih.gov/pmc/articles/PMC4767212/.

Kapil, V., Green, J. L., Le Lait, C., Wood, D. M., & Dargan, P. I. (2014). Misuse of benzodiazepines and Z-drugs in the UK. *British Journal of Psychiatry*, *205*(5), 407-408.

Katselou, M., Papoutsis, I., Nikolaou, P., Spiliopoulou, C., & Athanaselis, S. (2017). Metabolites replace the parent drug in the drug arena: The cases of fonazepam and nifoxipam. *Forensic Toxicology*, *35*(1).

Kaufmann, C. N., Spira, A. P., Alexander, G. C., Rutkow, L., & Mojtabai, R. (2018). Emergency department visits involving benzodiazepines and non-benzodiazepine receptor agonists. *The American Journal of Emergency Medicine*, *35*(10), 1414-1419. Retrieved from http://dx.doi.org/10.1016/j.ajem.2017.04.023.

King, L. A., & Corkery, J. M. (2018). An index of fatal toxicity for new psychoactive substances. *Journal of Psychopharmacology*, 269881118754709. Retrieved from https://doi.org/10.1177/0269881118754709.

Lader, M., & Russell, J. (1993). Guidelines for the prevention and treatment of benzodiazepine dependence: Summary of a report from the Mental Health Foundation. *Addiction* (*Abingdon, England*), *88*(12), 1707-1708.

Lager, P. S., Attema-de Jonge, M. E., Gorzeman, M. P., Kerkvliet, L. E., & Franssen, E. J. F. (2018). Clinical value of drugs of abuse point of care testing in an emergency department setting. *Toxicology Reports*, *5*, 12-17. Retrieved February 23, 2018, from www.sciencedirect.com/science/article/pii/S221475001730104X?via%3Dihub.

Lim, W. J. L., Yap, A. T., Mangudi, M., Koh, H. B., Tang, A. S., & Chan, K. B. (2017). Detection of phenazepam in illicitly manufactured Erimin 5 tablets. *Drug Testing and Analysis*, *9*(2), 293-305.

Lobal, G., Mart, S., & En, P. (2017). *Non-medical use of Benzodiazepines: A growing threat to public health?* Retrieved February 25, 2018, from www.unodc.org/documents/scientific/Global_ SMART_Update_2017_Vol_18.pdf.

Lukasik-Glebocka, M., Sommerfeld, K., Teżyk, A., Zielińska-Psuja, B., Panieński, P., & Żaba, C. (2016). Flubromazolam-a new life-threatening designer benzodiazepine. *Clinical Toxicology* (*Philadelphia, PA*), *54*(1), 66-68.

Luzhnikov, E. A., Sukhodolova, G. N., Ostapenko, Y. N., Kovalenko, L. A., & Dolginov, D. M. (2010). Clinical toxicometry of acute poisonings by fenazepam in older children. *Clinical Toxicology*, *48*(3), 282.

Malizia, E., Cerbo, R., Ambrosini, M., Russo, A., & Smeriglio, M. (1982). Naloxone treatment of acute alcoholic or benzodiazepine intoxication. *Journal of Applied Toxicology*, *2*(1), 39-41. Retrieved March 5, 2018, from http://doi.wiley.com/10.1002/jat.2550020109.

Manchester, K. R., Lomas, E. C., Waters, L., Dempsey, F. C., & Maskell, P. D. (2017). The emergence of New Psychoactive Substance (NPS) benzodiazepines: A review. *Drug*

Testing and Analysis, *10*(1), 37 – 53.

Mancuso, C. E., Tanzi, M. G., & Gabay, M. (2004). Paradoxical reactions to Benzodiazepines: Literature review and treatment options. *Pharmacotherapy*, *24*(9), 1177 – 1185.

Mandelli, M., Tognoni, G., & Garattini, S. (1978). Clinical pharmacokinetics of diazepam. *Clinical Pharmacokinetics*, *3*(1), 72 – 91.

Maskell, P. D., De Paoli, G. D., Nitin Seetohul, L., & Pounder, D. J. (2012). Phenazepam: The drug that came in from the cold. *Journal of Forensic and Legal Medicine*, *19*(3).

Maskell, P. D., De Paoli, G. D., Seetohul, L. N., & Pounder, D. J. (2011). Phenazepam is currently being misused in the UK. *BMJ*, *343*(7814).

Meguro, K., & Kuwada, Y. (1970). Syntheses and structures of 7-chloro-2-hydrazino-5-phenyl-3H-1, 4-Benzodiazepines and some isomeric 1, 4, 5-benzotriazocines. *Tetrahedron Letters*, *11* (47), 4039 – 4042.

Mizuno, K., Katoh, M., Okumura, H., Nakagawa, N., Negishi, T., Hashizume, T., Yokoi, T. (2009). Metabolic activation of benzodiazepines by CYP3A4. *Drug Metabolism and Disposition*, *37*(2), 345 – 351.

Moosmann, B., Bisel, P., & Auwarter, V. (2014). Characterization of the designer benzodiazepine diclazepam and preliminary data on its metabolism and pharmacokinetics. *Drug Testing and Analysis*, *6*(7 – 8), 757 – 763.

Moosmann, B., Huppertz, L. M., Hutter, M., Buchwald, A., Ferlaino, S., & Auwärter, V. (2013). Detection and identification of the designer benzodiazepine flubromazepam and preliminary data on its metabolism and pharmacokinetics. *Journal of Mass Spectrometry: JMS*, *48*(11), 1150 – 1159.

Najman, J. M., McIlwraith, F., Kemp, R., & Smirnov, A. (2017). When knowledge and experience do not help: A study of nonfatal drug overdoses. *Journal of Addiction Medicine*, *11* (4), 280 – 285. Retrieved March 1, 2018, from https://insights.ovid.com/pubmed? pmid = 28368905.

National Records of Scotland. (2016). Drug-related deaths in Scotland 2016. *National Records of Scotland*. Retrieved March 5, 2018, from www.nrscotland.gov.uk/statistics-and-data/statistics/statistics-by-theme/vital-events/deaths/drug-related-deaths-in-scotland/2016.

O'Connor, L. C., Torrance, H. J., & McKeown, D. A. (2016). ELISA detection of phenazepam, etizolam, pyrazolam, flubromazepam, diclazepam and delorazepam in blood using immunalysis® benzodiazepine kit. *Journal of Analytical Toxicology*, *40*(2), 159 – 161. Retrieved March 1, 2018, from https://academic.oup.com/jat/article-lookup/doi/10.1093/jat/bkv122.

Park, T. W., Saitz, R., Ganoczy, D., Ilgen, M. A., & Bohnert, A. S. (2015). Benzodiazepine prescribing patterns and deaths from drug overdose among US veterans receiving opioid analgesics: Case-cohort study. *BMJ (Online)*, *350*.

Penninga, E. I., Graudal, N., Ladekar, M. B., & Jürgens, G. (2016). Adverse events associated with flumazenil treatment for the management of suspected benzodiazepine intoxication—a systematic review with meta-analyses of randomised trials. *Basic & Clinical Pharmacology & Toxicology*, *118*(1), 37 – 44.

Pettersson Bergstrand, M., Helander, A., Hansson, T., & Beck, O. (2017). Detectability of designer benzodiazepines in CEDIA, EMIT II Plus, HEIA, and KIMS II immunochemical screening assays. *Drug Testing and Analysis*, *9*(4), 640–645. Retrieved March 1, 2018, from http://doi. wiley.com/10.1002/dta.2003.

Preston, C. L., & Stockley, I. H. (2016). *Stockley's drug interactions: A source book of interactions, their mechanisms, clinical importance, and management* (11th ed.). Retrieved March 5, 2018, from www.pharmpress.com/product/9780857112705/stockley.

Resuscitation Council UK. (2018a). *ABCDE approach*. Retrieved March 5, 2018, fromwww. resus.org.uk/resuscitation-guidelines/abcde-approach/.

Resuscitation Council UK. (2018b). *Resuscitation guidelines (UK)*. Retrieved March 5, 2018, from www.resus.org.uk/.

Robertson, J. R., & Ronald, P. J. M. (1992). Prescribing benzodiazepines to drug misusers. *The Lancet*, *339*(8802), 1169–1170.

Schütz, H. (1982). *Benzodiazepines: A handbook. Basic data, analytical methods, pharmacokinetics and comprehensive literature*. Heidelberg: Springer Berlin Heidelberg.

Seldenrijk, A., Vis, R., Henstra, M., Ho Pian, K., van Grootheest, D., Salomons, T., Vinkers, C.H. (2017). Systematic review of the side effects of benzodiazepines. *Nederlands tijdschrift voor geneeskunde*, *161*, 1052.

Sivilotti, M. L. A. (2016). Flumazenil, naloxone and the "coma cocktail." *British Journal of Clinical Pharmacology*, *81*(3), 428–436. Retrieved from www. ncbi. nlm. nih. gov/pmc/articles/PMC4767210/.

Smith, M. T., Evans, L. E. J., Eadie, M. J., & Tyrer, J. H. (1979). Pharmacokinetics of prazepam in man. *European Journal of Clinical Pharmacology*, *16*(2), 141–147.

Solhi, H., Mostafazadeh, B., Vishteh, H. R., Ghezavati, A. R., & Shooshtarizadeh, A. (2011). Benefit effect of naloxone in benzodiazepines intoxication: Findings of a preliminary study. *Human & Experimental Toxicology*, *30*(7), 535–540.

Soussan, C., Andersson, M., & Kjellgren, A. (2018). The diverse reasons for using novel psychoactive substances—a qualitative study of the users' own perspectives. *International Journal of Drug Policy*, *52*, 71–78. Retrieved from http://dx. doi. org/10. 1016/j. drugpo. 2017.11.003.

Soussan, C., & Kjellgren, A. (2016). The users of novel psychoactive substances: Online survey about their characteristics, attitudes and motivations. *International Journal of Drug Policy*, *32*, 77–84. Retrieved February 28, 2018, from www. sciencedirect. com/science/article/pii/S0955395916300767#fig0005.

Stahl, S. M. (2013). *Stahl's essential psychopharmacology: Neuroscientific basis and practical application*. Cambridge: Cambridge University Press.

Stitzer, M. L., Griffiths, R. R., McLellan, A. T., Grabowski, J., & Hawthorne, J. W. (1981). Diazepam use among methadone maintenance patients: Patterns and dosages. *Drug and Alcohol Dependence*, *8*(3), 189–199.

Theis, M. (2017). *Clonazolam: An insanely powerful designer benzo*. Retrieved February 25, 2018, from www.suppwiththat.com/clonazolam/.

Toblin, R. L., Paulozzi, L. J., Logan, J. E., Hall, A. J., & Kaplan, J. A. (2010). Mental illness and psychotropic drug use among prescription drug overdose deaths: A medical examiner chart review. *Journal of Clinical Psychiatry*, *71*(4), 491－496.

United Nations Office on Drugs and Crime (UNODC). (2013). *World drug report 2013.* Herndon, VA: United Nations Publications.

Vogel, M., Knöpfli, B., Schmid, O., Prica, M., Strasser, J., Prieto, L., Dürsteler-Macfarland, K. M. (2013). Treatment or "high": Benzodiazepine use in patients on injectable heroin or oral opioids. *Addictive Behaviors*, *38*(10), 2477－2484.

Waters, L., Manchester, K. R., Maskell, P. D., Haegeman, C., & Haider, S. (2018). The use of a Quantitative Structure-Activity Relationship (QSAR) model to predict GABA-A receptor binding of newly emerging Benzodiazepines. *Science and Justice*, *58*(3), 219－225.

White, J. M., & Irvine, R. J. (1999). Mechanisms of fatal opioid overdose. *Addiction*, *94*(7), 961－972.

Winstock, A., Barratt, M., Ferris, J., & Maier, L. (2017). *Global drug survey 2017.* Retrieved from www.globaldrugsurvey.com/wp-content/themes/globaldrugsurvey/results/GDS2017_key-findings-report_final.pdf.

Woods, J. H., Katz, J. L., & Winger, G. (1992). Benzodiazepines: Use, abuse, and consequences. *Pharmacological Reviews*, *44*(2), 151－338.

Wu, A. H. B., McKay, C., Broussard, L. A., Hoffman, R. S., Kwong, T. C., Moyer, T. P., & National Academy of Clinical Biochemistry Laboratory Medicine. (2003). National academy of clinical biochemistry laboratory medicine practice guidelines: Recommendations for the use of laboratory tests to support poisoned patients who present to the emergency department. *Clinical Chemistry*, *49*(3), 357－379.

Yuan, W., & Williams, B. (2012). Use of naloxone in the treatment of benzodiazepine poisoning. *Human & Experimental Toxicology*, *31*(4), 406－407. Retrieved March 5, 2018, from http://journals.sagepub.com/doi/10.1177/0960327111432503.

第二十章
处方药的滥用、娱乐性使用与成瘾

Francesco S. Bersani and Claudio Imperatori

引言

　　与疼痛、焦虑、睡眠、麻醉、学习、情绪和认知相关临床药物的使用伴随着潜在的滥用风险。与处方药相关的滥用包括一系列不同的情况,例如出于自我治疗以外的原因使用、与酒精或其他药物同时使用(共同摄入)、使用替代给药途径(如静脉注射、鼻吸),以及服药频率、剂量或持续时间的增加(Boyd & McCabe,2008)。滥用处方药会导致中毒和成瘾(例如,出现禁欲、耐受和渴求的症状)(Boyd & McCabe,2008;Hernandez & Nelson,2010;Kosten & George,2002)。

　　正如 Hernandez 和 Nelson 在 2010 年(Hernandez & Nelson,2010)评论的那样,滥用处方药的原因很多。滥用药物可能比使用海洛因或可卡因等非法药物更能为社会所接受。在某些特定的社会环境中,如大学,处方药的非医疗性使用被视为常见做法。滥用处方药避免了使用非法药物相关的高风险和耻辱感,总体上被视为更安全。处方药由制药公司制备并由卫生专业人员开具处方,因此成分、剂量和效果(包括副作用)更可预测。处方药比非法药物更容易获得,对于缺乏经验或对从毒贩处获取非法药物感到风险的人,可通过更安全的方式获取处方药。许多处方药具有化学结构特征,难以通过标准的尿液药物筛选检测出来(Hernandez & Nelson,2010)。

　　滥用处方药会导致健康、家庭生活、职场和法律方面的严重问题。本章将介绍最常被滥用的药物类别,即阿片类药物、催眠药、镇静剂和其他 γ-氨基丁酸神经元药物、抗胆碱药物、苯丙胺衍生物和其他认知增强剂、麻醉剂和抗精神病药。

阿片类药物

阿片类药物包括从罂粟中的提取物(即罂粟属罂粟),数百年来一直用于治疗急性和慢性疼痛。广义的"阿片类"包括所有天然物质(如吗啡、可待因、罂粟碱和蒂巴因)、半合成物质(如二氢可待因、丁丙诺啡、纳布芬、纳洛酮和羟考酮)和合成物质(如阿芬太尼、瑞芬太尼、他潘多尔、哌替啶、芬太尼和美沙酮),能够与大脑中的阿片受体结合,产生欣快感、平静和高度放松的状态(Kosten & George, 2002; Pathan & Williams, 2012)。

阿片类被认为是最常用于非医疗目的的一类药物(Zacny et al., 2003)。阿片类镇痛剂的滥用和成瘾问题在过去十年中已成为世界范围内的一个主要问题,尤其是在美国,在过去几年中变得更加严重(Compton & Volkow, 2006),这也表明"美国正处于阿片类药物过量泛滥时期"(Schuchat, Houry, & Guy, 2017)。McCabe、Teter、Boyd、Knight 和 Wechsler(2005)研究了美国大学生中非药物性阿片类镇痛剂的使用比率,报告显示非处方阿片类镇痛剂的长期使用率为 12%,过去一年的流行率为 7%。作者还指出,在过去一年中,大约每四所大学中就有一所在非医疗目的使用处方阿片类药物的比例为 10% 或更高(McCabe et al., 2005)。此外,在 2 050 名大中学校的纵向样本中,观察到 2010年报告过去一年处方阿片类非医疗目的使用的学生中,约 25% 在 2011 年继续使用(McCabe, West, & Boyd, 2013)。Sproule 等(Sproule, Brands, Li, & Catz Biro, 2009)在对加拿大医疗记录(病例)的回顾性分析中发现,在为期五年的研究期间(即 2000 年 1 月和 2004 年 12 月),阿片类戒毒入院人数增加(从 13.66%增加到 29.07%)。最近(2015),尽管老年人滥用处方阿片类药物的比率低于年轻人,但老年人因滥用死亡率呈线性上升趋势。此外,最近有报道称,阿片类处方数量的增加与阿片类过量死亡人数的增加之间存在正相关关系(CDCP, 2015)。根据 Rudd 等(Rudd, Seth, David, & Scholl, 2016)的数据,2015 年,与阿片类药物有关的药物过量的 33 091 死亡病例中,大约一半涉及处方阿片类。

阿片类药物滥用的急剧增加与若干因素有关,如药物处方规定的变化、药物配方的变化以及互联网的便捷性(Compton & Volkow, 2006)。美国提供的处方阿片类包括吗啡、美沙酮、可待因、氢可酮、羟考酮、丙氧芬、芬太尼、曲马多和氢吗啡酮(Hernandez & Nelson, 2010)。这些药物的处方分为两个主要亚型:短期使用阿片类药物治疗急性疼痛和长期使用治疗慢性疼痛(Compton & Volkow,

2006）。与短期处方中与成瘾相关的情况相比，2.8%~18.9%的患者中毒或成瘾与长期服用阿片类药物有关（Cowan, Wilson Barnett, Griffiths, & Allan, 2003; Fishbain, Rosomoff, & Rosomoff, 1992）。这尤其令人担忧，因为阿片类药物的副作用包括镇静、头晕、恶心、呕吐、便秘、身体依赖、耐受性、呼吸抑制、睡眠障碍和激素功能障碍（Benyamin et al., 2008）。

羟考酮和氢可酮是半合成阿片受体激动剂，在过去几年中被认为是美国最常滥用镇痛药（Cicero, Incardi, & Munoz, 2005; Miller & Greenfeld, 2004）。Miller 和 Greenfeld（Miller&Greenfeld, 2004）对成瘾治疗人群（$N=534$）的医疗记录进行了回顾性审查，结果表明，27%的样本依赖于处方阿片类药物，最常检测到的是氢可酮（占使用者的 53%），其次是羟考酮（占使用者的 19%）。Sproule 等（Sproule et al., 2009）报告，2000 年至 2004 年，多伦多与控制使用的羟考酮相关入院人数大幅增加（分别为 3.8%、8.3%、20.8%、30.6%和 55.4%）。虽然口服羟考酮和氢可酮是成瘾患者最常用的给药途径，但有时可能会选择其他给药方式（即吸入和静脉注射），以缩短欣快感的发作时间（Hernandez & Nelson, 2010）。然而，这些途径与较短的作用持续时间以及一些副作用并发症有关，如鼻塞，腭部和鼻中隔穿孔（Jewers et al., 2005; Yewell, Haydon, Archer, & Manaligod, 2002）、呼吸抑制和其他肺部并发症（Fields et al., 2005; K. J. Smith et al., 2006）。此外，据报道使用其他药物以增强处方阿片类药物的主观效果（例如，药物喜好、愉悦的身体感觉和欣快感）的趋势也在增加（McCabe, West, Teter, & Boyd, 2012; Zacny et al., 2003）。例如，在一项针对高中生的全国代表性研究中，McCabe 等（McCabe et al., 2012）研究表明，在处方阿片类药物的非医疗使用者中，过去一年同时摄入处方阿片类药物和其他药物的发生率分别为4.4%和69.8%。作者还指出，常见共同摄入的物质是大麻（58.5%）、酒精（52.1%）、可卡因（10.6%）、镇静剂（10.3%）和苯丙胺（9.5%）（McCabe et al., 2012）。

在合成阿片类中，美沙酮和芬太尼是最常见的滥用物质。从 1997 年到 2006年，美沙酮和芬太尼的使用量分别增加了 1177%和 479%（Manchikanti & Singh, 2008）。美沙酮在医学上不仅用作止痛剂，而且还用于阿片类药物的戒断和维持治疗（Vadivelu et al., 2014）。美沙酮维持治疗与减少犯罪行为和降低注射相关疾病（即肝炎、艾滋病毒/艾滋病）传播风险有关（Millson et al., 2007; Murray, 1998）。然而，随着时间的推移，美沙酮的非医疗用途显著增加（Lee, Klein Schwartz, Welsh, & Doyon, 2013）。这尤其令人担忧，因为这种做法会造成严重的医疗后果。例如,Lee 等(Lee et al., 2013)报告说,与非医疗使用丁丙诺啡的患者相比,非医疗使用美沙酮的受试者的住院率更高,进行重症监护的概率更高,医疗结果显著恶化(即嗜睡、呼吸抑制),死亡风险更高。同样值得注意的是,大多数与美沙酮相关的死亡病例发生在未参加美沙酮治疗计划的人群中(Paulozzi et al., 2009)。

芬太尼是一种高效的 μ-阿片类受体激动剂(约为吗啡的 50~800 倍,副作用较少),主要用于麻醉、治疗术后疼痛和阿片类耐受患者的疼痛(Kuhlman, McCaulley, Valouch, & Behonick, 2003; Poklis, 1995)。芬太尼市售剂型有针剂、透皮贴剂(贴片)、口腔(含片)和吸入给药的制剂形式(Hernandez & Nelson, 2010)。芬太尼处方的滥用最早出现在 20 世纪 70 年代中期临床医生中(Silsby, Kruzich, & Hawkins, 1984),并逐年显著增加(Kuhlman et al., 2003)。已有报道显示,芬太尼贴剂以不同的给药途径,如口服、静脉注射、吸入和直肠给药等进行滥用(Gecici, Gokmen, & Nebioglu, 2010; Lilleng, Mehlum, Bachs, & Morild, 2004; Woodall, Martin, & McLellan, 2008)。2002 年至 2004 年期间,共检索到 112 例与芬太尼相关的死亡病例,其中 7 例是口服芬太尼透皮贴剂后死亡(Woodall et al., 2008)。

关于合成阿片类,这类物质的扩散引起了特别关切,这些物质最初是作为药品开发的,但现在只用于娱乐和运动目的。4-二氯苯甲酰胺(U-47700)是一种强效 μ-阿片受体激动剂(约为吗啡的 7.5 倍),由 Upjohn 于 1970 年代开发,从未进行过人体研究(Coopman & Cordonnier, 2018)。U-47700 作为"研究用化学品"在线出售或隐藏在情趣草木香料中(Coopman & Cordonnier, 2018),越来越多地用于娱乐目的。自 2016 年以来,已记录了几起与之相关的致命中毒案例(Coopman, Blanckaert, Van Parys, Van Calenbergh, & Cordonnier, 2016; Elliott, Brandt, & Smith, 2016; McIntyre, Gary, Joseph, & Stabley, 2017)。

安眠药、镇静剂和其他 GABA 药物

标记为"安眠药"和"镇静剂"的药物会增加神经递质 γ-氨基丁酸(GABA)的活性,从而降低大脑活动(即它们是中枢神经系统 CNS 的抑制剂)。催眠药会使人昏昏欲睡,促进睡眠,而镇静剂会减少兴奋,使亢奋的病人平静下来(Dupont & Dupont, 2005)。这些药物主要用于缓解焦虑和帮助解决睡眠问题,其他医疗用途包括为外科手术和其他医疗过程诱导镇静、戒酒治疗、控制癫痫发

作和放松骨骼肌(Dupont & Dupont, 2005)。根据 Dupont(Dupont & Dupont, 2005)的说法,为了方便起见,安眠药和镇静剂可分为三类:i)巴比妥类,ii)苯二氮卓类,iii)非苯二氮卓类催眠药物。

巴比妥类药物与 GABA$_A$ 受体的 β 亚基结合,增加 GABA$_A$ 门控通道开放的持续时间(Ho & Harris, 1981)。他们迅速成功催生了 2 000 多种巴比妥酸衍生物的开发,其中数十种用于医疗实践(Dupont & Dupont, 2005)。尽管巴比妥类药物并非总是被接受(Mark, 1969),但可以根据其作用时间对其分为三类(Tatum, 1939),长效巴比妥类药物(如苯巴比妥)的作用可能持续 24 h,主要与其他治疗癫痫的药物联合使用。中等作用时间的巴比妥类药物(如异戊巴比妥)作用 6~12 h,用于缓解失眠。短效巴比妥类药物(如戊巴比妥)用于克服入睡困难。最后,超短作用巴比妥类药物(如戊硫巴比妥钠)用于全身麻醉诱导。苯二氮卓类药物在 20 世纪 60 年代临床应用后,由于其比巴比妥类药物和其他药物具有较多优势,因此迅速成为最广泛使用的镇静催眠药(Mendelson, 1992)。苯二氮卓类药物对 GABA$_A$ 受体有很强的选择性,GABA$_A$ 受体介导 GABA 神经元活动产生快速抑制性突触反应(Tallman, Paul, Skolnick, & Gallager, 1980)。另外还合成了 3 000 多种苯二氮卓类化合物;一些苯二氮卓类药物,包括阿普唑仑、地西泮、氯羟去甲安定和氯硝西泮,不仅是治疗焦虑症最广泛的处方药,也是全世界最常用的处方药(Dupont & Dupont, 2005)。在整个 20 世纪,几种具有不同结构的药物被用作镇静剂和催眠药。20 世纪 80 年代末和 90 年代初,非苯二氮卓类安眠药(即所谓的 z 类药物)被引入失眠的短期治疗,作为一种替代品,可能克服与苯二氮卓类药物相关的一些不良反应,包括耐受性、依赖性、戒断症状和精神运动表现下降(Dundar et al., 2004)。新型非苯二氮卓类药物(z-药物),如右佐匹克隆片、扎来普隆和唑吡坦,作用于 GABA$_A$ 受体及介导的神经抑制(Huedo Medina, Kirsch, Middlemass, Kloniakis, & Siriwardena, 2012)。尽管存在副作用,包括认知影响(如记忆与智能障碍)、日间疲劳、成瘾和死亡率过高,但这些药物仍被广泛使用,这与苯二氮卓类药物无显著差异(Glass, Lanctot, Herrmann, Sproule, & Busto, 2005)。

催眠药和镇静剂是被初级保健医生和精神科医生广泛用于治疗多种医学和精神疾病(Romach, Busto, Somer, Kaplan, & Sellers, 1995)。尽管绝大多数药物都是在处方下安全使用的,但这些药物具有显著的成瘾性以及与中枢神经系统抑郁症相关的副作用,尤其是大剂量服用或与酒精合用时(O'Brien C,

2005）。这些药物是阿片类药物之后最常见的滥用药物之一（Zacny et al.，2003）。在一项针对美国成年人的横断面调查中，去年非医疗使用镇静剂的流行率为 2.3%（非医疗使用者中，9.8% 符合滥用依赖标准）（Becker，Fiellin，& Desai，2007）。在欧洲青少年中，长期使用非医疗镇静剂的比例为 5.6%（Kokkevi，Fotiou，Arapaki，& Richardson，2008）。据报道，非医疗性镇静剂的使用与精神障碍（Becker et al.，2007）和其他物质（如烟草、酒精和非法药物）的使用有关（Kokkevi et al.，2008）。

巴比妥类药物的处方和非法使用在 20 世纪 70 年代急剧增加（Coupey，1997）。然而，到 20 世纪 80 年代末，由于安全问题，这些药物在很大程度上已被苯二氮卓类药物取代治疗焦虑和失眠。因此，巴比妥类药物滥用率显著降低，且与巴比妥类药物处方量成比例（Coupey，1997）。苯二氮卓类药物是世界上处方最多的药物之一（Manchester，Lomas，Waters，Dempsey，& Maskell，2017）。Bachhuber 等（Bachhuber，Hennessy，Cunningham，& Starrels，2016）报告说，1996 年至 2013 年，服用苯二氮卓类药物的成年人比例从 4.1% 增加到 5.6%，年变化率为 2.5%，每 10 万名成年人的苯二氮卓类药物过量死亡率从 0.58 增加到 3.07（Bachhuber et al.，2016）。法国一项评估氯硝西泮滥用程度的研究发现，2001 年至 2006 年，氯硝西泮使用者增加了 82%（Frauger et al.，2009）。最近对 1995 年以来的数据进行全面分析表明，在加拿大，苯二氮卓类非药物使用率一般较低（4.2%），但在特定人群中较高（例如，艾滋病毒阳性患者中为 74%）（Murphy，Wilson，Goldner，& Fischer，2016）。此外，近年来，越来越多的苯二氮卓类药物被定义为新精神活性物质，即"滥用物质，无论是纯品还是制剂，不受 1961 年《麻醉品单一公约》或 1971 年《精神药物公约》的管制，但可能对公众健康构成威胁的药物"。例如，芬纳齐苯、尼美西泮、去氯乙唑、去烷基氟西泮在没有事先安全性和有效性测试的情况下已在各国上市销售（Manchester et al.，2017）。

现已发现苯二氮卓类 NPS 药物含有多种化合物（如阿片类），增加了呼吸抑制和死亡风险（Manchester et al.，2017）。虽然医生最初认为新型非苯二氮卓类药物（z-药物）几乎没有成瘾的可能性，但一些研究表明，这些药物具有显著的风险。1966 年至 2002 年进行的一项系统性综述发现唑吡坦和唑吡酮分别有 36 例和 22 例，涉及男女和所有年龄组（Hajak，Muller，Witchen，Pittrow，& Kirch，2003）。该研究还报告说有成瘾史的患者和患有精神疾病的患者滥用这些药物的风险似乎更大(Hajak et al., 2003)。

除了标准的催眠和镇静药物(也就是巴比妥类、苯二氮卓类和新型非苯二氮卓类药物)外,增加 GABA 活性的药物经常被广泛滥用,并可能导致成瘾和中毒。

加巴喷丁和普瑞巴林是 γ-氨基丁酸(GABA)的类似物,不与 γ-氨基丁酸(GABA)受体结合,但可通过钙通道的有效结合增加 GABA 和降低谷氨酸浓度。总的来说,普瑞巴林比加巴喷丁具有更高的效力、更快的吸收率和更高的生物利用度(Dougherty & Rhoney, 2001; Maneuf et al., 2003; Schifano, 2014)。这些药物最初被批准用于治疗癫痫,现在被广泛用于治疗包括失眠、药物和酒精成瘾、焦虑和其他精神障碍(如双相障碍)等疾病。最近对 23 个案例和 11 份流行病学报告进行的系统研究(R. V. Smith, Havens, & Walsh, 2016)表明,使用处方个体(40%～65%)和使用阿片类药物个体(15%～22%)存在加巴喷丁滥用。根据 Schifano(Schifano, 2014)和 Smith 等(R. V. Smith et al., 2016)的研究,许多国家都报告了与这些药物相关的处方和死亡人数增加的现象,以及黑市不断扩大的传闻。普瑞巴林/加巴喷丁在钙通道的有效结合导致兴奋性分子释放减少;尽管在治疗剂量下,普瑞巴林和加巴喷丁的成瘾性水平较低,但滥用者认为这些药物是最常见非法药物的有效替代品。它们主要被滥用于娱乐目的、自我药物治疗或故意自我伤害,一般单独使用或与其他物质(尤其是阿片类、苯二氮卓类和酒精)结合使用(Schifano, 2014; R. V. Smith et al., 2016)。

γ-羟基丁酸(GHB)(以及它的前药 γ-丁内酯)临床上用于治疗包括嗜睡症、酒精戒断综合征和纤维肌痛等一系列疾病(Busardo, Kyriakou, Napoletano, Marinelli, & Zaami, 2015),也是最常被误用的 GABA 药物之一(Davidson & Schifano, 2016)。GHB 是一种新型 GHB 受体激动剂,是 $GABA_B$ 受体的弱激动剂(Brennan & Van Hout, 2014)。正如 Corkery 等在 2015 年所述,在低至中等剂量下,GHB 最常见的心理效应包括兴奋、镇静、去抑制和性欲增强,而 50～70 mg/kg 的高剂量会导致抽搐、健忘症、低张力和昏迷(Corkery et al., 2015)。GHB 在普通人群和临床人群中都具有高度成瘾性,并与许多副作用和死亡相关(Corkery et al., 2015)。与此相关的是,GHB 也被认为是一种"迷奸药",据报道,0.2%～4.4%的性侵案件与使用这种药物有关,使用目的是麻痹对方,为强奸提供便利(Nemeth, Kun, & Demetrovics, 2010)。

抗胆碱药

抗胆碱药物包括天然物质（如颠茄）和合成物质（如邻甲苯海明），能够阻断中枢和外周神经系统中乙酰胆碱的神经传递（Marken, Stoner, & Bunker, 1996）。大多数抗胆碱药物（如双环胺）与大脑、分泌腺、心脏和平滑肌中的毒蕈碱胆碱受体相互作用，也被称为抗胆碱药，其他抗胆碱药（如安非他酮）在高剂量时也能阻断自主神经节和骨骼肌中的烟碱受体（Marken et al., 1996）。抗胆碱药在医学上广泛用于包括眼科检查、肠易激综合征、呕吐预防、心动过缓、对抗精神病药物引起的锥体外系不良反应和帕金森综合征等多种适应证，（Marken et al., 1996）。毒性剂量与先前描述的更明显的症状表现有关，包括兴奋、易怒、定向障碍、幻觉和谵妄等（Marken et al., 1996）。大剂量使用会造成如呼吸衰竭、心血管衰竭、昏迷和死亡等严重医疗后果（Clark & Vance, 1992; Gjerden & Slordal, 1998）。

第一例抗胆碱药物滥用发生在 1960 年。Bolin（Bolin, 1960）介绍了一名 32 岁妇女滥用（高达 30 mg/天）苯海索（苯海醇）的案例，主要是为了需要体验快感和幸福感。自 20 世纪 80 年代以来，很少有关于抗胆碱药物滥用的报道，但报道的流行率差异很大，从 17.5%（Crawshaw & Mullen, 1984）到特定患者群体（即精神病患者）高达 34%（Buhrich, Weller, & Kevans, 2000）。Marken 等（Marken et al., 1996）回顾了报告的 110 例抗胆碱药滥用案例（69% 和 13% 的案例中分别使用了苯海索和苯甲托品），并发现了三组不同的滥用者：（i）以药物依赖滥用为唯一诊断的患者（~7%）（大多数患者使用了一种以上的药物），患者非医疗使用抗胆碱药物是为了体验其产生欣快感或精神错乱的毒性效应；（ii）患有精神分裂症或人格障碍的患者（~76%），他们具有使用抗胆碱药的有效指征（例如，用于治疗抗精神病药引起的锥体外系症状），但也因其兴奋或迷幻作用而滥用药物；（iii）情感型精神障碍患者（~16%），他们有使用抗胆碱药的有效指征，但也滥用药物导致缓解快感缺失、情感迟钝、仪容差、卫生差、言语贫乏和社交能力差等。同样，Buhrich 等（Buhrich et al., 2000）报告说，在 50 名患者中，抗胆碱药物滥用的患病率（苯海索被最频繁地滥用）为 34%，滥用它们最常见原因是想要"变得兴奋"，其次是想要达到"精力充沛"的效果并控制抑郁情绪。比哌立登是一种抗胆碱药物，常在精神病学中用于预防和治疗抗精神病药物引起的锥体外系综合征，以及帕金森症的震颤。据报道，监狱人口中经常滥用该药物（Affaticati et al., 2015）。

虽然抗胆碱抗帕金森药物似乎是最常被滥用的药物,但最近,一种常用作眼药水的抗胆碱产品托吡卡胺的娱乐性使用也不断被发现(Bersani, Imperatori, Prilutskaya, Kuliev, & Corazza, 2015)。出于娱乐目的静脉注射托吡卡胺是一种新的流行趋势,在东欧国家(特别是俄罗斯)尤为普遍(Bersani et al., 2013; Vladimirov & Kaimak, 2012),尽管最近在意大利、土耳其和哈萨克斯坦最近也出现了类似预警。(Bozkurt, Karabulut, Evren, Seker, & Kan, 2014; Prilutskaya & Kuliev, 2015; Spagnolo, Badiani, & Nencini, 2013)。胆碱系统和阿片类物质之间的相互作用对理解托品酰胺的成瘾性至关重要(Spagnolo et al., 2013)。虽然有一些与海洛因无关的静脉注射托皮卡胺的初步证据也被记录(Bersani et al., 2013),但事实上,这种新的和不断增加的毒品趋势似乎仅次于阿片类药物(特别是海洛因)成瘾(Bozkurt et al., 2014; Prilutskaya & Kuliev, 2015; Spagnolo et al., 2013)。根据 Bersani 等的研究结论(Bersani et al., 2015),有几个关键因素与海洛因的快速扩散有关: i)增强海洛因的"积极"效应,ii)减少和延迟海洛因戒断症状,iii)容易获得,iv)低成本,v)快速效应,vi)互联网上自我报告的可见性。由于潜在的全身性副作用,滥用托吡卡胺是一个严重的健康问题。事实上,急性托吡卡胺中毒可导致抗胆碱综合征、高烧、震颤和惊厥,而与慢性托吡卡胺中毒相关问题包括心血管毒性、精神病、肾或肝功能衰竭、严重体重减轻和感染(Bersani et al., 2015)。目前在药物论坛、网站和媒体新闻中,已经有因静脉注射托品酰胺导致死亡的病例报告(Bersani et al., 2013)。

苯丙胺、哌醋甲酯和其他认知增强剂

苯丙胺衍生物是一种广泛使用的药物,其化学结构与苯丙胺类似,苯丙胺是一种有效的中枢神经系统兴奋剂(Hernandez & Nelson, 2010)。总的来说,所有这一类药物都是"兴奋剂",即它们能够通过增加循环儿茶酚胺,特别是多巴胺、去甲肾上腺素,以及更高剂量的 5-羟色胺来提高警觉性(灵敏性)(Hernandez & Nelson, 2010);苯丙胺对映体(右旋苯丙胺和左旋苯丙胺)是常用药物的两种成分,它们与相同的生物靶点结合,由于与生物靶点结合的亲和力不同,因此具有不同程度的中枢神经系统刺激(Lewin, Miller, & Gilmour, 2011; R. C. Smith & Davis, 1977)。哌醋甲酯是苯乙胺类和哌啶类中枢神经系统兴奋剂,其作用机制是中枢神经系统多巴胺的释放和增长,其次是影响多巴胺转运机制,导致突触

后多巴胺的数量增加(Morton & Stockton,2000)。这两类药物(苯丙胺和哌醋甲酯)主要用于治疗注意缺陷/多动障碍(ADHD),并且有很强的滥用潜力(Hernandez & Nelson,2010;Morton & Stockton,2000)。

这些药物经常被滥用,以达到厌食效果,从而减轻体重、提高注意力和清醒度,以此提高学习成绩(Hernandez & Nelson,2010)。出于这些目的服用时,可将其视为"性能和形象增强药物"(PIED),即用于增强人类潜力的物质(McVeigh,Evans Brown,& Bellis,2012)。或者,它们也被误用来体验快感、感知改变和"迷幻"的感觉,因此更像其他常用兴奋剂,如可卡因(Hernandez & Nelson,2010;Morton & Stockton,2000)。这两种滥用情况在大学生(18~24岁)中尤其普遍(Hernandez & Nelson,2010)。

文献中强调了滥用这些物质的可能性。2010年,Hernandez 和 Nelson 对服用哌醋甲酯治疗 ADHD 的学生进行了调查,发现16%的受访者曾被其他学生要求交易、出售或给他们服用兴奋剂药物(Hernandez & Nelson,2010)。在一项针对大学生的调查中,3%的调查对象匿名报告在过去一年中使用了哌醋甲酯(Hernandez & Nelson,2010)。根据药物滥用和精神卫生服务管理局(SAMHSA)2013年 DAWN 报告,在美国,因 ADHD 兴奋剂并发症而进入急诊室的人数从2005年的13 379人增加到2010年的31 244人(药物滥用和心理健康服务管理局,行为健康统计和质量中心(2013年1月24日);DAWN 报道了涉及注意力缺陷/多动障碍刺激性药物的急诊病例。

自从这些药物被用于治疗多动症以来,滥用苯丙胺和哌醋甲酯在学生中变得很普遍(Hernandez & Nelson,2010)。此外,将这种疾病概念化为一种终身疾病,以及如今对其进行更准确的诊断和治疗,都促使医疗处方数量的增加(Hernandez & Nelson,2010;Morton & Stockton,2000)。

当滥用该类药物以提高成绩时,苯丙胺和哌醋甲酯主要口服;当被滥用为纯粹的娱乐目的时,主要是通过产生更快起效的给药途径(例如,鼻吸、静脉注射),从而导致瞬间"兴奋"(Hernandez & Nelson,2010;Kirkpatrick et al.,2012;Morton & Stockton,2000)。在滥用苯丙胺和哌醋甲酯的副作用中,心血管和神经系统的毒性可导致类似于可卡因滥用的症状,如高血压、心动过速、血管痉挛、心律失常、头痛、癫痫发作、震颤、高烧、血清素综合征、幻觉、焦虑和偏执狂(Hernandez & Nelson,2010;Morton & Stockton,2000)。

除了苯丙胺和哌醋甲酯,其他药物经常被滥用为兴奋剂或认知增强剂。吡拉西坦是 GABA 的环状衍生物(Corazza, Bersani et al., 2014)。最初于 1971 年上市,已证明对包括阿尔茨海默病、年龄相关记忆障碍、眩晕、皮质肌阵挛、诵读困难、神经病理性疼痛和迟发性运动障碍等多种适应证有益(Corazza, Bersani et al., 2014)。最近出现的情况是,越来越多的使用者购买吡拉西坦是为了提高学习和与工作相关的表现,以及纯粹的娱乐目的(Corazza, Bersani et al., 2014)。另外,与其他兴奋剂有关的滥用情况也有报道,如阿尼拉西坦和氯酯醒(Schifano, Orsolini, Duccio Papanti, & Corkery, 2015)。

麻醉剂

异丙酚用于医疗或外科手术前的镇静,并作为外科手术的麻醉诱导剂,它已成为一种常用麻醉剂,因为它作用迅速,麻醉恢复迅速[在注射 1.5~2.5 mg/kg(全身麻醉诱导所需的标准剂量)后 5~10 min 出现觉醒](Roussin, Montastruc, & Lapeyre Mestre, 2007)。异丙酚增强 GABAA 受体的活性并抑制谷氨酸的 N-甲基-d-天冬氨酸(NMDA)受体的活性(Roussin et al., 2007)。此外,临床前研究表明,亚麻醉(60 mg/kg)和麻醉(100 mg/kg)剂量的异丙酚可增加中脑皮质-海马奖赏回路中的多巴胺活性(Roussin et al., 2007)。因此,出现与异丙酚滥用和依赖有关的几个案例并不奇怪,其中异丙酚是出于娱乐目的自行注射的,即为了获得"良好感觉"和"分离"体验(例如幻觉、极度放松、去理想化、兴奋、去人格化和睁眼做梦)(Roussin et al., 2007)。与异丙酚滥用相关的最令人担忧的事实是死亡风险,这可能是由于在没有呼吸协助或医疗控制的情况下过度快速注射导致呼吸暂停或血压下降(Roussin et al., 2007)。在 2009 年 6 月,关于名人迈克尔·杰克逊死于异丙酚的报道引起了人们对异丙酚滥用的关注,尽管细节尚未公之于众(Hernandez & Nelson, 2010)。

氯胺酮是一种分离型麻醉剂,可产生麻痹、紧张症和健忘症,但不一定完全无意识(Hernandez & Nelson, 2010)。它是一种白色粉末,可溶于水和酒精,可吸入、注射、涂抹在可吸烟材料上或用于饮料中。它广泛用于麻醉,其 S(+)对映体艾氯胺酮正在进行治疗重度抑郁症的 Ⅲ 期临床试验(Correia Melo et al., 2017)。氯胺酮主要作为 NMDA 受体的拮抗剂,但其完整机制尚不清楚(Tyler, Yourish, Ionescu, & Haggarty, 2017)。根据 Schifano 等 2008 年的综述,氯胺酮作为娱乐性药物的滥用已与全球死亡有关,1993~2006 年间英国有 20 多人死亡,1997~1999 年间纽约市有 87 人死亡,死亡包括意外中毒、溺水、交通事故和自杀（Schifano，Corkery，Oyefeso，Tonia，& Ghodse，2008）。正如 Hernandez 和 Nelson 在 2010 年报告的那样，使用者通常通过从合法药物供应商转移而不是通过流通处方获得氯胺酮（Hernandez & Nelson，2010）。

与异丙酚类似，氯胺酮娱乐性使用的主要驱动力是氯胺酮诱导的分离症状，主要是由于其对谷氨酸传递的药效作用，即 NMDA 拮抗作用（Tyler et al.，2017）。正如 Schifano 等指出的，在低剂量下，氯胺酮的兴奋作用占主导地位；剂量越高，其精神药物效应范围从指示思维、分离和去人格化到精神病体验，包括光感、身体扭曲、缺乏时间感、宇宙统一性的新奇体验和灵魂出窍体验，通常被称为"K-hole"（Schifano et al.，2008）。潜在的急性中毒症状包括中枢神经系统抑郁、严重的精神运动激动、横纹肌溶解症、腹痛和下尿路症状，而与长期使用有关的潜在副作用包括精神病、认知障碍和成瘾（Hernandez & Nelson，2010；Tyler et al.，2017）。

麻醉环境中使用的药物（即异丙酚、氯胺酮、巴比妥类、苯二氮卓类和阿片类药物）具有娱乐性使用和成瘾性的巨大风险，在麻醉师中引发了成瘾性疾病的特殊风险问题（Bryson & Silverstein，2008）。1987 年，Talbott 对 1 000 名接受治疗的医生进行了评论，结果表明，麻醉师比其他卫生专业人员更容易出现成瘾症（Talbott，Gallegos，Wilson，& Porter，1987）。2008 年开展的 126 个麻醉学培训项目的调查报告显示，22% 的科室记录了至少一次吸入麻醉剂的滥用事件（Hernandez & Nelson，2010）。2007 年对 126 个麻醉学术培训项目的电子邮件调查发现，每十年有 10/10 000 名麻醉师滥用异丙酚（Hernandez & Nelson，2010）。由于在工作环境中与高度成瘾性药物密切接触的便利条件，人们一致认为麻醉师是成瘾性疾病发展的高危人群，对他们应采取特定的监测和预防方法（Bryson & Silverstein，2008）。

抗精神病药

十多年前，博客和其他社交媒体上就开始出现关于为娱乐目的使用非典型抗精神病药物的报道。在这些物质中，喹硫平似乎是最常被滥用的药物（Malekshahi，Tioleco，Ahmed，Campbell，& Haller，2015）。尽管完全成瘾的证据很少，但一份病例报告描述了喹硫平停药后的戒断症状（Yargic & Caferov，2011）。正如 Malekshahi 等（Malekshahi et al.，2015）以及 Sansone 和 Sansone（Sansone & Sansone，2010）所指出的，喹硫平对药物滥用者有吸引力的间接证据可以从它的街头价格（25 mg 剂量为 3～8 美元）和街头名称（如"quell" "SusieQ"或"Q-ball"）等事实中得到（Malekshahi et al., 2015；Sansone & Sansone, 2010）。

Malekshahi 等发现，在 429 名接受戒毒治疗的住院患者中，17% 报告滥用抗精神病药物，在过去一年中为 9.1%。喹硫平是滥用最多的药物（96%），主要来自医生（52%）和家人或朋友（48%）。使用原因包括从其他物质中"回收"（66.7%）、增强其他物质效果（25%）和"实验"（20%）。最常报告的"积极"影响是"感觉醇厚"（75%）。负面影响与使用抗精神病药物一致（例如，感到口渴、注意力不集中）（Malekshahi et al., 2015）。

McLarnon 等报道了 74 名接受阿片类药物治疗的患者使用喹硫平的情况：80% 的患者报告曾使用过喹硫平。其中，75% 的人承认经历过多种给药途径，将药物与其他物质混合，使用剂量高于规定，或未经医生处方获得药物。28% 的人报告了喹硫平与其他药物（通常为镇静、抗焦虑类药物）的联合使用（Malekshahi et al., 2015；McLarnon, Fulton, MacIsaac, & Barrett, 2012）。

正如 Sansone 所评述的，喹硫平娱乐性使用的潜在机制尽管仍不清楚，但主要涉及其对中脑边缘束多巴胺系统的影响及其镇静、抗焦虑特性（因而与 H1 和 α1 肾上腺素受体拮抗作用有关）（Sansone & Sansone, 2010）。

除了喹硫平，Valeriani 等指出，在多种药物使用者中，抗精神药物奥氮平通常不是用于娱乐目的，而是用于控制由其他药物引起的精神危机或"难受的经历"。换句话说，有初步证据表明奥氮平通常是自我服用的，因为吸毒者认为它是一种易于处理的分子，可以结束"难受的经历"，是一种"退出策略"（Valeriani et al., 2015）。

结论

滥用处方药会导致健康、家庭生活、职场和法律方面的严重问题。它会带来经济、社会、临床和个人方面的负担。在临床方面，处方药的滥用带来了困难。滥用处方药可能被认为比使用海洛因或可卡因等非法药物更能为社会所接受，而且通常被认为是安全的。因此，使用者不认为自己是"瘾君子"，因此不寻求医疗帮助，应实施具体的监测和预防方法，发现有风险的使用者。应用于治疗完全中毒或成瘾的受试者的综合治疗方法包括心理治疗、心理药理学、医学监测和社会支持。

专注于潜在精神病理学的个体化方法可能有助于获得令人满意的临床结果。事实上，滥用处方药的使用者并不是同质临床人群。相反，他们可以表现出跨越传统诊断界限的心理和行为领域，并且应该得到相应的治疗。

从临床角度来看，由于不同患者的症状组合不同，甚至在滥用相同药物的使用者之间，也会产生各种各样的临床表现。重要的是，对与每个特定心理病理维度（例如冲动、愤怒、攻击性、激活、强迫、渴望、现实扭曲、恐惧/恐惧、情绪低落/抑郁、冷漠、思维混乱等）相关的特征进行具体的多参数调查和治疗。快速维度评估量表（SVARAD）是为数不多的可用于同时评估一系列心理维度严重程度的工具之一。虽然它缺乏对所探索的精神病理状况的生物学相关性的测量，但它具有以下优点：短时间给药，成本低，对临床结果具有良好的预测（Biondi，Picardi，Pasquini，Gaetano，& Pancheri，2005；Dazzi，Picardi，Orso，& Biondi，2015；Pancheri，Biondi，Gaetano，& Picardi，1999；Pancheri，Picardi et al.，1999；Pasquini et al.，2006；Pasquini，Picardi，Biondi，Gaetano，& Morosini，2004；Pasquini et al.，2007）。

与该主题相关的是，最近几个国家批准了基于某些大麻素（即大麻素和四氢大麻素）的药物用于治疗多发性硬化症引起的肌肉控制问题，而且人们对大麻产品的医疗用途越来越感兴趣（NIDA，2017）。鉴于大麻成瘾的可能性以及滥用大麻对健康的不良后果（Karila et al.，2014），强烈建议对新出现的大麻类药物进行仔细监测。

另一个问题与互联网上的在线药店获得处方药有关（Corazza，Valeriani et al.，2014）。如 Corazza 等所述，在线药店是通过互联网销售药物的卖点，主要发展于 20 世纪 90 年代末，在过去十年中大幅增加。它们是计算机系统，具有真正药店的功能，可以远程处理商业交易，而消费者和药品零售商之间没有物理距离（Corazza，Valeriani et al.，2014）。这一新市场对消费者来说具有无可置疑的优势：残疾人可在家中使用药物、每天 24 h 使用、几乎无限数量、相对隐私（这可能会鼓励患者就尴尬问题提问）以及更实惠的价格（Corazza，Valeriani et al.，2014）。然而，在线药店对公众健康构成了潜在威胁，药品质量无法保证；在 81.4% 的病例中，他们买药时没有任何医疗处方；而且很难发现他们是否出售假冒、未经批准或非法药物（Corazza，Valeriani et al.，2014）。

处方药滥用问题不仅仅是中毒或成瘾本身，它威胁实际的临床和公共健康，应通过所有不同利益相关方的合作努力予以充分解决。

参考文献

Affaticati, A., Gerra, M. L., Amerio, A., Inglese, M., Antonioni, M. C., & Marchesi, C. (2015). The controversial case of biperiden: From prescription drug to drug of abuse. *J Clin Psychopharmacol*, *35*(6), 749–750.

Bachhuber, M. A., Hennessy, S., Cunningham, C. O., & Starrels, J. L. (2016). Increasing benzodiazepine prescriptions and overdose mortality in the United States, 1996~2013. *Am J Public Health*, *106*(4), 686–688.

Becker, W. C., Fiellin, D. A., & Desai, R. A. (2007). Non-medical use, abuse and dependence on sedatives and tranquilizers among U. S. adults: Psychiatric and socio-demographic correlates. *Drug Alcohol Depend*, *90*(2–3), 280–287.

Benyamin, R., Trescot, A. M., Datta, S., Buenaventura, R., Adlaka, R., Sehgal, N., & Vallejo, R. (2008). Opioid complications and side effects. *Pain Physician*, *11*(2 Suppl), S105–120.

Bersani, F. S., Corazza, O., Simonato, P., Mylokosta, A., Levari, E., Lovaste, R., & Schifano, F. (2013). Drops of madness? Recreational misuse of tropicamide collyrium: early warning alerts from Russia and Italy. *Gen Hosp Psychiatry*, *35*(5), 571–573.

Bersani, F. S., Imperatori, C., Prilutskaya, M., Kuliev, R., & Corazza, O. (2015). Injecting eyedrops: A mini-review on the non-clinical use of tropicamide. *Hum Psychopharmacol*, *30*(4), 262–264.

Biondi, M., Picardi, A., Pasquini, M., Gaetano, P., & Pancheri, P. (2005). Dimensional psychopathology of depression: Detection of an 'activation' dimension in unipolar depressed outpatients. *J Affect Disord*, *84*(2–3), 133–139.

Bolin, R. R. (1960). Psychiatric manifestation of artane toxicity: Case report illustrating the effect of trihexyphenidyl on affective state and personality functioning. *J Nerv Ment Dis*, *131*(3), 256–259.

Boyd, C. J., & McCabe, S. E. (2008). Coming to terms with the nonmedical use of prescription medications. *Subst Abuse Treat Prev Policy*, *3*, 22.

Bozkurt, M., Karabulut, V., Evren, C., Seker, M., & Kan, H. (2014). Intravenous abuse of tropicamide in opioid use disorder: Presentation of two cases. *Subst Abus*, *3*, 1–13.

Brennan, R., & Van Hout, M. C. (2014). Gamma-Hydroxybutyrate (GHB): A scoping review of pharmacology, toxicology, motives for use, and user groups. *J Psychoactive Drugs*, *46*(3), 243–251.

Bryson, E. O., & Silverstein, J. H. (2008). Addiction and substance abuse in anesthesiology. *Anesthesiology*, *109*(5), 905–917.

Buhrich, N., Weller, A., & Kevans, P. (2000). Misuse of anticholinergic drugs by people with serious mental illness. *Psychiatr Serv*, *51*(7), 928–929.

Busardo, F. P., Kyriakou, C., Napoletano, S., Marinelli, E., & Zaami, S. (2015). Clinical applications of sodium oxybate (GHB): From narcolepsy to alcohol withdrawal syndrome. *Eur Rev Med Pharmacol Sci*, *19*(23), 4654–4663.

Centers for Disease Control and Prevention. (2015). *Prescription opioid overdose data*. Retrieved from www.cdc.gov/drugoverdose/data/overdose.htmL.

Cicero, T. J., Inciardi, J. A., & Munoz, A. (2005). Trends in abuse of oxycontin and other opioid analgesics in the United States: 2002~2004. *J Pain*, *6*(10), 662 – 672.

Clark, R. F., & Vance, M. V. (1992). Massive diphenhydramine poisoning resulting in a widecomplex tachycardia: Successful treatment with sodium bicarbonate. *Ann Emerg Med*, *21* (3), 318 – 321.

Compton, W. M., & Volkow, N. D. (2006). Major increases in opioid analgesic abuse in the United States: Concerns and strategies. *Drug Alcohol Depend*, *81*(2), 103 – 107.

Coopman, V., Blanckaert, P., Van Parys, G., Van Calenbergh, S., & Cordonnier, J. (2016). A case of acute intoxication due to combined use of fentanyl and 3, 4-dichloro-N- [2-(dimethylamino) cyclohexyl]-N-methylbenzamide (U-47700). *Forensic Sci Int*, *266*, 68 – 72.

Coopman, V., & Cordonnier, J. (2018). "Spice-like" herbal incense laced with the synthetic opioid U-47700. *Toxicologie Analytique et Clinique*, *30*(1), 75 – 79.

Corazza, O., Bersani, F. S., Brunoro, R., Valeriani, G., Martinotti, G., & Schifano, F. (2014). The diffusion of Performance and Image-Enhancing Drugs (PIEDs) on the internet: The abuse of the cognitive enhancer piracetam. *Subst Use Misuse*, *49*(14), 1849 – 1856.

Corazza, O., Valeriani, G., Bersani, F. S., Corkery, J. M., Martinotti, G., Bersani, G., & Schifano, F. (2014). "Spice," "kryptonite," "black mamba": An overview of brand names and marketing strategies of novel psychoactive substances on the web. *J Psychoactive Drugs*, *46* (4), 287 – 294.

Corkery, J. M., Loi, B., Claridge, H., Goodair, C., Corazza, O., Elliott, S., & Schifano, F. (2015). Gamma hydroxybutyrate (GHB), gamma butyrolactone (GBL) and 1, 4-butanediol (1, 4-BD; BDO): A literature review with a focus on UK fatalities related to non-medical use. *Neurosci Biobehav Rev*, *53*, 52 – 78.

Correia-Melo, F. S., Argolo, F. C., Araujo-de-Freitas, L., Leal, G. C., Kapczinski, F., Lacerda, A. L., & Quarantini, L. C. (2017). Rapid infusion of esketamine for unipolar and bipolar depression: A retrospective chart review. *Neuropsychiatr Dis Treat*, *13*, 1627 – 1632.

Coupey, S. M. (1997). Barbiturates. *Pediatr Rev*, *18*(8), 260 – 264.

Cowan, D. T., Wilson-Barnett, J., Griffiths, P., & Allan, L. G. (2003). A survey of chronic noncancer pain patients prescribed opioid analgesics. *Pain Med*, *4*(4), 340 – 351.

Crawshaw, J. A., & Mullen, P. E. (1984). A study of benzhexol abuse. *Br J Psychiatry*, *145*, 300 – 303.

Davidson, C., & Schifano, F. (2016). The potential utility of some legal highs in CNS disorders. *Prog Neuropsychopharmacol Biol Psychiatry*, *64*, 267 – 274.

Dazzi, F., Picardi, A., Orso, L., & Biondi, M. (2015). Predictors of inpatient psychiatric admission in patients presenting to the emergency department: The role of dimensional assessment. *Gen Hosp Psychiatry*, *37*(6), 587 – 594.

Dougherty, J. A., & Rhoney, D. H. (2001). Gabapentin: A unique anti-epileptic agent. *Neurol Res*, *23*(8), 821 – 829.

Dundar, Y., Boland, A., Strobl, J., Dodd, S., Haycox, A., Bagust, A., ... Walley, T. (2004). Newer hypnotic drugs for the short-term management of insomnia: A systematic review and economic evaluation. *Health Technol Assess*, *8*(24), 1 – 125.

Dupont, R. L., & Dupont, C. M. (2005). Sedatives/hypnotics and benzodiazepines. In J. R. Frances, S. I. Miller, & A. H. Mack (Eds.), *Clinical textbook of addictive disorders* (pp. 219~242). New York, NY & London: Guilford Press.Elliott, S. P., Brandt, S. D., & Smith, C. (2016). The first reported fatality associated with the synthetic opioid 3,4-dichloro-N-[2-(dimethylamino)cyclohexyl]-N-methylbenzamide (U-47700) and implications for forensic analysis. *Drug Test Anal*, *8*(8), 875 – 879.

European Monitoring Centre for Drugs and Drug Addiction (EMCDDA). *The misuse of benzodiazepines among high-risk opioid users in Europe*. Retrieved February 25, 2018, from www. emcdda.europa.eu/system/files/publications/2733/Misuse of benzos_POD2015.pdf.

Fields, T. A., McCall, S. J., Reams, B. D., Roggli, V. L., Palmer, S. M., & Howell, D. N. (2005). Pulmonary embolization of microcrystalline cellulose in a lung transplant recipient. *J Heart Lung Transplant*, *24*(5), 624 – 627.

Fishbain, D. A., Rosomoff, H. L., & Rosomoff, R. S. (1992). Drug abuse, dependence, and addiction in chronic pain patients. *Clin J Pain*, *8*(2), 77 – 85.

Frauger, E., Pauly, V., Thirion, X., Natali, F., Pradel, V., Reggio, P., Micallef, J. (2009). Estimation of clonazepam abuse liability: A new method using a reimbursed drug database. *Int Clin Psychopharmacol*, *24*(6), 318 – 324.

Gecici, O., Gokmen, Z., & Nebioglu, M. (2010). Fentanyl dependence caused by the non-medical use: A case report. *Klinik Psikofarmakol B*, *20*(3), 255 – 257.

Gjerden, P., & Slordal, L. (1998). Clinical pharmacology of anticholinergic antiparkinson agents. A review with emphasis on acute toxicity. *Tidsskr Nor Laegeforen*, *118*(1), 53 – 55.

Glass, J., Lanctot, K. L., Herrmann, N., Sproule, B. A., & Busto, U. E. (2005). Sedative hypnotics in older people with insomnia: Meta-analysis of risks and benefits. *BMJ*, *331*(7526), 1169. Hajak, G., Muller, W. E., Wittchen, H. U., Pittrow, D., & Kirch, W. (2003). Abuse and depend-ence potential for the non-benzodiazepine hypnotics zolpidem and zopiclone: A review of case reports and epidemiological data. *Addiction*, *98*(10), 1371 – 1378.

Hernandez, S. H., & Nelson, L. S. (2010). Prescription drug abuse: Insight into the epidemic. *Clin Pharmacol Ther*, *88*(3), 307 – 317.

Ho, I. K., & Harris, R. A. (1981). Mechanism of action of barbiturates. *Annu Rev Pharmacol Toxicol*, *21*, 83 – 111.

Huedo-Medina, T. B., Kirsch, I., Middlemass, J., Klonizakis, M., & Siriwardena, A. N. (2012). Effectiveness of non-benzodiazepine hypnotics in treatment of adult insomnia: Meta-analysis of data submitted to the Food and Drug Administration. *BMJ*, *345*, e8343.

Jewers, W. M., Rawal, Y. B., Allen, C. M., Kalmar, J. R., Fox, E., Chacon, G. E., & Sedghizadeh, P. P. (2005). Palatal perforation associated with intranasal prescription narcotic abuse. *Oral Surg Oral Med Oral Pathol Oral Radiol Endod*, *99*(5), 594 – 597.

Karila, L., Roux, P., Rolland, B., Benyamina, A., Reynaud, M., Aubin, H. J., & Lançon, C. (2014). Acute and long-term effects of cannabis use: A review. *Curr Pharm Des*, *20*(25), 4112 – 4118. Kirkpatrick, M. G., Gunderson, E. W., Johanson, C. E., Levin, F. R., Foltin, R. W., & Hart, C. L.(2012). Comparison of intranasal methamphetamine and d-amphetamine self-administration by humans. *Addiction*, *107*(4), 783 – 791.

Kokkevi, A., Fotiou, A., Arapaki, A., & Richardson, C. (2008). Prevalence, patterns, and correlates of tranquilizer and sedative use among European adolescents. *J Adolesc Health*, *43* (6), 584 – 592.

Kosten, T. R., & George, T. P. (2002). The neurobiology of opioid dependence: Implications for treatment. *Sci Pract Perspect*, *1*(1), 13 – 20.

Kuhlman, J. J., Jr., McCaulley, R., Valouch, T. J., & Behonick, G. S. (2003). Fentanyl use, misuse, and abuse: A summary of 23 postmortem cases. *J Anal Toxicol*, *27*(7), 499 – 504.

Lee, S., Klein-Schwartz, W., Welsh, C., & Doyon, S. (2013). Medical outcomes associated with nonmedical use of methadone and buprenorphine. *J Emerg Med*, *45*(2), 199 – 205.

Lewin, A. H., Miller, G. M., & Gilmour, B. (2011). Trace amine-associated receptor 1 is a stereoselective binding site for compounds in the amphetamine class. *Bioorg Med Chem*, *19* (23), 7044 – 7048.

Lilleng, P. K., Mehlum, L. I., Bachs, L., & Morild, I. (2004). Deaths after intravenous misuse of transdermal fentanyl. *J Forensic Sci*, *49*(6), 1364 – 1366.

Malekshahi, T., Tioleco, N., Ahmed, N., Campbell, A. N., & Haller, D. (2015). Misuse of atypical antipsychotics in conjunction with alcohol and other drugs of abuse. *J Subst Abuse Treat*, *48*(1), 8 – 12.

Manchester, K. R., Lomas, E. C., Waters, L., Dempsey, F. C., & Maskell, P. D. (2017). The emergence of New Psychoactive Substance (NPS) Benzodiazepines: A Review. *Drug Test Anal*, *10*(1), 37 – 53.

Manchikanti, L., & Singh, A. (2008). Therapeutic opioids: A ten-year perspective on the complexities and complications of the escalating use, abuse, and nonmedical use of opioids. *Pain Physician*, *11*(2 Suppl), S63 – 88.

Maneuf, Y. P., Gonzalez, M. I., Sutton, K. S., Chung, F. Z., Pinnock, R. D., & Lee, K. (2003). Cellular and molecular action of the putative GABA-mimetic, gabapentin. *Cell Mol Life Sci*, *60*(4), 742 – 750.

Mark, L. C. (1969). Archaic classification of barbiturates. *Clin Pharmacol Ther*, *10*(3), 287 – 291. Marken, P. A., Stoner, S. C., & Bunker, M. T. (1996). Anticholinergic drug abuse and misuse: Epidemiology and therapeutic implications. *CNS Drugs*, *5*(3), 190 – 199.

McCabe, S. E., Teter, C. J., Boyd, C. J., Knight, J. R., & Wechsler, H. (2005). Nonmedical use of prescription opioids among U. S. college students: Prevalence and correlates from a national survey. *Addict Behav*, *30*(4), 789 – 805.

McCabe, S. E., West, B. T., & Boyd, C. J. (2013). Medical use, medical misuse, and nonmedical use of prescription opioids: Results from a longitudinal study. *Pain*, *154*(5), 708 – 713.

McCabe, S. E., West, B. T., Teter, C. J., & Boyd, C. J. (2012). Co-ingestion of prescription opioids and other drugs among high school seniors: Results from a national study. *Drug Alcohol Depend*, *126*(1 – 2), 65 – 70.

McIntyre, I. M., Gary, R. D., Joseph, S., & Stabley, R. (2017). A fatality related to the synthetic opioid U-47700: Postmortem concentration distribution. *J Anal Toxicol*, *41*(2), 158 – 160.

McLarnon, M. E., Fulton, H. G., MacIsaac, C., & Barrett, S. P. (2012). Characteristics of quetiapine misuse among clients of a community-based methadone maintenance program. *J Clin*

Psychopharmacol, *32*(5), 721 – 723.

McVeigh, J., Evans-Brown, M., & Bellis, M. A. (2012). Human enhancement drugs and the pursuit of perfection. *Adicciones*, *24*(3), 185 – 190.

Mendelson, W. B. (1992). Clinical distinctions between long-acting and short-acting benzodiazepines. *J Clin Psychiatry*, *53 Suppl*, 4 – 7; discussion 8 – 9.

Miller, N. S., & Greenfeld, A. (2004). Patient characteristics and risks factors for development of dependence on hydrocodone and oxycodone. *Am J Ther*, *11*(1), 26 – 32.

Millson, P., Challacombe, L., Villeneuve, P. J., Strike, C. J., Fischer, B., Myers, T., Hopkins, S. (2007). Reduction in injection-related HIV risk after 6 months in a low-threshold methadone treatment program. *AIDS Educ Prev*, *19*(2), 124 – 136.

Morton, W. A., & Stockton, G. G. (2000). Methylphenidate abuse and psychiatric side effects. *Prim Care Companion J Clin Psychiatry*, *2*(5), 159 – 164.

Murphy, Y., Wilson, E., Goldner, E. M., & Fischer, B. (2016). Benzodiazepine use, misuse, and harm at the population level in Canada: A comprehensive narrative review of data and developments since 1995. *Clin Drug Investig*, *36*(7), 519 – 530.

Murray, J. B. (1998). Effectiveness of methadone maintenance for heroin addiction. *Psychol Rep*, *83*(1), 295 – 302.

Nemeth, Z., Kun, B., & Demetrovics, Z. (2010). The involvement of gamma-hydroxybutyrate in reported sexual assaults: A systematic review. *J Psychopharmacol*, *24*(9), 1281 – 1287.

NIDA. (2017). *Marijuana as medicine*. Retrieved from www. drugabuse. gov/publications/drugfacts/marijuana-medicine.

O'Brien C, P. (2005). Benzodiazepine use, abuse, and dependence. *J Clin Psychiatry*, *66 Suppl* 2, 28 – 33.

Pancheri, P., Biondi, M., Gaetano, P., & Picardi, A. (1999). Costruzione della "SVARAD", una scala per la valutazione rapida dimensionale. *Rivista di Psichiatria*, *34*(72 – 83).

Pancheri, P., Picardi, A., Gaetano, P., Pasquini, M., Puzella, A., Di Fabio, F., & Biondi, M. (1999). Validazione della scala per la valutazione rapida dimensionale "SVARAD". *Riv Psichiatr*, *34*, 84 – 93.

Pasquini, M., Biondi, M., Costantini, A., Cairoli, F., Ferrarese, G., Picardi, A., & Sternberg, M.D. (2006). Detection and treatment of depressive and anxiety disorders among cancer patients: Feasibility and preliminary findings from a liaison service in an oncology division. *Depress Anxiety*, *23*(7), 441 – 448.

Pasquini, M., Picardi, A., Biondi, M., Gaetano, P., & Morosini, P. (2004). Relevance of anger and irritability in outpatients with major depressive disorder. *Psychopathology*, *37*(4), 155 – 160.

Pasquini, M., Picardi, A., Speca, A., Orlandi, V., Tarsitani, L., Morosini, P., Biondi, M. (2007). Combining an SSRI with an anticonvulsant in depressed patients with dysphoric mood: An open study. *Clin Pract Epidemiol Ment Health*, *3*, 3.

Pathan, H., & Williams, J. (2012). Basic opioid pharmacology: An update. *Br J Pain*, *6*(1), 11 – 16.

Paulozzi, L. J., Logan, J. E., Hall, A. J., McKinstry, E., Kaplan, J. A., & Crosby, A. E. (2009). A comparison of drug overdose deaths involving methadone and other opioid analgesics in West Virginia. *Addiction*, *104*(9), 1541 – 1548.

Poklis, A. (1995). Fentanyl: A review for clinical and analytical toxicologists. *J Toxicol Clin Toxicol*, *33*(5), 439 – 447.

Prilutskaya, M. V., & Kuliev, R. S. (2015). Analysis of clinical characteristics of non-medical use of tropicamide by drug addicts in the Republic of Kazakhstan. *ESJ*, *2*, 159 – 162.

Romach, M., Busto, U., Somer, G., Kaplan, H. L., & Sellers, E. (1995). Clinical aspects of chronic use of alprazolam and lorazepam. *Am J Psychiatry*, *152*(8), 1161 – 1167.

Roussin, A., Montastruc, J. L., & Lapeyre-Mestre, M. (2007). Pharmacological and clinical evidences on the potential for abuse and dependence of propofol: A review of the literature. *Fun-dam Clin Pharmacol*, *21*(5), 459 – 466.

Rudd, R. A., Seth, P., David, F., & Scholl, L. (2016). Increases in drug and opioid-involved overdose deaths-United States, 2010 – 2015. *MMWR Morb Mortal Wkly Rep*, *65*(5051), 1445 – 1452.

Sansone, R. A., & Sansone, L. A. (2010). Is seroquel developing an illicit reputation for misuse/abuse? *Psychiatry* (*Edgmont*), *7*(1), 13 – 16.

Schifano, F. (2014). Misuse and abuse of pregabalin and gabapentin: Cause for concern? *CNS Drugs*, *28*(6), 491 – 496.

Schifano, F., Corkery, J. M., Oyefeso, A., Tonia, T., & Ghodse, A. H. (2008). Trapped in the "K-hole": Overview of deaths associated with ketamine misuse in the UK (1993 – 2006). *J Clin Psychopharmacol*, *28*(1), 114 – 116.

Schifano, F., Orsolini, L., Duccio Papanti, G., & Corkery, J. M. (2015). Novel psychoactive substances of interest for psychiatry. *World Psychiatry*, *14*(1), 15 – 26.

Schuchat, A., Houry, D., & Guy, G. P., Jr. (2017). New data on opioid use and prescribing in the United States. *JAMA*, *318*(5), 425 – 426.

Silsby, H. D., Kruzich, D. J., & Hawkins, M. R. (1984). Fentanyl citrate abuse among health care professionals. *Mil Med*, *149*(4), 227 – 228.

Smith, K. J., Elidemir, O., Dishop, M. K., Eldin, K. W., Tatevian, N., & Moore, R. H. (2006). Intravenous injection of pharmaceutical tablets presenting as multiple pulmonary nodules and declining pulmonary function in an adolescent with cystic fibrosis. *Pediatrics*, *118*(3), e924 – 928.

Smith, R. C., & Davis, J. M. (1977). Comparative effects of d-amphetamine, l-amphetamine, and methylphenidate on mood in man. *Psychopharmacology* (*Berl*), *53*(1), 1 – 12.

Smith, R. V., Havens, J. R., & Walsh, S. L. (2016). Gabapentin misuse, abuse and diversion: A systematic review. *Addiction*, *111*(7), 1160 – 1174.

Spagnolo, P. A., Badiani, A., & Nencini, P. (2013). Polydrug abuse by intravenous use of heroin and tropicamide-containing eyedrops. *Clin Neuropharmacol*, *36*(3), 100 – 101.

Sproule, B., Brands, B., Li, S., & Catz-Biro, L. (2009). Changing patterns in opioid addiction: Characterizing users of oxycodone and other opioids. *Can Fam Physician*, *55*(1), 68 – 69, 69 e61 – 65.

Substance Abuse and Mental Health Services Administration, Center for Behavioral Health Statistics and Quality (2013, January 24). *The DAWN report: Emergency department visits involving attention deficit/hyperactivity disorder stimulant medications*. Rockville, MD.

Talbott, G. D., Gallegos, K. V., Wilson, P. O., & Porter, T. L. (1987). The medical association of Georgia's impaired physicians program. Review of the first 1000 physicians: Analysis of specialty. *JAMA*, *257*(21), 2927 – 2930.

Tallman, J. F., Paul, S. M., Skolnick, P., & Gallager, D. W. (1980). Receptors for the age of anxiety: Pharmacology of the benzodiazepines. *Science*, *207*(4428), 274 – 281.

Tatum, A. L. (1939). The present status of the barbiturate problem. *Physiol Rev*, *19*(4), 472 – 502. Tyler, M. W., Yourish, H. B., Ionescu, D. F., & Haggarty, S. J. (2017). Classics in chemical neuro-science: Ketamine. *ACS Chem Neurosci*, *8*(6), 1122 – 1134.

United Nations Office on Drugs and Crime (UNODC). (2013). *World drug report 2013*. United Nations Publications.

Vadivelu, N., Singh-Gill, H., Kodumudi, G., Kaye, A. J., Urman, R. D., & Kaye, A. D. (2014). Practical guide to the management of acute and chronic pain in the presence of drug tolerance for the healthcare practitioner. *Ochsner J*, *14*(3), 426 – 433.

Valeriani, G., Corazza, O., Bersani, F. S., Melcore, C., Metastasio, A., Bersani, G., & Schifano, F. (2015). Olanzapine as the ideal "trip terminator"? Analysis of online reports relating to antipsychotics' use and misuse following occurrence of novel psychoactive substance-related psychotic symptoms. *Hum Psychopharmacol*, *30*(4), 249 – 254.

Vladimirov, V. Y., & Kaimak, Y. V. (2012). Increasing use of the eye drop preparation "tropicamide" as an injection narcotic drug. *Biosphere*, *4*(1), 86.

Woodall, K. L., Martin, T. L., & McLellan, B. A. (2008). Oral abuse of fentanyl patches (duragesic): Seven case reports. *J Forensic Sci*, *53*(1), 222 – 225.

Yargic, I., & Caferov, C. (2011). Quetiapine dependence and withdrawal: A case report. *Subst Abus*, *32*(3), 168 – 169.

Yewell, J., Haydon, R., Archer, S., & Manaligod, J. M. (2002). Complications of intranasal prescription narcotic abuse. *Ann Otol Rhinol Laryngol*, *111*(2), 174 – 177.

Zacny, J., Bigelow, G., Compton, P., Foley, K., Iguchi, M., & Sannerud, C. (2003). College on problems of drug dependence taskforce on prescription opioid non-medical use and abuse: Position statement. *Drug Alcohol Depend*, *69*(3), 215 – 232.